New Practical Clinical and Nursing
新编实用临床与护理

主　编　黄俊蕾　赵　娜　李丽沙
　　　　薛素莉　纪国华

中国海洋大学出版社
·青岛·

图书在版编目(CIP)数据

新编实用临床与护理 / 黄俊蕾等主编. —青岛：
中国海洋大学出版社，2019.6
ISBN 978-7-5670-2247-8

Ⅰ.①新… Ⅱ.①黄… Ⅲ.①护理学 Ⅳ.①R47

中国版本图书馆 CIP 数据核字(2019)第 108105 号

出版发行	中国海洋大学出版社			
社　　址	青岛市香港东路 23 号		**邮政编码**	266071
出 版 人	杨立敏			
网　　址	http://pub.ouc.edu.cn			
电子信箱	369839221@qq.com			
订购电话	0532—82032573(传真)			
策划编辑	韩玉堂			
责任编辑	赵冲　矫燕		**电　　话**	0532—85902349
印　　制	北京虎彩文化传播有限公司			
版　　次	2019 年 6 月第 1 版			
印　　次	2019 年 6 月第 1 次印刷			
成品尺寸	185 mm×260 mm			
印　　张	21.75			
字　　数	506 千			
印　　数	1～1000			
定　　价	69.00 元			

《新编实用临床与护理》编委会

《新编实用临床与护理》作者工作单位

黄俊蕾	山东省青岛市城阳区第二人民医院
赵　娜	山东省青岛市城阳区人民医院儿科
李丽沙	山东省青岛市城阳区人民医院儿科
薛素莉	山东省青岛市西海岸新区疾病预防控制中心
纪国华	山东省青岛市西海岸新区灵珠山街道社区卫生服务中心
张培培	山东省青岛市城阳区人民医院
张瑞环	山东省青岛市城阳区人民医院
姜吉波	山东省青岛市城阳区人民医院
戚永花	山东省青岛市城阳区人民医院
刘　芹	山东省青岛市中心血站
陈嵩淞	山东省胶州市心理康复医院
马　燕	山东省青岛西海岸新区中心医院
张　娟	山东省青岛大学附属医院
刘凤麟	山东省青岛市妇女儿童医院
李　雯	山东省青岛西海岸新区中心医院
袁　青	山东省青岛西海岸新区中心医院
王丽云	山东省青岛西海岸新区中心医院
张　萍	山东省青岛西海岸新区中心医院
于春华	山东省青岛市城阳区人民医院
李东梅	山东大学齐鲁医院(青岛)
王星月	山东省青岛大学附属医院
赵　娜	山东省青岛大学附属医院(肾病科)
赵　娜	山东省青岛大学附属医院(急诊儿科)
胡　娜	山东省青岛大学附属医院
赵丽华	山东省青岛大学附属医院
戴彩云	山东省青岛大学附属医院

李　舰	山东省青岛大学附属医院
李晓慧	山东省青岛大学附属医院
刘学娟	山东省青岛大学附属医院
崔　珺	山东省青岛大学附属医院
李　琳	山东省青岛大学附属医院
袁庆玲	山东省青岛大学附属医院
韩一军	山东省青岛大学附属医院
吕会琼	山东省青岛大学附属医院
张　乐	山东省青岛大学附属医院
杨芳芳	山东省青岛大学附属医院
潘　蕾	山东省青岛大学附属医院
谭小雪	山东省青岛大学附属医院
孙　娜	山东省青岛大学附属医院
孙嫦静	山东省青岛大学附属医院
朱月华	山东省青岛大学附属医院
崔　艳	山东省青岛大学附属医院
王剑萍	山东省青岛大学附属医院
戈　梁	山东省青岛大学附属医院
张　倩	山东省青岛大学附属医院
岳　蕾	山东省青岛大学附属医院
李　娜	山东省青岛大学附属医院
李　宁	山东省青岛大学附属医院
尹文娟	山东省青岛大学附属医院
王坤晓	山东省青岛大学附属医院
任文丽	山东省青岛大学附属医院
袁贵玲	山东省青岛大学附属医院
陈　蕊	山东省青岛大学附属医院
王秀芹	山东省青岛大学附属医院
李　瑶	山东省青岛大学附属医院
宋　起	山东省青岛大学附属医院
王淑娟	山东省青岛大学附属医院
周丽敏	山东省青岛大学附属医院

孙红霞　　山东省青岛大学附属医院
孔令朋　　山东省青岛大学附属医院
黄高云　　山东省青岛大学附属医院
马　健　　山东省青岛大学附属医院
黄　静　　山东省青岛大学附属医院
董文君　　山东省青岛大学附属医院
朱欣燕　　山东省青岛大学附属医院
曹光岩　　山东大学齐鲁医院(青岛)
刘　佳　　山东省青岛西海岸新区中心医院
王　娟　　山东省青岛西海岸新区中心医院
赵　宏　　山东省青岛西海岸新区中心医院

目　录

第一章　医院内感染

第一节　医院内感染

一、定义

医院内感染包括患者住院期间发生的感染和在医院内获得而出院后发生的感染;不包括入院前已经感染或入院时已处于潜伏期的感染。

二、分类

医院内感染分为内源性感染(自身感染);外源性感染(交叉感染)。

三、医院感染的排除标准

1. 皮肤黏膜开放性伤口只有细菌定值而无炎症表现。
2. 由于创伤或非生物性因子刺激产生的炎症表现。
3. 新生儿经胎盘获得(出生后 48 h 发病)的感染。
4. 患者原有的慢性感染在医院内急性发作。

(黄俊蕾　王星月　赵　娜　赵　娜　胡　娜)

第二节　清洁、消毒与灭菌

一、概念

1. 清洁:是指用物理方法清除物体表面的污垢、尘埃和有机物,其目的是去除和减少微生物,并非杀灭微生物。
2. 消毒:清除或杀灭物体上除细菌芽胞以外的所有病原微生物,使其达到无害化。
3. 灭菌:清除或杀灭物体上的所有微生物,包括致病的和非致病的,也包括细菌的芽胞。

二、物理消毒灭菌法

(一)热力消毒灭菌法

热力消毒灭菌法分为干热法和湿热法(表 1-1)。

表 1-1　热力消毒灭菌法分类

分类	特点	方法
干热法	导热较慢,灭菌所需的温度较高,时间较长	燃烧法、干烤法
湿热法	导热较快,穿透力较强,因此湿热灭菌所需温度较低,时间较短	煮沸消毒法、压力蒸汽灭菌法

1. 燃烧法。简单、迅速、彻底的灭菌方法。适用于不需保留的物品,贵重器械及锐利刀剪禁用燃烧法(以免变钝)。

2. 干烤法。适用于高温下不变质、不损坏、不蒸发的物品。如粉剂、油剂、玻璃器皿及金属制品的灭菌。不适用于塑料制品、纤维织物等的灭菌。

3. 煮沸消毒法。

(1)消毒前先将物品刷洗干净,物品需完全浸没;放入总物品不超过容量的 3/4。

(2)水沸后开始计时,若中途加入物品,应从再次水沸后重新计时。海拔每增高 300 m,消毒时间延长 2 min。

(3)器械的轴节及容器的盖要打开,大小相同的碗、盆不能重叠。

(4)玻璃类用纱布包好,于冷水或温水时放入,橡胶类用纱布包裹,水沸后放入。

(5)碳酸氢钠加入水中,配成 1%～2%浓度,沸点可达 105℃,既可增强杀菌作用,又可去污防锈。

4. 压力蒸汽灭菌法,一般须注意物品包不宜过大、过紧。

(1)应用最广、效果最可靠的首选灭菌方法。

(2)压力达 103～137 kPa,温度达 121℃～126℃时,经 20～30 min 达灭菌效果。

(3)下排气式压力蒸汽灭菌器物品包不大于 30 cm×30 cm×25 cm,预真空压力蒸汽灭菌器物品包不大于 30 cm×30 cm×50 cm,不宜过紧,各包间有空隙。

(4)布类物品应放在金属、搪瓷类物品之上,避免蒸汽遇冷成水珠,使布类潮湿。

(5)最常用的是化学监测法:化学指示卡或指示胶带。

(二)光照消毒法

主要是通过紫外线的杀菌作用,使菌体蛋白发生光解、变性,导致细菌死亡。

1. 紫外线消毒灭菌法。

(1)紫外线灯最佳的杀菌波长是 250～270 nm,用于空气和物品表面的消毒。

(2)空气消毒:有效距离不超过 2 m,照射时间 30～60 min;物品消毒:有效距离 25～60 cm,照射时间 20～30 min。温度:20℃～40℃;湿度:40%～60%。

(3)消毒时间应从灯亮后 5～7 min 计时,关灯后须冷却 3～4 min 后再开。

(4)清洁灯管:无水乙醇纱布每 2 周擦拭 1 次。

(5)灯管使用时间累积超过 1 000 h 应更换。

2.日光暴晒法:用于床垫、毛毯、衣服、书等物品的消毒。将物品直接放于日光下,暴晒 6 h 可达消毒效果,每隔 2 h 翻动 1 次。

三、化学消毒灭菌法

(一)使用原则

1.根据不同物品的性能及各种微生物的特性,选择恰当的消毒剂。

2.消毒液中一般不放置纱布、棉花等物,以免因吸附消毒剂而降低消毒效力。

3.消毒物品应全部浸没在消毒液内,器械的轴节应打开、套盖应掀开,管腔灌满消毒液。

4.浸泡消毒后的物品使用前应先用无菌生理盐水冲洗,气体消毒后的物品使用前应待气体散发完全,以免残留消毒剂刺激组织。

(二)常用方法

1.浸泡法:不放置纱布、棉花等物,以免因吸附消毒剂而降低消毒效力。

2.喷雾法:用于空气、地面、墙壁和物品表面的消毒。

3.擦拭法:用于物品表面或皮肤、黏膜的消毒方法。

4.熏蒸法:常用于室内空气消毒,如纯乳酸(每立方米 0.12 mL)。

(三)化学消毒剂的种类

1.灭菌剂:可杀灭一切微生物。如戊二醛、环氧乙烷。

2.高效消毒剂:可杀灭一切细菌繁殖体,并对芽孢有显著杀灭作用。如过氧化氢、过氧乙酸,部分含氯消毒剂。

3.中效消毒剂:可达到消毒要求的制剂。如醇类、碘类。

4.低效消毒剂。

5.常用化学消毒剂

(1)2%戊二醛:浸泡精密仪器如纤维内镜。

(2)环氧乙烷:医疗器械、书本、棉、橡胶制品及一次性使用的医疗用品等。

(3)含氯消毒剂:

①0.2%浸泡被乙肝病毒、结核杆菌污染的物品。

②擦拭桌椅、墙壁、地面。

③排泄物的消毒:排泄物 5 份加含氯消毒剂 1 份搅拌,放置 2~6 h。

(4)过氧化氢:冲洗外科伤口、漱口。

(5)0.01%~0.1%氯己定:又名洗必泰,冲洗阴道、膀胱及伤口黏膜创面。

(赵　娜　赵丽华　戴彩云　李　舰)

第三节　无菌技术

一、概念

无菌技术是指在医疗、护理操作中,防止一切微生物侵入人体避免污染无菌物品、无菌区域的操作技术。

二、无菌技术操作原则

(一)环境

操作前半小时停止清扫及更换床单等工作,减少走动,避免尘土飞扬。

(二)工作人员

要求着装符合无菌操作要求。

(三)操作

1. 操作者要面向无菌区;身体与无菌区保持一定距离;手臂保持在腰部水平以上或操作台面以上;不跨越无菌区;不触及无菌物品;不能面对无菌区说话、咳嗽、打喷嚏。

2. 无菌物品一经取出,即使未用,也不得放回无菌容器;无菌物品在空气中不得暴露过久;无菌物品疑有或已有污染时不可再用,应予以更换或重新灭菌。

3. 一套无菌物品仅供一位患者使用,以防交叉感染。

4. 物品管理。

(1)无菌物品与非无菌物品须分别放置,且有明显标志。

(2)无菌物品须存放在无菌包或无菌容器中,不可暴露在空气中。无菌包或无菌容器外须标明物品名称及灭菌日期,存放在清洁、干燥、固定的地方,并按日期先后顺序排放。

(3)定期检查无菌物品保存情况,在未被污染的情况下,有效期 7 d,一旦过期或受潮须重新灭菌。

三、常用无菌技术

1. 无菌持物钳。

(1)消毒液面在持物钳轴节上 2～3 cm 或镊子 1/2 处,持物钳轴节打开。

(2)需到远处夹取东西时将无菌持物钳和容器一同搬移。

(3)无菌持物钳只能用于夹取无菌物品,不能夹取油纱条或换药。

(4)无菌持物钳及容器一般每周清洁、消毒 2 次,使用频率高的部门(手术室、门诊换药室、注射室)应每日更换 1 次,干燥法保存每 4 h 更换 1 次。

2. 取无菌溶液法。

(1)查对:药名、浓度、剂量、用法、有效期。

（2）检查：瓶盖有无松动，瓶体有无裂隙，液体质量有无浑浊、沉淀、变色、絮状物。

（3）开启的无菌溶液有效期：24 h。

3. 无菌包。

（1）检查：取出无菌包，先查看名称、灭菌日期、化学指示胶带，无菌包是否包紧，有无潮湿，确保符合要求方可使用。

（2）开包：将无菌包放在清洁、干燥的平面上，解开系带卷放在包布角下，依次揭左、右角，最后打开内角，注意手只能接触包布外面，不可触及包布内面。

（3）取物：用无菌钳取出所需无菌物品，放在备好的无菌区域内。

（4）包扎：如包内物品一次未用完，则按原折痕包扎好，注明开包日期及时间，有效期为 24 h。

4. 无菌盘。

（1）将无菌治疗巾双折铺于治疗盘上，再手持无菌治疗巾上层下边两外面角，向上呈扇形折叠，内面向外。

（2）手持无菌治疗巾的外面覆盖上层无菌巾，使上、下层边缘对齐，开口侧边缘向上反折。

（3）注明铺无菌盘的名称及时间，铺好的无菌盘有效期不得超过 4 h。

（4）铺盘区域应保持清洁干燥，铺好的无菌盘也应保持干燥，以免潮湿污染。

（5）操作中不要跨越无菌区；铺好的无菌盘应尽快使用。

5. 戴无菌手套。

（1）手套外面为无菌区，未戴手套的手不可触及手套外面；已戴手套的手不可触及未戴手套的手及手套内面。

（2）手套破损时应立即更换。

（李东梅　李晓慧　刘学娟　崔　珺）

第四节　隔离技术

一、隔离原则

1. 根据隔离种类，病室门口和病床应悬挂隔离标志，门口备有浸消毒液的脚垫、泡手的消毒液、挂隔离衣用的悬挂架或立柜。

2. 工作人员进入隔离区必须戴工作帽、口罩，穿隔离衣，穿隔离衣后，只能在规定范围内活动。

3. 病室及空气每日须用紫外线行照射消毒一次，或用消毒液喷洒消毒，每日晨间用消毒溶液擦拭病床及床旁桌椅。

4. 污染物品不得放于清洁区内，患者接触过的用物，须经严格消毒后方可递交，如患者的衣物、信件、票证、书籍等须经消毒处理后才能交家属带回,患者的排泄物、分泌物、呕吐物须按规定经消毒处理,需送出病区处理的物品,应放入专用污物袋,并有明显标志。

5. 患者的传染性分泌物经三次培养,结果均为阴性或确已度过隔离期,经医生开出医嘱方可解除隔离。

二、隔离区域划分

1. 清洁区:医护值班室、治疗室、配餐室、更衣室等。
2. 半污染区:病区内走廊、检验室、护士站、医生办公室。
3. 污染区:病房,患者洗手间、浴室,污物间。

三、隔离种类

1. 传染病隔离(表 1-2)。

表 1-2   常用隔离方法及适用病种

隔离方式	病种
严密隔离	霍乱、鼠疫
呼吸道隔离	肺结核、流脑、麻疹、百日咳
肠道隔离	伤寒、细菌性痢疾、甲型肝炎
接触隔离	破伤风、气性坏疽
血液—体液隔离	乙型肝炎、艾滋病、梅毒
昆虫隔离	乙脑、流行性出血热、疟疾、斑疹伤寒

2. 保护性隔离:严重烧伤、早产儿、白血病、脏器移植及免疫缺陷患者。

四、隔离技术

1. 口罩。一次性口罩:4 h;纱布口罩应每天更换、消毒和清洁。若接触严密隔离的患者应每次更换。
2. 手的清洁与消毒。
(1)传染病区工作人员刷手是用刷子蘸肥皂乳按前臂、腕关节、手背、手掌、指缝及指甲处顺序仔细刷洗,每只手刷 30 s;用流动水冲净,再重复一遍,共刷 2 min。
(2)刷手范围应超过被污染的范围。
(3)流动水冲洗时,腕部应低于肘部,使污水流向指尖,防止水流入衣袖,并避免弄湿工作服。
3. 穿脱隔离衣:隔离衣应长短合适,能完全覆盖工作服。穿隔离衣后衣领以上及内面视为清洁处,不得污染;不得进入清洁区,只能在规定区域内活动。使用过的隔离衣挂在半污染区,清洁面朝外;挂在污染区,污染面向外。隔离衣应每日更换,潮湿或污染时立即更换。

4. 避污纸的应用：使用时用抓取法，以保持一面清洁。

五、针刺伤处理原则

立即从近心端向远心端挤压受伤部位，使部分鲜血排出，避免来回挤压。用消毒肥皂液清洗或流动自来水冲洗伤口5 min。碘酊、碘伏等皮肤消毒液涂擦伤口。确定感染源患者并记录在案，同时进行可靠的 HIV、乙肝、丙肝等化验检查。

（李丽沙　刘学娟　崔　珺　李　琳）

第二章　临床常用操作技术

第一节　氧气吸入

一、目的

提高患者血液含氧量及动脉血氧饱和度,纠正缺氧。

二、适应证

适应于所有存在组织缺氧和低氧血症的患者及高危患者。

三、用物准备

治疗车、治疗盘内放治疗碗2个(一碗放纱布2块,另一碗内盛温开水)、一次性输氧管2个、棉签、别针、弯盘、中心氧气装置一套、蒸馏水、挂四防牌。治疗车下置医疗垃圾桶,生活垃圾桶。

四、操作步骤

1. 核对医嘱,检查氧气表的性能。

2. 备齐用物,携至床旁,查对床号、姓名,询问、了解患者身体状况,评估患者,详细说明吸氧目的,取得配合。

3. 协助患者取得舒适卧位。

4. 安装氧气表于中心氧气装置上,湿化瓶内倒入蒸馏水,连接于氧气表上。

5. 用2根棉签沾清水,分别清洁患者双鼻孔。

6. 先确定流量表是否关闭,打开流量表,调节所需氧流量,连接双鼻腔吸氧管于氧气表,检查吸氧管是否通畅,纱布擦干吸氧管前端的水分,将吸氧管轻轻置于患者双鼻孔内,并适当固定。

7. 记录吸氧开始时间,观察患者用氧效果。指导患者:①根据患者病情,指导患者行有效呼吸;②告知患者不要自行摘除鼻导管或者调节氧流量;③告知患者如感到鼻咽部干燥不适或者胸闷憋气时,应当及时通知医护人员;④告知患者有关用氧安全的知识。

8. 停用氧气:告知患者根据医嘱需停用氧气,取得患者合作。拔出双鼻导管,关流量表,取下吸氧管放于污物碗内。用纱布为患者清洁鼻面部。

9. 记录停止吸氧时间。

10. 卸表:取下氧气表,口述终末处理方法,爱护体贴患者。

五、注意事项

1. 根据病情需要,进行氧疗方法。在吸氧过程中,需要调节氧流量时,应当先将患者鼻导管取下,调节好氧流量后,再与患者连接。停止吸氧时,先取下鼻导管,再关流量表。氧疗过程中,患者不要自行去除鼻导管或者调节氧流量。

2. 持续吸氧的患者,应当保持管道通畅,必要时进行更换。氧疗过程中,应注意气道的湿化和加温。

3. 定时清洗消毒氧疗装置,防治污染和阻塞。

4. 观察,评估患者吸氧效果,防止导管堵塞、脱出、扭曲打折。

5. 防油、防火、防震、防热。

(薛素莉 袁庆玲 韩一军 吕会琼)

第二节 微量注射泵使用

微量注射泵、输液泵是机械或电子的输液控制装置,是连续静脉输液最为理想的先进的急救与治疗仪器。它的临床应用,有效地提高了输液的安全性、可靠性和准确性。尤其是在危重患者的救治工作中,可准确及时、定时定量、速度均匀地输入各种液体、血液和药物,更彰显出其精确、严谨、高效的优点,因此是 ICU 必备的仪器之一。

微量注射泵、输液泵型号多样,性能各异。目前临床常用的有针筒式微量注射泵即微量泵;微电脑自动控制的容量输液泵;转压式输注泵,如肠内营养灌注泵等。尤其微量泵体积小,操作简洁,常用于需要严格控制输液速度和药量的情况,如输入血管活性药物、抗心律失常药物、高浓度补钾,持续镇静镇痛以及婴幼儿输血输液等,其通用计量单位为 $\mu g/(kg \cdot min)$。三种泵均具备各种安全检测报警系统。

一、目的

它通过作用于输液导管达到控制输液速度的目的。

二、操作前准备

1. 用物准备。微量注射泵、接线板、注射架、治疗车上层放治疗盘(内铺无菌治疗巾)、无菌纱布(2 块)、安尔碘、无菌棉签、20 mL 或 50 mL 注射器(内装有配置好的药液并贴好注射标签)、静脉延长管(2 根)、头皮针(2 个)、备胶布、剪刀、弯盘、注射牌、必要时备三通。(治疗车下层备防刺盒、垃圾桶)

2. 评估。

(1)环境评估,符合无菌操作环境要求。

(2)了解患者身体状况,向患者解释使用目的(详细内容见口述标准),取得患者合作。

(3)评估患者注射部位皮肤及血管情况,协助患者大小便,备胶布。

三、操作步骤

1. 将用物携至患者床旁,查对患者、药物、注射牌,将注射泵安装在注射架上,接通电源。

2. 评估:①环境评估,符合无菌操作环境要求;②了解患者身体状况,向患者解释使用目的,取得患者合作;③评估患者注射部位皮肤及血管情况,协助患者大小便,备胶布。

3. 再次检查泵入药物,连接延长管、头皮针,排气。将盛放药物的注射器放入微量泵凹槽内,固定。针栓覆盖无菌纱布。

4. 再次核对患者,打开注射泵开关,设备自检后,遵医嘱调整每小时注射量及其他需要设置的参数。

5. 打开固定肝素帽的胶布,消毒肝素帽,松开留置针在血管内后,将头皮针连接肝素帽,按"START"键,泵入药液,胶布固定(一条固定肝素帽,另一条固定头皮针)。再次检查患者以及药物名称、剂量和泵入速度,并在注射单上签名、时间。

6. 整理用物,向患者说明注意事项。

7. 待药液注射完毕后,按"STOP"键,除去胶布,撤除头皮针,毁型后放入锐器盒,立即用肝素液脉冲式封管。

8. 切断电源,撤掉注射泵,整理床单元,给患者取舒适卧位并交待注意事项。

9. 用消毒液擦拭注射泵并做好维护工作,备用。

四、注意事项

1. 了解微量泵、输液泵的工作原理,熟练掌握其使用方法。争取设定输液速度及其他必须参数,防止设定错误延误治疗。

2. 注意查看输液泵、微量泵的工作状态,管道连接是否精密,接头有无脱落,及时排除报警、故障,防止液体输入失控。

3. 注意观察穿刺部位皮肤情况,防止发生液体外渗,出现外渗及时给予相应处理。

4. 患者输液肢体不要活动,防止输液管道被牵拉脱出。

5. 输液泵管排气时茂菲式滴管内应充满 1/3 液体,滴数传感器保持水平位,输液过程中避免晃动。躁动患者输液肢体适当约束,并须问患者有无不适感觉,观察药物反应和输液通畅情况。

6. 突然停电时,应检查输液泵、微量泵是否正常工作,尤其在输注多巴胺等血管活性药物时。

7. 定期检查及保养,及时清除泵表面的尘埃,保持设备清洁干燥,防止液体滴入泵内造成失灵,可用酒精消毒机壳,消毒后至少等候 30 min 再开机。

(纪国华　张　乐　杨芳芳　潘　蕾)

第三节　吸痰技术

机械通气时,由于建立了人工气道,一旦发生分泌物堵塞,将直接影响机械通气的治疗效果,吸痰可有效清除气道分泌物,保持气道通畅。

一、物品准备

中心吸引装置或电动吸痰器 1 套、吸痰盘(内铺治疗巾,放置换药碗 3 个:分别盛生理盐水、注明气道和口鼻以及配置好的湿化液,一次性手套 1 包,20 mL 注射器 1 个)、无菌治疗巾 1 块、生理盐水 1 瓶、一次性吸痰管、听诊器、棉棒、石蜡油。

二、操作步骤

1. 备齐用物,携至床旁,查对患者。将消毒瓶挂于床头,将吸引器接头插入消毒液中,并用止血钳将导管固定在床单上。

2. 评估患者意识,了解患者参数设定以及气管插管的刻度情况,清醒患者解释操作目的及注意事项,取得患者配合。

3. 听诊双肺呼吸音,并做好翻身、叩背、体位引流等工作,同时对患者呼吸道分泌物的量、黏稠度、重点部位进行评估,可以有针对性地有效清除痰液,然后给予 2 min 高浓度吸氧,准备吸痰。

4. 准备吸引器(电动吸引器接好电源线、打开开关;中心吸引器打开负压调节开关),调节负压为成人 150~200 mmHg[①],检查吸引器连接是否正确及压力是否正常。

5. 协助患者摆好体位,头转向操作者一侧,在患者胸前铺无菌治疗巾。

6. 选择合适的吸痰管型号(气管插管型号×2-2=吸痰管所需型号),检查吸痰管包装完整后,将吸痰管外包装打开,右手戴手套,取出导管(边取出边将导管缠绕在手中)并将导管与吸引器接头连接,关闭吸痰管根部的负压调节阀门,右手持吸痰管在生理盐水中检查吸痰管是否通畅以及吸引压力是否合适。

7. 关闭负压(用左手反折吸痰管根部),将吸痰管轻轻插入口腔及咽喉部,打开负压,洗净口咽部的痰液,立即用生理盐水冲洗导管(在口腔的碗内冲洗)。

8. 更换手套及吸痰管,左手打开气管插管于呼吸机接头处,将呼吸机接头放在无菌治疗巾上(或有助手协助完成,原则是避免污染),检查吸痰管通畅后,关闭负压轻轻插入气道,轻轻左右旋转上提吸痰,每次时间不超过 15 s,痰液黏稠时给予滴入适量的湿化液,吸痰毕冲洗导管(在气道的碗内冲洗),将吸痰管及手套扔入医疗垃圾桶,洗手,听诊双肺呼吸音,并记录(痰液的量、性状、颜色、黏稠度以及呼吸道通畅情况),再次给予2 min高浓度吸氧。

---

① 临床上仍习惯用毫米汞柱,1 kPa=7.5 mmHg,全书同。

9. 再次评估患者是否需要再次吸痰以及是否能够耐受重复吸痰的过程,据具体情况具体处理。

10. 吸痰过程中注意观察患者病情变化,如血氧饱和度降至 90% 以下或生命体征异常,立即停止吸痰,做好相应的处理。

11. 擦净口角分泌物,观察口腔黏膜有无损伤,观察患者呼吸是否正常。

12. 协助患者取舒适卧位,交待注意事项,整理床单元,爱护体贴患者。

三、注意事项

1. 注意无菌操作,吸痰管一次性使用。

2. 据人工气道口径选择合适的吸痰管。

3. 据痰液黏稠度选择合适的气道灌洗液。

4. 吸痰动作轻柔、稳、准、迅速。

5. 吸痰过程中,严密观察心电、血压和指脉氧饱和度,如有心率增快、氧饱和度迅速下降,立即停止吸痰予纯氧。

6. 如遇插管有阻力,不可盲插。

（张培培　孙　娜　孙嫦静　朱月华）

第四节　心肺脑复苏

心搏骤停(cardiac arrest,CA)是指各种原因引起的、在未能预计的情况和时间内心脏突然停止搏动,从而导致有效心泵功能和有效循环突然中止,引起全身组织细胞严重缺血、缺氧和代谢障碍,若不及时抢救即可立刻失去生命。心搏骤停不同于任何慢性病终末期的心脏停搏,若及时采取正确有效的复苏措施,患者有可能被挽回生命并得到康复。

心搏骤停一旦发生,若得不到即刻及时地抢救复苏,4~6 min 后会造成患者脑和其他人体重要器官组织的不可逆的损害,因此心搏骤停后的心肺复苏(cardiopulmonary resuscitation,CPR)必须在现场立即进行,为进一步抢救直至挽回心搏骤停伤病员的生命而赢得最宝贵的时间。

一、病因

心搏骤停的原因可分为心源性心搏骤停和非心源性心搏骤停。

二、分类

心搏骤停时,心脏虽然丧失了有效泵血功能,但并非心电和心脏活动完全停止,根据心电图特征及心脏活动情况心搏骤停可分为以下 3 种类型。

1. 心室颤动:心室肌发生快速而极不规则、不协调的连续颤动。心电图表现为 QRS

波群消失,代之以不规则的连续的室颤波,频率为200~500次/分,这种心搏骤停是最常见的类型,约占80%。心室颤动如能立刻给予电除颤,则复苏成功率较高。

2.心室静止:心室肌完全丧失了收缩活动,呈静止状态。心电图表现呈一直线或仅有心房波,多在心搏骤停一段时间后(如3~5 min)出现。

3.心电—机械分离:此种情况也就是缓慢而无效的心室自主节律。心室肌可断续出现缓慢而极微弱的不完整的收缩。心电图表现为间断出现并逐步增宽的QRS波群,频率多为20~30次/分以下。由于心脏无有效泵血功能,听诊无心音,周围动脉也触及不到搏动。此型多为严重心肌损伤的后果,最后以心室静止告终,复苏较困难。

心搏骤停的以上3种心电图类型及其心脏活动情况虽各有特点,但心脏丧失有效泵血功能导致循环骤停是共同的结果。全身组织急性缺血、缺氧时,机体交感肾上腺系统活动增强,释放大量儿茶酚胺及相关激素,使外周血管收缩,以保证脑心等重要器官供血;缺氧又导致无氧代谢和乳酸增多,引起代谢性酸中毒。急性缺氧对器官的损害,以大脑最为严重,随着脑血流量的急骤下降,脑神经元三磷酸腺苷(ATP)含量迅速降低,细胞不能保持膜内外离子梯度,加上乳酸盐积聚,细胞水肿和酸中毒,进而细胞代谢停止,细胞变性及溶酶体酶释放而导致脑等组织细胞的不可逆损害。缺氧对心脏的影响可由于儿茶酚胺增多和酸中毒使希氏束及浦氏系统自律性增高,室颤阈降低;严重缺氧导致心肌超微结构受损而发生不可逆损伤。持久缺血缺氧可引起急性肾小管坏死、肝小叶中心性坏死等脏器损伤和功能障碍或衰竭等并发症。

三、临床表现

绝大多数患者无先兆症状,常突然发病。少数患者在发病前数分钟至数十分钟有头晕、乏力、心悸、胸闷等非特异性症状。心搏骤停的主要临床表现为意识突然丧失,心音及大动脉搏动消失。一般心脏停搏3~5 s,患者有头晕和黑矇;停搏5~10 s由于脑部缺氧而引起晕厥,即意识丧失;停搏10~15 s可发生阿-斯综合征,伴有全身性抽搐及大小便失禁等;停搏20~30 s呼吸断续或停止,同时伴有面色苍白或紫绀;停搏60 s出现瞳孔散大;如停搏超过4~5 min,往往因中枢神经系统缺氧过久而造成严重的不可逆损害。

四、基础生命支持(BLS)

基础生命支持(basic life support,BLS)又称初步急救或现场急救,目的是在心脏骤停后,立即以徒手方法争分夺秒地进行复苏抢救,以使心搏骤停患者心、脑及全身重要器官获得最低限度的紧急供氧(通常按正规训练的手法可提供正常血供的25%~30%)。BLS的基础包括突发心脏骤停(sudden cardiac arrest,SCA)的识别、紧急反应系统的启动、早期心肺复苏(CPR)、迅速使用自动体外除颤仪(automatic external defibrillator,AED)除颤。对于心脏病发作和中风的早期识别和反应也被列为BLS的其中部分。在2010成人BLS指南对于非专业施救者和医务人员都提出了这一要求。BLS步骤由一系列连续评估和动作组成。

1.评估和现场安全:急救者在确认现场安全的情况下轻拍患者的肩膀,并大声呼喊,检查患者是否有呼吸。如果没有呼吸或者没有正常呼吸(即只有喘息),立刻启动应急反应系统。

2. 启动紧急医疗服务(emergency medical service,EMS)并获取 AED。

(1)如果发现患者无反应无呼吸,急救者应启动 EMS 体系,取来 AED(如果有条件),对患者实施 CPR,如需要时立即进行除颤。

(2)如果有多名急救者在现场,其中一名急救者按步骤进行 CPR,另一名启动 EMS 体系(拨打 120),取来 AED(如果有条件)。

(3)在救助淹溺或窒息性心脏骤停患者时,急救者应先进行 5 个周期(2 min)的 CPR,然后拨打 120 启动 EMS 系统。

3. 脉搏检查:对于非专业急救人员,不再强调训练其检查脉搏,只要发现无反应的患者没有自主呼吸就应按心搏骤停处理。对于医务人员,一般以一手食指和中指触摸患者颈动脉以感觉有无搏动(搏动触点在甲状软骨旁胸锁乳突肌沟内)。检查脉搏的时间一般不能超过 10 s,如 10 s 内仍不能确定有无脉搏,应立即实施胸外按压。

4. 胸外按压(circulation,C):确保患者仰卧于平地上或用胸外按压板垫于其肩背下,急救者可采用跪式或踏脚凳等不同体位,将一只手的掌根放在患者胸部中央的胸骨下半部上,将另一只手的掌根置于第一只手上,手指不接触胸壁。按压时双肘须伸直,垂直向下用力按压,成人按压频率为至少 100 次/分,下压深度至少为 5～6 cm,每次按压之后应让胸廓完全回复。按压时间与放松时间各占 50% 左右,放松时掌根部不能离开胸壁,以免按压点移位。对于儿童患者,用单手或双手于乳头连线水平按压胸骨,对于婴儿,用两手指于紧贴乳头连线下方水平按压胸骨。为了尽量减少因通气而中断胸外按压,对于未建立人工气道的成人,2010 年国际心肺复苏指南推荐的按压—通气比率为 30:2。对于婴儿和儿童,双人 CPR 时可采用 15:2 的比率。如双人或多人施救,应每 2 min 或 5 个周期 CPR(每个周期包括 30 次按压和 2 次人工呼吸)更换按压者,并在 5 s 内完成转换,因为研究表明,在按压开始 1～2 min 后,操作者按压的质量就开始下降(表现为频率和幅度以及胸壁复位情况均不理想)。

5. 开放气道(airway,A):在 2010 年美国心脏协会 CPR 及 ECC 指南中有一个重要改变是在通气前就要开始胸外按压。胸外按压能产生血流,在整个复苏过程中,都应该尽量减少延迟和中断胸外按压。而调整头部位置,实现密封以进行口对口呼吸,拿取球囊面罩进行人工呼吸等都要花费时间。采用 30:2 的按压通气比开始 CPR 能使首次按压延迟的时间缩短。有两种方法可以开放气道提供人工呼吸:仰头抬颏法和推举下颌法。后者仅在怀疑头部或颈部损伤时使用,因为此法可以减少颈部和脊椎的移动。遵循以下步骤实施仰头抬颏:将一只手置于患儿的前额,然后用手掌推动,使其头部后仰;将另一只手的手指置于颏骨附近的下颌下方;提起下颌,使颏骨上抬。注意在开放气道同时应该用手指挖出患者口中异物或呕吐物,有假牙者应取出假牙。

6. 人工呼吸(breathing,B):所有人工呼吸(无论是口对口、口对面罩、球囊—面罩或球囊对高级气道)均应该持续吹气 1 s 以上,保证有足够量的气体进入并使胸廓起伏;如第一次人工呼吸未能使胸廓起伏,可再次用仰头抬颏法开放气道,给予第二次通气;过度通气(多次吹气或吹入气量过大)可能有害,应避免。

实施口对口人工呼吸是借助急救者吹气的力量,使气体被动吹入肺泡,通过肺的间歇性膨胀,以达到维持肺泡通气和氧合作用,从而减轻组织缺氧和二氧化碳潴留。方法为:将患者仰卧置于稳定的硬板上,托住颈部并使头后仰,用手指清洁其口腔,以解除气道异物,急救者以右手拇指和食指捏紧患者的鼻孔,用自己的双唇把患者的口完全包绕,然后吹气1 s以上,使胸廓扩张;吹气毕,施救者松开捏鼻孔的手,让患者的胸廓及肺依靠其弹性自主回缩呼气,同时均匀吸气,以上步骤再重复一次。对婴儿及年幼儿童复苏,可将婴儿的头部稍后仰,把口唇封住患儿的嘴和鼻子,轻微吹气入患儿肺部。如患者面部受伤则可妨碍进行口对口人工呼吸,可进行口对鼻通气。深呼吸一次并将嘴封住患者的鼻子,抬高患者的下巴并封住口唇,对患者的鼻子深吹一口气,移开救护者的嘴并用手将患者的嘴敞开,这样气体可以出来。在建立了高级气道后,每6~8 s进行一次通气,而不必在两次按压间才同步进行(即呼吸频率8~10次/分)。在通气时不需要停止胸外按压。

7. AED除颤:室颤是成人心脏骤停的最初发生的较为常见而且是较容易治疗的心律。对于VF患者,如果能在意识丧失的3~5 min内立即实施CPR及除颤,存活率是最高的。对于院外心脏骤停患者或在监护心律的住院患者,迅速除颤是治疗短时间VF的好方法。

五、高级生命支持 ALS

(一)进一步生命支持(advanced life support,ALS)

又称二期复苏或高级生命维护,主要是在BLS基础上应用器械和药物,建立和维持有效的通气和循环,识别及控制心律失常,直流电非同步除颤,建立有效的静脉通道及治疗原发疾病。ALS应尽可能早开始。

1. 气管内插管:如有条件,应尽早作气管内插管,因气管内插管是进行人工通气的最好办法,它能保持呼吸道通畅,减少气道阻力,便于清除呼吸道分泌物,减少解剖死腔,保证有效通气量,为输氧、加压人工通气、气管内给药等提供有利条件。当传统气管内插管因各种原因发生困难时,可使用食管气管联合插管实施盲插,以紧急给患者供氧。

2. 环甲膜穿刺:遇有紧急喉腔阻塞而严重窒息的患者,没有条件立即作气管切开时,可行紧急环甲膜穿刺,方法为用16号粗针头刺入环甲膜,接上"T"型管输氧,即可达到呼吸道通畅、缓解严重缺氧目的。

3. 气管切开:通过气管切开,可保持较长期的呼吸道通畅,防止或迅速解除气道梗阻,清除气道分泌物,减少气道阻力和解剖无效腔,增加有效通气量,也便于吸痰、加压给氧及气管内滴药等。气管切开常用于口面颈部创伤而不能行气管内插管者。

(二)呼吸支持

及时建立人工气道和呼吸支持至关重要,为了提高动脉血氧分压,开始一般主张吸入纯氧。吸氧可通过各种面罩及各种人工气道,以气管内插管及机械通气(呼吸机)最为有效。简易呼吸器是最简单的一种人工机械通气方式,它是由一个橡皮囊、三通阀门、连接管和面罩组成。在橡皮囊后面有一单向阀门,可保证橡皮囊舒张时空气能单向进入;其侧方有一氧气入口,可自此输氧 10~15 L/min,徒手挤压橡皮囊,保持适当的频率、深度和时间,可使吸入气的氧气浓度增至 60%~80%。

(三)复苏用药

复苏用药的目的在于增加脑、心等重要器官的血液灌注,纠正酸中毒和提高室颤阈值或心肌张力,以有利于除颤。复苏用药途经以静脉给药为首选,其次是气管滴入法。气管滴入的常用药物有肾上腺素、利多卡因、阿托品、纳洛酮及安定等。一般以常规剂量溶于 5~10 mL 注射用水滴入,但药物可被气管内分泌物稀释或因吸收不良而需加大剂量,通常为静脉给药量的 2~4 倍。心内注射给药目前不主张应用,因操作不当可造成心肌或冠状动脉撕裂、心包积血、血胸或气胸等,如将肾上腺素等药物注入心肌内,可导致顽固性室颤,且用药时要中断心脏按压和人工呼吸,故不宜作为常规途经。复苏常用药物如下。

(1)肾上腺素:肾上腺素通过 α-受体兴奋作用使外周血管收缩(冠状动脉和脑血管除外),有利于提高主动脉舒张压,增加冠脉灌注和心、脑血流量;其 β-肾上腺素能效应尚存争议,因为它可能增加心肌做功和减少心内膜下心肌的灌注。对心搏骤停无论何种类型,肾上腺素常用剂量为每次 1 mg 静脉注射,必要时每隔 3~5 min 重复 1 次。近年来有人主张应用大剂量,认为大剂量对自主循环恢复有利,但最新研究表明大剂量肾上腺素对心搏骤停存活率并无改善,且可出现如心肌抑制损害等复苏后并发症。故复苏时肾上腺素理想用药量尚需进一步研究证实。如果静脉/骨内注射(IV/IO)通道延误或无法建立,肾上腺素可气管内给药,每次 2~2.5 mg。

(2)抗心律失常药物:严重心律失常是导致心脏骤停甚至猝死的主要原因之一,药物治疗是控制心律失常的重要手段。2010 年国际心肺复苏指南建议:对高度阻滞应迅速准备经皮起搏。在等待起搏时给予阿托品 0.5 mg,静脉注射。阿托品的剂量可重复直至总量达 3 mg。如阿托品无效,就开始起搏。在等待起搏器或起搏无效时,可以考虑输注肾上腺素 2~10 μg/min 或多巴胺 2~10 μg/(kg·min)。胺碘酮可在室颤和无脉性室速对 CPR、除颤、血管升压药无反应时应用。首次剂量 300 mg 静脉/骨内注射,可追加一剂 150 mg。利多卡因可考虑作为胺碘酮的替代药物(未定级)。首次剂量为 1~1.5 mg/kg,如果室颤和无脉性室速持续存在,间隔 5~10 min 重复给予 0.5~0.75 mg/kg 静推,总剂量 3 mg/kg。镁剂静推可有效终止尖端扭转型室速,1~2 g 硫酸镁,用 5%GS 10 mL 稀释 5~20 min 内静脉推入。

(四)心脏电击除颤

电击除颤是终止心室颤动的最有效方法,应早期除颤。有研究表明,绝大部分心搏骤停是由心室颤动所致,75%发生在院外,20%的人没有任何先兆,而除颤每延迟 1 min,抢救成功的可能性就下降 7%~10%。除颤波形包括单相波和双相波两类,不同的波形对能量的需求有所不同。成人发生室颤和无脉性室速,应给予单向波除颤器能量 360 J 一次除颤,双向波除颤器 120~200 J。如对除颤器不熟悉,推荐用 200 J 作为除颤能量。

双相波形电除颤:早期临床试验表明,使用 150～200 J 即可有效终止院前发生的室颤。低能量的双相波有效,而且终止室颤的效果与高能量单相波除颤相似或更有效。儿童第1 次 2 J/kg,以后按 4 J/kg 计算。电除颤后,一般需要 20～30 s 才能恢复正常窦性节律,因此电击后仍应立刻继续进行 CPR,直至能触及颈动脉搏动为止。持续 CPR、纠正缺氧和酸中毒、静脉注射肾上腺素(可连续使用)可提高除颤成功率。

六、脑复苏

很多心脏停搏患者即使自主循环恢复以后脑功能也不能完全恢复,而约 80% 复苏成功的患者昏迷时间超过 1 h。在入院患者中,神经功能转归良好率为 1%～18%,而其他或者死亡或者成为持续性植物状态。研究表明各种药物在脑复苏领域疗效甚微,而亚低温(32℃～35℃)对脑具有保护作用,且无明显不良反应。对心脏停搏患者脑复苏的降温技术有多种,如体表降温的冰袋、冰毯、冰帽等,但降温速度缓慢。快速注入大量(30 mL/kg)冷却(4℃)液体(如乳酸盐溶液),能显著降低核心温度,但易出现患者输注液体过量。最近出现一种血管内热交换装置,能快速降温和维持患者低温状态,还能准确控制温度。基于一些临床试验的结果,国际复苏学会提出:对于昏迷的成人院外 VF 性心脏骤停 ROSC(restoration of spontaneous circulation,自主循环恢复)患者应该降温到32℃～34℃并维持 12～24 h。对于任何心律失常所致的成人院内心脏骤停,或具有以下心律失常之一:无脉性心电活动或心脏停搏所致的成人院外心脏骤停 ROSC 后昏迷患者,也要考虑人工低温。ROSC 后第一个 48 h 期间,对于心脏骤停复苏后的自发性轻度亚低温(>32℃)的昏迷患者不要开始复温。

七、心肺复苏成功的标准

1. 颈动脉搏动:按压有效时,每按压一次可触摸到颈动脉一次搏动,若中止按压搏动亦消失,则应继续进行胸外按压,如果停止按压后脉搏仍然存在,说明患者心搏已恢复。

2. 面色(口唇):复苏有效时,面色由紫绀转为红润,若变为灰白,则说明复苏无效。

3. 其他:复苏有效时,可出现自主呼吸,或瞳孔由大变小并有对光反射,甚至有眼球活动及四肢抽动。

4. 有 EMS 人员接手承担复苏或其他人员接替抢救。

第五节　气管插管术

气管内插管术是指将特制的气管导管,通过口腔或鼻腔插入患者气管内,是一种气管内麻醉和抢救患者的技术,也是保持上呼吸道通畅的最可靠手段。气管或支气管内插管是实施麻醉一项安全措施。

一、适应证

1. 在全身麻醉时:呼吸道难以保证通畅者,如颅内手术、开胸手术、需俯卧位或坐位等特殊体位的全麻手术；如颈部肿瘤压迫气管，颌、面、颈、五官等全麻大手术，极度肥胖患者；全麻药对呼吸有明显抑制或应用肌松药者；都应行气管内插管。

2. 气管内插管在危重患者的抢救中发挥了重要作用。呼吸衰竭需要进行机械通气者，心肺复苏，药物中毒以及新生儿严重窒息时，都必须行气管内插管。

3. 某些特殊麻醉，如并用降温术、降压术及静脉普鲁卡因复合麻醉等

二、禁忌证

1. 绝对禁忌证：喉头水肿，急性喉炎，喉头黏膜下血肿，插管损伤可引起严重出血；除非急救，禁忌气管内插管。

2. 相对禁忌证：呼吸道不全梗阻者有插管适应证，但禁忌快速诱导插管。并存出血性血液病（如血友病，血小板减少性紫癜等）者，插管损伤易诱发喉头声门或气管黏膜下出血或血肿，继发呼吸道急性梗阻，因此宜列为相对禁忌证。主动脉瘤压迫气管者，插管可能导致主动脉瘤破裂，宜列为相对禁忌证。麻醉者对插管基本知识未掌握，插管技术不熟练或插管设备不完善者，均宜列为相对禁忌证。

（张瑞环　崔　艳　王剑萍　戈　梁）

第六节　心脏除颤及电复律

电除颤是以一定量的电流冲击心脏从而使室颤终止的方法。是治疗心室纤颤的有效方法，现今以直流电除颤法使用最为广泛。原始的除颤器是利用工业交流电直接进行除颤的，这种除颤器常会因触电而伤亡，因此，目前除心脏手术过程中还有用交流电进行体内除颤（室颤）外，一般都用直流电除颤。心脏电复律是用电能来治疗异位性快速心律失常，使之转为窦性心律的方法，最早用于消除心室颤动，故亦称心脏电除颤。心脏电复律器是用于心脏电复律的装置，目前常用的为直流电心脏电复律器，由电极、除颤、同步触发、心电示波、电源等几部分组成，电功率可达 $200\sim360$ J。电除颤是心脏骤停抢救中必要的、有效的重要抢救措施

一、适应证

适于转复各类异位快速心律失常，尤其是药物治疗无效者。转复心室颤动、心房颤动和扑动，可首选电除颤；转复室性和室上性心动过速，则多先用药物或其他治疗，无效或伴有显著血流动力障碍时应用本法；性质未明或并发于预激综合征的异位快速心律失常，选用药物常有困难，宜用同步电复律治疗。电复律治疗异位性快速心律失常即时转复成功率在室性心动过速和心房扑动几乎达 100%，室上性心动过速和心房颤动则分别为 80% 和 90% 左右。

二、禁忌证

病史已多年、心脏（尤其是左心房）明显增大、伴高度或完全性房室传导阻滞的心房颤动，伴完全性房室传导阻滞的心房扑动，反复发作而药物不能维持疗效或伴病态窦房结综合征的异位性快速心律失常，均不宜用本法复律；有洋地黄类药物或低血钾时，暂不宜用电复律。

三、方法

早期进行电除颤的理由：①室颤是引起心跳骤停最常见致死性心律失常，在发生心跳骤停的患者中，约 80％为室颤引起；②室颤最有效的治疗是电除颤；③除颤成功的可能性随着时间的流逝而降低，或除颤每延迟 1 min，成功率将下降 7％～10％；④室颤可能在数分钟内转为心脏停跳。因此，尽早快速除颤是生存链中最关键的一环。

1. 波形和能量选择。除颤器释放的能量应是能够终止室颤的最低能量，能量和电流过低则无法终止心律失常，能量和电流过高则会导致心肌损害。

目前自动体外除颤仪（AEDs）包括单相波和双相波两类除颤波形。不同的波形对能量的需求有所不同，单相波形电除颤：首次电击能量 200 J，第二次 200～300 J，第三次 360 J。双相波电除颤：早期临床试验表明，使用 150 J 即可有效终止院前发生的室颤。低能量的双相波电除颤有效，而且终止室颤的效果与高能量单相波除颤相似或更有效。

2. 效果评价。电击后 5 s 心电图显示心搏停止或非室颤无电活动均可视为电除颤成功。这一时间的规定是根据电生理研究结果而定的，成功除颤后心脏停止跳动的时间一般为 5 s，临床比较易于监测。第 1 次电除颤后，在给予药物和其他高级生命支持措施前，监测心律 5 s，可对除颤效果提供最有价值的依据；监测电击后第 1 min 内的心律还可提供其他信息，如是否恢复规则的心律，包括室上性节律和室性自主节律，以及是否为再灌注心律等。

3. 心血管急救系统与 AED。心血管急救（ECC）系统可用"生存链"概括，包括 4 个环节：①早期启动 EMS；②早期 CPR；③早期电除颤；④早期高级生命支持。临床和流行病学研究证实，在这 4 个环节中，早期电除颤是抢救患者生命最关键的一环。

早期电除颤的原则是要求第一个到达现场的急救人员应携带除颤器，并有义务实施 CPR。急救人员都应接受正规培训，急救人员行基础生命支持的同时应实施 AED。在有除颤器时，首先实施电除颤，这样心脏骤停患者复苏的成功率会显著提高。使用 AED 的优点包括人员培训简单，培训费用较低，而且使用时比传统除颤器快。早期电除颤应作为标准 EMS 的急救内容，争取在心脏停搏发生后院前 5 min 内完成电除颤。

4. 心律转复。心房颤动转复的推荐能量为 100～200 J 单相波除颤，房扑和阵发性室上速转复所需能量一般较低，首次电转复能量通常为 50～100 J 单相波已足够，如除颤不成功，再逐渐增加能量。

室性心动过速转复能量的大小依赖于室速波形特征和心率快慢。单形性室性心动过速（其形态及节律规则）对首次 100 J 单相波转复治疗反应良好。多形性室速（形态及节律均不规则)类似于室颤,首次应选择 200 J 单相波行转复,如果首次未成功,再逐渐增加能量。对安置有永久性起搏器或置入式心脏复律除颤器的患者行电转复或除颤时,电极勿靠近起搏器,因为除颤会造成其功能障碍。

5. 除颤仪的工作原理。用较强的脉冲电流通过心脏来消除心律失常、使之恢复窦性心律的方法,称为电击除颤或电复律术。起搏和除颤都是利用外源性的电流来治疗心律失常,两者均为近代治疗心律失常的方法。心脏起搏与心脏除颤复律的区别是:后者电击复律时作用于心脏的是一次瞬时高能脉冲,一般持续时间是 4～10 ms,电能为 40～400 J。用于心脏电击除颤的设备称为除颤器,它能完成电击复律,即除颤。当患者发生严重快速心律失常时,如心房扑动、心房纤颤、室上性或室性心动过速等,往往造成不同程度的血液动力障碍。尤其当患者出现心室颤动时,由于心室无整体收缩能力,心脏射血和血液循环终止,如不及时抢救,常造成患者因脑部缺氧时间过长而死亡。如采用除颤器,控制一定能量的电流通过心脏,能消除某些心律紊乱,可使心律恢复正常,从而使上述心脏疾病患者得到抢救和治疗。

(姜吉波　张　倩　岳　蕾　李　娜)

第七节　呼吸机使用技术

一、目的

1. 维持适当的通气量,使用肺泡通气量满足机体需要。
2. 改善气体交换功能。
3. 维持有效气体交换。
4. 减少呼吸肌的做功。

二、操作前准备

1. 用物准备。呼吸机一台,管道系统及附件,湿化罐,无菌蒸馏水,模拟肺,多功能电插盘,仪器使用登记本笔,简易呼吸器,中心吸氧装置。
2. 评估。①呼吸机的性能;②患者病情、意识、呼吸功能,有无使用呼吸机适应证;③呼吸道的通畅程度;④患者对呼吸机使用的认识及合作程度。

三、操作步骤

1. 核对床号姓名,向清醒患者解释使用呼吸机的目的及注意事项,保持呼吸机通畅。
2. 湿化罐内倒入蒸馏水至所需刻度。
3. 连接呼吸机管路,模拟肺,检查是否漏气。
4. 连接主机电源,压缩机电源,氧源。检查电源、氧源供应是否正常。

5. 开机顺序为空气压缩机,主机,湿化罐开关。

6. 呼吸模式选择:根据需要设定通气方式。

(1)自主呼吸(SPONT):患者自主呼吸好,可辅助患者呼吸,增加氧气吸入,降低呼吸机做功。

(2)同步间歇指令通气(SIMV):是一种容量控制通气与自主呼吸相结合的特殊通气模式,用于撤机前的过度准备。

(3)机械控制呼吸(CMV):指呼吸机完全取代自主呼吸,提供全部通气量,是患者无自主呼吸时最基本的通气方式。

(4)压力支持通气(PSV):调节范围 8~15 cmH_2O[①]。

(5)持续气道正压通气(CPAP):从 2 cmH_2O 开始根据患者需要逐渐上调至 10~15 cmH_2O,不宜超过 25 cmH_2O。

7. 设定参数。

设定潮气量 VT:8~10 mL/(kg·min);通气量 MV=f×VT。

设定呼吸频率 f:成人 12~20,小儿 16~25。

吸呼比:1:1.5~2。

吸氧浓度 FiO_2:设定 PEEP(呼气末正压)4~12 cmH_2O。

8. 设定报警上下限:包括气道压、呼吸频率、分钟通气量。

9. 连接模拟肺,正确调节呼吸机参数,清理呼吸道,检查气管套管固定良好,运转正常后连接患者。

10. 脱机前准备。

11. 关机顺序:主机—压缩机—氧源—切断电源。

四、操作后评估

1. 使用过程中观察神志、生命体征、人机配合、血气分析。

2. 观察患者缺氧情况有无改善,如指端、口唇、颜面、氧饱和度、血气指标等,及时清理呼吸道分泌物。

3. 呼吸机管道冷凝水应定时倒水,保持湿化器内水温合适。

4. 协助患者舒适卧位,注意保暖。

(戚永花 李 宁 尹文娟 王坤晓)

第八节 气管切开术

气管造口术是抢救危重患者的急救手术,也是胸外科医生必须掌握的一项技术。方

---

① 临床上仍习惯用厘米水柱,1 kPa=10.33 cmH_2O,全书同。

法是在颈部切开皮肤及气管,将套管插入气管,患者可以直接经套管呼吸,并可经套管吸除痰液,气管造口术分为常规气管切开和紧急气管切开两种。正常人呼吸道阻力 1/3~1/2 来自上呼吸道,呼吸道死腔(解剖死腔)的气量约有 150 mL,其中约 100 mL 在上呼吸道,因此气管切开后,气管内阻力大减,而有效通气量大增从而改善患者的呼吸状况,另外气管切开后可及时吸痰及气管内给药,防止昏迷患者的窒息发生,又可及时加压吸氧纠正呼吸衰竭。因此,气管造口术对于中毒、昏迷、呼吸衰竭、喉及上呼吸道梗塞患者的抢救具有极其重要的临床意义。

一、解剖

气管位于颈部正中,其上段较浅,距皮肤 1.5~2 cm;下段逐渐变深,在胸骨上缘处距离皮肤 4~4.5 cm。气管前面由皮肤、皮下组织、浅筋膜和颈阔肌覆盖。在浅筋膜和颈阔肌之间,有许多小静脉(颈前静脉丛)汇流入颈前静脉。颈阔肌深层是深筋膜浅层,包绕两侧的颈前肌并在中线连成白色的筋膜线。深筋膜浅层后面即为深筋膜中层气管前筋膜和气管。气管前筋膜附着在气管的前壁。甲状腺位于气管的两侧,甲状腺峡部位于第3、第 4 气管环的前面,被气管前筋膜包绕,手术时应将甲状腺峡部向上推开或切断后再切开气管。气管两侧偏内有甲状腺最下动、静脉和甲状腺奇静脉丛,偏外有颈部主要血管,因此在行气管切开时,切口必须在颈部安全三角区内(三角的两上角各位于环状软骨与胸锁乳突肌交界点,下角位于胸骨切迹中点)。

二、适应证

1. 急、慢性喉阻塞。如急性喉炎,白喉,喉水肿,咽喉部肿瘤,瘢痕狭窄等。

(1)中枢性呼吸抑制:包括各种感染、脑炎、中毒、高热等致中枢性呼吸衰竭,颅内压过高,脑疝,颅脑及脊髓创伤,药物抑制等。

(2)外周性呼吸麻痹:包括脊髓、外周神经及肌肉疾病所致呼吸肌麻痹。如上升性脊髓炎、高位截瘫、肌萎缩侧索硬化、格林—巴利综合征(GBS)、重症肌无力危象、胸外伤等。

2. 意识障碍合并下呼吸道分泌物潴留造成的呼吸困难。颅脑外伤,颅内或周围神经疾患,破伤风,呼吸道烧伤,重大胸、腹部手术后所致的咳嗽、排痰功能减退或喉麻痹时。

3. 肺功能不全。重度肺心病,脊髓灰白质炎等致呼吸肌麻痹。

4. 喉外伤、颌面咽喉部大手术后上呼吸道阻塞。

5. 呼吸道异物,无法经口取出者。

6. 肌肉痉挛性疾患的肌麻痹疗法。当不同原因导致频繁抽搐、肌痉挛以致通气受限时,可用肌松药加通气机治疗。

7. 开胸手术患者术前肺功能测定值极差,但手术又必须进行,在开胸手术结束后,立即行气管切开,回病房后即可开始应用呼吸机辅助呼吸,往往经过 3~5 d 后,可以安全渡过术后可能发生之呼吸功能衰竭。此方法可以称为"预防性气管切开",也起到扩大手术适应证的作用。

三、禁忌证

1. 张力性气胸(插管闭式引流后可以上机)。
2. 低血容量休克、心力衰竭尤其是右心衰竭。
3. 肺大疱、气胸及纵隔气肿未引流前。
4. 大咯血患者。
5. 心肌梗死(心源性肺水肿)。

四、术前准备

1. 征得家属同意,说明手术必要性及可能发生的意外。
2. 准备好手术照明灯、吸引器、直接喉镜和气管插管。
3. 选择适合患者气管粗细的气管套管,包括外套管、内套管和套管芯。

五、麻醉

一般应用1%普鲁卡因局麻。显露气管后作气管穿刺时,可向内滴入1%～2%地卡因0.2～0.3 mL,进行气管黏膜的麻醉。情况紧急,或患者已处于昏迷状态时,可不用麻醉。

1. 切口:有横纵两种切口,纵切口操作方便,横切口优点是术后瘢痕轻。横切口:以中线为中心,胸骨切迹上3 cm,沿颈前皮肤横纹作对称之横切口,长4～5 cm;纵切口:在颈前正中,环状软骨至胸骨切迹上方,长4～5 cm。切开皮肤、皮下组织、颈阔肌浅筋膜后,用拉钩拉向两侧即可见两侧颈前肌接合于颈前正中的白线,此处稍向下凹,见《紧急气管造口术》。

2. 用直血管钳或直剪刀沿白线垂直上下分离,并用拉钩将分离的肌肉牵向两侧,两侧拉钩用力要均匀,不要偏向一侧。分离时术者应随时用左手食指摸清气管的位置,避免方向偏差。肌肉分开后即达气管前筋膜,颈前静脉血管可予以结扎、切断。气管前壁显露后,气管前筋膜不需分离,可避免发生纵隔气肿,亦可减少将气管套管误插入气管前间隙的机会。

3. 前壁充分显露后,将经口或鼻插入的气管插管向外拉至即将切开气管切口平面的稍上方,仍保留在气管内,用尖刀在第2～4气管环之间刺入,气管切开约1 cm,然后用组织钳夹起气管壁,用尖刀或剪刀在气管前壁开成一0.8～1 cm直径的圆形或椭圆形孔,吸除分泌物,用气管撑开器或弯止血钳伸入气管并撑开,将口径合适的气管套管经开孔送入气管内。注意有时因开孔太小或患者用力咳嗽,会使气管套管插入困难,致使套管从开口处滑出误入到气管前间隙内。

4. 气管套管放好后,打起气囊,插入吸痰管吸除呼吸道内积存的分泌物和血液,检查通气是否良好。若有经口或鼻插管者,可拔去插管。气管套管两侧皮肤各缝合一针。用布带绕颈部,将气管套管固定,用一剪口无菌纱布垫于气管套管与切口之间。

六、并发症

1. 气管切口处出血。少量出血可局部压迫止血,出血量大者应用止血药物,严重者需去手术室处理。

2.皮下气肿。由于过多分离气管旁组织或导管不通畅造成。无需处理,一般可自行吸收。

3.纵隔气肿及气胸。由于气管前筋膜分离过多所致。严重者可引起呼吸困难,应行闭式引流。

4.肺部感染。

5.气管食管瘘。极少见,多由于患者不配合,使手术者操作时失去准确性或气管套管长期压迫。处理可予鼻饲。

6.气道狭窄。气管切口内肉芽组织增生,损伤了甲状软骨使气管切口处内翻致气道狭窄。表现为拔管后出现呼吸困难、喘鸣等,可结合气管镜及 X 线断层检查确诊。轻者不需处理,重者可行手术。

(陈嵩淞　王坤晓　任文丽　袁贵玲)

第九节　胸腔穿刺及闭式引流

胸腔闭式引流是胸外科应用较广的技术,是治疗脓胸、外伤性血胸、气胸、自发性气胸的有效方法。以重力引流为原理,是开胸术后重建、维持胸腔负压、引流胸腔内积气、积液,促进肺扩张的重要措施。其目的是为更好地改善胸腔负压,使气、血、液从胸膜腔内排出,并预防其反流,促进肺复张,胸膜腔闭合;平衡压力,预防纵隔移位及肺受压。对脓胸患者,应尽快引流,排除脓液,消灭脓腔,使肺及早复张,恢复肺功能。适应证:急性脓胸、胸外伤、肺及其他胸腔大手术后、张力性气胸。

一、方法

1.患者取斜坡卧位。手术部位应依体征、X 线胸片或超声检查确定,并在胸壁作标记。常规皮肤消毒,术者戴无菌手套,铺无菌巾,局麻。

2.首先用注射器作胸膜腔穿刺,以确定最低引流位置。作皮肤切口,用直钳分开各肌层(必要时切开),最后分开肋间肌进入胸膜腔(壁层胸膜应注入足量局部麻醉剂),置入较大橡胶管。引流管伸入胸腔之长度一般为 4~5 cm,以缝线固定引流管于胸壁皮肤上,末端连接无菌水封瓶。

3.肋间插管法:①患者取半坐位或平卧位,如以引流液体为主,则患侧可抬高 30°~45°。以 1% 普鲁卡因 20 mL,先作插管处皮肤、皮下及肌层浸润;至少有一半麻醉药注射在胸膜外(注射针在抽得气体或液体时,为胸膜腔内,针头稍退出在不能抽得气体或液体处,即为胸膜外)。②选择一根适当的引流管(引流气体则口径可稍小,引流脓液的口径宜大些),引流管一端剪成弧形,距顶端 1 cm,再开一侧孔。根据注射麻醉剂针头进入胸膜腔的距离,可了解患者胸壁的厚度。在引流管侧孔远端,在以胸壁厚度加 1 cm 处,以丝线作标记,即引流管应插入胸膜腔之深度(丝线平皮肤处)。③一切准备好之后,于皮肤浸润麻醉处切开 1.5~2.0 cm,以血管钳分离皮下组织、肌层,直至胸膜腔,并扩大胸膜上的裂口。以血管钳夹住引流管弧形端,经切口插入胸膜腔。将引流管与水封瓶连接。观察有无气体或液体溢出。如果引流通畅,将引流管调整至适当深度(即丝线标记处),即可缝合皮肤切口,并固定引流管,以免滑脱。切口以消毒纱布覆盖,并以胶布固定,引流管必须垂直于皮肤,以免造成皮肤压迫性坏死。④水封瓶为一广口玻璃瓶,以橡胶瓶塞密封瓶口,瓶塞上穿过长、短各一根玻璃管。长玻璃管一端,应与胸腔引流管连接,另一端应在瓶内水面下 2 cm。引流瓶应较胸膜腔低 50~60 cm。瓶内应放置消毒盐水或冷开水,放入水后应作标记。根据引流瓶外的刻度(标记),可以随时观察及记录引流量。每日应更换引流瓶内消毒水一次。引流管必须保持通畅。若引流管通畅,则长玻璃管内液面,随患者呼吸而上下波动。液面波动停止,则表示引流管已被堵塞,或肺已完全膨胀。经常挤压胸腔引流管,是一保证引流通畅的有效方法。引流过程中,应严观察患侧呼吸音,和必要时作胸部 X 线检查,了解引流后肺膨胀情况。若引流后未达到肺完全膨胀,应即时更换引流部位。引流液体的性质和量,应详细记录,随时根据情况,作相应检查,如细菌培养及药敏;乳糜定性等,然后作进一步处理。引流气体者,停止排气 24 h 后;胸腔引流液 24 h 内少于 100 mL,则可拔除胸腔引流管。拔管时,应先清洁皮肤及引流管近皮肤段,剪断固定丝线后,嘱患者深吸气后摒住,以 8 层凡士林油纱布堵塞伤口,迅速拔出引流管,并以宽胶布封贴敷料,以免拔管后,外界空气漏入,再造成气胸。⑤也可采用有侧臂的套管针,引流管的粗细,必须能通过侧臂进入。切开皮肤后,将套管针插入(应沿该肋间,下一肋骨上缘进入)胸膜腔,引流管末端应以血管钳夹住,当套管针退出时,顶端经侧臂插入,在引流管进入胸膜腔后,将套管针全退出,同样将引流管与水封瓶连接,并缝合皮肤切口,固定引流管。⑥若气胸经水封瓶引流后,仍有持续漏气可改用负压吸引装置。即在水封瓶引流的基础上,另加一个有一长二短共三根玻璃管的广口密封瓶,两瓶的连接,长玻璃管在瓶内水面以下,其深度即为负压数,如浸于水下 8 cm,则产生负 8 cm 水柱压力。根据临床需要,瓶内液体高度可随意调节。故长玻璃管为调节管。以负 8 cm 水柱压力为例,则对患者胸膜腔产生负 8 cm 水柱压力的吸引作用。随着胸引瓶内液体的不断增多,若负压瓶所产生的负压不变,作用于胸膜腔内的负压则不断降低,为了维持作用于胸膜腔的负压不变,则需随时倒去胸引瓶内过多的液体,或增加调节瓶内水面的高度。在使用此装置时,仍需注意保持胸腔引流管通畅,方法与水封瓶时相同。

4. 切除部分肋骨插管法:①此法适用于脓液较黏稠,或脓腔内有分隔包裹者。在切除一段肋骨后,进入脓腔,将分隔完全分离后,放入管径较大的引流管,以利引流。②依据脓腔定位后,在腋前线至腋后线之间,沿选定的肋骨,作 6~8 cm 的切口,顺肋骨方向,切开胸壁各层肌肉,显露肋骨,切开骨膜,切除肋骨一段 4~5 cm,经肋骨床以注射针穿刺,确认脓腔。沿穿刺点,切开增厚胸膜,吸尽脓液,或脓腔有分隔包裹者,则以海绵钳夹住纱布块,进入脓腔,轻拭脓腔四周,清除脓苔,然后置入引流管,缝合切口,固定引流管。引流管接水封瓶引流。

二、注意事项

1. 插管部位,或切开部位,一定要准确无误。

2. 局麻时必须使胸膜得到充分浸润,不但可减轻疼痛,而且可避免胸膜休克。

3. 插管前,必须以注射针穿刺抽吸,证明气腔或液腔的存在。

4. 插管深度要事先标记好。

5. 插管后,引流管立即与水封瓶连接,并证实引流管通畅无阻。否则应调整引流管位置或深度。

6. 引流液体时,一次不应超过 1 000 mL,以免肺复张后肺水肿。

7. 引流管必须与皮肤垂直固定,以免皮肤受压迫坏死。

8. 引流瓶内消毒水,每天更换一次。更换引流瓶时,必须用二把血管钳夹住胸腔引流管,方可开启引流瓶盖。

9. 每天记录引流量及性质。

10. 使用负压吸引装置时,吸引器不可开得过大,只要调节管有气泡溢出即可。

三、护理

1. 每日更换引流瓶 1～2 次(根据引流液情况而定),并观察负压的大小和波动,了解肺膨胀的情况。如引流瓶内有大量泡沫存在影响气体的引流时,可在引流瓶内加入数滴 95% 的酒精,以降低泡沫的表面张力,消除泡沫,保证引流通畅。为保持引流管通畅,手术后要经常挤压排液管,一般情况下,每 30 min 挤压 1 次,以免管口被血凝块堵塞。

挤压方法如下:

(1)护士站在患者术侧,双手握住排液管距插管处 10～15 cm,太近易使引流管牵拉引起疼痛,太长则影响挤压效果。挤压时两手前后相接,后面的手用力捏住引流管,使引流管闭塞,用前面手的食指、中指、无名指、小指指腹用力、快速挤压引流管,使挤压力与手掌的反作用力恰好与引流管的直径重叠,频率要快,这样可使气流反复冲击引流管口,防止血凝块形成而堵塞管口,然后两只手松开,由于重力和负压吸引作用胸腔内积液可自引流管中排出,反复操作。

(2)用止血钳夹住排液管下端,两手同时挤压引流管然后打开止血钳,使引流液流出。遇到特殊情况时,如患者发生活动性内出血,应不停地挤压引流管。

2. 每次换引流瓶时,要盖紧瓶盖,各部衔接要紧密,切勿漏气,连接引流管的管头要在液面下 2～4 cm,以免空气进入胸膜腔。引流管长短要适度,一般为 60～70 cm。过长不易引流,过短易滑脱,质地柔韧。水封瓶内装无菌盐水 500 mL,液面低于引流管胸腔出口处 60～70 cm,以防液体倒流进入胸膜腔。水封瓶及外接管应无菌消毒,有刻度。

3. 经常巡视病房,观察引流情况,如瓶内液面是否有气体逸出或玻璃管内液面是否上下波动,引流管是否扭转、被压等,注意保持引流管通畅。引流出液体时,注意观察液体的性质、量、颜色,并作记录。由于开胸手术会有气体在胸腔残留,加上肺段切除或肺裂不全行肺叶切除后造成肺段面漏气,术后患者在咳嗽、深呼吸后会有气体自引流管逸出，这种现象是正常的，均可自行愈合。对于有严重漏气现象的患者不要鼓励患者咳嗽，以免使肺段面愈合时间延长，不利术后早期拔管。密切观察引流液的量、颜色、性质，正常情况下引流量应少于 100 mL/h，开始为血性，以后颜色为浅红色，不宜凝血。若引流量多、颜色为鲜红色或暗红色、性质较黏稠、易凝血则疑为胸腔内活动性出血。其主要原因为术中局部止血不良，在患者拔除气管插管前因吸痰受刺激剧烈呛咳、麻醉清醒前患者强力挣扎等因素也可以引起术后急性大出血。若引流量超过 100 mL/h，持续观察 4~6 h 未见减少，床边胸部 X 线显示凝固性血胸阴影，有呼吸循环障碍，脉搏 120 次/分以上，呼吸 30 次/分以上，则诊断胸腔内活动性出血需再次开胸止血。所以如果胸腔引流量每小时超过 100 mL，要及时报告医师。术后并发症除胸腔内出血外，还可能出现乳糜胸，原因是胸导管或其某一主要分支的破裂所致，胸导管的损伤几乎发生于所有胸部外科手术之后，从损伤到临床上出现明显的乳糜胸有 2~10 d 的潜伏期。观察胸内负压，随时观察水封管中液面的波动情况是引流管护理不可忽视的内容之一。随着胸膜腔内气体和液体的排出，残腔缩小，手术后 48 h、72 h 负压波动范围多为 1~3 cm 水柱，结合胸部 X 线片，根据患者具体情况考虑拔管。

4.当发现引流管不通畅时，应积极采取措施，用手挤压引流管或空针抽气或轻轻左右旋动引流管，使之通畅，如仍不通畅，则报告医生并协助再行处理。

5.搬动患者时，应注意保持引流瓶低于胸膜腔，以免瓶内液体倒流，导致感染；对有气体逸出的患者，需始终保持引流管通畅，绝不可随意夹管。

6.操作过程中，严格无菌操作和消毒隔离，常规应用抗生素，以防继发感染。

7.加强基础护理，如口腔护理、皮肤护理、褥疮护理，防止护理并发症。

8.如患者病情好转，呼吸改善，引流管无气体逸出，报告医生，夹管 24 h 照片复查，考虑拔管。

四、拔管指证

1.生命体征稳定。

2.引流瓶内无气体溢出。

3.引流液体很少，24 h 内引流量＜100 mL。

4.听诊余肺呼吸音清晰，胸片示伤侧肺复张良好即可拔管。拔管后 24 h 内要密切观察患者有无胸闷、憋气、呼吸困难、气胸、皮下气肿等；观察局部有无渗血渗液，如有变化，要及时报告医生及时处理。

（王坤晓　任文丽　袁贵玲　陈　怂）

第三章　标本采集

第一节　血标本

1. 一般取血 5 mL。亚急性细菌性心内膜炎患者做血培养时应取血 10～15 mL。尽可能在使用抗生素前或伤口局部治疗前、高热寒战期采集标本。

2. 全血标本(血糖、血氨、尿素氮等)用抗凝试管(含抗凝剂)。血清标本(血清酶、脂类、电解质、肝功能等)用干燥试管(不含抗凝剂)。作生化检验,应在清晨空腹时采血。

3. 采集动脉血时应加入肝素,防止凝固。

4. 严禁在输液、输血的针头处或同侧肢体抽取,应在对侧肢体采集血标本。

第二节　尿标本

1. 常规尿标本:①收集晨尿 100 mL。晨尿浓度高,未受饮食影响,检验结果较准确。②妊娠试验要留晨尿。③女性患者在月经期不宜留取尿标本。

2. 12 h 尿标本:嘱患者于晚 7 时排空膀胱,弃去尿液后,开始留尿,至次晨 7 时留取最后一次尿,将全部尿液盛于集尿瓶。

3. 24 h 尿标本:嘱患者于清晨 7 时排空膀胱,弃去尿液后开始留取尿液,至次晨 7 时留取最后一次尿,将全部尿液盛于集尿瓶内。

4. 常用防腐剂的作用及用法(表 3-1)。

表 3-1　常用防腐剂的作用及用法

名称	用法	临床应用
甲醛	每 30 mL 尿液中加 40％甲醛 1 滴	艾迪计数
浓盐酸	24 h 尿液中加 5～10 mL	17-酮类固醇,17-羟类固醇测量
甲苯	应在第一次尿液倒入后再加,每 100 mL 尿液加 0.5％～1％甲苯 10 mL	尿蛋白定量、尿糖定量及钠、钾、氯、肌酐、肌酸定量

(王秀芹　李　瑶　宋　起　王淑娟)

第三节 粪便标本

1. 常规标本：嘱患者将粪便排于清洁便盆内，用检验匙在粪便中央部分或黏液、脓血等异常部分取约 5 g 放于检便盒内。
2. 检查阿米巴原虫：便器加温至接近人体的体温，排便后标本连同便盆立即送检。

（周丽敏 孙红霞 孔令朋 黄高云）

第四节 痰标本及咽拭子

1. 痰标本：如查癌细胞，应用 10% 甲醛或 95% 酒精固定痰液送检。
2. 咽拭子标本：真菌培养时，须在口腔溃疡面上采集分泌物。

（马 燕 马 健 黄 静 董文君）

第四章　生命体征的评估

第一节　体　温

一、定义

体温是人体新陈代谢和骨骼肌运动过程中不断产生热能的结果。正常人的体温是相对恒定的,它通过大脑与丘脑下部(下丘脑)的体温调节中枢的调节和神经体液的作用,使产热和散热保持动态平衡。

二、机体散热方式

机体散热方式包括以下内容(表 4-1)。

表 4-1　机体散热方式及内容

方式	定义
辐射	体热以热射线形式传给温度较低的周围环境的散热方式;在安静状态下及低温环境中,辐射是主要的散热方式
对流	如开窗通风式
蒸发	如酒精擦浴降温时,在外界环境等于或高于人体皮肤温度时,蒸发是主要的散热方式
传导	机体的热量直接传给与之接触的温度较低物体的一种散热方式,如使用冰袋

三、发热过程

1. 体温上升期:产热大于散热;皮肤苍白、干燥无汗、畏寒、寒战。
2. 高热持续期:产热和散热在较高水平趋于平衡;面色潮红,皮肤灼热,口唇干燥,呼吸、脉搏加快。
3. 退热期:散热大于产热;大量出汗,皮肤潮湿。

四、常见热型（表 4-2）

表 4-2 常见热型分类

名称	定义	常见病种
稽留热	体温在 39.0℃～40.0℃,达数日或数周,24 h 波动范围<1.0℃	伤寒、肺炎链球菌肺炎、大叶性肺炎
弛张热	体温在 39.0℃以上,但波动幅度大,24 h 体温差达 1.0℃以上,最低体温仍高于正常水平	败血症、脓毒症、风湿热、化脓性炎症
间歇热	体温在 39.0℃以上,持续数小时后又迅速降至正常,经过一天或数天间歇体温又升高,高热与正常体温交替有规律地反复出现,反复发作	疟疾、急性肾盂肾炎
不规则热	体温在 24 h 中变化不规则,持续时间不定	流行性感冒、肿瘤发热、结核

五、异常体温（表 4-3）

表 4-3 异常体温类型及表现

体温过高（又称发热）	以口腔温度为标准 ①低热:体温 37.3℃～38.0℃; ②中等度热:体温 38.1℃～39.0℃; ③高热:体温 39.1℃～41℃; ④超高热:体温在 41℃以上	感染性发热临床上最常见
体温过低	体温在 35.0℃以下	常见于早产儿及全身衰竭的危重患者

六、体温过高的护理

1. 密切观察:测量体温,对高热患者应每隔 4 h 一次,待体温恢复正常 3 d 后,改为每日 2 次;同时注意观察发热的临床过程、热型、伴随症状及治疗效果等,如患者的面色、脉搏、呼吸、血压及出汗等体征。小儿高热易出现惊厥,应密切观察,如有异常应及时报告医生。

2. 卧床休息:减少能量消耗,以利于机体的康复。

3. 物理降温:体温超过 39.0℃,可用冰袋冷敷头部;体温超过 39.5℃时,可用乙醇拭浴、温水拭浴或做大动脉冷敷。行药物或物理降温半小时后,应测量体温,并做好记录及交班。

4. 保暖:体温上升期,患者如伴寒战,应及时调节室温,注意保暖,必要时可饮热饮料。

5. 补充营养和水分:给予患者高热量、高蛋白、高维生素、易消化的流质或半流质饮食,鼓励患者少量多餐。鼓励患者多饮水。对不能进食的患者,遵医嘱给予静脉输液或鼻饲,以补充水分、电解质和营养物质。

6. 口腔护理:护士应在晨起、餐后、睡前协助患者漱口,保持口腔清洁,防止口腔感染,如口唇干裂应涂润滑油保护。

7. 皮肤清洁:患者在退热期常常大量出汗,应及时擦干汗液,更换衣服及床单、被套,以保持皮肤清洁、干燥,防止着凉。对长期高热卧床的患者,还应注意预防压疮的发生。

8. 心理护理:以缓解其紧张情绪,消除躯体不适。

9. 健康教育:教会患者及家属正确测量体温的方法、简易的物理降温方法,并告知患者及家属休息、营养、饮水、清洁的重要性。

七、体温测量

1. 测口腔温度时,口表汞端置于舌下,时间 3 min。

2. 体温计不慎被咬破,先立即清除玻璃碎屑,然后口服蛋清液或牛奶以延缓汞的吸收。病情允许者可服用富纤维食物(如韭菜、芹菜)以促进汞的排泄。

3. 婴幼儿、精神异常、昏迷、口腔疾患、口鼻手术、张口呼吸者禁忌测口温。心肌梗死患者禁止测肛温。

4. 测腋下温度:时间 10 min;测直肠温度:深度 3~4 cm,时间 3 min。

八、水银体温计的清洁、消毒和检查法

(一)水银体温计的清洁、消毒

1. 水银体温使用后,全部浸泡于消毒容器内,5 min 后取出,用冷开水冲洗后,将体温计的水银柱甩至35℃以下,再放入另一盛有消毒液容器内浸泡,30 min 后取出,用冷开水冲洗,擦干后存放于清洁的容器内备用。

2. 口表、腋表、肛表应分别消毒、清洗与存放。

3. 消毒液和冷开水须每日更换,盛放的容器应每周消毒一次。

(二)水银体温计的检查方法

1. 将所有体温计的水银柱甩至 35℃以下,于同一时间放入已经测试过的 40℃以下的温水内,3 min 后取出检视。

2. 若读数相差 0.2℃以上、玻璃管有裂隙、水银柱自动下降的体温计则取出,不再使用。

(张　娟　刘凤麟　李　雯　袁　青)

第二节　脉　搏

一、正常脉搏

正常成人在安静状态下脉率为 60~100 次/分,节律规则,强弱一致。

二、异常脉搏(表 4-4)

表 4-4 各类脉搏定义及常见疾病

异常脉搏	定义	常见病种
速脉	安静状态下,成人脉率超过 100 次/分	发热、甲亢、心衰、疼痛
缓脉	成人脉率低于 60 次/分	颅内压增高、高钾血症
二联律	每隔 1 个正常搏动后出现 1 次过早搏动	各种心脏病、洋地黄中毒
三联律	每隔 2 个正常搏动后出现 1 次过早搏动	
细脉	同一单位时间内,脉率少于心率	房颤
洪脉	脉搏强大有力	高热、甲亢
丝脉	脉搏细弱无力	大出血、心功能不全、休克
交替脉	节律正常而强弱交替出现	左心衰的重要体征
水冲脉	脉搏骤起骤落,有如潮水涨落	主动脉瓣关闭不全、甲亢
奇脉	平静吸气时脉搏明显减弱甚至消失	心包积液、缩窄性心包炎(心包填塞的重要体征之一)

三、脉搏测量

1. 部位:首选桡动脉。

2. 患者有剧烈活动或情绪激动时,应休息 30 min 再测量。

3. 不可以用拇指诊脉,以防拇指小动脉与患者脉搏相混淆。

绌脉:由两名护士同时测量,一人听心率,另一人测脉率。由听者发"始""停"的口令,计数 1 min,记录方式:心率/脉率。

(李 雯 袁 青 王丽云 张 萍)

第三节 呼 吸

一、正常呼吸

成人安静状态下 16~20 次/分,节律规则,均匀平稳。

二、呼吸频率异常

1. 呼吸增快:成人呼吸超过 24 次/分。常见于高热、缺氧、疼痛、甲亢。

2. 呼吸缓慢:成人呼吸少于 12 次/分。常见于呼吸中枢受抑制的疾病,如颅内压增高、巴比妥类药物中毒。

三、呼吸节律异常

1. 潮式呼吸（陈—施呼吸）：周期性呼吸异常，特点是开始呼吸浅慢，以后逐渐加快，达高潮后又逐渐变浅变慢，然后呼吸暂停 5～30 s 之后，又出现上述状态的呼吸，如此周而复始。常见于中枢神经系统疾病，如脑炎、颅内压增高、酸中毒、巴比妥中毒的患者。

2. 间停呼吸（比奥呼吸）：呼吸与呼吸暂停现象交替出现。特点是有规律地呼吸几次后，突然停止呼吸，间隔一个短时间后又开始呼吸，如此周而复始。为呼吸中枢兴奋性显著降低的表现，预后不良，多在呼吸停止前出现，是病情危急的体征。见于呼吸中枢衰竭、颅内病变的患者。

四、呼吸深浅度异常

1. 深度呼吸（库斯莫呼吸）：呼吸深长而规则。见于尿毒症、糖尿病引起代谢性酸中毒。
2. 浅快呼吸：呼吸浅表而不规则。有时呈叹息样，见于濒死患者。

五、呼吸困难

呼吸困难是指呼吸节律、频率和深浅度的异常。
1. 吸气性呼吸困难：上呼吸道梗阻，出现三凹征，即胸骨上窝、锁骨上窝和肋间隙凹陷。常见于喉头水肿或气管、喉头异物等。
2. 呼气性呼吸困难：下呼吸道阻塞，常见于支气管哮喘、肺气肿患者。

六、常见异常呼吸气味

1. 烂苹果味：糖尿病酮症酸中毒。
2. 肝腥味：肝性脑病。
3. 大蒜味：有机磷农药中毒。

七、呼吸测量

1. 方法：测量脉搏以后，手不离开患者手腕，保持诊脉姿势继续测量呼吸，以防患者紧张影响呼吸。
2. 危重或呼吸微弱患者，用少许棉花置于患者鼻孔前，观察棉花被吹动次数，测 1 min。

（黄俊蕾　赵　娜　赵　娜　胡　娜）

第四节　血　压

一、血压的概念

血压是指在血管内流动的血液对血管壁的侧压力。一般临床上所谓的血压是指动脉血压。

二、收缩压

当心室收缩时,血液对动脉管壁的侧压力最高,称为收缩压。

三、舒张压

当心室舒张时,动脉管壁弹性回缩,血液对动脉管壁的侧压力降至最低,称为舒张压。

四、脉压

收缩压与舒张压之差称为脉压。

五、正常血压

安静状态下,正常成人收缩压 90～139 mmHg,舒张压 60～89 mmHg,脉压 30～40 mmHg。血压单位换算:1 kPa=7.5 mmHg,1 mmHg=0.133 kPa。

六、异常血压的观察

(一)高血压

成人收缩压≥140 mmHg(18.7 kPa)和(或)舒张压≥90 mmHg(12 kPa),称为高血压。

(二)低血压

成人血压低于 90/60～50 mmHg(12/8～6.65 kPa)称为低血压。常见于大量失血、休克、急性心力衰竭患者。

(三)脉压变化

正常为 30～40 mmHg。

1. 脉压增大:脉压＞40 mmHg,见于主动脉瓣关闭不全、原发性高血压、主动脉粥样硬化、甲状腺功能亢进症、严重贫血等患者;

2. 脉压减小:脉压＜30 mmHg,见于休克、心包积液、缩窄性心包炎、主动脉瓣狭窄、重度心功能不全等患者。

七、测量血压

1. **体位**:手臂位置(肱动脉)与心脏呈同一水平。坐位:平第四肋;仰卧位:平腋中线。
2. 避免听诊器胸件塞在袖带下,以免局部受压较大和听诊时出现干扰音。
3. **四定**:定时间、定部位、定体位、定血压计。
4. 袖带下缘距肘窝 2～3 cm,充气至肱动脉搏动音消失再升高 20～30 mmHg。
5. 重测血压时,待水银柱降至"0"点,稍等片刻后再测量。

6. 血压偏高:袖带过窄,过松,肢体过低。

7. 血压偏低:袖带过宽,过紧,肢体位置过高,水银不足,连续多次测量。

8. 以每秒 4 mmHg 速度放气,使汞柱缓慢均匀下降。

(赵　娜　赵丽华　戴彩云　李　舰)

第五章 病情观察与抢救

第一节 病情观察

一、面容观察

1. 慢性病容：面色苍白或灰暗、面容憔悴、目光黯淡。
2. 希氏面容：病危面容。

二、意识状态的观察

1. 嗜睡：持续睡眠状态，可被唤醒，但反应较迟钝，一旦刺激去除，则又迅速入睡。
2. 意识模糊：定向障碍，思维和语言也不连贯，可有错觉、幻觉、躁动、精神错乱等，常见于急性重症感染的高热期。谵妄：以兴奋性增高为主，表现为定向力丧失，感觉错乱，乱语躁动。
3. 昏睡：熟睡状态，不易唤醒，强烈刺激下可被勉强唤醒，醒时答话含糊或答非所问，很快再入睡。
4. 昏迷：按昏迷程度分为：①浅昏迷：对疼痛刺激（如压迫眶上缘）可有痛苦表情及躲避反应。瞳孔对光反射、角膜反射、吞咽、咳嗽及各种防御反射仍存在；②深昏迷：对强烈刺激全无反应，瞳孔散大，所有反射均消失。

格拉斯哥评分包括睁眼反应、语言反应、运动反应 3 个子项目。

三、瞳孔的观察

正常瞳孔直径为 2～5 mm。异常瞳孔表现及特征如表 5-1 所示。

表 5-1　异常瞳孔表现及常见疾病

异常瞳孔	常见疾病
双瞳孔散大	颅内高压、颅脑损伤、阿托品中毒、濒死状态
双瞳孔缩小	有机磷中毒、氯丙嗪、吗啡等药物中毒
双瞳孔不等大	脑疝早期
瞳孔对光反射消失	危重或深昏迷的患者

（李丽莎　李晓慧　刘学娟　崔　珺）

第二节　常用的抢救技术

一、吸氧

1. 吸氧适应证:血气分析检查是用氧的客观指标,动脉血氧分压(PaO₂)正常值为10.7~13.3 kPa(80~100 mmHg),当患者 PaO₂ 低于 6.7 kPa(50 mmHg)时,应给予吸氧。

2. 氧浓度和氧流量的换算法:吸氧浓度(%)=21+4×氧流量(L/min)。

3. 四防:防火、防热、防震、防油。

4. 吸氧时,先调节氧流量后插鼻导管。停止用氧,先取下鼻导管,后关闭总开关。

5. 氧气筒内氧气不可用尽,压力表指针降至 0.5 MPa 时,即不可再用,以防灰尘进入,再次充气时发生爆炸。

6. 如吸氧浓度高于 60%,持续时间超过 24 h,则会发生氧中毒:胸骨下不适、疼痛、灼热感,继而出现恶心、呕吐、烦躁、干咳。

二、吸痰

1. 吸痰时吸引器负压:一般成人吸痰负压为 40.0~53.3 kPa(300~400 mmHg),小儿应小于 40 kPa(300 mmHg)。

2. 方法:左右旋转,向上提拉。每次吸痰时间应小于 15 s。

3. 吸痰的注意事项

(1)贮液瓶内液体达 2/3 满时,应及时倾倒,以免液体过多吸入马达内损坏仪器。

(2)吸痰所用物品应每日更换 1~2 次,吸痰导管应每次更换。

三、洗胃

1. 常用洗胃溶液及禁忌药(表 5-2)。

表 5-2　常用洗胃溶液及禁忌药

药物	服用或灌洗溶液	禁忌药物
敌敌畏	2%~4%碳酸氢钠,1%盐水,1:15 000~1:20 000 高锰酸钾洗胃	
敌百虫	1%盐水或清水,1:15 000~1:20 000 高锰酸钾	碱性药物
乐果	2%~4%碳酸氢钠	高锰酸钾洗胃
灭鼠药(磷化锌)	1:15 000~1:20 000 高锰酸钾,0.5%硫酸铜	鸡蛋、牛奶、脂肪及其他油类食物
巴比妥类(安眠药)	1:15 000~1:20 000 高锰酸钾,硫酸钠导泻	硫酸镁

2. 洗胃的注意事项。

(1)禁忌证:强酸强碱,上消化道溃疡,食管胃底静脉曲张,食管、贲门狭窄或阻塞,胃癌,主动脉弓瘤等。昏迷患者洗胃宜谨慎。

(2)服毒后 4～6 h 内洗胃最有效。每次灌洗量 300～500 mL,一次不超过 500 mL。

(3)急性中毒者,先口服催吐,再洗胃,以减少毒物被吸收。

(4)当不明所服毒物时,可选用温开水或等渗盐水洗胃,待毒物性质明确后,再采用对抗剂洗胃。

(5)在洗胃过程中,患者出现腹痛,流出血性灌洗液或出现休克症状时,应停止灌洗,并通知医生进行处理。

(6)为幽门梗阻患者洗胃,应记录胃内潴留量,以了解梗阻情况,为静脉补液提供参考。如灌洗量为 2 000 mL,洗出量为 2 500 mL,表示胃潴留 500 mL,宜在饭后 4～6 h 或空腹进行。

四、心肺复苏

1. 心脏骤停的临床表现。患者一旦意识丧失和大动脉搏动消失就应立即开始实施 BLS 技术。循环停止 4～6 min,脑组织即发生不可逆损害。

2. 操作要点。

(1)判断心脏骤停应在多长时间内完成:10 s。

(2)按压部位:胸骨中下 1/3,胸骨中线与两乳头连线的相交处。

(3)按压频率:每 min 至少 100 次。

(4)按压深度:成人至少 5 cm,儿童至少 5 cm,婴儿 4 cm。

(5)按压和人工通气之比:30∶2。双人施救:成人 30∶2,儿童和婴儿 15∶2。

3. 按压有效性判断:①能扪及大动脉搏动,血压维持在 60 mmHg 以上;②口唇、面色、甲床等颜色由发绀转为红润;③室颤波由细小变为粗大,甚至恢复窦性心律;④瞳孔随之缩小,有时可有对光反应;⑤呼吸逐渐恢复;⑥昏迷变浅,出现反射或挣扎。

4. 抢救心脏骤停的首选药物:肾上腺素。

治疗和预防心室颤动的首选药物:利多卡因。

颈椎损伤的患者开放气道时采用:抬颌法。

5. 小儿的区别:年长儿心率<30 次/分,婴幼儿<80 次/分,新生儿<100 次/分,即应开始实施心肺复苏。胸外心脏按压部位为两乳头连线中点。年长儿同成人采用双掌法,幼儿可用单掌法;婴儿可用双拇指重叠环抱按压法(即双手拇指重叠放在按压部位,其余手指及手掌环抱患儿胸廓),新生儿亦可采用环抱法或单手食指、中指按压法。按压频率新生儿 120 次/分,婴幼儿及儿童至少 100 次/分。按压深度为胸腔前后径 1/3～1/2,以产生大动脉搏动为准。按压通气比新生儿为 3∶1;小于 8 岁儿童双人操作为 15∶2,单人操作为 30∶2;大于 8 岁儿童同成人,无论单、双操作均为 30∶2。

(薛素莉　李　琳　袁庆玲　韩一军)

第六章　循环系统疾病

第一节　慢性心力衰竭

慢性心力衰竭是多数心血管疾病的终末阶段,也是最主要的死亡原因。心力衰竭是一种复杂的临床综合征,特定的症状是呼吸困难和乏力,特定的体征是水肿,这些情况可造成器官功能障碍,影响生活质量。主要表现为心脏收缩功能障碍的主要指标是射血分数下降,一般<40%;而心脏舒张功能障碍的患者射血分数相对正常,通常心脏无明显扩大,但有心室充盈指标受损。

根据临床表现和活动能力,心功能分为四级(表6-1)。

表6-1　心功能分级及临床表现

分级	临床表现
一级	体力活动不受限制
二级	体力活动轻度受限制,日常活动可引起气急、心悸
三级	体力活动明显受限制,稍事活动即引起气急、心悸,有轻度脏器淤血体征
四级	体力活动重度受限制,休息时亦气急、心悸,有重度脏器淤血体征

一、病因和诱因

(一)病因

1. 心肌损害:如冠心病、心肌缺血、心肌梗死、心肌炎和心肌病;心肌代谢障碍性疾病,以糖尿病、心肌病最常见等。

2. 心脏负荷过重。

(1)容量负荷(前负荷)过重:见于二尖瓣、主动脉瓣关闭不全;房间隔缺损、室间隔缺损、动脉导管未闭;以及伴有全身血容量增多疾病,如甲状腺功能亢进症、慢性贫血等。

(2)压力负荷(后负荷)过重:见于高血压、主动脉瓣狭窄、肺动脉高压、肺动脉瓣狭窄等,以及左、右心室收缩期射血阻力增加的疾病。

(二)诱发和加重心力衰竭的因素

1. 感染:感染是最常见和最主要的诱因,特别是呼吸道感染。

2. 生理或心理压力过大:劳累过度、精神紧张、情绪激动等。

3. 循环血量增加或锐减：如输液过多过快、摄入高钠食物、大量失血、严重脱水等。

4. 严重心律失常：尤其是各类快速心律失常，如心房颤动。

5. 治疗不当：如洋地黄用量不足或过量、不恰当应用某些抑制心肌收缩力的药物等。

6. 妊娠和分娩：妊娠、分娩加重心脏负荷，可诱发心力衰竭。

7. 其他：各种原因引起的水、电解质、酸碱平衡紊乱；合并甲状腺功能亢进、贫血、肺栓塞等。

二、临床表现

早期可无症状，或仅出现心动过速、面色苍白、出汗、疲乏和活动耐力减低等。

（一）左心衰竭

主要表现为肺循环淤血，主要特征为：

1. 呼吸困难：最早出现的是劳力性呼吸困难，经休息后缓解；最典型的是阵发性夜间呼吸困难，严重者可发生急性肺水肿；晚期出现端坐呼吸。

2. 咳嗽、咳痰、咯血：咳嗽、咳痰早期即可出现，多发生在夜间，坐、立位可减轻。痰液特点为白色泡沫样，如发生急性肺水肿，则咳大量粉红色泡沫痰，为肺泡和支气管淤血所致。

3. 其他症状：由于心排出量降低，出现倦怠、乏力、头昏、失眠、嗜睡、烦躁等症状，重者可有少尿。

4. 体征：心率加快、第一心音减弱、心尖区舒张期奔马律，部分患者可出现交替脉，是左心衰竭的特征性体征。肺部可闻湿啰音，急性肺水肿时可出现哮鸣音。慢性左心衰竭可有心脏扩大。

（二）右心衰竭

主要表现如下。

1. 水肿：早期在身体的下垂部位和组织疏松部位，出现凹陷性水肿。重者可出现全身水肿，并伴有胸腔积液、腹水和阴囊水肿。

2. 颈静脉怒张和肝颈静脉回流征阳性：右心衰竭可见颈静脉怒张，其程度与静脉压升高的程度呈正相关；压迫患者的腹部或肝脏，可见颈静脉怒张更明显，称为肝颈静脉回流征阳性。

3. 肝大和肝压痛：可出现肝大和压痛；持续慢性右心衰竭者，可发展为心源性肝硬化，此时肝脏压痛不明显，肝颈静脉回流征不明显，伴有黄疸和肝功能损害。

4. 发绀：由于体循环静脉淤血，血流缓慢，血液中还原血红蛋白增多所致。

（三）全心衰竭

患者同时有左心衰竭和右心衰竭的表现。但当右心衰竭后，肺淤血的临床表现可减轻。

三、治疗护理要点

（一）治疗病因

消除诱因，控制高血压；应用药物、介入或手术治疗改善冠心病心肌缺血；心瓣膜病的手术治疗等。积极控制感染;纠正贫血;对于心室率较快的心房颤动,及时复律或控制心室率;对甲状腺功能亢进症要注意予以纠正。

（二）减轻心脏负担

1. 休息:限制体力活动,避免精神紧张,减轻心脏负荷。

2. 饮食:应低钠饮食,同时要少食多餐。水肿明显时应限制水的摄入量。

3. 吸氧:给予持续氧气吸入,流量 2～4 L/min,增加血氧饱和度,改善呼吸困难。

4. 利尿剂应用:可排出体内潴留的体液,减轻心脏前负荷,改善心功能。常用的利尿剂包括:①排钾利尿剂:如氢氯噻嗪、呋塞米、丁脲胺等,其作用为阻碍钠、钾、氯化物的重吸收,达到利尿目的。排钾利尿剂主要不良反应是可引起低血钾,应补充氯化钾或与保钾利尿剂同用。噻嗪类利尿剂如氢氯噻嗪可抑制尿酸排泄,引起高尿酸血症,大剂量长期应用可影响胆固醇及糖的代谢,应严密监测。②保钾利尿剂:如螺内酯、氨苯蝶啶,其作用为排钠和氯化物,潴留钾。但利尿作用弱,常与排钾利尿剂合用,加强利尿减少排钾。

（三）扩血管药物

1. 通过扩张小动脉,减轻心脏后负荷;扩张小动脉的药物:血管紧张素转换酶抑制剂（ACEI）包括卡托普利、贝那普利等。

2. 通过扩张小静脉,减轻心脏前负荷。扩张小静脉:硝酸酯制剂,代表药物有硝酸甘油和硝酸异山梨醇(消心痛)。应用硝酸酯制剂应注意观察不良反应的发生,如头痛、面红、心动过速、血压下降等。硝普钠静脉滴注时应严格掌握滴速,严密监测血压,改变体位时动作不宜过快,以防发生直立性低血压。

（四）正性肌力药物

洋地黄类药物:是临床最常用的强心药物,具有正性肌力和减慢心率作用,在增加心肌收缩力的同时,不增加心肌耗氧量。

1. 应用洋地黄类药物的适应证:充血性心力衰竭,尤其对伴有心房颤动和心室率增快的心力衰竭,对心房颤动、心房扑动和室上性心动过速均有效。

2. 应用洋地黄类药物的禁忌证:严重房室传导阻滞、肥厚性梗阻型心肌病、急性心肌梗死 24 h 内不宜使用。洋地黄中毒或过量者为绝对禁忌证。

3. 洋地黄类药物毒性反应:药物的治疗剂量和中毒剂量接近,易发生中毒。易导致洋地黄中毒的情况主要包括:肾功能不全、低血钾、严重缺氧、急性心肌梗死、急性心肌炎引起的心肌损害、年老等情况。

常见毒性反应包括:

(1)胃肠道反应:食欲下降、恶心、呕吐等。

(2)心血管系统反应:是洋地黄类药物较严重的毒性反应,常出现各种心律失常,以室性期前收缩二联律最常见,尚有室上性心动过速伴房室传导阻滞、窦性心动过缓等。

(3)神经系统反应:头痛、头晕、视力模糊、黄绿色视等。

4. 洋地黄中毒的处理:停洋地黄类药;停用排钾利尿剂;补充钾盐;纠正心律失常;对缓慢心律失常,可使用阿托品 0.5～1.0 mg 治疗。

5. 使用洋地黄类药物的护理:测脉率或心率,当患者脉搏低于 60 次/分时应停药。

(1)β-受体兴奋剂:常用的有多巴酚丁胺、多巴胺静脉点滴,由小剂量开始,逐渐增加用量。适用于急性心肌梗死伴心力衰竭的患者;小剂量多巴胺能扩张肾动脉,增加肾血流量和排钠利尿,从而用于充血性心力衰竭的治疗,大剂量多巴胺可维持血压,用于心源性休克的治疗。

(2)磷酸二酯酶抑制剂:常用的有氨力农、米力农等,具有正性肌力作用和扩张周围血管作用,可缓慢静脉滴注,宜短期使用。

(纪国华　吕会琼　张　乐　杨芳芳)

第二节　心律失常

一、病因

窦性心律失常是心律失常的一种,包括窦性心动过速、窦性心动过缓、窦性心律不齐、窦房结折返性心动过速、窦性停搏、窦房传导阻滞及病态窦房结综合征等类型。可为正常的生理反应,如体力活动、情绪激动、吸烟、饮茶及咖啡等;发热、血容量不足、贫血、甲亢、炎症等疾病状态下可出现;以及应用肾上腺素、异丙肾上腺素等药物后出现。

二、分型

(一)窦性心动过速

在正常情况下,窦性心律的频率为 60～100 次/分,当心率大于 100 次/分时为窦性心动过速。

1. 病因。可为正常的生理反应,如体力活动、情绪激动、吸烟、饮茶及咖啡等;发热、血容量不足、贫血、甲亢、炎症等疾病状态下可出现;以及应用肾上腺素、异丙肾上腺素等药物后出现。

2. 临床特点。发作时可有不同程度的胸闷、心悸感,一般为心率逐渐加快,终止时心率逐渐减慢。

3. 诊断。心电图显示窦性心律,P 波形态正常,心率>100 次/分,PR 间期 0.12～0.20 s。

4. 治疗。一般不需治疗,消除病因或诱因后,症状可消失。有明确的原发性疾病时应积极治疗。症状明显时可给 β-受体阻滞剂或镇静剂等对症处理。

(二)窦性心动过缓

窦性心律持续低于 60 次/分时为窦性心动过缓。

1. 病因。

(1)生理状态。迷走神经张力增高时可出现心率慢,主要见于运动员、老年人和睡眠时,部分人甚至可低于40次/分。

(2)心脏疾病。器质性心脏病如心肌炎、心肌病、冠心病时均可出现窦性心动过缓。急性心肌梗死尤其是下壁心梗,更易出现窦性心动过缓,但往往是一过性的。窦性心动过缓可以是病态窦房结综合征的一种表现,多由窦房结变性、纤维化等所致。

(3)药物作用。应用洋地黄类、β-受体阻滞剂、钙拮抗剂、普罗帕酮、利血平、胍乙啶、甲基多巴等药物时可出现窦性心动过缓。

(4)其他。如低温、甲状腺功能低下、严重缺氧、颅内压增高、血钾过高等病理生理状态下也可出现窦性心动过缓。

2. 临床表现。窦性心动过缓如心率不低于50次/分,一般无明显症状。当严重心动过缓引起心排出量下降并造成各脏器和组织供血不足时,患者会出现头晕、乏力、心悸、胸闷等症状,甚至出现黑蒙、晕厥或诱发心绞痛、心功能不全。

3. 诊断。心电图显示窦性P波,心率低于60次/分,PR间期一般正常(0.12～0.20 s)。

4. 治疗。生理性窦性心动过缓患者或无症状,一般无需治疗。病理性心动过缓,如心率低于40次/分且出现与心动过缓相关症状者,可用提高心率药物(如阿托品、麻黄素或异丙肾上腺素)。显著窦性心动过缓伴窦性停搏、出现晕厥且药物疗效不佳者可考虑安装人工心脏起搏器。

(三)窦性心律不齐

窦性心律周期长短不一,同一导联最长P-P间期减去最短P-P间期之差≥120 ms即为窦性心律不齐。窦性心律不齐常见于年轻人,尤其是心率较慢或迷走神经张力增高时。窦性心律不齐随年龄增长而减少,很少出现症状,但有时两次心搏之间相差较长时,可致心悸感。窦性心律不齐大多没有明显的临床意义,一般不需要特殊治疗,活动后心率增快则消失。如严重的窦性心动过缓合并窦性心律不齐者,可对症相应处理。

(四)窦房结折返性心动过速

位于窦房结内或窦房结与其周围组织之间的折返激动,如果连续出现3次以上,即为窦房结折返性心动过速。

1. 病因。引起窦房结折返性心动过速的机制是折返激动。窦房结内的P细胞是慢反应细胞,除极速度慢、幅度低,激动传导缓慢,在细胞群之间存在着明显的除极不同步,使窦房结在功能上形成几条传导径路而有利于折返形成。另外,在窦房结周围尚有一个生理上介于窦房结(慢反应)和心房肌(快反应)之间的区域即窦房结结周区。结周区的结周纤维存在着功能性纵向分离的双径路,呈现传导性和不应期的不均一性,从而构成折返发生的解剖和病理生理基础。

2. 临床表现。可见于任何年龄,老年患者更多见。心动过速发作呈阵发性,即突然发生、突然终止,每次发作持续时间不等,发作时心率为100～200次/分,多数为100～130次/分。常因情绪激动、紧张、运动等诱发,部分病例无明显诱因。其临床症状与心动过速时的心率、持续时间有关,心率较慢时可无症状或症状较轻,而心率较快时(120次/分)可出现心悸、气短、头晕、甚至晕厥前兆等表现。

心电图表现及电生理特点如下。

(1)P′波的形态、激动顺序与窦性 P 波相似。

(2)心动过速的频率为 100～200 次/分,一般心率 130～140 次/分。

(3)突发突止,短阵发作,持续数秒即终止,间隔数个正常搏动后可再次发作。

(4)适时的房性期前收缩、室性期前收缩可诱发或终止发作。

(5)可合并房室传导阻滞或房室分离或束支传导阻滞,但并不影响心动过速的持续或频率。

(6)迷走神经刺激可终止发作。

3. 诊断。窦房结折返性心动过速的诊断标准为:

(1)临床上有突发突止的发作特点,但心动过速持续时间较短,持续性者(30 s)少见。

(2)P′的形态、心房激动顺序与窦性 P 波者相似。

(3)可做食管电生理检查:可经 S1S2 或 RS2 程序刺激诱发和终止心动过速。

(4)无创性检查诊断和鉴别有困难时,可行心内电生理检查,后者有确定诊断的价值,主要观察和测定心动过速诱发后心房激动的顺序,当顺序符合由上向下、由右向左,并与窦性心律的心房激动顺序完全一致时,则可确诊。

4. 治疗。窦房结折返性心动过速在临床虽不少见,但由于发作时频率不快、持续时间较短,因此,多数患者无明显症状不需治疗,少数症状明显者可应用 β-受体阻滞剂、维拉帕米等药物治疗。极少数药物疗效不佳而症状明显者,可考虑射频消融术。

(五)窦性停搏

窦性停搏指窦房结在一定时间内停止发放激动而不能引起心房除极,使心脏暂时停止活动。

1. 病因。各种器质性心脏病,如心肌缺血、急性心肌梗死累及窦房结;各种原因引起的窦房结细胞变性或纤维化;洋地黄中毒、奎尼丁、钾盐、乙酰胆碱等药物;高钾血症、低钾血症;中毒、脑血管意外、迷走神经张力增高及颈动脉窦过敏等均可引起窦性停搏。心脏外伤或心脏外科手术时损伤窦房结或其供血动脉,可于手术中或手术后出现窦性停搏。冠状动脉造影也可导致窦性停搏。睡眠呼吸暂停综合征患者可出现窦性停搏。

2. 临床表现。临床症状与窦性停搏的时间,以及患者在出现窦性停搏时的体位有关。如果下级起搏点能迅速产生逸搏,代偿窦性停搏,使心脏停搏持续时间较短,或是出现窦性停搏时患者处于卧位则不一定有明显的症状。窦性停搏常见的症状可有心悸、头晕、黑蒙和晕厥,严重者甚至可出现阿-斯综合征(Adams-Strokes syndrome)。

心电图表现:在较正常 PP 间期显著长的间期内无 P 波发生,或 P 波与 QRS 波群均不出现,长的 PP 间期与基本的窦性 PP 间期无倍数关系。长间歇后可有交界性或室性逸搏。

3. 诊断。

(1)在正常窦性心律中,突然出现显著的长间歇。

(2)长间歇中无 P-QRS-T 波群出现。

(3)长间歇的 P-P 间歇与正常的窦性 P-P 间期不成倍数。

(4)在长的 P-P 间歇后,可出现逸搏或逸搏心律,以房室交接区逸搏或逸搏心律较常见,室性或房性逸搏较少见。

(5)凡遇交界性逸搏心律为单一心律时,应考虑持久性窦性停搏(窦性静止)的可能。

4.治疗。若病因为可逆性,少数窦性停搏患者可以转为正常,但因其有致心脏性猝死的可能性,应早期、积极地采取相应治疗措施。偶尔出现或无症状的窦性停搏无需治疗,有症状者应针对病因治疗,如纠正高钾血症、停用引起心动过缓的药物。药物治疗可尝试使用异丙肾上腺素、阿托品等。对反复发作晕厥或阿-斯综合征者应安装人工心脏起搏器。

(六)窦房传导阻滞

窦房结周围组织病变,使窦房结发出的激动传出到达心房的时间延长或不能传出,导致窦房结和心房肌之间发生传导阻滞,称为窦房传导阻滞。临床上按阻滞程度不同分为3度:一度窦房传导阻滞;二度窦房传导阻滞(高度窦房传导阻滞)和三度窦房传导阻滞。一度窦房阻滞表现为窦房传导时间的延长,在体表心电图上难以诊断。三度窦房阻滞表现为窦性P波消失,与窦性停搏、窦室传导鉴别困难。只有二度窦房阻滞因窦房结形成的激动部分被阻滞,未能全部传导至心房,体表心电图上可以被识别。

二度 I 型窦房传导阻滞,即莫氏 I 型(Mobitz I 型),心电图表现为 PP 间期逐渐缩短,直至脱落一个 P 波,出现长 PP 间期,较长的 PP 间期短于其前短 PP 间期的 2 倍。二度 II 型窦房传导阻滞,即莫氏 II 型(Mobitz II 型),表现为 P 波有规律的脱落,长 PP 间期是正常 PP 间期的整数倍;连续两个或两个以上的 P 波脱落称为高度窦房传导阻滞。

(张培培　潘　蕾　谭小雪　孙　娜)

第三节　冠状动脉粥样硬化性心脏病

冠状动脉性心脏病简称冠心病。指由于脂质代谢不正常,血液中的脂质沉着在原本光滑的动脉内膜上,在动脉内膜一些类似粥样的脂类物质堆积而成白色斑块,称为动脉粥样硬化病变。这些斑块渐渐增多造成动脉腔狭窄,使血流受阻,导致心脏缺血,产生心绞痛。

一、病因

冠心病的主要病因是冠状动脉粥样硬化,但动脉粥样硬化的原因尚不完全清楚,可能是多种因素综合作用的结果。认为本病发生的危险因素有:年龄和性别(45 岁以上的男性,55 岁以上或者绝经后的女性)、家族史(父兄在 55 岁以前,母亲/姐妹在 65 岁前死于心脏病)、血脂异常(低密度脂蛋白胆固醇 LDL-C 过高,高密度脂蛋白胆固醇 HDL-C 过低)、高血压、尿糖病、吸烟、超重、肥胖、痛风、不运动等。

如果动脉壁上的斑块形成溃疡或破裂,就会形成血栓,使整个血管血流完全中断,发生急性心肌梗死,甚至猝死。冠心病的少见发病机制是冠状动脉痉挛(血管可以没有粥样硬化），产生变异性心绞痛，如果痉挛超过 30 min，也会导致急性心肌梗死（甚至猝死）。

二、临床表现

临床分为隐匿型、心绞痛型、心肌梗死型、心力衰竭型（缺血性心肌病）、猝死型五个类型。其中最常见的是心绞痛型，最严重的是心肌梗死和猝死两种类型。

心绞痛是一组由于急性暂时性心肌缺血、缺氧所引起的征候群。

（1）胸部压迫窒息感、闷胀感、剧烈的烧灼样疼痛，一般疼痛持续 1～5 min，偶有长达 15 min，可自行缓解。

（2）疼痛常放射至左肩、左臂前内侧直至小指与无名指。

（3）疼痛在心脏负担加重（例如体力活动增加、过度的精神刺激和受寒）时出现，在休息或舌下含服硝酸甘油数分钟后即可消失。

（4）疼痛发作时，可伴有（也可不伴有）虚脱、出汗、呼吸短促、忧虑、心悸、恶心或头晕症状。

心肌梗死是冠心病的危急症候，通常多有心绞痛发作频繁和加重作为基础，也有无心绞痛史而突发心肌梗死的病例（此种情况最危险，常因没有防备而造成猝死）。心肌梗死的表现为：①突发胸骨后或心前区剧痛，向左肩、左臂或他处放射，且疼痛持续半小时以上，经休息和含服硝酸甘油不能缓解；②呼吸短促、头晕、恶心、多汗、脉搏细微；③皮肤湿冷、灰白、重病病容；④大约十分之一的患者的唯一表现是晕厥或休克。

三、诊断

大部分冠心病患者，没有症状发作时的心电图都是正常的，或基本正常。所以，心电图正常不能排除冠心病。那么，冠心病心绞痛的心电图特点：当出现心绞痛时，发生暂时的 T 波倒置，或 ST 段压低（下移）；当症状消失后（经过休息或含化硝酸甘油片），心电图恢复正常。当然，少数情况下发生较严重的缺血（如时间超过 15 min），心电图异常可以持续较长时间（数天）。

相反，患者没有明显的症状，而心电图长期的异常（多数为 T 波倒置，或伴 ST 段压低），多数不是冠心病，可能为心肌病，高血压性心脏病，也常见于正常人。有些人心电图 T 波倒置 30 多年，也没有发现什么器质性的心脏疾病。

1. 把心电图的轻微异常（T 波的低平或倒置）诊断为"心肌缺血"，如果这些所谓的异常与胸痛、胸闷症状没有关联，一般没有临床意义。千万不能随意扣帽子"心肌缺血"。

2. 平板运动试验（心电图运动试验）。它诊断冠心病的准确性在 70% 左右。当然，运动试验有一定风险，有严格的适应证和禁忌证。如急性心肌梗死、不稳定性心绞痛、没有控制的高血压、心力衰竭、急性心肺疾病等属于运动试验的绝对禁忌证。

3. 心肌核素灌注扫描（核医学）。它诊断冠心病（心绞痛）的准确性也是 70%。但确诊心肌梗死的准确性接近 100%。

4. 冠状动脉 CTA。它诊断冠心病的准确性达 90% 以上，可以检测出其他检查无法发现的早期动脉硬化症。

5. 动态心电图（Holter）。

（1）记录各种心律失常。

（2）十二导联 HOLTER：记录无痛性心肌缺血；比较胸痛时有无 S-T 段压低，以明确胸痛的性质。

（3）胸痛时伴 S-T 段抬高，有助于确诊冠状动脉痉挛（变异型心绞痛）。

6. 超声心动图：是诊断心脏疾病极其有价值的一项检查。

（1）确诊或排除多种器质性心脏病（先心病，风心病，心肌病）；

（2）冠心病心绞痛：绝大多数患者超声心动图是正常的；

（3）急性心肌梗死、陈旧性心肌梗死：有明确的室壁运动异常，超声心动图可以确诊这两类疾病。

四、治疗

（一）药物治疗

1. 硝酸酯类，如硝酸甘油、消心痛、欣康、长效心痛治。

2. 他汀类降血脂药，如立普妥、舒降之、洛伐他丁，可延缓或阻止动脉硬化进展。

3. 抗血小板制剂，阿司匹林每日 100～300 mg，终生服用。过敏时可服用抵克立得或波立维。

4. β-受体阻滞剂，常用的有倍他乐克、阿替乐尔、康可。

5. 钙通道阻滞剂，冠状动脉痉挛的患者首选，如合心爽、拜心同。

（二）手术治疗

冠状动脉搭桥术（主动脉—冠状动脉旁路移植手）：是从患者自身其他部位取一段血管，然后将其分别接在狭窄或堵塞了的冠状动脉的两端，使血流可以通过"桥"绕道而行，从而使缺血的心肌得到氧供，而缓解心肌缺血的症状。

这一手术属心脏外科手术，创伤较大，但疗效确切。主要用于不适合支架术的严重冠心病患者（左主干病变，慢性闭塞性病变，糖尿病多支血管病变）。

（三）介入治疗

介入治疗不是外科手术而是一种心脏导管技术，具体来讲是通过大腿根部的股动脉或手腕上的桡动脉，经过血管穿刺把支架或其他器械放入冠状动脉里面，达到解除冠状动脉狭窄的目的。

介入治疗的创伤小，效果确切，风险小。普通金属裸支架的再狭窄率为 15%～30%。药物涂层支架的应用进一步改善了支架术的长期疗效，一般人群再狭窄率 3%，糖尿病复杂病变约为 10%，其效果可与冠状动脉搭桥手术相媲美。

（四）其他治疗

运动锻炼疗法：谨慎安排进度适宜的运动锻炼有助于促进侧支循环的发展，提高体力活动的耐受量而改善症状。

五、护理

预防冠心病首先要从生活方式和饮食做起,主要目的是控制血压、血脂、血糖等,降低心脑血管疾病复发的风险。

(1)起居有常。早睡早起,避免熬夜工作,临睡前不看紧张、恐怖的小说和电视。

(2)身心愉快。忌暴怒、惊恐、过度思虑以及过喜。

(3)控制饮食。饮食宜清淡,易消化,少食油腻、脂肪、糖类。食用足够的蔬菜和水果,少食多餐,晚餐量少,不宜喝浓茶、咖啡。

(4)戒烟少酒。吸烟是造成心肌硬死、中风的重要因素,应绝对戒烟。少量饮啤酒、黄酒、葡萄酒等低度酒可促进血脉流通,气血调和,但不能喝烈性酒。

(5)劳逸结合。避免过重体力劳动或突然用力,饱餐后不宜运动。

(6)体育锻炼。运动应根据各人自身的身体条件、兴趣爱好选择,如太极拳、乒乓球、健身操等。要量力而行,使全身气血流通,减轻心脏负担。

(张瑞环 孙嫦静 朱月华 崔 艳)

第四节 原发性高血压

一、病因

原发性高血压是指导致血压升高的病因不明,称之为原发性高血压。2005 年美国高血压学会(ASH)提出了高血压新定义,认为高血压是一个由许多病因引起的处于不断进展状态的心血管综合征,可导致心脏和血管功能与结构的改变。把高血压从单纯的血压读数扩大到了包括总的心血管危险因素,建议将全身血管床作为整体进行研究,包括动脉粥样硬化、内皮功能损害、危险因素、亚临床疾病和心血管事件。新的定义结合了有无危险因素、疾病早期的标记物和靶器官损伤,更准确地说明了由高血压所引起的心血管系统和其他器官的病理异常。因此,原发性高血压治疗的主要目的是最大限度地降低心血管的死亡和病残的总危险。

二、分类

目前我国采用正常血压(收缩压 90～120 mmHg 和舒张压 60～80 mmHg)、正常高值(收缩压 120～139 mmHg 和/或舒张压 80～89 mmHg)和高血压(收缩压≥140 mmHg 和或舒张压≥90 mmHg)进行血压水平分类。以上分类适用于男、女性,18 岁以上任何年龄的成人。

血压水平分类和定义如表 6-2 所示。

表 6-2　血压水平分类及定义

分类	正常血压	正常高值	高血压	1 级高血压（轻度）	2 级高血压（中度）	3 级高血压（重度）
收缩压（mmHg）	90～120	120～139 和/或	≥140 和/或	140～159 和/或	160～179 和/或	≥180 和/或
舒张压（mmHg）	60～80	80～89	≥90	90～99	100～109	≥110

三、治疗

1. 高血压药物治疗的目的：对高血压患者实施降压药物治疗是通过降低血压，有效预防或延迟脑卒中、心肌梗死、心力衰竭、肾功能不全等心脑血管并发症发生；有效控制高血压的疾病进程，预防高血压急症、亚急症等重症高血压发生。

2. 降压达标的方式：将血压降低到目标水平（140/90 mmHg 以下；高风险患者 130/80 mmHg；老年人收缩压 150 mmHg），可以显著降低心脑血管并发症的风险。

及时将血压降低到目标血压水平，但并非越快越好。大多数高血压患者，应根据病情在数周至数月内（而非数天）将血压逐渐降至目标水平。年轻、病程较短的高血压患者，降压速度可快一点；但老年人、病程较长或已有靶器官损害或并发症的患者，降压速度则应慢一点。

3. 降压药物治疗的时机：高危、很高危或 3 级高血压患者，应立即开始降压药物治疗。确诊的 2 级高血压患者，应考虑开始药物治疗；1 级高血压患者，可在生活方式干预数周后，血压仍≥140/90 mmHg 时，再开始降压药物治疗。

4. 降压药物应用的基本原则：降压治疗药物应用应遵循以下 4 项原则，即小剂量开始，优先选择长效制剂，联合应用及个体化。

（1）小剂量：初始治疗时通常应采用较小的有效治疗剂量，并根据需要，逐步增加剂量。

（2）尽量应用长效制剂：尽可能使用一天一次给药而有持续 24 h 降压作用的长效药物，以有效控制夜间血压与晨峰血压，更有效预防心脑血管并发症发生。

（3）联合用药：以增加降压效果又不增加不良反应，在低剂量单药治疗疗效不满意时，可以采用两种或多种降压药物联合治疗。事实上，2 级以上高血压为达到目标血压常需联合治疗。对血压≥160/100 mmHg 或中危及以上患者，起始即可采用小剂量两种药联合治疗，或用小剂量固定复方制剂。

（4）个体化：根据患者具体情况和耐受性及个人意愿或长期承受能力，选择适合患者的降压药物。

5. 常用降压药名称、剂量及用法。常用降压药物包括钙通道阻滞剂、血管紧张素转换酶抑制剂（ACEI）、血管紧张素受体阻滞剂（ARB）、利尿剂和 β-受体阻滞剂五类。此外，α-受体阻滞剂或其他种类降压药有时亦可应用于某些高血压人群。钙通道阻滞剂、

ACEI、ARB、利尿剂和β-受体阻滞剂及其低剂量固定复方制剂,均可作为降压治疗的初始用药或长期维持用药。

(1)钙通道阻滞剂:主要通过阻断血管平滑肌细胞上的钙离子通道发挥扩张血管降低血压的作用。包括二氢吡啶类钙拮抗剂和非二氢吡啶类钙拮抗剂。前者如硝苯地平、尼群地平、拉西地平、氨氯地平和非洛地平等。我国以往完成的较大样本的降压治疗临床试验多以二氢吡啶类钙拮抗剂为研究用药,并证实以二氢吡啶类钙拮抗剂为基础的降压治疗方案可显著降低高血压患者脑卒中风险。此类药物可与其他4类药联合应用,尤其适用于老年高血压、单纯收缩期高血压、伴稳定性心绞痛、冠状动脉或颈动脉粥样硬化及周围血管病患者。常见副作用包括反射性交感神经激活导致心跳加快、面部潮红、脚踝部水肿、牙龈增生等。二氢吡啶类CCB没有绝对禁忌证,但心动过速与心力衰竭患者应慎用,如必须使用,则应慎重选择特定制剂,如氨氯地平等长效药物。急性冠脉综合征患者一般不推荐使用短效硝苯地平。

临床上常用的非二氢吡啶类钙拮抗剂主要包括维拉帕米和地尔硫䓬两种药物,也可用于降压治疗,常见副作用包括抑制心脏收缩功能和传导功能,有时也会出现牙龈增生。2～3度房室传导阻滞、心力衰竭患者,禁止使用。因此,在使用非二氢吡啶类CCB前应详细询问病史,进行心电图检查,并在用药2～6周内复查。

(2)ACEI:作用机理是抑制血管紧张素转化酶阻断肾素血管紧张素系统发挥降压作用。常用药包括卡托普利、依那普利、贝那普利、雷米普利、培哚普利等,在欧美国家人群中进行了大量的大规模临床试验,结果显示此类药物对于高血压患者具有良好的靶器官保护和心血管终点事件预防作用。ACEI单用降压作用明确,对糖脂代谢无不良影响。限盐或加用利尿剂可增加ACEI的降压效应。尤其适用于伴慢性心力衰竭、心肌梗死后伴心功能不全、糖尿病肾病、非糖尿病肾病、代谢综合征、蛋白尿或微量白蛋白尿患者。最常见不良反应为持续性干咳,多见于用药初期,症状较轻者可坚持服药,不能耐受者可改用ARB。其他不良反应有低血压、皮疹,偶见血管神经性水肿及味觉障碍。长期应用有可能导致血钾升高,应定期监测血钾和血肌酐水平。禁忌证为双侧肾动脉狭窄、高钾血症及妊娠妇女。

(3)ARB:作用机理是阻断血管紧张素Ⅱ型受体发挥降压作用。常用药包括氯沙坦、缬沙坦、厄贝沙坦、替米沙坦等,也在欧美国家进行了大量较大规模的临床试验研究,结果显示,ARB可降低高血压患者心血管事件危险;降低糖尿病或肾病患者的尿蛋白及尿微量白蛋白。尤其适用于伴左室肥厚、心力衰竭、心房颤动预防、糖尿病肾病、代谢综合征、微量白蛋白尿或蛋白尿患者,以及不能耐受ACEI的患者。不良反应少见,偶有腹泻,长期应用可升高血钾,应注意监测血钾及肌酐水平变化。双侧肾动脉狭窄、妊娠妇女、高钾血症者禁用。

(4)利尿剂:通过利钠排水、降低高血容量负荷发挥降压作用。主要包括噻嗪类利尿剂、袢利尿剂、保钾利尿剂与醛固酮受体拮抗剂等几类。用于控制血压的利尿剂主要是噻嗪类利尿剂。在我国,常用的噻嗪类利尿剂主要是氢氯噻嗪和吲达帕胺。PATS研究证实吲达帕胺治疗可明显减少脑卒中再发危险。小剂量噻嗪类利尿剂(如氢氯噻嗪

6.25～25 mg)对代谢影响很小,与其他降压药(尤其 ACEI 或 ARB)合用可显著增加后者的降压作用。此类药物尤其适用于老年和高龄老年高血压、单独收缩期高血压或伴心力衰竭患者,也是难治性高血压的基础药物之一。其不良反应与剂量密切相关,故通常应采用小剂量。噻嗪类利尿剂可引起低血钾,长期应用者应定期监测血钾,并适量补钾。痛风者禁用;对高尿酸血症以及明显肾功能不全者慎用,后者如需使用利尿剂,应使用袢利尿剂,如呋噻米等。

保钾利尿剂如阿米洛利、醛固酮受体拮抗剂如螺内酯等有时也可用于控制血压。在利钠排水的同时不增加钾的排出,在与其他具有保钾作用的降压药如 ACEI 或 ARB 合用时需注意发生高钾血症的危险。螺内酯长期应用有可能导致男性乳房发育等不良反应。

(5)β-受体阻滞剂:主要通过抑制过度激活的交感神经活性、抑制心肌收缩力、减慢心率发挥降压作用。常用药物包括美托洛尔、比索洛尔、卡维地洛和阿替洛尔等。美托洛尔、比索洛尔对 β_1-受体有较高选择性,因阻断 β_2-受体而产生的不良反应较少,既可降低血压,也可保护靶器官、降低心血管事件风险。β-受体阻滞剂尤其适用于伴快速性心律失常、冠心病心绞痛、慢性心力衰竭、交感神经活性增高以及高动力状态的高血压患者。常见的不良反应有疲乏、肢体冷感、激动不安、胃肠不适等,还可能影响糖、脂代谢。高度心脏传导阻滞、哮喘患者为禁忌证。慢性阻塞型肺病、运动员、周围血管病或糖耐量异常者慎用;必要时也可慎重选用高选择性 β-受体阻滞剂。长期应用者突然停药可发生反跳现象,即原有的症状加重或出现新的表现,较常见有血压反跳性升高,伴头痛、焦虑等,称之为撤药综合征。

(6)α-受体阻滞剂:不作为一般高血压治疗的首选药,适用高血压伴前列腺增生患者,也用于难治性高血压患者的治疗,开始用药应在入睡前,以防体位性低血压发生,使用中注意测量坐立位血压,最好使用控释制剂。体位性低血压者禁用。心力衰竭者慎用。

(7)肾素抑制剂:为一类新型降压药,其代表药为阿利吉伦,可显著降低高血压患者的血压水平,但对心脑血管事件的影响尚待大规模临床试验的评估。

四、护理

1. 促进身心休息,提高机体活动能力。高血压初期可适当休息,保证足够睡眠,安排合适的运动,如散步、打太极拳、气功等,不宜登高、提取重物、跑步等。血压较高、症状较多或有并发症的患者需卧床休息,协助生活料理。避免脑力过度兴奋,可组织患者听音乐、看画报、下棋、做体操等调节紧张情绪。对于易激动的患者,做好家属工作,减少不良刺激,保证患者有安静舒适的休养环境。

2. 头痛头晕护理。及时进行病情解释,松弛因对疾病思考过多造成的压力,使头痛减轻;给以合适的治疗控制血压;用药期间应指导患者起床不宜太快、动作不宜过猛,防止头晕加重;外出活动应有人陪伴以防晕倒引起外伤。

3. 减少压力,保持心理平衡。长期的抑郁或情绪激动、急剧而强烈的精神创伤可使交感—肾上腺素活动增加,血压升高。因此患者保持良好的心理状态十分重要,可通过了解患者的性格特征及有关社会心理因素进行心理疏导,说明疾病过程,教会患者训练自我控制能力,消除紧张和压抑的心理。

（姜吉波　王剑萍　戈　梁　张　倩）

第五节　急性心肌梗死

急性心肌梗死是冠状动脉急性、持续性缺血缺氧所引起的心肌坏死。临床上多有剧烈而持久的胸骨后疼痛,休息及硝酸酯类药物不能完全缓解,伴有血清心肌酶活性增高及进行性心电图变化,可并发心律失常、休克或心力衰竭,常可危及生命。本病在欧美最常见,美国每年约有150万人发生心肌梗死。中国近年来呈明显上升趋势,每年新发至少50万人,现患至少200万人。

一、病因

患者多发生在冠状动脉粥样硬化狭窄基础上,由于某些诱因致使冠状动脉粥样斑块破裂,血中的血小板在破裂的斑块表面聚集,形成血块（血栓）,突然阻塞冠状动脉管腔,导致心肌缺血坏死;另外,心肌耗氧量剧烈增加或冠状动脉痉挛也可诱发急性心肌梗死,常见的诱因如下。

1. 过劳。过重的体力劳动,尤其是负重登楼,过度体育活动,连续紧张劳累等,都可使心脏负担加重,心肌需氧量突然增加,而冠心病患者的冠状动脉已发生硬化、狭窄,不能充分扩张而造成心肌缺血。剧烈体力负荷也可诱发斑块破裂,导致急性心肌梗死。

2. 激动。由于激动、紧张、愤怒等激烈的情绪变化诱发。

3. 暴饮暴食。不少心肌梗死病例发生于暴饮暴食之后。进食大量含高脂肪高热量的食物后,血脂浓度突然升高,导致血黏稠度增加,血小板聚集性增高。在冠状动脉狭窄的基础上形成血栓,引起急性心肌梗死。

4. 寒冷刺激。突然的寒冷刺激可能诱发急性心肌梗死。因此,冠心病患者要十分注意防寒保暖,冬春寒冷季节是急性心肌梗死发病较高的原因之一。

5. 便秘。便秘在老年人当中十分常见。临床上,因便秘时用力屏气而导致心肌梗死的老年人并不少见。必须引起老年人足够的重视,要保持大便通畅。

6. 吸烟、大量饮酒。吸烟和大量饮酒可通过诱发冠状动脉痉挛及心肌耗氧量增加而诱发急性心肌梗死。

二、临床表现

约半数以上的急性心肌梗死患者,在起病前1～2 d或1～2周有前驱症状,最常见的是原有的心绞痛加重,发作时间延长,或对硝酸甘油效果变差;或继往无心绞痛者,突然出现长时间心绞痛。典型的心肌梗死症状包括以下方面。

1. 突然发作剧烈而持久的胸骨后或心前区压榨性疼痛。休息和含服硝酸甘油不能缓解,常伴有烦躁不安、出汗、恐惧或濒死感。

2. 少数患者无疼痛。一开始即表现为休克或急性心力衰竭。

3. 部分患者疼痛位于上腹部。可能误诊为胃穿孔、急性胰腺炎等急腹症;少数患者表现颈部、下颌、咽部及牙齿疼痛,易误诊。

4. 神志障碍。可见于高龄患者。

5. 全身症状。难以形容的不适、发热。

6. 胃肠道症状。表现恶心、呕吐、腹胀等,下壁心肌梗死患者更常见。

7. 心律失常。见于大部分患者,发生在起病的 1～2 周内,以 24 h 内多见,前壁心肌梗死易发生室性心律失常,下壁心肌梗死易发生心率减慢、房室传导阻滞。

8. 心力衰竭。主要是急性左心衰竭,在起病的最初几小时内易发生,也可在发病数日后发生,表现为呼吸困难、咳嗽、发绀、烦躁等症状。

9. 低血压、休克。急性心肌梗死时由于剧烈疼痛、恶心、呕吐、出汗、血容量不足、心律失常等可引起低血压,大面积心肌梗死(梗死面积大于 40%)时心排血量急剧减少,可引起心源性休克,收缩压 80 mmHg,面色苍白,皮肤湿冷,烦躁不安或神志淡漠,心率增快,尿量减少(20 mL/h)。

三、诊断

1. 心电图。特征性改变为新出现 Q 波及 ST 段抬高和 ST-T 动态演变。

2. 心肌坏死血清生物标志物升高。肌酸激酶同工酶(CK-MB)及肌钙蛋白(T 或 I)升高是诊断急性心肌梗死的重要指标。可于发病 3～6 h 开始增高,CK-MB 于 3～4 d 恢复正常,肌钙蛋白于 11～14 d 恢复正常。GOT 和 LDH 诊断特异性差,目前已很少应用。

3. 检测心肌坏死血清生物标志物。采用心肌钙蛋白 I/肌红蛋白/肌酸激酶同工酶(CK-MB)的快速诊断试剂,可作为心肌梗死突发时的快速的辅助诊断,现在被越来越多地应用。

4. 其他。白细胞数增多,中性粒细胞数增多,嗜酸性粒细胞数减少或消失,血沉加快,血清肌凝蛋白轻链增高。

四、治疗

急性心肌梗死发病突然,应及早发现,及早治疗,并加强入院前处理。治疗原则为挽救濒死的心肌,缩小梗死面积,保护心脏功能,及时处理各种并发症。

1. 监护和一般治疗。无并发症者急性期绝对卧床 1～3 d,吸氧、持续心电监护,观察心率、心律变化及血压和呼吸,低血压、休克患者必要时监测肺毛细血管楔入压和静脉压。低盐、低脂、少量多餐、保持大便通畅。无并发症患者 3 d 后逐步过渡到坐在床旁椅子上吃饭、大小便及室内活动。一般可在 2 周内出院。有心力衰竭、严重心律失常、低血压等患者卧床时间及出院时间需酌情延长。

2. 镇静止痛。小量吗啡静脉注射为最有效的镇痛剂,也可用杜冷丁。烦躁不安、精神紧张者可给于地西泮（安定）口服。

3. 调整血容量。入院后尽快建立静脉通道，前 3 d 缓慢补液，注意出入量平衡。

4. 再灌注治疗，缩小梗死面积。再灌注治疗是急性 ST 段抬高心肌梗死最主要的治疗措施。在发病 12 h 内开通闭塞冠状动脉，恢复血流，可缩小心肌梗死面积，减少死亡。越早使冠状动脉再通，患者获益越大。"时间就是心肌，时间就是生命"。因此，对所有急性 ST 段抬高型心肌梗死患者就诊后必须尽快做出诊断，并尽快做出再灌注治疗的策略。

（1）直接冠状动脉介入治疗（PCI）。在有急诊 PCI 条件的医院，在患者到达医院 90 min 内能完成第一次球囊扩张的情况下，对所有发病 12 h 以内的急性 ST 段抬高型心肌梗死患者均应进行直接 PCI 治疗，球囊扩张使冠状动脉再通，必要时置入支架。急性期只对梗死相关动脉进行处理。对心源性休克患者不论发病时间都应行直接 PCI 治疗。因此，急性 ST 段抬高型心肌梗死患者应尽可能到有 PCI 条件的医院就诊。

（2）溶栓治疗。如无急诊 PCI 治疗条件，或不能在 90 min 内完成第一次球囊扩张时，若患者无溶栓治疗禁忌证，对发病 12 h 内的急性 ST 段抬高型心肌梗死患者应进行溶栓治疗。常用溶栓剂包括尿激酶、链激酶和重组组织型纤溶酶原激活剂（rt-PA）等，静脉注射给药。溶栓治疗的主要并发症是出血，最严重的是脑出血。溶栓治疗后仍宜转至有 PCI 条件的医院进一步治疗。

非 ST 段抬高型心肌梗死患者不应进行溶栓治疗。

5. 药物治疗。持续胸痛患者若无低血压可静脉滴注硝酸甘油。所有无禁忌证的患者均应口服阿司匹林，置入药物支架患者应服用氯吡格雷一年，未置入支架患者可服用一月。应用 rt-PA 溶栓或未溶栓治疗的患者可用低分子肝素皮下注射或肝素静脉注射 3～5 d。对无禁忌证的患者应给予 β-受体阻滞剂。对无低血压的患者应给与肾素—血管紧张素转氨酶抑制剂（ACEI），对 ACEI 不能耐受者可应用血管紧张素受体阻滞剂（ARB）。对 β-受体阻滞剂有禁忌证（如支气管痉挛）而患者持续有缺血或心房颤动、心房扑动伴快速心室率，而无心力衰竭、左室功能失调及房室传导阻滞的情况下，可给予维拉帕米或地尔硫䓬。所有患者均应给与他汀类药物。

6. 抗心律失常。偶发室性早搏可严密观察，不需用药；频发室性早搏或室性心动过速（室速）时，立即用利多卡因静脉注射继之持续静脉点滴；效果不好时可用胺碘酮静脉注射。室速引起血压降低或发生室颤时，尽快采用直流电除颤。对缓慢心律失常，可用阿托品肌肉注射或静脉注射；Ⅱ～Ⅲ度房室传导阻滞时，可安置临时起搏器。室上性心律失常：房性早搏不需特殊处理，阵发性室上性心动过速和快心室率心房颤动可给予维拉帕米、地尔硫䓬、美托洛尔、洋地黄制剂或胺碘酮静脉注射。对心室率快、药物治疗无效而影响血液动力学者，应直流电同步电转复。

7. 急性心肌梗死合并心源性休克和泵衰竭的治疗。肺水肿时应吸氧，静脉注射吗啡、速尿，静脉点滴硝普钠。心源性休克可用多巴胺、多巴酚丁胺或阿拉明静脉滴注，如能维持血压，可在严密观察下加用小量硝普钠。药物反应不佳时应在主动脉内气囊反搏术支持下行直接 PCI，若冠状动脉造影病变不适于 PCI，应考虑急诊冠状动脉搭桥手术。

8. 出院前评估及出院后生活与工作安排。出院前可进行 24 h 动态心电监测、超声心动图、放射性核素检查,发现有症状或无症状性心肌缺血和严重心律失常,了解心功能,从而估计预后,决定是否需血管重建治疗,并指导出院后活动量。

出院后 2~3 个月,可酌情恢复部分工作或轻工作,以后,部分患者可恢复全天工作,但要避免过劳或过度紧张。

9.家庭康复治疗。急性心肌梗死患者,在医院度过了急性期后,对病情平稳、无并发症的患者,医生会允许其回家进行康复治疗。

(1)按时服药,定期复诊;保持大便通畅;坚持适度体育锻炼。

(2)不要情绪激动和过度劳累;戒烟限酒和避免吃得过饱。

五、护理

心肌梗死后必须做好二级预防,预防心肌梗死再发。患者应采用合理膳食(低脂肪、低胆固醇饮食),戒烟、限酒,适度运动,心态平衡。坚持服用抗血小板药物(如阿司匹林)、β阻滞剂,他汀类调脂药及 ACEI 制剂,控制高血压及糖尿病等危险因素,定期复查。

对公众及冠心病患者应普及有关心肌梗死知识,预防心肌梗死发生,万一发生能早期诊断,及时治疗。除上述二级预防所述各项内容外,在日常生活中还要注意以下几点。

1.避免过度劳累。尤其避免搬抬过重的物品。在老年冠心病患者可能诱发心肌梗死。

2.放松精神。愉快生活,对任何事情要能坦然处之。

3.洗澡时要特别注意。不要在饱餐或饥饿的情况下洗澡。水温最好与体温相当,洗澡时间不宜过长,冠心病程度较严重的患者洗澡时,应在他人帮助下进行。

4.气候变化时要当心。在严寒或强冷空气影响下,冠状动脉可发生痉挛而诱发急性心肌梗死。所以每遇气候恶劣时,冠心病患者要注意保暖或适当防护。

5.要懂得和识别心肌梗死的先兆症状并给予及时处理。心肌梗死患者约 70% 有先兆症状,主要表现如下。

(1)既往无心绞痛的患者突然发生心绞痛,或原有心绞痛的患者发作突然明显加重,或无诱因自发发作。

(2)心绞痛性质较以往发生改变、时间延长,使用硝酸甘油不易缓解。

(3)疼痛伴有恶心、呕吐、大汗或明显心动过缓或过速。

(4)心绞痛发作时伴气短、呼吸困难。

(5)冠心病患者或老年人突然出现不明原因的心律失常、心力衰竭、休克或晕厥等情况时都应想到心肌梗死的可能性。

(戚永花　岳　蕾　李　娜　李　宁)

第六节　心绞痛

心绞痛是指由于冠状动脉粥样硬化狭窄导致冠状动脉供血不足,心肌暂时缺血与缺氧所引起的以心前区疼痛为主要临床表现的一组综合征。冠心病目前在我国的发病率呈逐年上升趋势,严重危害着人民群众的健康和生活。所以普及宣传冠心病的知识,积极有效地防治冠心病,对于提高人民群众的健康具有重要意义。

一、病因

冠心病的病因不十分清楚,一般认为是多因素综合引起的结果。心绞痛的主要病理改变是不同程度的冠状动脉粥样硬化。目前认为引起的冠状动脉粥样硬化的危险因素有血脂代谢紊乱、高血压、糖尿病、吸烟、肥胖、高尿酸血症、高纤维蛋白原血症、遗传因素等等。此外男性、老年、不爱运动者多发。其中前五项在我国发病率高、影响严重,是我们主要控制的对象。

二、临床表现

(一)症状

1. 稳定型心绞痛:心绞痛以发作性胸痛为主要临床表现,疼痛的部位主要在心前区,有手掌大小范围,界限不很清楚。常放射至左肩、左臂内侧达无名指和小指,有时也可发生颈、咽或下颌部不适;胸痛常为压迫、发闷或紧缩性,也可有烧灼感,但不尖锐,不像针刺或刀扎样痛,发作时,患者往往不自觉地停止原来的活动,直至症状缓解;发作常由体力劳动或情绪激动(如愤怒、焦急、过度兴奋等)所激发,饱食、寒冷、吸烟、心动过速等亦可诱发。典型的心绞痛常在相似的条件下,早晨多发;疼痛一般持续 $3\sim5$ min 后会逐渐缓解,舌下含服硝酸甘油也能在几分钟内使之缓解。可数天或数星期发作一次,亦可一日内发作多次。

2. 不稳定型心绞痛:和非 ST 段抬高性心肌梗死的共同表现特点为心前区痛,但是疼痛表现形式多样,发作诱因可有可无,可以劳力性诱发,也可以自发性疼痛。发作时间一般比稳定性心绞痛长,可达到 30 min,疼痛部位和放射部位与稳定性心绞痛类似,应用硝酸甘油后多数能缓解。但是也经常有发作不典型者,表现为胸闷、气短、周身乏力、恶心、呕吐等,尤其是老年女性和糖尿病患者。

(二)体征

1. 稳定型心绞痛:体检常无特殊发现,发作时常见心率增快、血压升高,表情焦虑、皮肤凉或出汗,有时出现第四或第三心音奔马律。

2. 不稳定型心绞痛:和非 ST 段抬高性心肌梗死的体征经常不明显,缺乏特异性。一般心脏查体可发现心音减弱,有时可以听到第三或第四心音以及心尖部的收缩期杂音,严重者可发现伴随的周身异常改变。

三、诊断

1. 稳定型心绞痛。根据典型的发作特点,稳定型心绞痛通常发作在 $1\sim3$ 个月并无改变,即每日和每周疼痛发作次数大致相同,诱发疼痛的劳力和情绪激动程度相同,每次发作疼痛的性质和部位无改变,疼痛时限相仿(3～5 min),用硝酸甘油后,也在相同时间内发生疗效,结合年龄和存在冠心病易患因素,除外其他原因所致的心绞痛,一般即可建立诊断。

2. 不稳定型心绞痛。根据患者心前区疼痛的症状特点和心电图心肌缺血的改变,结合年龄和冠心病的危险因素诊断较易。

四、治疗

(一)稳定型心绞痛

稳定型心绞痛的综合治疗措施包括:减少冠状动脉粥样硬化危险因素、药物治疗、冠脉内介入治疗、外科手术和冠状动脉旁路移植术。

1. 一般治疗。发作时立刻休息,一般患者在停止活动后症状即可消除。平时应尽量避免各种确知足以诱致发作的因素,如过度的体力活动、情绪激动、饱餐等,冬天注意保暖。调节饮食特别一次进食不宜过饱,避免油腻饮食,禁绝烟酒。调整日常生活与工作量;减轻精神负担;保持适当的体力活动,以不致发生疼痛症状为度;处理诱发或恶化心绞痛的伴随疾病,治疗高血压、糖尿病、血脂紊乱等,减少冠状动脉粥样硬化危险因素。

2. 药物治疗。用于稳定型心绞痛的药物包括调脂药物、抗血小板制剂、β阻滞剂、血管紧张素转换酶抑制剂、硝酸酯类和钙拮抗剂等。能够控制和改善心绞痛发作的药物主要是硝酸酯类(包括硝酸甘油、消心痛等)、β阻滞剂(比索洛尔、美托洛尔)和钙拮抗剂(合贝爽)。另外高血压的降压治疗、调血脂的他汀类药物治疗以及抗血小板的阿司匹林治疗对于降低稳定型心绞痛患者死亡率和致残率的证据充分,也作为心绞痛的主要药物治疗措施。

3. 介入治疗。主要是冠状动脉内的支架植入术,尤其是新型支架的应用,介入治疗不仅可以改善生活质量,而且可明显降低患者的心肌梗死和死亡率。

冠脉内介入治疗的适应证:①单支冠脉严重狭窄,有心肌缺血的客观依据,病变血管供血面积较大者;②多支冠脉病变,但病变较局限者;③近期内完全闭塞的血管,血管供应区内有存活心肌,远端可见侧支循环者;④左心室功能严重减退(左心室射血分数为30%)者,冠状动脉病变适合的情况;⑤冠脉搭桥术后心绞痛;⑥经皮冠状动脉腔内成形术(PTCA)术后再狭窄。

4. 外科治疗:主要是施行主动脉—冠状动脉旁路移植手术,取患者自身的大隐静脉作为旁路移植材料。一端吻合在主动脉,另一端吻合在有病变的冠状动脉段的远端,或游离内乳动脉远端吻合,引主动脉的血流以改善该冠状动脉所供血心肌的血流供应。

手术适应证:①冠状动脉多支血管病变,尤其是合并糖尿病的患者;②冠状动脉左主干病变;③不适合于行介入治疗的患者;④心肌梗死合并室壁瘤,需要进行室壁瘤切除的患者;⑤狭窄段的远段管腔要通畅,血管供应区有存活心肌。

(二)不稳定性心绞痛

不稳定性心绞痛是严重的具有潜在危险性的疾病,对其处理的第一步首先应是快速检查评估危险性,并立即开始抗缺血治疗。对中危和高危的患者应立即住院进一步评估、监测、综合治疗,对于低危患者可以在急诊观察一段时间后,行无创性检查评价心肌缺血,结果阴性可以门诊随访观察治疗。

中、高危患者的处理。应该住院按急性心肌梗死进行处理,这类患者症状发作频繁,一般可有心衰、血压低,心电图改变明显,心脏生化标记物升高。主要措施包括:

(1)一般处理:卧床休息、镇静,CCU 监护,对高危者应该至少监护 24 h。

(2)抗心肌缺血治疗。硝酸酯类、β-受体阻滞剂及钙拮抗剂是常用的治疗药物,都可以缓解不稳定型心绞痛的症状。

(3)抗血栓治疗。目前主要有抗血小板和抗凝两种治疗方法,抗血小板的常用药物有阿斯匹林、氯吡格雷、血小板糖蛋白Ⅱb/Ⅲa-受体阻滞剂。抗凝的主要药物有肝素和低分子肝素,戊糖和水蛭素也已用于临床。

(4)其他药物治疗:硝酸甘油不能缓解胸痛或出现肺瘀血或躁动时,可静脉应用吗啡类镇静药。ACEI类用于有左心收缩功能障碍、血压仍偏高,以及合并糖尿病的患者。他汀类适用于各种类型冠心病的 1 级和 2 级预防及稳定斑块,也越来越更广泛地应用于冠心病的治疗。

(5)冠状动脉造影和冠状动脉血运重建治疗。目前总的趋势倾向于采取早期介入治疗方案,特别是对于 24 h 内有心肌缺血发作的患者,早期行冠状动脉造影,明确冠状动脉病变,进行早期血管重建治疗包括心脏支架植入术和外科手术搭桥术,都是积极有效的措施。

五、护理

心绞痛根本的预防措施是要控制引发冠心病的危险因素,如血压、血脂、血糖、吸烟等等,这就要对患者进行长期的综合教育和管理,使患者明白心脏康复的重要性,达到心脏康复的目的。心脏康复是要求保证使心脏病人获得最佳的体力、精神及社会状况的总和,从而使患者通过自己的努力在社会上重新恢复尽可能的正常位置,并能自主生活。

心脏康复的目标是使患者恢复到最佳生理、心理和职业状态,防止冠心病或有高度易患因素的患者动脉粥样硬化的进展,并且减少冠心病猝死或再梗死的危险性,缓解心绞痛。心脏康复的最终目的是尽量延长患者的寿命,并恢复患者的活动和工作能力。

心绞痛的预防,主要从以下三方面进行。

1. 从根本上预防:也就是控制血压、血脂、血糖等风险因素,戒烟、戒酒,保护受损的血管内皮进一步受损。

2. 从发作机制上预防:心绞痛患者要常规服用阿司匹林,它对血小板聚集有抑制作用,阻止血栓形成,同时还要服用他汀类降脂药,防止脂质的继续沉积和稳定斑块。

3. 常规服药预防:也就是冠心病预防的 ABCDE,包括:①就是应用阿司匹林和抗心绞痛治疗;②为控制血压和应用 β-受体阻滞剂;③是控制胆固醇和戒烟;④是控制饮食和治疗糖尿病;⑤是运动锻炼和宣传教育。

(刘 芹 尹文娟 王坤晓 任文丽)

第七节　主动脉夹层动脉瘤

主动脉夹层动脉瘤是主动脉血流通过内膜破裂处进入主动脉壁,在主动脉壁内形成血肿,血肿扩大时,将主动脉壁中层剥离成为内、外两层,称为主动脉夹层动脉瘤。主动脉夹层动脉瘤的发病率,每年每百万人口为 5～10 例。男女之比为 3∶1,发病年龄大多数在 40 岁以上。

一、病因

动脉夹层形成的原因很多,动脉硬化、高血压、动脉中层囊性坏死、马方综合征、主动脉缩窄、大动脉炎、外伤及梅毒等。除外伤之外,其病理基础都是主动脉中层和平滑肌的改变。

二、临床表现

绝大多数患者夹层主动脉瘤出现时突然感觉腹部、胸部或背部刀割样或撕裂样剧烈疼痛。胸痛可放射到颈、臂部,与急性心肌梗死相类似。给予吗啡类药物亦未能减轻疼痛。疼痛为持续性,直到夹层动脉瘤穿破后才自行缓解。患者常呈现皮肤苍白、出汗、周围性发绀等休克征象,但血压仍高于正常。腹部疼痛易与急腹症相混淆,但夹层动脉瘤病例很少呈现恶心、呕吐、腹部压痛和腹肌紧张。主动脉壁剥离病变累及升主动脉者可呈现主动脉瓣关闭不全的舒张期心脏杂音。累及锁骨下动脉、颈总动脉和髂股动脉者可出现局部血管杂音,同侧脉搏和血压减弱或消失。病变累及脑血管者易与高血压引致的脑出血或脑血栓形成相混淆。肋间动脉受累可引致脊髓缺血出现截瘫。

三、诊断

(一)心电图检查

一般无异常征象,可排除心肌梗死的诊断。高血压患者可显示左心室肥厚。

(二)胸部 X 线检查

在胸部 X 线平片上显示纵隔阴影向右侧增宽,累及降主动脉者则向左侧增宽。主动脉弓呈局限性隆起,升主动脉与降主动脉外径悬殊,升主动脉与主动脉弓扩大、变形。主动脉壁增厚,致内膜钙化斑与主动脉外缘间距增宽。间隔半小时重复摄片,显示胸主动脉与纵隔形态发生改变。有时主动脉呈现双腔阴影。有的病例可显示胸膜腔积液。

(三)主动脉造影检查

胸部 X 线检查显示上述异常者应立即做主动脉造影检查,要求充分显示主动脉全长(从主动脉瓣到腹主动脉分叉处)。主动脉造影可显示主动脉壁剥离形成的血流异常通道压迫主动脉腔,了解主动脉壁剥离段的长度、内膜破裂的部位、主动脉瓣的解剖及功能情况以及主动脉主要分支如颈总动脉、肾动脉受累情况等。夹层动脉瘤的主动脉造影阳性征象有:造影剂在主动脉内分为两个通道且形态不完整,造影剂未能进入主动脉主要分支以及主动脉瓣关闭不全。

(四)双维超声心动图检查

可显示夹层动脉瘤入口处的主动脉内膜破裂瓣片。

四、治疗

一旦疑及或诊为本病,即应住院监护治疗。治疗的目的是减低心肌收缩力、减慢左室收缩速度和外周动脉压。治疗目标是使收缩压控制在 13.3～16.0 kPa(100～120 mmHg),心率 60～75 次/分钟。这样能有效地稳定或终止主动脉夹层的继续分离,使症状缓解,疼痛消失。治疗分为紧急治疗与巩固治疗二个阶段。

(一)紧急治疗

1. 止痛用吗啡与镇静剂。

2. 补充血容量。输血。

3. 降压。对合并有高血压的患者,可采用普奈洛尔静脉间歇给药与硝普钠静滴,调节滴速,使血压降低至临床治疗指标。血压下降后疼痛明显减轻或消失是夹层分离停止扩展的临床指证。其他药物如维拉帕米、硝苯地平、卡托普利及哌唑嗪等均可选择。利血平肌注也有效。此外,也可用拉贝洛尔,它具有 α 及 β 双重阻滞作用,且可静脉滴注或口服。需要注意的问题是:合并有主动脉大分支阻塞的高血压患者,因降压能使缺血加重,不可采用降压治疗。对血压不高者,也不应用降压药,但可用普奈洛尔减低心肌收缩力。

(二)巩固治疗

对近端主动脉夹层、已破裂或濒临破裂的主动脉夹层,伴主动脉瓣关闭不全的患者应进行手术治疗。对缓慢发展的及远端主动脉夹层,可以继续内科治疗。保持收缩压于 13.3～16.0 kPa(100～120 mmHg),如上述药物不满意,可加用卡托普利口服。

(三)手术治疗

Stanford A 型(相当于 Debakey Ⅰ 型和 Ⅱ 型)需要外科手术治疗。Debakey Ⅰ 型手术方式为升主动脉＋主动脉弓人工血管置换术＋改良支架象鼻手术。Debakey Ⅱ 型手术方式为升主动脉人工血管置换术。

如果合并主动脉瓣关闭不全或冠状动脉受累,同时需做主动脉瓣置换术和 Bentall's 手术。

(四)介入治疗

目前 Stanford B 型(相当于 DcBakeyⅢ型)的首选经皮覆膜支架置入术,必要时外科手术治疗。

五、护理

(一)救治措施

1. 降低血压:主动脉夹层最常见的致病因素是高血压,使动脉内膜溃疡破坏,中层变性,或由于马凡氏综合征,其动脉内膜黏液性变,形成囊性中层坏死,弹力纤维断裂、消失,血液进入主动脉壁,分开其中层形成夹层血肿。因此,降低血压,减少血流对主动脉壁的冲击,可有效阻止血流向夹层扩展。临床常用硝普钠静点,同时予以 β-受体阻滞剂,以迅速降低血压,减少心室收缩力,尽快控制病情进展,使疼痛减轻。

2. 镇静止痛:本病最突出的表现为剧烈的、撕裂样疼痛,患者可出现面色苍白,烦燥不安,大汗淋漓,呼吸急促等症状,应遵医嘱给予镇痛镇静剂如吗啡等,以迅速解除疼痛和患者的烦燥不安。

3. 氧气吸入:可提高心肌及组织供氧,调节氧流量为 $1\sim 2$ mL/min。

4. 卧床休息:急性期应绝对卧床休息 $2\sim 3$ 周,防止夹层延伸扩展。

(二)病情观察与护理

1. 疼痛的观察:夹层部位不同,疼痛部位、放射方向不同。多数疼痛在前胸靠近胸骨部位呈剧烈撕裂样疼痛,向肩背、头颈、腹部放散,夹层波及肾动脉时,可引起腰痛。对疼痛性质、程度及部位的观察有助于判断病情及做出正确的诊断。血压下降后,患者疼痛减轻或消失,是夹层分离停止的指证;如有迁移性游走性疼痛,表明病情仍在进展,需及时报告医生予以处理,并嘱患者在疼痛时,不要在床上翻滚或按压、拍打疼痛部位,同时应协助患者做好基础护理和生活护理,防止血肿向动脉壁外膜破裂而引起大出血。

2. 血压与脉搏的监测:及早控制血压,减少主动脉内压力及左心室收缩力是本病的治疗原则,因为压力越大,中层滋养血管越容易出现痉挛、缺血,甚至坏死而引起大出血。在应用扩血管药物时,需进行血压监测,调整到以维持心脑肾供血的最低水平的指标,可维持在 $12\sim 17.3/8\sim 12$ kPa 的范围内。同时应严密观察心率、节律、脉搏、呼吸等变化。如测得双上肢血压不一,脉搏搏动两侧不等,血压偏低侧脉搏减弱,此征象可为早期诊断提供依据,应及时报告医生,准确地为医生诊断提供信息。

3. 休克的观察:本病可呈现血压与休克表现不相称的临床特点,即患者发病后出现面色苍白、大汗淋漓、四肢厥冷、心率加快等休克症状,而血压却不降低或稍有增高,应予以重视,并密切观察患者意识状态、末梢循环、尿量、血压等变化,准确记录 24 h 出入水量,在医生指导下进行降压治疗,根据病情调整用药,血压明显低于正常者,可用升压药阿拉明、多巴胺治疗,同时应注意防止增加心肌应激性。

(陈嵩淞　袁贵玲　陈 蕊　王秀芹)

第七章　呼吸系统疾病

第一节　急性上呼吸道感染

一、病因

急性上呼吸道感染有 70%～80%由病毒引起。包括鼻病毒、冠状病毒、腺病毒、流感和副流感病毒、呼吸道合胞病毒、柯萨奇病毒等。另有 20%～30%的上呼吸道感染由细菌引起。细菌感染可直接感染或继发于病毒感染之后，以溶血性链球菌为最常见，其次为流感嗜血杆菌、肺炎球菌、葡萄球菌等，偶或为革兰阴性细菌。

各种导致全身或呼吸道局部防御功能降低的原因，如受凉、淋雨、气候突变、过度疲劳等可使原已存在于上呼吸道的或从外界侵入的病毒或细菌迅速繁殖，从而诱发本病。老幼体弱、免疫功能低下或患有慢性呼吸道疾病的患者易感。

二、临床表现

根据病因和病变范围的不同，临床表现可有不同的类型。

1. 普通感冒。俗称"伤风"，又称急性鼻炎或上呼吸道感染，多由鼻病毒引起，其次为冠状病毒、副流感病毒、呼吸道合胞病毒、柯萨奇病毒等引起。

起病较急，潜伏期 1～3 d 不等，随病毒而异，肠病毒较短，腺病毒、呼吸道合胞病毒等较长。主要表现为鼻部症状，如喷嚏、鼻塞、流清水样鼻涕，也可表现为咳嗽、咽干、咽痒或灼热感，甚至鼻后滴漏感。发病同时或数小时后可有喷嚏、鼻塞、流清水样鼻涕等症状。2～3 d 后鼻涕变稠，常伴咽痛、流泪、味觉减退、呼吸不畅、声嘶等。一般无发热及全身症状，或仅有低热、不适、轻度畏寒、头痛。体检可见鼻腔黏膜充血、水肿、有分泌物，咽部轻度充血。并发咽鼓管炎时可有听力减退等症状。脓性痰或严重的下呼吸道症状提示合并鼻病毒以外的病毒感染或继发细菌性感染。如无并发症，5～7 d 可痊愈。

2. 急性病毒性咽炎或喉炎。

(1)急性病毒性咽炎。多由鼻病毒、腺病毒、流感病毒、副流感病毒以及肠道病毒、呼吸道合胞病毒等引起。临床特征为咽部发痒或灼热感，咳嗽少见，咽痛不明显。当吞咽疼痛时，常提示有链球菌感染。流感病毒和腺病毒感染时可有发热和乏力。腺病毒咽炎可伴有眼结合膜炎。体检咽部明显充血水肿，颌下淋巴结肿大且触痛。

(2)急性病毒性喉炎。多由鼻病毒、甲型流感病毒、副流感病毒及腺病毒等引起。临床特征为声嘶、讲话困难、咳嗽时疼痛，常有发热、咽痛或咳嗽。体检可见喉部水肿、充血，局部淋巴结轻度肿大和触痛，可闻及喉部的喘鸣音。

3. 急性疱疹性咽峡炎。常由柯萨奇病毒 A 引起，表现为明显咽痛、发热，病程约1 周，多于夏季发作，儿童多见，偶见于成年人。体检可见咽充血，软腭、悬雍垂、咽及扁桃体表面有灰白色疱疹及浅表溃疡，周围有红晕，以后形成疱疹。

4. 咽结膜热。主要由腺病毒、柯萨奇病毒等引起。临床表现有发热、咽痛、畏光、流泪，体检可见咽及结合膜明显充血。病程 4~6 d，常发生于夏季，儿童多见，游泳者易于传播。

5. 细菌性咽—扁桃体炎

多由溶血性链球菌，其次为流感嗜血杆菌、肺炎球菌、葡萄球菌等引起。起病急、明显咽痛、畏寒、发热(体温可达 39℃ 以上)。体检可见咽部明显充血，扁桃体肿大、充血，表面有黄色脓性分泌物，颌下淋巴结肿大、压痛，肺部无异常体征。

三、诊断

1. 血常规。病毒性感染时，白细胞计数多正常或偏低，淋巴细胞比例升高；细菌感染时，白细胞计数常增多，有中性粒细胞增多或核左移现象。

2. 病原学检查。因病毒类型繁多，且明确类型对治疗无明显帮助，一般无需明确病原学检查。必要时可用免疫荧光法、酶联免疫吸附法、病毒分离鉴定、病毒血清学检查等确定病毒类型。细菌培养可判断细菌类型并做药物敏感试验以指导临床用药。

3. 根据病史、流行病学、鼻咽部的症状体征。结合周围血象和胸部影像学检查可作出临床诊断，一般无需病因诊断。特殊情况下可行细菌培养或病毒分离，或病毒血清学检查等确定病原体。

四、治疗

1. 对症治疗。

(1)休息。病情较重或年老体弱者应卧床休息，忌烟、多饮水，室内保持空气流通。

(2)解热镇痛。若有发热、头痛、肌肉酸痛等症状者，可选用解热镇痛药，如复方阿司匹林、对乙酰氨基酚、吲哚美辛(消炎痛)、去痛片、布洛芬等。咽痛可用各种喉片如溶菌酶片、健民咽喉片，或中药六神丸等口服。

(3)减充血剂。鼻塞，鼻黏膜充血水肿时，可使用盐酸伪麻黄碱，也可用 1% 麻黄碱滴鼻。

(4)抗组胺药。感冒时常有鼻黏膜敏感性增高，频繁打喷嚏、流鼻涕，可选用马来酸氯苯那敏或苯海拉明等抗组胺药。

(5)镇咳剂。对于咳嗽症状较明显者，可给予右美沙芬、喷托维林等镇咳药。

2. 病因治疗。

(1)抗菌药物治疗。单纯病毒感染无需使用抗菌药物，有白细胞计数升高、咽部脓苔、咳黄痰等细菌感染证据时，可酌情使用青霉素、第一代头孢菌素、大环内酯类或喹诺酮类。极少需要根据病原菌选用敏感的抗菌药物。

（2）抗病毒药物治疗。目前尚无特效抗病毒药物，而且滥用抗病毒药物可造成流感病毒耐药现象。因此如无发热，免疫功能正常，发病超过两天的患者一般无需应用。免疫缺陷患者可早期常规使用。广谱抗病毒药物利巴韦林和奥司他韦对流感病毒、副流感病毒和呼吸道合胞病毒等有较强的抑制作用，可缩短病程。

3. 中医中药治疗。具有清热解毒和抗病毒作用的中药亦可选用，有助于改善症状，缩短病程。小柴胡冲剂、板蓝根冲剂应用较为广泛。

五、护理

1. 避免诱因。避免受凉、淋雨、过度疲劳；避免与感冒患者接触，避免脏手接触口、眼、鼻。年老体弱易感者更应注意防护，上呼吸道感染流行时应戴口罩，避免在人多的公共场所出入。

2. 增强体质。坚持适度有规律的户外运动，提高机体免疫力与耐寒能力是预防本病的主要方法。

3. 免疫调节药物和疫苗。对于经常、反复发生本病以及老年免疫力低下的患者，可酌情应用免疫增强剂。目前除流感病毒外，尚没有针对其他病毒的疫苗。

（马 燕 李 瑶 宋 起 王淑娟）

第二节　急性气管—支气管炎

一、病因

急性气管—支气管炎是由生物、物理、化学刺激或过敏等因素引起的急性气管—支气管黏膜炎症。多散发，无流行倾向，年老体弱者易感染病原微生物。

1. 病原微生物。可由病毒、细菌直接感染。常见病毒为腺病毒、流感病毒（甲、乙）、冠状病毒、鼻病毒、单纯疱疹病毒、呼吸道合胞病毒和副流感病毒。常见细菌为流感嗜血杆菌、肺炎链球菌、卡他莫拉菌等，近年来衣原体和支原体感染有所增加。在病毒感染的基础上继发细菌感染亦较多见。

2. 物理、化学因素。冷空气、粉尘、刺激性气体或烟雾（如二氧化硫、二氧化氮、氨气、氯气等）的吸入，均可刺激气管—支气管黏膜引起急性损伤和炎症反应。

3. 过敏反应。常见的吸入致敏原包括花粉、有机粉尘、真菌孢子、动物毛皮排泄物等；或对细菌蛋白质过敏，钩虫、蛔虫的幼虫在肺内移行均可引起气管—支气管的急性炎症反应。

二、临床表现

起病较急，通常全身症状较轻，可有发热。初为干咳或少量黏液，随后痰量增多，咳嗽加剧,偶伴血痰。咳嗽、咳痰可延续 2～3 周,如如迁延不愈,可演变成慢性支气管炎。伴支气管痉挛时,可出现程度不等的胸闷气促。

体征方面可无明显阳性表现。也可在两肺听到散在的干、湿性罗音,部位不固定,咳嗽后可减少或消失。

三、诊断

1. 周围血中白细胞计数和分类无明显改变。细菌感染较重时,白细胞总数和中性粒细胞增高,痰培养可发现致病菌。X 线胸片检查,大多数表现正常或仅有肺纹理增粗。

2. 根据病史、咳嗽和咳痰等呼吸道症状以及两肺散在干、湿性罗音等体征,结合血象和 X 线胸片检查,可作出临床诊断。病毒和细菌检查有助于病因诊断。

四、治疗

1. 休息、保暖、多饮水、补充足够的热量。

2. 抗菌药物治疗。根据感染的病原体及药物敏感试验选择抗菌药物治疗。一般未能得到病原菌阳性结果前,可以选用大环内脂类、青霉素、头孢菌素类和喹诺酮类等药物。多数患者口服抗菌药物即可,症状较重者可用肌内注射或静脉滴注。若为病毒感染,抗菌药物无效。

3. 对症治疗。咳嗽无痰,可用右美沙芬、喷托维林(咳必清)或可待因。咳嗽有痰而不易咳出,可选用盐酸氨溴索、溴己新(必嗽平)等,也可雾化帮助祛痰。中成药止咳祛痰药也可选用。发生支气管痉挛,可用平喘药物如茶碱类、β_2-受体激动剂等。发热可用解热镇痛药。

五、护理

增加体质,防止感冒。改善生活卫生环境,防止空气污染,净化环境。清除鼻、咽、喉等部位的病灶。

（张　娟　周丽敏　孙红霞　孔令朋）

第三节　慢性阻塞性肺气肿

一、病因

肺气肿的病因及发病机理至今尚未完全阐明。一般认为是多种因素形成的。如感染、吸烟、空气污染、职业性粉尘和有害气体等。长期吸入过敏因素皆可引起阻塞性肺气肿。慢性支气管炎使支气管失去正常的支架作用,吸气时支气管舒张,气体尚能进入肺泡,但呼气时支气管过度缩小、陷闭,阻碍气体排出,肺泡内积聚多量气体,使肺泡明显膨胀和压力升高。持续肺泡过度膨胀,内压骤升可发生肺泡破裂。多个肺泡破裂融合成肺大泡使肺泡壁毛细血管受压,血液供应减少,肺组织营养障碍,炎症引起肺泡壁弹性减退,最后形成阻塞性肺气肿。

目前还认为肺气肿的发生还与遗传因素有关。正常人血清中 a_1-抗胰蛋白酶的效价可随炎症加剧而相应增加,以保护肺组织不致受过多的蛋白分解酶破坏;缺乏 a_1-抗胰蛋白酶的人,当肺部有炎症时,中性粒细胞和巨噬细胞的蛋白分解酶可损害肺组织而发生肺气肿。

二、临床表现

1. 症状

(1)咳嗽、咳痰:慢性支气管炎并发肺气肿时,咳嗽频繁,咳痰多,甚至常年不断。若伴感染时可为黏液脓性痰或脓痰。咳嗽剧烈时痰中可带血。

(2)呼吸困难,病情迁延时,在咳嗽咳痰的基础上出现了逐渐加重的呼吸困难。最初仅在劳动、上楼或登山时有气促,随着病变发展,在平地活动时,甚至在静息时也感觉气短。当慢性支气管炎急性发作时,支气管分泌物增多,加重通气功能障碍,使胸闷气短加重,严重时可出现呼吸衰竭。

2. 体征。肺气肿早期体征不明显。随着病情的发展桶状胸,前后径增大,肋间隙增宽,呼吸后期减弱,触诊语颤减弱或消失;叩诊呈过清音,心浊时界缩小,或不易叩出肺下界,肝浊音界下降;听诊心音遥远,呼吸音普遍减弱,呼气延长。感染时肺部可有湿性罗音,缺氧明显时出现紫绀。

3. 检查

(1)呼吸功能检查:呼吸功能测定对于诊断肺气肿有决定性的意义。残气量增加,占肺总量的百分比增大,超过 40%;最大通气量低于预计值的 80%;第一秒时间肺活量常低于 60%;肺内气体分布不均匀,肺泡氮浓度常高于 2.5%。

(2)X 线检查:胸部扩张,肋间隙增宽,肋骨平行,活动减弱,膈肌下降且变平;两肺野的透亮度增加,有时可见局限性透亮度增高,表现为局限性肺气肿或肺大泡;肺血管纹理外带纤细,稀疏和垂直,而内带的血管纹理可增粗和紊乱。心脏常呈垂直位,心影狭长。

(3)血液气体分析:如出现缺氧及二氧化碳潴留时,动脉血氧分压(PaO_2)降低,二氧化碳分压($PaCO_2$)升高,严重时可出现呼吸性酸中毒,pH 值降低。

三、诊断

根据慢性支气管炎的病史及肺气肿临床表现和 X 线表现,可作出临床诊断,呼吸功能等的测验可确定诊断。

四、治疗

(1)药物治疗。①抗菌药物应用护理:应注意各种药物用法、用量、用药时间、速度、稀释方法,使药物在血液中始终保持足够的浓度。②有严重肺功能不全,精神不安者,用镇静药要慎用,因能抑制呼吸,促使肺性脑病的发生,必要时可用少量镇静剂,如水合氯醛,但禁用吗啡、可待因等。

(2)对症治疗。①排痰化痰。鼓励患者咳嗽,并帮助变换体位,轻拍背以利排痰,痰干结者给糜蛋白酶雾化吸入稀释痰液或给超声雾化。也可用药物口服祛痰。②解痉平喘。有喘息症状给予氨茶碱类制剂平喘。

五、护理

1. 一般护理。室内保持空气新鲜流通,冬季有保暖设备,避免患者受凉感冒以免加重病情。注意卧床休息,心脏病有呼吸衰竭者更应卧床休息。给予营养丰富易消化吸收的普通饮食,病情重者给半流质饮食,有心衰和水肿者给予低盐饮食。避免吸入有害煤烟粉尘和有刺激性气体,有吸烟嗜好者劝其戒烟。明显缺氧患者给予吸氧,有二氧化碳潴留者采用鼻导管低流量持续给氧,浓度25%～30%,流量1.5～2 L/min。

2. 呼吸运动锻炼。肺气肿时膈肌下降,运动幅度减弱,肺组织弹性减退,使呼吸浅而频速,为了改善肺功能可做腹式呼吸锻炼。方法:取立位(体弱者可取坐位或仰卧位),一手放于腹部,一手放于胸前,吸气时尽力挺腹,胸部不动。呼气时腹部内陷,尽量将气呼出,吸与呼时间之比为1∶2或1∶3。用鼻吸气,用口呼气,要求缓呼深吸,不可用力,每分钟呼吸速度保持在7～8次,可减少能量消耗。每日2次,每次10～20 min,亦可用气功疗法,太极拳运动锻炼。

(刘凤麟　周丽敏　孙红霞　孔令朋)

第四节　肺　炎

一、病因

引起肺炎的原因很多,如细菌(肺炎球菌、甲型溶血性链球菌、金黄色葡萄球菌、肺炎克雷白杆菌、流感嗜血杆菌、铜绿假单胞菌、埃希大肠杆菌、绿脓杆菌等),病毒(冠状病毒、腺病毒、流感病毒、巨细胞病毒、单纯疱疹病毒等),真菌(白念珠菌、曲霉、放射菌等),非典型病原体(如军团菌、支原体、衣原体、立克次体、弓形虫、原虫等),理化因素(放射性、胃酸吸入、药物等)。按解剖部位可分为大叶性肺炎、小叶性肺炎、间质性肺炎。按病程分为急性肺炎、迁延性肺炎、慢性肺炎。

二、临床表现

本病起病急骤,常有淋雨、受凉、劳累等诱因,约1/3患者有上呼吸道感染史。自然病程7～10 d。

1. 寒战、高热。典型症状为突然寒战、高热,体温高达39℃～40℃,呈稽留热型,伴有头痛、全身肌肉酸软、纳差。使用抗生素后热型不典型,年老体弱者仅有低热或不发热。

2. 咳嗽、咳痰。早期为刺激性干咳,继而咯出白色黏液痰或带血丝痰,1～2 d后,可咯出黏液血性痰、铁锈色痰、脓性痰,消散期痰量增多,痰黄而稀薄。

3. 胸痛。常有剧烈胸痛,呈针刺样,随咳嗽或深呼吸而加重,可向肩或腹部放射。下叶肺炎可刺激膈、胸膜引起腹痛,可被误诊为急腹症。

4. 呼吸困难。因肺实变致通气不足、气体交换障碍、动脉血氧饱和度降低而出现发绀、胸痛、呼吸困难。

三、诊断

根据患者有受凉病史,有发热、咳嗽、咳痰及肺实变的临床表现,痰培养、血常规、胸片的检查,作出诊断一般不难。

1. 血常规检查。包括血白细胞总数及分类。如果白细胞总数超过 10×10^9 个/L,中性白细胞百分比超过 70%,则提示为细菌引起的肺炎。老年或幼儿可能增高不明显。

2. 痰培养。痰液标本尽可能在应用抗生素前采集。直接涂片,光镜下观察细胞数量,每低倍视野鳞状上皮细胞 10 个,白细胞 25 个,或鳞状上皮细胞/白细胞为 1:2.5,可作为"合格"标本接种培养。痰定量培养分离的致病菌或条件致病菌浓度 $>10^7$ cfu/mL,可认为是肺炎的致病菌;$<10^4$ cfu/mL,则为污染菌;介于两者之间,应重复痰培养。连续二次分离到相同细菌,浓度 $10^5 \sim 10^6$ cfu/mL,可认为是致病菌。

3. 血和胸腔积液培养。血和胸腔积液培养是肺炎病原学诊断的方法。血和痰培养分离到相同细菌,可确定为肺炎的病原菌。由于血或胸腔积液标本的采集均经过皮肤,故需排除操作过程中皮肤细菌的污染。明确病原学诊断有助于临床治疗,尤其对于医院获得性肺炎。

4. X 线胸片检查。这是肺炎的重要检查方法,有助于肺炎的诊断。

5. CT、MRI 检查。对于经 X 线胸片检查不能确诊的患者,可进行 CT、MRI 检查,以明确诊断。

四、治疗

患者除了卧床休息、大量饮水、吸氧、积极排痰外,肺炎治疗的最主要环节是抗感染。细菌性肺炎的治疗包括针对病原体治疗和经验性治疗。前者根据痰培养和药物敏感试验结果,选择体外试验敏感的抗菌药物;后者主要根据本地区肺炎病原体流行病学资料,选择可能覆盖病原体的抗菌药物。此外,还根据患者的年龄、基础疾病、疾病严重程度、是否有误吸等因素,选择抗菌药物和给药途径。

疑为肺炎即马上给予首剂抗菌药物。病情稳定后可将静脉途径改为口服治疗。肺炎抗菌药物疗程至少 5 d,多数患者要 7～10 d 或更长疗程,体温正常 48～72 h,无肺炎任何一项临床不稳定征象可停用抗菌药物。肺炎临床稳定标准为:①体温≤37.8℃;②心率≤100 次/分;③呼吸频率≤24 次/分;④血压:收缩压≥90 mmHg;⑤呼吸室内空气条件下动脉血氧饱和度≥90%或 PaO_2≥60 mmHg;⑥能够经口进食;⑦精神状态正常。

治疗有效的临床表现为体温下降、症状改善、临床状态稳定、白细胞逐渐降低或恢复正常,而 X 线胸片病灶吸收较迟。如 72 h 后症状无改善,其原因可能有:①药物未能覆盖致病菌,或细菌耐药。②特殊病原体感染如结核分支杆菌、真菌、病毒等。③出现并发症或存在影响疗效的宿主因素(如免疫抑制)。④非感染性疾病误诊为肺炎。⑤药物热。需仔细分析,作必要的检查,进行相应处理。

1. 青壮年和无基础疾病的社区获得性肺炎。选用青霉素类、第一代头孢菌素类等抗生素,因我国肺炎链球菌对大环内酯类抗菌药物耐药率高,故对该菌所致的肺炎不单独使用大环内酯类抗菌药物治疗,对耐药肺炎链球菌可使用对呼吸道感染有特效的氟喹诺酮类(莫西沙星、吉米沙星和左氧氟沙星)。

2. 老年人、有基础疾病或需要住院的社区获得性肺炎。选用氟喹诺酮类、第二/三代头孢菌素、β-内酰胺类/β-内酰胺酶抑制剂,或厄他培南,可联合大环内酯类。

3. 医院获得性肺炎。选用第二/三代头孢菌素、β-内酰胺类/β-内酰胺酶抑制剂、氟喹诺酮类或碳青霉烯类。

4. 重症肺炎。首选广谱的强力抗菌药物,足量、联合用药。初始经验性治疗不足或不合理,而后根据病原学结果调整抗菌药物,其病死率均高于初始治疗正确者。重症社区获得性肺炎选用 β-内酰胺类联合大环内酯类或氟喹诺酮类;青霉素过敏者用氟喹诺酮类和氨曲南。医院获得性肺炎可用氟喹诺酮类或氨基糖苷类联合抗假单胞菌 β-内酰胺类、广谱青霉素/β-内酰胺酶抑制剂、碳青霉烯类的任何一种,必要时可联合万古霉素、替考拉宁或利奈唑胺。

五、护理

1. 平时注意防寒保暖,遇有气候变化,随时更换衣着,预防发生外感。

2. 戒除吸烟,避免吸入粉尘和一切有毒或刺激性气体。

3. 加强体育锻炼,增强体质。

4. 进食或喂食时,注意力要集中,要求患者细嚼慢咽,避免边吃边说,避免食物呛吸入肺。

(李 雯 孔令朋 黄高云 马 健)

第五节 慢性肺源性心脏病

一、病因

老年肺心病的病因可分为 4 类。

1. 慢性支气管、肺部疾病最常见。慢性阻塞性肺病(COPD)是我国肺心病最主要的病因。其他如支气管哮喘、重症肺结核、支气管扩张、尘肺、间质性肺疾病等,晚期也可继发慢性肺心病。

2. 严重的胸廓畸形,如严重的脊椎后、侧凸,脊椎结核,胸廓成形术,严重的胸膜肥厚。

3. 肺血管病变,如肺栓塞,特发性肺动脉高压等。

4. 其他神经肌肉疾病,如脊髓灰质炎、肌营养不良和肥胖伴肺通气不足,睡眠呼吸障碍等。

二、临床表现

本病为长期慢性经过,逐步出现肺、心功能衰竭以及其他器官损害的征象。按其功能的代偿期与失代偿期进行分述。

1. 肺、心功能代偿期(包括缓解期)。本期主要临床表现为慢性阻塞性肺气肿。表现为咳嗽、咳痰、喘息、活动后感心悸、气短、乏力和劳动耐力下降。体检有明显肺气肿体征,由于胸膜腔内压升高,阻碍腔静脉回流,可见颈静脉充盈,桶状胸,呼吸运动减弱,语音震颤减弱,呼吸音减低,呼气延长,肺底听到哮鸣音及湿啰音,心浊音界缩小,心音遥远,肝浊音界下降,肝大伴压痛,肝颈静脉回流征阳性,水肿和腹腔积液等,常见下肢水肿,午后明显,次晨消失。肺动脉瓣区可有第二心音亢进,提示肺动脉高压。三尖瓣区出现收缩期杂音或剑突下示心脏搏动,提示有右心室肥大。膈下降,使肝上界及下缘明显地下移,应与右心衰竭的肝淤血征相鉴别。

2. 肺、心功能失代偿期(包括急性加重期)。本期临床主要表现以呼吸衰竭为主,或有心力衰竭。

(1)呼吸衰竭常见诱因为急性呼吸道感染,多为通气障碍型呼吸衰竭(Ⅱ型呼吸衰竭),低氧血症与高碳酸血症同时存在。低氧血症表现为胸闷、心慌、气短、头痛、乏力及腹胀等。当动脉血氧饱和度低于 90% 时,出现明显发绀。缺氧严重者出现躁动不安、昏迷或抽搐,此时忌用镇静或催眠药,以免加重二氧化碳潴留,发生肺性脑病。高碳酸血症表现为皮肤温湿多汗、浅表静脉扩张、洪脉、球结膜充血水肿、瞳孔缩小,甚至眼球突出、两手扑翼样震颤、头昏、头痛、嗜睡及昏迷。这是因二氧化碳潴留引起血管扩张、毛细血管通透性增加的结果。当严重呼吸衰竭伴有精神神经障碍,排除其他原因引起者称为肺性脑病。

(2)心力衰竭。肺心病在功能代偿期只有肺动脉高压及右室肥厚等征象,而无心力衰竭表现。失代偿期出现右心衰竭、心慌、气短、颈静脉怒张、肝大、下肢水肿,甚至全身水肿及腹腔积液,少数患者还可伴有左心衰竭,也可出现心律失常。

三、诊断

根据病史、临床表现、有关检查证实有肺动脉高压或右心室肥厚增大,失代偿以呼吸衰竭和右心衰竭为主,可作出临床诊断。

1. 动脉血气分析。肺心病肺功能代偿期可出现低氧血症或合并高碳酸血症。当 $PaO_2 \leqslant 8\ kPa\ (60\ mmHg)$、$PaCO_2 \geqslant 6.66\ kPa\ (50\ mmHg)$,多见于慢性阻塞性肺病所致肺病。

2. 血液检查。缺氧的肺心病患者，红细胞及血红蛋白可升高，血细胞比容高达 50% 以上。合并感染时，白细胞总数增高，中性粒细胞增加，出现核左移现象。血清学检查可有肾功能或肝功能改变，也可出现高钾、低钠、低氯、低钙、低镁等改变。

3. 其他。肺功能检查对早期或缓解期肺心病有意义。痰细菌学检查对急性加重期肺心病可以指导抗菌药物的选用。

4. X 线检查。除肺、胸基础疾病及急性肺部感染的特征外，尚可有肺动脉高压征：

①右下肺动脉干扩张，其横径≥15 mm；其横径与气管横径之比值≥1.07。②肺动脉段突出或其高度≥3 mm。③中心肺动脉扩张和外周分支纤细，两者形成鲜明对比。④圆锥部显著凸出(右前斜位 45°)或"锥高"≥7 mm。⑤右心室肥大征。以上 5 项标准，具有 1 项即可诊断肺心病。

5. 心电图检查。为右心房、室肥大的改变，如电轴右偏，额面平均电轴≥90°，重度顺钟向转位(V_5：$R/S≤1$)，$Rv_1/Sv_5≥1.05$ mV，aVR 呈 QR 型及肺型 P 波。也可见右束支传导阻滞及低电压图形，可作为诊断肺心病的参考条件。在 V_1，V_2 甚至延至 V_3，出现酷似陈旧性心肌梗死图形的 QS 波。

6. 心电向量图检查。表现为右心房、右心室肥大的图形。随右心室肥大的程度加重，QRS 方位由正常的左下前或后逐渐演变为向右、再向下、最后转向右前，但终末部仍在右后。QRS 环自逆钟向运行或"8"字形发展至重度时之顺钟向运行。P 环多狭窄，左侧与前额面 P 环振幅增大，最大向量向前下、左或右。右心房肥大越明显，则 P 环向量越向右。

7. 超声心动图检查。测定右心室流出道内径(≥30 mm)，右心室内径(≥20 mm)，右心室前壁的厚度(≥5 mm)，右肺动脉内径或肺动脉干及右心房肥大等指标，以诊断肺心病。

四、治疗

除治疗肺胸基础疾病，改善肺心功能外，还须维护各系统器官的功能，采取措施予以救治。控制感染，通畅呼吸道，改善呼吸功能，纠正缺氧和二氧化碳潴留，纠正呼吸和心力衰竭。

1. 积极控制肺部感染。肺部感染是肺心病急性加重常见的原因，控制肺部感染才能使病情好转。在应用抗生素之前做痰培养及药物敏感实验，找到感染病原菌作为选用抗生素的依据。在结果出来前，根据感染环境及痰涂片革兰染色选用抗菌药物。院外感染以革兰阳性菌占多数，院内感染则以革兰阴性菌为主。或选用二者兼顾的抗菌药物。选用广谱抗菌药时必须注意可能继发的真菌感染。培养结果出来后，根据病原微生物的种类，选用针对性强的抗生素。以 10～14 d 为一疗程，但主要是根据患者情况而定。

2. 通畅呼吸道。为改善通气功能，应清除口咽部分泌物，防止胃内容物反流至气管，经常变换体位，鼓励用力咳嗽以利排痰。久病体弱、无力咳痰者，咳嗽时用手轻拍患者背部协助排痰。如通气严重不足、神志不清、咳嗽反射迟钝且痰多、黏稠、阻塞呼吸道者，应建立人工气道，定期吸痰。湿化气道及痰液，可用黏液溶解剂和祛痰剂。同时应用扩张支气管改善通气的药物。

（1）支气管舒张药：①选择性 β_2-受体兴奋药；②茶碱类药物。

（2）消除气道非特异性炎症：常用泼尼松，吸入药物有倍氯米松（必可酮）。皮质激素类药物的剂量因人而异，不宜过大，以免引起不良后果。

3. 纠正缺氧和二氧化碳潴留

（1）氧疗。缺氧不伴二氧化碳潴留（Ⅰ型呼衰）的氧疗应给予高流量吸氧（35%），使 PaO_2 提高到 8 kPa（60 mmHg）或 SaO_2 达 90% 以上。吸高浓度氧时间不宜过长，以免发生氧中毒。缺氧伴二氧化碳潴留（Ⅱ型呼衰）的氧疗应予以低流量持续吸氧。氧疗可采用双腔鼻管、鼻导管或面罩进行吸氧，以 1~2 L/min 的氧流量吸入。

（2）呼吸兴奋药。呼吸兴奋药包括有尼可刹米（可拉明）、洛贝林、多沙普仑、都可喜等。嗜睡的患者可先静脉缓慢推注。密切观察患者的睫毛反应、意识状态、呼吸频率、动脉血气的变化，以便调节剂量。

（3）机械通气。严重呼衰患者，应及早进行机械通气。

4. 纠正酸碱失衡和电解质紊乱。肺心病急性加重期容易出现酸碱失衡和电解质紊乱，常见呼吸性酸中毒、呼吸性酸中毒合并代谢性酸中毒或代谢性碱中毒。呼吸性酸中毒的治疗，在于改善通气，呼吸性酸中毒合并代谢性酸中毒时，pH 明显降低，当 pH≤7.2 时，治疗上除注意改善通气外，还应根据情况静滴碳酸氢钠溶液，边治疗边观察，呼吸性酸中毒合并代谢性碱中毒时，大多与低血钾、低血氯有关，应注意补充氯化钾。危重患者可能出现三重性酸碱失衡。电解质紊乱应连续监测，针对性治疗。除对钾、钠、氯、钙及镁等电解质监测外，还应重视低磷血症问题。

5. 降低肺动脉压。氧疗是治疗肺动脉高压的措施之一。肺动脉高压靶向药物治疗应根据肺动脉高压类型而定。

6. 控制心力衰竭。肺心病心力衰竭的治疗与其他心脏病心力衰竭的治疗有其不同之处，因为肺心病患者通常在积极控制感染、改善呼吸功能后心力衰竭便能得到改善。但对治疗后无效或较重患者，可适当选用利尿、正性肌力药。

（1）利尿药。消除水肿，减少血容量和减轻右心负荷。应用原则是少量顿服法应用。

（2）正性肌力药。用药前纠正缺氧，防治低钾血症，以免发生洋地黄药物毒性反应。应用指证是：①感染得到控制，低氧血症已纠正，使用利尿药不能得到良好的疗效而反复水肿的心力衰竭者；②无明显感染的以右心衰竭为主要表现者；③出现急性左心衰竭者；④合并室上性快速性心律失常，如室上性心动过速、心房颤动伴快速心室率者。

7. 脑水肿。肺心病因严重低氧血症和高碳酸血症常合并肺性脑病，临床上出现神经精神症状和颅内高压、脑水肿等表现。应尽快降低颅内压，减轻脑水肿，并控制其神经精神症状。①脱水药。选用 20% 甘露醇快速静脉滴注，1~2 次/天。用药期密切注意血电解质改变。②皮质激素。必须与有效抗生素及保护胃黏膜药物，如枸橼酸铋钾（得乐）、复方铝酸铋（胃必治）等配合使用，以免发生呼吸道感染恶化和诱发上消化道出血。大多采用地塞米松、氨茶碱及尼可刹米加于 5% 葡萄糖液中静脉滴注，视病情轻重，每天给予 1~3 剂，待肺性脑病症状缓解，脑水肿减轻后，可减量而至停用。

五、护理

严密观察病情变化,宜加强心肺功能的监护。翻身、拍背排除呼吸道分泌物是改善通气功能一项有效措施。

1. 病情观察。

(1)严密观察神志、生命体征

有无紫绀、出血倾向等情况,预防和减少肺性脑病等并发症的发生,一旦发现肺性脑病等并发症应立即处理。

(2)观察咳嗽、咳痰及喘气情况,注意痰液颜色、性状、量,必要时留取痰液送检。

(3)准确记录出入水量。

(4)做好药物观察。

2. 保持气道通畅。及时清除呼吸道分泌物,以解除气道阻塞,改善肺泡通气。神志清醒者应鼓励咳嗽,痰液不易咳出者,可有效湿化。危重体弱患者定时更换体位,叩击背部使痰液易于咳出。对神志不清者,可进行机械吸痰,需注意无菌操作,抽吸压力要适当,动作轻柔,每次抽吸时间不超过 10 s,以免加重缺氧。

3. 心理护理。肺心病是一种慢性病,病程长,常易反复发作,患者常易产生悲观等不良心理,因此,护理人员应多与患者沟通,给予心理安慰,多关心体贴患者,鼓励和增强患者树立战胜疾病的信心,协助患者恢复生活自理能力,对危重期患者帮助口腔护理及皮肤护理,待病情稳定后扶患者起床床边活动,逐渐恢复患者生活自理能力。

(袁　青　马　健　黄　静　董文君)

第六节　肺脓肿

一、病因

病原体常为上呼吸道、口腔的定植菌,包括需氧、厌氧和兼性厌氧菌。90%肺脓肿患者合并有厌氧菌感染,毒力较强的厌氧菌在部分患者可单独致病。常见的其他病原体包括金黄色葡萄球菌、化脓性链球菌、肺炎克雷伯菌和铜绿假单胞菌。大肠埃希菌和流感嗜血杆菌也可引起坏死性肺炎。

二、临床表现

1. 症状。起病急骤,畏寒、高热,体温达 39℃~40℃,伴有咳嗽、咳黏液痰或黏液脓性痰。炎症累及壁层胸膜可引起胸痛,且与呼吸有关。病变范围大时可出现气促。此外,还有精神不振、全身乏力、食欲减退等全身中毒症状。如感染没能及时控制,患者咳大量脓臭痰,部分患者有不同程度的咯血。血源性肺脓肿多先有原发病灶引起的畏寒、高热等感染中毒症的表现。经数日或数周后才出现咳嗽、咳痰,痰量不多,极少咯血。慢性肺脓肿患者常有不规则发热、咳嗽、咳脓臭痰、消瘦、贫血等症状。

2. 体征。肺部体征与肺脓肿的大小和部位有关。早期常无异常体征,脓肿形成后病变部位扣诊浊音,呼吸音减低,数天后可闻及支气管呼吸音、湿啰音;随着肺脓肿增大,可出现空瓮音;病变累及胸膜可闻及胸膜摩擦音或呈现胸腔积液体征。慢性肺脓肿常有杵状指(趾)。血源性肺脓肿肺部多无阳性体征。急性吸入性肺脓肿起病急骤,患者畏寒、发热,体温可高达 39℃～40℃。伴咳嗽、咳黏液痰或黏液脓痰。炎症波及局部胸膜可引起胸痛。病变范围较大,可出现气急。此外,还有精神不振、乏力、胃纳差。10～14 d 后,咳嗽加剧,脓肿破溃于支气管,咳出大量脓臭痰,每日可达 300～500 mL,体温旋即下降。由于病原菌多为厌氧菌,故痰带腥臭味。有时痰中带血或中等量咯血。慢性肺脓肿患者有慢性咳嗽、咳脓痰、反复咯血、继发感染和不规则发热等,常呈贫血、消瘦慢性消耗病态。血源性肺脓肿多先有原发病灶引起的畏寒、高热等全身脓毒血症的症状。经数日至两周才出现肺部症状,如咳嗽、咳痰等。通常痰量不多,极少咯血。体征:与肺脓肿的大小和部位有关。病变较小或位于肺脏的深部,可无异常体征。病变较大,脓肿周围有大量炎症,叩诊呈浊音或实音,听诊呼吸音减低,有时可闻湿啰音。血源性肺脓肿体征大多阴性。慢性肺脓肿患者患侧胸廓略塌陷,叩诊浊音,呼吸音减低。

三、诊断

1. 血常规。急性肺脓肿血白细胞总数可达 $(20\sim30)\times10^9/L$,中性粒细胞在 90% 以上,核明显左移,常有中毒颗粒。慢性患者的血白细胞可稍升高或正常,红细胞和血红蛋白减少。

2. 痰细菌学检查。痰涂片革兰染色,痰、胸腔积液和血培养以及抗菌药物敏感试验,有助于确定病原体和选择有效的抗菌药物。尤其是胸腔积液和血培养阳性时对病原体的诊断价值更大。

3. 胸部 X 线检查。早期炎症表现为大片浓密模糊浸润阴影,边缘不清,或为团片状浓密阴影,分布在一个或数个肺段。肺脓肿形成后,大量脓痰经支气管排出,胸片上可见带有含气液平面的圆形空洞,内壁光滑或略有不规则。慢性肺脓肿,空洞壁厚,脓腔不规则,大小不一,可呈蜂窝状,周围有纤维组织增生及邻近胸膜增厚。

4. 胸部 CT 检查。可清楚显示胸片所见,能更准确定位并有助于作体位引流和外科手术治疗。CT 可用于区别肺脓肿和有气液平的局限性脓胸、发现体积较小的脓肿和葡萄球菌肺炎引起的肺气囊腔。对于临床上不易明确诊断的患者应进一步做此项检查。

5. 支气管碘油造影。用于慢性肺脓肿可疑并发支气管扩张的患者。在老年患者中,常有心肺功能不全,故此项检查应慎重。

6. 纤维支气管镜检查。有助于明确病因和病原学诊断,并可用于治疗。若有气道内异物,可取出异物使气道引流通畅。若疑为肿瘤阻塞,则可取病理标本。还可经纤维支气管镜插入导管,尽量接近或进入脓腔,吸引脓液、冲洗支气管及注入抗生素,以提高疗效与缩短病程。

四、治疗

1. 抗菌药物治疗。吸入性肺脓肿多为厌氧菌感染,一般均对青霉素敏感,仅脆弱拟杆菌对青霉素不敏感,但对林可霉素、克林霉素和甲硝唑敏感。可根据病情严重程度决定青霉素剂量,轻度者 120 万～240 万 U/d,病情严重者可用 1 000 万 U/d 分次静脉滴注,以提高坏死组织中的药物浓度。体温一般在治疗 3 d 内降至正常,然后可改为肌注。如青霉素疗效不佳,可用林可霉素 1.8～3.0 g/d 分次静脉滴注,或克林霉素 0.6～1.8 g/d,或甲硝唑 0.4 g,每日 3 次口服或静脉滴注。

血源性肺脓肿多为葡萄球菌和链球菌感染,可选用耐 β-内酰胺酶的青霉素或头孢菌素。如为耐甲氧西林的葡萄球菌,应选用万古霉素、替考拉宁或利奈唑胺。

抗菌药物疗程 8～12 周,直至 X 线胸片脓腔和炎症消失,或仅有少量的残留纤维化。

2. 脓液引流。提高疗效的有效措施。痰液稠不易咳出者可用祛痰药或雾化吸入生理盐水、祛痰药或支气管舒张剂以利痰液引流。身体状况较好者可采取体位引流排痰,引流的体位应使脓肿处于最高位,每日 2～3 次,每次 1～5 min。经纤维支气管镜冲洗及吸引也是引流的有效方法。

3. 手术治疗。适应证为:①肺脓肿病程超过 3 个月,经内科治疗脓腔不缩小,或脓腔过大(5 cm 以上)估计不易闭合者。②大咯血经内科治疗无效或危及生命。③伴有支气管胸膜瘘或脓胸经抽吸、引流和冲洗疗效不佳者。④支气管阻塞限制了气道引流,如肺癌。对病情重不能耐受手术者,可经胸壁插入导管到脓腔进行引流。术前应评估患者一般情况和肺功能。

五、护理

1. 密切观察患者咳嗽、咳痰、胸痛的性质,痰液的颜色、性质、气味、量,静置后是否分层、是否咯血。

2. 保持室内空气新鲜,每日通风 2 次,每次 15～30 min,同时注意保暖。保持病室清洁,维持室温在 18℃～22℃,湿度在 50%～70%。

3. 根据病变部位,指导患者采取不同的体位引流,每日 2～3 次,每次 15～30 min,餐前 1 h 进行。对年老体弱者慎用。

4. 给患者讲解排痰的意义,指导患者进行有效的排痰,具体方法是让患者尽量取坐位或半坐位,先进行几次深呼吸,然后再深吸气后保持张口,用力进行 2 次短促的咳嗽,将痰从深部咳出。

(李　雯　袁　青　王丽云　张　萍)

第七节　支气管扩张

一、病因

1. 感染。感染是引起支气管扩张的最常见原因。肺结核、百日咳、腺病毒肺炎可继发支气管扩张。曲霉菌和支原体以及可以引起慢性坏死性支气管肺炎的病原体也可继发支气管扩张。

2. 先天性和遗传性疾病。引起支气管扩张最常见的遗传性疾病是囊性纤维化。另外，可能是由于结缔组织发育较弱，马方综合征也可引起支气管扩张。

3. 纤毛异常。纤毛结构和功能异常是支气管扩张的重要原因。Kartagener 综合征表现为三联征，即内脏转位、鼻窦炎和支气管扩张。本病伴有异常的纤毛功能。

4. 免疫缺陷。一种或多种免疫球蛋白的缺陷可引起支气管扩张，一个或多个 IgG 亚类缺乏通常伴有反复呼吸道感染，可造成支气管扩张。IgA 缺陷不常伴有支气管扩张，但它可与 IgG2 亚类缺陷共存，引起肺部反复化脓感染和支气管扩张。

5. 异物吸入。异物在气道内长期存在可导致慢性阻塞和炎症，继发支气管扩张。

二、临床表现

支气管扩张病程多呈慢性经过，可发生于任何年龄。幼年患有麻疹、百日咳或流感后肺炎病史，或有肺结核、支气管内膜结核、肺纤维化等病史。典型症状为慢性咳嗽、咳大量脓痰和反复咯血。咳痰在晨起、傍晚和就寝时最多，每天可达 $100\sim400$ mL。咳痰通畅时患者自感轻松；痰液引流不畅，则感胸闷、全身症状亦明显加重。痰液多呈黄绿色脓样，合并厌氧菌感染时可臭味，收集全日痰静置于玻璃瓶中，数小时后可分为 3 层：上层为泡沫，中层为黄绿色混浊脓液，下层为坏死组织沉淀物。90%患者常有咯血，程度不等。有些患者，咯血可能是其首发和唯一的主诉，临床上称为"干性支气管扩张"，常见于结核性支气管扩张，病变多在上叶支气管。若反复继发感染，患者时有发热、盗汗、乏力、食欲减退、消瘦等。当支气管扩张并发代偿性或阻塞性肺气肿时，患者可有呼吸困难、气急或发绀，晚期可出现肺心病及心肺功能衰竭的表现。

三、诊断

1. 幼年有诱发支气管扩张的呼吸道感染史，如麻疹、百日咳或流感后肺炎病史，或肺结核病史等。

2. 出现长期慢性咳嗽、咳脓痰或反复咯血症状。

3. 体检肺部听诊有固定性、持久不变的湿啰音，杵状指（趾）。

4. X 线检查示肺纹理增多、增粗，排列紊乱，其中可见到卷发状阴影，并发感染出现小液平，CT 典型表现为"轨道征"或"戒指证"或"葡萄征"。确诊有赖于胸部 HRCT。怀疑先天因素应作相关检查,如血清 Ig 浓度测定、血清 γ-球蛋白测定、胰腺功能检查、鼻或支气管黏膜活检等。

四、治疗

1. 清除过多的分泌物。依病变区域不同进行体位引流,并配合雾化吸入。有条件的医院可通过纤维支气管镜行局部灌洗。

2. 抗感染。支气管扩张患者感染的病原菌多为革兰阴性杆菌,常见流感嗜血杆菌、肺炎克雷伯杆菌、铜绿假单胞菌等,可针对这些病原菌选用抗生素,应尽量做痰液细菌培养和药敏实验,以指导治疗。伴有基础疾病(如纤毛不动症)者,可根据病情,长期使用抗生素治疗。

3. 提高免疫力。低丙球蛋白血症、IgG 亚类缺乏者,可用丙种球蛋白治疗。

4. 手术治疗。病变部位肺不张长期不愈;病变部位不超过一叶或一侧者;反复感染药物治疗不易控制者,可考虑手术治疗。

五、护理

1. 一旦发病应卧床休息,大量咯血者应绝对卧床。

2. 居室内保持一定的温、湿度,亲属及他人不在其卧室内吸烟,定时通风,以保持居住环境的空气新鲜。

3. 让患者多进含铁饮食,以利于纠正贫血;服用维生素 A、C、E 等,提高支气管黏膜的抗病能力。

4. 选用适当的抗生素控制感染,及时给予雾化吸入,利于排痰和控制炎症。

5. 严密观察痰液的性状、色泽、气味和量,并详细记录,供复诊时医生参考。

6. 正确使用体位引流,使痰液借重力顺体位引流由支气管咳出。体位引流每日 2～3 次,每次 15～20 min。

（黄俊蕾　赵　娜　李丽沙　薛素莉）

第八节　支气管哮喘

一、病因

哮喘发病的危险因素包括宿主因素(遗传因素)和环境因素两个方面。遗传因素在很多患者身上都可以体现出来,比如绝大多数患者的亲人(有血缘关系、近三代人)当中,都可以追溯到有哮喘(反复咳嗽、喘息)或其他过敏性疾病(过敏性鼻炎、特应性皮炎)病史。大多数哮喘患者属于过敏体质,本身可能伴有过敏性鼻炎和/特应性皮炎,或者对常见的经空气传播的变应原(螨虫、花粉、宠物、霉菌等),某些食物(坚果、牛奶、花生、海鲜类等),药物过敏等。

二、临床表现

哮喘患者的常见症状是发作性的喘息、气急、胸闷或咳嗽等症状,少数患者还可能以胸痛为主要表现,这些症状经常在患者接触烟雾、香水、油漆、灰尘、宠物、花粉等刺激性气体或变应原之后发作,夜间和(或)清晨症状也容易发生或加剧。很多患者在哮喘发作时自己可闻及喘鸣音。症状通常是发作性的,多数患者可自行缓解或经治疗缓解。

三、诊断

1. 反复发作喘息、气急、胸闷或咳嗽,多与接触变应原、冷空气、物理、化学性刺激以及病毒性上呼吸道感染、运动等有关。

2. 发作时在双肺可闻及散在或弥漫性、以呼气相为主的哮鸣音,呼气相延长。

3. 上述症状和体征可经治疗缓解或自行缓解。

4. 除外其他疾病所引起的喘息、气急、胸闷和咳嗽。

5. 临床表现不典型者(如无明显喘息或体征),应至少具备以下 1 项肺功能试验阳性:①支气管激发试验或运动激发试验阳性;②支气管舒张试验阳性 FEV1 增加$\geq$12%,且 FEV1 增加绝对值$\geq$200 mL;③呼气流量峰值(PEF)日内(或 2 周)变异率$\geq$20%。

符合 1~4 条或 4、5 条者,可以诊断为哮喘。

四、治疗

治疗哮喘的药物可以分为控制药物和缓解药物。

控制药物:是指需要长期每天使用的药物。这些药物主要通过抗炎作用使哮喘维持临床控制,其中包括吸入糖皮质激素(简称激素)、全身用激素、白三烯调节剂、长效 β_2-受体激动剂(长效 β_2-受体激动剂,须与吸入激素联合应用)、缓释茶碱、抗 IgE 抗体及其他有助于减少全身激素剂量的药物等。

缓解药物:是指按需使用的药物。这些药物通过迅速解除支气管痉挛从而缓解哮喘症状,其中包括速效吸入 β_2-受体激动剂、全身用激素、吸入性抗胆碱能药物、短效茶碱及短效口服 β_2-受体激动剂等。

1. 激素。激素是最有效的控制气道炎症的药物。给药途径包括吸入、口服和静脉应用等,吸入为首选途径。

(1)吸入给药。吸入激素的局部抗炎作用强;通过吸气过程给药,药物直接作用于呼吸道,所需剂量较小。通过消化道和呼吸道进入血液的药物大部分被肝脏灭活,因此全身性不良反应较少。

吸入激素在口咽局部的不良反应包括声音嘶哑、咽部不适和念珠菌感染。吸药后及时用清水含漱口咽部,选用干粉吸入剂或加用储雾器可减少上述不良反应。目前有证据表明成人哮喘患者每天吸入低至中剂量激素,不会出现明显的全身不良反应。长期高剂量吸入激素后可能出现的全身不良反应包括皮肤瘀斑、肾上腺功能抑制和骨密度降低等。

临床上常用的吸入激素包括二丙酸倍氯米松、布地奈德、丙酸氟替卡松等。

(2)溶液给药。布地奈德溶液经以压缩空气为动力的射流装置雾化吸入,对患者吸气配合的要求不高,起效较快,适用于轻中度哮喘急性发作时的治疗。

(3)口服给药。适用于中度哮喘发作、慢性持续哮喘吸入大剂量激素联合治疗无效的患者和作为静脉应用激素治疗后的序贯治疗。一般使用半衰期较短的激素(如泼尼松、泼尼松龙或甲泼尼龙等)。对于激素依赖型哮喘,可采用每天或隔天清晨顿服给药的方式,以减少外源性激素对下丘脑—垂体—肾上腺轴的抑制作用。泼尼松的维持剂量最好每天≤10 mg。

长期口服激素可以引起骨质疏松症、高血压、糖尿病、下丘脑—垂体—肾上腺轴的抑制、肥胖症、白内障、青光眼、皮肤菲薄导致皮纹和瘀癜、肌无力。对于伴有结核病、寄生虫感染、骨质疏松、青光眼、糖尿病、严重忧郁或消化性溃疡的哮喘患者,全身给予激素治疗时应慎重并应密切随访。长期甚至短期全身使用激素的哮喘患者可感染致命的疱疹病毒应引起重视,尽量避免这些患者暴露于疱疹病毒是必要的。

尽管全身使用激素不是一种经常使用的缓解哮喘症状的方法,但是对于严重的急性哮喘是需要的,因为它可以预防哮喘的恶化、减少因哮喘而急诊或住院的机会、预防早期复发、降低病死率。推荐剂量:泼尼松龙 30～50 mg/d,5～10 d。具体使用要根据病情的严重程度,当症状缓解或其肺功能已经达到个人最佳值,可以考虑停药或减量。

(4)静脉给药。严重急性哮喘发作时,应经静脉及时给予琥珀酸氢化可的松(400～1 000 mg/d)或甲泼尼龙(80～160 mg/d)。无激素依赖倾向者,可在短期(3～5 d)内停药;有激素依赖倾向者应延长给药时间,控制哮喘症状后改为口服给药,并逐步减少激素用量。

2. β_2-受体激动剂

可通过舒张气道平滑肌、降低微血管的通透性、增加气道上皮纤毛的摆动等,缓解哮喘症状。

(1)短效 β_2-受体激动剂:常用的药物如沙丁胺醇和特布他林等。

吸入给药:通常在数分钟内起效,疗效可维持数小时,是缓解轻至中度急性哮喘症状的首选药物,也可用于运动性哮喘。沙丁胺醇:哮喘发作时每次吸入 100～200 μg,或特布他林 250～500 μg,必要时每 20 min 重复 1 次。这类药物应按需间歇使用,不宜长期、单一使用,也不宜过量应用,否则可引起骨骼肌震颤、低血钾、心律紊乱等不良反应。使用量过多说明疾病急性发作,或日常控制治疗方案强度不够,需要加强。压力型定量手控气雾剂和干粉吸入装置吸入短效 β_2-受体激动剂不适用于重度哮喘发作,其溶液(如沙丁胺醇、特布他林)经雾化泵吸入适用于轻至重度哮喘发作。

口服给药:若没有吸入剂型的短效 β_2-受体激动剂,可短期内使用口服剂型替代,如沙丁胺醇、特布他林、丙卡特罗片等,通常在服药后 15～30 min 起效,疗效维持 4～6 h。如沙丁胺醇 2～4 mg,特布他林 1.25～2.5 mg,每天 3 次;丙卡特罗 25～50 μg,每天 2 次。使用虽较方便,但心悸、骨骼肌震颤等不良反应比吸入给药时明显。缓释剂型和控释剂型的平喘作用维持时间可达 8～12 h,特布他林的前体药班布特罗的作用可维持 24 h,可减少用药次数,适用于夜间哮喘患者的预防和治疗。

(2)长效 β_2-受体激动剂:不推荐长期单独使用长效 β_2-受体激动剂。这类药物舒张支气管平滑肌的作用可维持 12 h 以上。沙美特罗:经气雾剂或碟剂装置给药,给药后 30 min 起效,平喘作用维持 12 h 以上。推荐剂量 50 μg,每天 2 次吸入。福莫特罗:经吸入装置给药,给药后 3~5 min 起效,平喘作用维持 8~12 h 甚或更长。平喘作用具有一定的剂量依赖性,推荐剂量 4.5~9.0 μg,每天 2 次吸入。吸入长效 β_2-受体激动剂适用于哮喘(尤其是夜间哮喘和运动诱发哮喘)的预防和治疗。福莫特罗因起效迅速,可按需用于哮喘急性发作时的治疗。

吸入激素和长效 β_2-受体激动剂治疗哮喘。这两者具有协同的抗炎和平喘作用,可获得相当于(或优于)应用加倍剂量吸入激素时的疗效,并可增加患者的依从性、减少较大剂量吸入激素引起的不良反应,尤其适合于中至重度持续哮喘患者的长期治疗。

3. 白三烯受体拮抗剂。本品可减轻哮喘症状、改善肺功能、减少哮喘的恶化。轻症哮喘患者科单独使用该类药物,但其作用不如吸入激素,中重度哮喘患者可将此类药物作为联合治疗中的一种药物。本品可减少中至重度哮喘患者每天吸入激素的剂量,并可提高吸入激素治疗的临床疗效,联用本品与吸入激素的疗效比联用吸入长效 β_2-受体激动剂与吸入激素的疗效稍差。本品服用方便。尤适用于阿司匹林哮喘、运动性哮喘和伴有过敏性鼻炎哮喘患者的治疗。本品使用较为安全。孟鲁司特钠:10 mg,每天 1 次;扎鲁司特:20 mg,每天 2 次;异丁司特 10 mg,每天 2 次。

4. 茶碱。具有舒张支气管平滑肌作用,并具有强心、利尿、扩张冠状动脉、兴奋呼吸中枢和呼吸肌等作用。低浓度茶碱具有抗炎和免疫调节作用。

口服给药:包括氨茶碱和控(缓)释型茶碱。用于轻至中度哮喘发作和维持治疗。一般剂量为每天 6~10 mg/kg。口服控(缓)释型茶碱后昼夜血药浓度平稳,平喘作用可维持 12~24 h,尤适用于夜间哮喘症状的控制。联合应用茶碱、激素和抗胆碱药物具有协同作用。但本品与 β_2-受体激动剂联合应用时,易出现心率增快和心律失常,应慎用并适当减少剂量。药物血清内浓度过高,易引起药物中毒。

静脉给药:作为症状缓解药,在治疗重症哮喘时静脉使用茶碱舒张支气管,与足量使用的快速 β_2-受体激动剂对比,没有任何优势。使用方法:氨茶碱加入葡萄糖溶液中,缓慢静脉注射(注射速度不宜超过 0.25 mg/(kg·min))或静脉滴注。负荷剂量为 4~6 mg/kg,维持剂量为 0.6~0.8 mg/(kg·h)。多索茶碱的作用与氨茶碱相同,但不良反应较轻。

5. 抗胆碱药物。吸入抗胆碱药物如溴化异丙托品、溴化氧托品和噻托溴铵等,其舒张支气管的作用比 β_2-受体激动剂弱,起效也较慢,但长期应用不易产生耐药,对老年人的疗效不低于年轻人。本品与 β_2-受体激动剂联合应用具有协同、互补作用。

溴化异丙托品气雾剂:常用剂量为 20~40 μg,每天 3~4 次;经雾化泵吸入溴化异丙托品溶液的常用剂量为 50~125 μg,每天 3~4 次。

本品对有吸烟史的老年哮喘患者较为适宜,但对妊娠早期妇女和患有青光眼或前列腺肥大的患者应慎用。

6. 抗 IgE 治疗。抗 IgE 单克隆抗体可应用于血清 IgE 水平增高的哮喘患者。目前它主要用于经过吸入糖皮质激素和长效 β_2-受体激动剂联合治疗后症状仍未控制的严重哮喘患者。目前在 11～50 岁的哮喘患者的治疗研究中尚没有发现抗 IgE 治疗有明显不良反应,但因该药临床使用的时间尚短,其远期疗效与安全性有待进一步观察。

7. 变应原特异性免疫疗法(SIT)。通过皮下或舌下含服给予常见吸入变应原提取液(如尘螨、猫毛、豚草等),可减轻哮喘症状和降低气道高反应性,适用于变应原明确但难以避免的哮喘患者。有证据显示,该治疗方法可减少常用哮喘药物(包括激素类药物)的剂量,改善哮喘症状,降低气道高反应性。

五、护理

1. 保持室内空气新鲜,无煤气、烟雾、油漆等刺激气味,严禁吸烟。应多开窗通风换气,室温要适宜,注意防寒保暖。

2. 哮喘发作时应卧床,取半卧位。不宜使用内装羽毛或陈旧棉絮的枕头,以免诱发或加重哮喘。若有条件,可适当吸氧。

3. 饮食宜清淡,忌辛辣、生冷、腥发食物,应戒酒,避免过咸、过酸及过饱。

4. 发作有定时者,应于发病前 2 h 服药,如氨茶碱;痰多不易咳出可用平喘的气雾剂喷入咽喉部,但不宜频繁使用,以免成瘾或中毒。若有面色苍白、大汗淋漓、明显紫绀、呼吸困难、四肢厥冷等重症哮喘,应尽快送医院治疗。

5. 平时适当参加体育活动,提高机体抵抗力。避免接触可能的过敏源及其他致病因子。临床发现本病的治疗从夏季着手净利比较明显,即"冬病夏治"。

(纪国华　张培培　张瑞环　姜吉波)

第九节　肺结核

一、病因

结核菌属于放线菌目,分支杆菌科的分支杆菌属,为有致病力的耐酸菌。主要分为人、牛、鸟、鼠等型。对人有致病性者主要是人型菌,牛型菌少有感染。结核菌对药物的耐药性,可由菌群中先天耐药菌发展而形成,也可由于在人体中单独使用一种抗结核药而较快产生对该药的耐药性,即获得耐药菌。耐药菌可造成治疗上的困难,影响疗效。

二、临床表现

肺结核临床表现可因病型、病期、病变范围和患者反应性不同而异。一般说来常见的症状包括:咳嗽、咳痰、发热(多为午后低热)、咯血(自少量至大咯血)、胸痛、乏力、食欲不振、盗汗,病程长的可有消瘦,病变广泛而严重的可有呼吸困难,女性患者可有月经不调。肺部体征可因病型、病变性质、范围及有无合并症而异。原发综合征多无明显体征；急性粟粒型肺结核早期胸部无异常发现或仅有少量干啰音，后期可听到湿啰音，肝脾肿大；浸润型肺结核病灶范围小时常无异常体征，病变范围较大时局部可有叩浊，呼吸音减低或支气管呼吸音，病灶溶解时可有湿啰音；慢性纤维空洞型肺结核患者体检时患侧胸廓塌陷，肋间隙变窄，气管向患侧移位。病变局部叩诊浊音，呼吸音减低，有支气管肺泡呼吸音或支气管呼吸音，并有干湿啰音。

三、诊断

（一）病史

1. 询问接触史或既往有胸膜炎、肛瘘、颈淋巴结肿大、糖尿病及卡介苗接触史。

2. 有结核中毒症状，如低热、全身不适、乏力、盗汗、食欲下降、面颊潮红等。粟粒性肺结核和干酪性肺结核往往伴高热，有的可伴关节痛，女性可有月经失调。

3. 早期干咳，空洞形成合并感染时痰呈黏液脓性或脓性，咯血，胸痛，严重者有呼吸困难。

（二）体格检查

早期病变范围小或位于肺组织深部，可无异常体征。病变范围较大，患侧呼吸运动减低。叩诊呈浊音。

（三）辅助检查

1. 活动性肺结核大多在痰中可查到结核菌。一般痰涂片检查阴性时，应做浓缩法检查。如果屡次仍阴性，应做培养法。

2. 活动性肺结核常有轻度白细胞计数升高。急性粟粒性肺结核时白细胞计数可减少，有时出现类白血病反应的血象。

3. 结核菌素试验对婴儿的诊断意义较大，3岁以下阳性提示有活动性肺结核。

4. 胸部 X 线检查。用透视、后前位胸片、前弓位摄片、点片、肺尖部摄片、断层摄片。

5. CT。选择性运用 CT 对肺结核诊断可弥补胸部 X 线检查的不足。

此外还要注意肺结核与肺癌的鉴别诊断，肺结核因为结核杆菌引起的慢性肺部感染，而肺癌是由于肺部细胞受到外界的刺激癌变。

四、治疗

应坚持早期、联用、适量、规律、全程五项原则。一线药物指用于初治患者的药物，有异烟肼、链霉素等；二线药物基本用于复治患者，包括利福平、吡嗪酰胺等。

1. 发热：主要用抗结核药物，体温太高时可酌情给小剂量退热剂。有继发感染时可适当选用抗生素。

2. 盗汗：临床睡前可服阿托品或汗定片。

3. 咳嗽、咯痰：刺激性干咳选用咳必清、可待因等。

4. 咯血：小量咯血严密观察，无需特殊处理。中或大量咯血时可采用如下措施。

（1）一般处理：患者应取半卧位或卧向患侧，并指导患者轻轻将血咯出，不让血滞在气道。精神紧张可给镇静药。剧咳者可给咳必清，或在血咯出后，临时给可待因 15 mg，1～2次。

（2）止血药的应用

（3）输血：反复大咯血可少量输鲜血。

（4）手术治疗：反复大咯血未能控制者，如患者情况许可，在了解出血部位时可手术治疗。

（5）咯血窒息：应立即采取措施恢复呼吸道通畅。应速取头低脚高体位，轻轻拍背，以利血块排出，并尽快挖出或吸出口、咽、喉及鼻部血块。必要时做气管插管或气管切开，解除呼吸道阻塞。

（6）呼吸困难：给予低流量氧气吸入。有继发感染时应用抗生素。有支气管痉挛时用支气管解痉剂。并发气胸或渗出性胸膜炎时给予抽气或抽液。

五、护理

1. 养成不随地吐痰的良好卫生习惯。对结核病患者的痰要焚烧或药物消毒。

2. 要定时进行体格检查，做到早发现、早隔离、早治疗。除此之外，还要按时给婴幼儿接种卡介苗，以使肌体产生免疫力，减少结核病的发生。

3. 发现有低热、盗汗、干咳嗽、痰中带血、乏力、饮食减少等症状要及时到医院检查。确诊结核病以后，要立即进行治疗，同时还要注意增加营养，以增强体质。

（戚永花　刘　芹　陈嵩淞　马　燕）

第十节　肺栓塞

一、病因

1. 年龄因素。年龄多在 50～65 岁，儿童患病率约为 3％，而 60 岁以上可达 20％，90％致死性肺栓塞（PE）发生在 50 岁以上，在女性 20～39 岁者其深静脉血栓的发生率较同龄男性高 10 倍，故 PE 之发生率相对增高。

2. 活动减少。因下肢骨折，瘫痪，重症心肺疾病，手术等原因，致使长期不适当的卧床，或健康人平时肢体活动减少，降低了静脉血流的驱动力，导致血流淤滞，深静脉血栓形成。

3. 静脉曲张和血栓性静脉炎。肺动脉造影和肺灌注扫描显示，有 51％～71％的下肢深静脉血栓形成者可能合并 PE，因静脉曲张和深静脉血栓性静脉炎患者，由于各种原因，一旦静脉内压急剧升高或静脉血流突然增多，栓子脱落而发生 PE。

4. 心肺疾病。25％～50％的 PE 患者有心肺疾病，特别是心房颤动伴心衰的患者最易发生,其中尤以风湿性心脏病、心肌病、慢阻肺合并肺心病者为多。

5. 创伤。15％的创伤患者并发 PE,其中胫骨、骨盆、脊柱骨折常易发生 PE(由于骨髓中的脂肪滴形成栓子);此外软组织损伤和大面积烧伤也可并发 PE,可能因为受伤组织释放某些物质损伤了肺血管的内皮细胞或造成高凝状态所致。

6. 肿瘤。许多肿瘤如胰腺癌、肺癌、结肠癌、胃癌、骨肉瘤等均可合并 PE,肿瘤患者 PE 发生率增高的原因可能是肿瘤细胞本身可以作为栓子,另外肿瘤患者的凝血机制常异常。

7. 妊娠和避孕药。孕妇之血栓栓塞病较同龄未孕妇女高 7 倍,服用避孕药妇女静脉血栓形成之发生率比不服药者高 4～7 倍,近报道静脉输注雌激素者亦可诱发 PE。

8. 其他原因。肥胖,某些血液病(如红细胞增多症、镰状细胞病),糖尿病,肺包囊虫病等。

二、临床表现

肺栓塞的临床表现可从无症状到突然死亡。常见的症状为呼吸困难和胸痛,发生率均达 80％以上。胸膜性疼痛为邻近的胸膜纤维素炎症所致,突然发生者常提示肺梗塞。膈胸膜受累可向肩或腹部放射。若有胸骨后疼痛,颇似心肌梗死。慢性肺梗塞可有咯血。其他症状为焦虑,可能为疼痛或低氧血症所致。晕厥常是肺梗塞的征兆。常见的体征为呼吸增快、紫绀、肺部湿啰音或哮鸣音,肺血管杂音,胸膜摩擦音或胸腔积液体征。循环系统体征有心动过速,P2 亢进及休克或急慢性肺心病相应表现。约 40％患者有低至中等度发热,少数患者早期有高热。

三、诊断

1. 常规实验室检查:如胸片、心电图、血液气体分析、血液生化试验,必要时可进行纤维支气管镜、痰细菌培养等。

2. 肺灌注显象。

3. 肺动脉造影及核磁共振成像检查。

四、治疗

(一)内科治疗

一般治疗:本病发病急,需作急救处理。应保持患者绝对卧床休息,吸氧。

抗凝疗法:①肝素;②维生素 K 拮抗剂。

纤维蛋白溶解剂:即溶栓治疗。纤维蛋白溶解剂可促进静脉血栓及肺栓子的溶解,恢复阻塞的血循环,是一安全的治疗方法。

(二)外科治疗

1. 肺栓子切除术。

2. 腔静脉阻断术:主要预防栓塞的复发,以致危及肺血管床。除吸氧、止痛、纠正休克和心力衰竭以及舒张支气管等对症治疗措施外,特异性方法包括抗凝、溶栓和手术治疗。下腔静脉阻断术适用于抗凝治疗有致命性出血危险及反复栓塞者,可结扎或置以特制的夹子或滤过器等方法。肺血栓切除死亡率很高,仅限于溶栓或血管加压素积极治疗休克仍持续的患者。

(张　娟　刘凤麟　李　雯　袁　青)

第十一节　呼吸衰竭

一、病因

损害呼吸功能的各种因素都会导致呼衰。临床上常见的病因有如下几方面。

1. 呼吸道病变。支气管炎症痉挛、上呼吸道肿瘤、异物等阻塞气道,引起通气不足,气体分布不匀导致通气/血流比例失调,发生缺氧和二氧化碳潴留。

2. 肺组织病变。肺炎、重度肺结核、肺气肿、弥散性肺纤维化、肺水肿、成人呼吸窘迫综合征(ARDS)、矽肺等,可引起肺容量、通气量、有效弥散面积减少,通气/血流比例失调导致肺动脉样分流,引起缺氧和(或)二氧化碳潴留。

3. 肺血管疾病。肺血管栓塞、肺梗死、肺毛细血管瘤,使部分静脉血流入肺静脉,发生缺氧。

4. 胸廓病变。如胸廓外伤、畸形、手术创伤、气胸和胸腔积液等,影响胸廓活动和肺脏扩张,导致通气减少、吸入气体不匀、影响换气功能。

5. 神经中枢及其传导系统呼吸肌疾患。脑血管病变、脑炎、脑外伤、电击、药物中毒等直接或间接抑制呼吸中枢;脊髓灰质炎以及多发性神经炎所致的肌肉神经接头阻滞影响传导功能;重症肌无力等损害呼吸动力引起通气不足。

二、临床表现

1. Ⅰ型呼吸衰竭:缺氧无 CO_2 潴留,或伴 CO_2 降低,见于换气功能障碍(通气/血流比例失调、弥散功能损害和肺动—静脉样分流)的病例。氧疗是其指证。

2. Ⅱ型呼吸衰竭:缺 O_2 伴 CO_2 潴留,系肺泡通气不足所致的缺 O_2 和 CO_2 潴留,单纯通气不足,缺 O_2 和 CO_2 的潴留的程度是平行的,若伴换气功能损害,则缺 O_2 更为严重。只有增加肺泡通气量,必要时加氧疗来解决。

三、诊断

1. 多有支气管、肺、胸膜、肺血管、心脏、神经肌肉或严重器质性疾病史,常见的诱因是感染,特别是呼吸道感染;其次是手术、创伤和使用麻醉药等。

2. 除原发病症状外主要为缺氧和二氧化碳潴留的表现,如呼吸困难、急促、精神神经症状、心血管系统症状等,并发肺性脑病时,还可有消化道出血。可有紫绀、意识障碍、球结膜充血、水肿、扑翼样震颤,部分患者视神经乳头水肿、瞳孔缩小、腱反射减弱或消失、锥体束征阳性等。

3. 血气分析。静息状态吸空气时动脉血氧分压(PaO_2)<8.0 kPa(60 mmHg)、动脉血二氧化碳分压($PaCO_2$)>6.7 kPa(50 mmHg)为Ⅱ型呼衰,单纯动脉血氧分压降低则为1型呼衰。

4. 其他检查。根据原发病的不同而有相应的发现。

四、治疗

1. 首先积极治疗原发病,合并细菌等感染时应使用敏感抗生素,去除诱发因素。

2. 保持呼吸道通畅和有效通气量,可给于解除支气管痉挛和祛痰药物,如沙丁胺醇(舒喘灵)、硫酸特布他林(博利康尼)解痉,乙酰半胱氨酸、盐酸氨溴索(沐舒坦)等药物祛痰。必要时可用肾上腺皮质激素静脉滴注。

3. 纠正低氧血症,可用鼻导管或面罩吸氧,严重缺氧和伴有二氧化碳潴留,有严重意识障碍,出现肺性脑病时应使用机械通气以改善低氧血症。

4. 纠正酸碱失衡、心律紊乱、心力衰竭等并发症。

五、护理

1. 减少能量消耗。解除支气管痉挛,消除支气管黏膜水肿,减少支气管分泌物,降低气道阻力,减少能量消耗。

2. 改善机体的营养状况。增强营养,提高糖、蛋白及各种维生素的摄入量,必要时可静脉滴注复合氨基酸、血浆、白蛋白。

3. 坚持锻炼。每天作呼吸体操,增强呼吸肌的活动功能。

(王丽云 张 萍 张 倩 岳 蕾)

第八章　消化系统疾病

第一节　消化性溃疡

临床上十二指肠溃疡较胃溃疡为多见。十二指肠溃疡可见于任何年龄，但以青壮年居多，胃溃疡的发病年龄较迟，平均晚 10 年。

一、病因

1. 幽门螺杆菌感染：幽门螺杆菌感染为消化性溃疡的主要发病原因。

2. 胃酸和胃蛋白酶：胃酸的作用占主导地位。

3. 非甾体抗炎药：如阿司匹林、布洛芬、吲哚美辛等，除具有直接损伤胃黏膜的作用外，还能抑制前列腺素和依前列醇的合成，从而损伤黏膜的保护作用。另外，肾上腺皮质激素也可与溃疡的形成和再活动有关。

4. 粗糙和刺激性食物或饮料：可引起黏膜的物理性和化学性损伤，还能促进胃酸过度分泌。

5. 持久和过度精神紧张、情绪激动等精神因素。

6. 吸烟：研究证明吸烟可增加溃疡的发病率，同时可以影响溃疡的愈合。

7. 遗传：研究发现，胃溃疡和十二指肠溃疡的发病与遗传因素有关。

二、临床表现

1. 消化性溃疡在临床上以慢性病程、周期性发作、节律性上腹痛为特点，春秋季节易发作，精神因素和过度劳累可诱发。胃、十二指肠溃疡疼痛对比如表 8-1 所示。

表 8-1　胃、十二指肠溃疡疼痛对比

	胃溃疡（GU）	十二指肠溃疡（DU）
机制	保护因素减弱	侵袭因素增强
好发人群	中老年	青壮年
好发部位	胃窦、胃小弯部	十二指肠球部
一般规律	进食—疼痛—缓解	疼痛—进食—缓解
疼痛性质	烧灼或痉挛感	钝痛、灼痛、胀痛或剧痛，轻者仅饥饿样不适感
疼痛发作时间	进食后 1 h 内疼痛，饱餐痛	饥饿痛、夜间痛

2. 并发症。消化性溃疡并发症及其表现特点如表 8-2 所示。

表 8-2　消化性溃疡并发症及其表现特点

并发症	表现特点
穿孔	持续性上腹刀割样剧痛,全腹有腹膜刺激征,X线检查有膈下游离气体。
出血	最常见的并发症。呕血或黑便,十二指肠溃疡多见发生。
幽门梗阻	进食后腹饱胀感及阵发性胃痛,恶心、嗳气带有酸臭味。呕吐腐败酸臭味宿食。
癌变	可见于胃溃疡,十二指肠溃疡少见。癌变后原有的疼痛规律消失。

三、辅助检查

1. 胃镜检查:并进行黏膜活检,可直接观察溃疡病变部位、大小、性质,并可进行幽门螺杆菌检测,对消化性溃疡有确诊价值。

2. X线钡餐检查:溃疡的 X 线直接征象为龛影,是诊断溃疡的重要依据。

3. 幽门螺杆菌检测:是消化性溃疡的常规检查的项目,检测结果常可决定治疗方面。

4. 胃液分析:胃溃疡患者胃酸分泌正常或稍低于正常,十二指肠溃疡患者则常有胃酸分泌过高。

5. 粪便潜血试验:活动性十二指肠溃疡或胃溃疡常有少量渗血,粪便潜血试验阳性,一般经治疗 1~2 周内转阴,若胃溃疡患者粪便潜血试验持续阳性,应考虑有癌变可能。

四、治疗原则

治疗目的在于消除病因,缓解疼痛,促进溃疡愈合,减少复发,避免并发症的发生。

(一)药物治疗

常用的药物及用药方法如表 8-3 所示。

表 8-3　常用药物及用药方法

药物	代表药	使用方法	不良反应
根治幽门螺杆菌药	阿莫西林、氨苄西林等		
抑制胃酸药物	H₂-受体拮抗剂:法莫替丁、雷尼替丁	餐中或餐后服用,也可睡前服用	乏力、头昏、嗜睡、腹泻
	质子泵阻滞剂:奥美拉唑、兰索拉唑	奥美拉唑餐前服用,其他药物可餐后服用	奥美拉唑:头晕;兰索拉唑:荨麻疹、皮疹、口苦、头痛、肝功异常
	抗酸药:氢氧化铝、碳酸氢钠等	餐后 1 h 或睡前服用,避免和奶制品、酸性食物同服	

（续表）

药物	代表药	使用方法	不良反应
黏膜保护药	枸橼酸铋钾	餐前半小时服用	便秘、大便变黑、恶心
	硫糖铝	餐前 1 h 服用	便秘、口苦、皮疹、眩晕、嗜睡等
胃动力药	多潘立酮、西沙必利	餐前或睡前 1 h 服用	

（二）手术治疗

适应证：适用于内科治疗无效的顽固性溃疡；胃、十二指肠溃疡急性穿孔；胃、十二指肠溃疡大出血；胃、十二指肠溃疡瘢痕性幽门梗阻；胃溃疡恶变者。

手术方式：最主要的胃大部切除术。

1. 毕Ⅰ式胃大部切除术：胃大部切除后，将残胃与十二指肠吻合。优点是重建后的胃肠道接近正常解剖生理状态，多适用于治疗胃溃疡。

2. 毕Ⅱ式胃大部切除术：适用于各种胃十二指肠溃疡，特别是十二指肠溃疡。切除远端胃大部后，缝闭十二指肠残端，残胃与上段空肠吻合。

优点是即使胃切除较多，胃空肠吻合也不致张力过大，术后溃疡复发率低。缺点是胃空肠吻合改变了正常的解剖生理关系，术后发生胃肠道功能紊乱的可能性较毕Ⅰ式多。

五、护理措施

（一）非手术治疗护理

1. 嘱患者定时进餐，少量多餐。进餐时应细嚼慢咽，不宜过快、过饱，溃疡活动期患者每天可进餐 5～6 顿。同时以清淡、富有营养的饮食为主，应以面食为主食，或软饭、米粥。避免粗糙、过冷、过热、刺激性食物或饮料，如油煎食物、浓茶、咖啡、辛辣调味品等。两餐之间可给适量的脱脂牛奶，但不宜多饮。

2. 对于年龄偏大的胃溃疡患者，应嘱其定期到门诊复查，防止癌变。

（二）手术治疗护理

1. 术前：术前 1 d 进流质饮食，术前 12 h 禁食禁饮。

2. 术后一般护理：禁食、胃肠减压，观察生命体征，记录引流液量和颜色。肠蠕动恢复后，拔除胃管当日可少量饮水或米汤，第 2 d 进半流质饮食。鼓励患者术后早期活动。

3. 术后并发症。

（1）术后胃出血：术后短期内从胃管引流出大量鲜血，甚至呕血和黑便。

（2）十二指肠残端破裂：毕Ⅱ式手术近期严重并发症，多发生在术后 24～48 h。表现为右上腹突发剧痛和局部明显压痛、腹肌紧张等急性弥漫性腹膜炎症状。应立即手术处理。

（3）胃肠吻合口破裂或瘘：多发生在术后 1 周后，一般表现为腹膜炎症状和体征。

（4）术后梗阻。

①输入段梗阻：突发上腹部剧痛、频繁呕吐，量少，不含胆汁，呕吐后症状不缓解。

②吻合口梗阻：进食后上腹饱胀，呕吐；呕吐物为食物，不含胆汁。

③输出段梗阻：上腹饱胀，呕吐食物和胆汁。

(5)倾倒综合征。

①早期倾倒综合征：一过性血容量不足，多发生在餐后 10～30 min 内。应少食多餐，避免过甜、过咸、过浓流质，宜进低糖类、高蛋白饮食，进餐后平卧 10～20 min。

②晚期倾倒综合征：又称低血糖综合征，餐后 2～4 h。饮食中减少糖类含量，增加蛋白质比例，少量多餐。

（黄俊蕾 赵 娜 李丽沙 薛素莉）

第二节 胃 癌

胃癌在我国各种恶性肿瘤中居首位，胃癌发病有明显的地域性差别，在我国的西北与东部沿海地区胃癌发病率比南方地区明显为高。好发年龄在 50 岁以上，男女发病率之比为 2∶1。胃癌的预后与胃癌的病理分期、部位、组织类型、生物学行为以及治疗措施有关。

一、病因

1. 地域环境及饮食生活因素。胃癌发病有明显的地域性差别，在我国的西北与东部沿海地区胃癌发病率比南方地区明显为高。长期食用薰烤、盐腌食品的人群中胃远端癌发病率高，与食品中亚硝酸盐、真菌毒素、多环芳烃化合物等致癌物或前致癌物含量高有关；吸烟者的胃癌发病危险较不吸烟者高 50%。

2. 幽门螺杆菌感染。我国胃癌高发区成人 Hp 感染率在 60% 以上。幽门螺杆菌能促使硝酸盐转化成亚硝酸盐及亚硝胺而致癌；Hp 感染引起胃黏膜慢性炎症加上环境致病因素加速黏膜上皮细胞的过度增殖，导致畸变致癌；幽门螺杆菌的毒性产物 CagA、VacA 可能具有促癌作用，胃癌患者中抗 CagA 抗体检出率较一般人群明显为高。

3. 癌前病变。胃疾病包括胃息肉、慢性萎缩性胃炎及胃部分切除后的残胃，这些病变都可能伴有不同程度的慢性炎症过程、胃黏膜肠上皮化生或非典型增生，有可能转变为癌。癌前病变系指容易发生癌变的胃黏膜病理组织学改变，是从良性上皮组织转变成癌过程中的交界性病理变化。胃黏膜上皮的异型增生属于癌前病变，根据细胞的异型程度，可分为轻、中、重三度，重度异型增生与分化较好的早期胃癌有时很难区分。

4. 遗传和基因。遗传与分子生物学研究表明，胃癌患者有血缘关系的亲属其胃癌发病率较对照组高 4 倍。胃癌的癌变是一个多因素、多步骤、多阶段发展过程，涉及癌基因、抑癌基因、凋亡相关基因与转移相关基因等的改变，而基因改变的形式也是多种多样的。

二、临床表现

早期胃癌多数患者无明显症状，少数人有恶心、呕吐或是类似溃疡病的上消化道症状。疼痛与体重减轻是进展期胃癌最常见的临床症状。患者常有较为明确的上消化道症状，如上腹不适、进食后饱胀，随着病情进展上腹疼痛加重，食欲下降、乏力。根据肿瘤的部位不同，也有其特殊表现。贲门胃底癌可有胸骨后疼痛和进行性吞咽困难；幽门附近的胃癌有幽门梗阻表现；肿瘤破坏血管后可有呕血、黑便等消化道出血症状。腹部持续疼痛常提示肿瘤扩展超出胃壁，如锁骨上淋巴结肿大、腹水、黄疸、腹部包块、直肠前凹扪及肿块等。晚期胃癌患者常可出现贫血、消瘦、营养不良甚至恶病质等表现。胃癌的扩散和转移有以下途径。

1. 直接浸润。贲门胃底癌易侵及食管下端，胃窦癌可向十二指肠浸润。分化差浸润性生长的胃癌突破浆膜后，易扩散至网膜、结肠、肝、胰腺等邻近器官。

2. 血行转移。发生在晚期，癌细胞进入门静脉或体循环向身体其他部位播散，形成转移灶。常见转移的器官有肝、肺、胰、骨骼等处，以肝转移为多。

3. 腹膜种植转移。当胃癌组织浸润至浆膜外后，肿瘤细胞脱落并种植在腹膜和脏器浆膜上，形成转移结节。直肠前凹的转移癌，直肠指检可以发现。女性患者胃癌可发生卵巢转移性肿瘤。

4. 淋巴转移。是胃癌的主要转移途径，进展期胃癌的淋巴转移率高达 70% 左右，早期胃癌也可有淋巴转移。胃癌的淋巴结转移率和癌灶的浸润深度呈正相关。胃癌的淋巴结转移通常是循序逐步渐进，但也可发生跳跃式淋巴转移，即第一站无转移而第二站有转移。终末期胃癌可经胸导管向左锁骨上淋巴结转移，或经肝圆韧带转移至脐部。

三、诊断

1. X 线钡餐检查。数字化 X 线胃肠造影技术的应用，目前仍为诊断胃癌的常用方法。常采用气钡双重造影，通过黏膜相和充盈相的观察作出诊断。早期胃癌的主要改变为黏膜相异常，进展期胃癌的形态与胃癌大体分型基本一致。

2. 纤维胃镜检查。直接观察胃黏膜病变的部位和范围，并可获取病变组织作病理学检查，是诊断胃癌的最有效方法。采用带超声探头的纤维胃镜，对病变区域进行超声探测成像，有助于了解肿瘤浸润深度以及周围脏器和淋巴结有无侵犯和转移。

3. 腹部超声。在胃癌诊断中，腹部超声主要用于观察胃的邻近脏器（特别是肝、胰）受浸润及淋巴结转移的情况。

4. 螺旋 CT 与正电子发射成像检查。多排螺旋 CT 扫描结合三维立体重建和模拟内腔镜技术，是一种新型无创检查手段，有助于胃癌的诊断和术前临床分期。利用胃癌组织对于氟和脱氧-D-葡萄糖（FDG）的亲和性，采用正电子发射成像技术（PET）可以判断淋巴结与远处转移病灶情况，准确性较高。

四、治疗

（一）手术治疗

1. 根治性手术。原则为整块切除包括癌灶和可能受浸润胃壁在内的胃的部分或全部，按临床分期标准整块清除胃周围的淋巴结，重建消化道。

2.姑息性手术。原发灶无法切除，为了减轻由于梗阻、穿孔、出血等并发症引起的症状而作的手术，如胃空肠吻合术、空肠造口、穿孔修补术等。

（二）化疗

用于根治性手术的术前、术中和术后，延长生存期。晚期胃癌患者采用适量化疗，能减缓肿瘤的发展速度，改善症状，有一定的近期效果。早期胃癌根治术后原则上不必辅助化疗，有下列情况者应行辅助化疗：病理类型恶性程度高；癌灶面积大于5厘米；多发癌灶；年龄低于40岁。进展期胃癌根治术后、姑息手术后、根治术后复发者需要化疗。

常用的胃癌化疗给药途径有口服给药、静脉、腹膜腔给药、动脉插管区域灌注给药等。常用的口服化疗药有替加氟、优福定、氟铁龙等。常用的静脉化疗药有氟尿嘧啶、丝裂霉素、顺铂、阿霉、依托泊苷、甲酰四氢叶酸钙等。近年来紫杉醇、草酸铂、拓扑酶抑制剂、希罗达等新的化疗药物用于胃癌。

（三）其他治疗

包括放疗、热疗、免疫治疗、中医中药治疗等。胃癌的免疫治疗包括非特异生物反应调节剂如卡介苗、香菇多糖等；细胞因子如白介素、干扰素、肿瘤坏死因子等；以及过继性免疫治疗如淋巴细胞激活后杀伤细胞（IAK）、肿瘤浸润淋巴细胞（TIL）等的临床应用。抗血管形成基因是研究较多的基因治疗方法，可能在胃癌的治疗中发挥作用。

五、护理

1.加强病情观察。预防感染及其他并发症的发生。观察患者生命体征的变化，观察腹痛、腹胀及呕血、黑粪的情况，观察化疗前后症状及体征改善情况。晚期胃癌患者抵抗力下降，身体各部分易发生感染，应加强护理与观察，保持口腔、皮肤的清洁。长期卧床患者，要定期翻身、按摩，指导并协助进行肢体活动，以预防压疮及血栓性静脉炎的发生。

2.休息。保持安静、整洁和舒适的环境，有利于睡眠和休息。早期胃癌患者经过治疗后可从事一些轻工作和锻炼，应注意劳逸结合。中晚期胃癌患者需卧床休息，以减少体力消耗。恶液质者做好皮肤护理，定时翻身并按摩受压部位。做好生活护理和基础护理，使患者能心情舒畅地休息治疗。若有合并症需禁食或进行胃肠减压者，予以静脉输液以维持营养需要。恶心、呕吐的患者，进行口腔护理。此外，环境的控制、呕吐物的处理及进餐环境的空气流通对促进患者的食欲也是极为重要的。

3.饮食。饮食应以合乎患者口味，又能达到身体基本热量的需求为主要目标。给予高热量、高蛋白、丰富维生素与易消化的食物，禁食霉变、腌制、熏制食品。宜少量多餐，选择患者喜欢的烹调方式来增加其食欲。化疗患者往往食欲减退，应多鼓励进食。

4.疼痛的护理。疼痛是晚期胃癌患者的主要痛苦，护理人员应在精神上给予支持，减轻心理压力。可采用转移注意力或松弛疗法，如听音乐、洗澡等，以减轻患者对疼痛的敏感性，增强其对疼痛的耐受力。疼痛剧烈时，可按医嘱予以止痛剂，观察患者反应，防止药物成瘾。如果患者要求止痛剂的次数过于频繁，除了要考虑止痛剂的剂量不足外，也要注意患者的情绪状态，多给他一些倾诉的时间。在治疗性会谈的同时，可给予背部按摩或与医生商量酌情给予安慰剂,以满足患者心理上的需要。

5. 化疗的护理。无论是对术后或未手术的患者,化疗中均应严密观察药物引起的局部及全身反应,如恶心、呕吐、白细胞降低及肝、肾功能异常等,并应及时与医生联系,及早采取处理措施。化疗期间还应保护好血管,避免药液外漏引起的血管及局部皮肤损害。一旦发生静脉炎,立即予以 2%利多卡因局部封闭或 50%硫酸镁湿敷,局部还可行热敷、理疗等。若有脱发,可让患者戴帽或用假发,以满足其对自我形象的要求。

6. 心理护理。当患者及家属得知疾病诊断后,往往无法很坦然地面对。患者情绪上常表现出否认、悲伤、退缩和愤怒,甚至拒绝接受治疗,而家属也常出现焦虑、无助,有的甚至挑剔医护活动。护理人员应给予患者及家属心理上的支持。根据患者的性格、人生观及心理承受能力来决定是否告知事实真相。耐心做好解释工作,了解患者各方面的要求并予以满足,调动患者的主观能动性,使之能积极配合治疗,对晚期患者,应予以临终关怀,使患者能愉快地度过最后时光。

(纪国华　张培培　张瑞环　姜吉波)

第三节　病毒性肝炎

由于各种嗜肝病毒感染所致。主要经粪—口传播的有甲型肝炎和戊型肝炎。主要经血液途径传播的有乙型肝炎、丙型肝炎及丁型肝炎。丁型肝炎病毒为缺陷病毒,它的复制需 HBsAg 的存在。

一、甲型肝炎

1. 血清抗-HAV-IgM:是 HAV 近期感染的指标,是确诊甲型肝炎最主要的标记物。

2. 血清抗-HAV-IgG:为保护性抗体,见于甲型肝炎疫苗接种后或既往感染 HAV 的患者。

二、乙型肝炎

1. 表面抗原(HBsAg)与表面抗体(抗-HBs):HBsAg 阳性见于 HBV 感染者,抗-HBs 阳性表示预防接种乙型肝炎病毒疫苗后或过去感染 HBV 并产生免疫力的恢复者。

2. e 抗原(HBeAg)与 e 抗体(抗-HBe):HBeAg 阳性提示 HBV 复制活跃,传染性强。抗-HBe 阳性有两种可能性:一是 HBV 复制减少或停止,传染性较弱;二是 HBV 前 C 区基因发生变异,此时 HBV 仍活跃,有较强的传染性,甚至病情加重。

3. 核心抗原(HBcAg)与其抗体(抗-HBc):HBcAg 检测难度大,较少用于临床常规检测。

IgM 型抗-HBc 存在于急性期或慢性肝炎急性发作期;IgG 型抗-HBc 是过去感染的标志。

4. 乙型肝炎病毒脱氧核糖核酸（HBV-DNA）和 DNAP：反映 HBV 感染最直接、最特异和最灵敏的指标。阳性则提示 HBV 存在、复制、传染性强。

（戚永花　刘　芹　陈嵩淞　马　燕）

第四节　肝硬化

肝硬化由一种或多种病因引起慢性、弥漫性肝病，是常见病，也是主要死亡病因之一。病理变化有广泛肝细胞变性、坏死、结节性再生、结缔组织增生及纤维化，致使肝脏血液循环障碍和肝细胞的功能丧失，肝脏逐渐变硬变形而发展为肝硬化。临床上常以肝功能损害和门脉高压为主要表现，晚期常有严重并发症，如消化道出血、肝性脑病等。

一、病因

引起肝硬化有多种病因，在我国以病毒性肝炎引起肝硬化为主要原因。

二、临床表现

起病隐匿，病程发展缓慢，可潜伏达 3～5 年，甚至更长。各型肝硬化可因出现并发症、大量饮酒、手术等因素，促进病情加重和发展。临床上将肝硬化分为肝功能代偿期和肝功能失代偿期，但两期界限常不清楚。

（一）代偿期

症状轻、无特异性，常以疲乏无力、食欲减退为主要表现，可伴腹胀、恶心、轻微腹泻等。上述症状呈间歇性，劳累或发生其他疾病时表现明显，休息或治疗后可缓解。

体征：肝轻度肿大，质变硬，无或轻度压痛，脾轻度肿大。

（二）失代偿期

症状明显，主要为肝功能减退和门脉高压症两类临床表现。

1. 肝功能减退的表现。

（1）全身症状：营养状况较差，可有不规则低热，消瘦乏力，精神不振，重者衰弱而卧床不起，皮肤干枯，面色晦暗无光泽（肝病面容）。

（2）消化道症状：食欲减退，畏食，进食后常感上腹饱胀不适、恶心、呕吐；对脂肪、蛋白质耐受性差，稍进油腻肉食易引起腹泻，患者常因腹水和胃肠积气终日腹胀难受。上述症状产生与门脉高压时胃肠道淤血水肿、消化吸收障碍和肠道菌群失调等有关。部分患者可有黄疸表现，提示肝细胞有进行性坏死。

（3）出血倾向和贫血：常有皮肤紫癜、牙龈出血、鼻出血、胃肠出血等倾向，患者可有程度不同的贫血，主要与肝合成凝血因子减少、脾功能亢进、肠道吸收障碍、营养不良、毛细血管脆性增加等因素有关。

(4)内分泌紊乱:由于肝功能减退对雌激素灭活能力减退,男性患者可有性欲减退、睾丸萎缩、乳房发育、毛发脱落等症状;女性患者可有月经失调、闭经、不孕等症状。在患者面部、颈、上胸、肩背、上肢等上腔静脉引流部位可见蜘蛛痣和(或)血管扩张。在手掌大小鱼际及指端腹侧有红斑,称之为肝掌。可有继发性醛固酮和抗利尿激素增多,使水钠潴留,对腹水形成起重要作用。由于肾上腺皮质功能损害,患者面部和其他暴露部位可出现皮肤色素沉着。

2.门脉高压症的三大表现:脾大、侧支循环的建立和开放、腹水。

(1)脾大:由于脾脏淤血,可有轻、中度脾脏肿大。晚期可伴有脾功能亢进,表现为白细胞、血小板和红细胞计数减少。

(2)侧支循环的建立和开放:当门脉高压达到 200 mmH$_2$O 以上时,消化器官和脾的回心血液流经肝脏受阻,导致门静脉与腔静脉之间建立许多侧支循环。临床上重要的侧支循环包括:①食管下段和胃底静脉曲张,常因门脉压力明显增高、粗糙坚硬食品机械损伤或剧烈咳嗽、呕吐致腹内压突然增高引起曲张静脉破裂,发生呕血、黑便及休克症状;②腹壁和脐周静脉曲张,表现在脐周与腹壁弯曲的静脉,以脐为中心向上及下腹延伸,脐周静脉出现明显曲张者,外观可呈水母头状;③痔静脉扩张,是门静脉的直肠上静脉与下腔静脉的直肠中、下静脉吻合,可扩张形成痔核,破裂时引起便血。

(3)腹水:约 75% 以上失代偿期患者有腹水,是肝硬化最突出的临床表现。患者常有腹胀感,尤其饭后显著,大量腹水使横膈抬高可出现呼吸困难、脐疝、下肢水肿、腹壁皮肤紧张发亮,膨隆呈蛙腹,叩诊有移动性浊音。部分患者伴有胸腔积液,以右侧多见。

(4)肝触诊:早期表面尚光滑,肝脏质地坚硬,边缘较薄,晚期可触及结节。

三、并发症

1.上消化道出血:是肝硬化最常见的并发症,多突然发生大量呕血或黑便,常引起出血性休克、诱发肝性脑病。

2.肝性脑病:是晚期肝硬化最严重的并发症,亦是常见死亡原因。

3.感染:常易并发细菌感染,如肺炎、大肠杆菌败血症、胆道感染及自发性腹膜炎等。自发性腹膜炎多为革兰阴性杆菌感染,表现为腹痛、腹水迅速增长,重者出现中毒性休克。体征可有全腹压痛、腹膜刺激征。

4.肝肾综合征:由于出现大量腹水时,有效循环血容量不足,肾血管收缩,引起肾皮质血流量减少、肾小球滤过率降低,发生肝肾综合征,也称功能性肾衰竭,表现为少尿或无尿、氮质血症、稀释性低钠血症。

5.肝肺综合征:为严重的肝病、肺血管扩张和低氧血症的三联症。表现为呼吸困难、低氧血症,检查显示肺血管扩张。目前,内科治疗效果不明显。

6.其他:由于患者摄入不足、长期应用利尿剂、大量放腹水、呕吐、腹泻等因素易造成电解质和酸碱平衡紊乱。肝硬化患者若在短期内出现肝增大,且表面有肿块,持续肝区疼痛或腹水呈血性,应考虑并发原发性肝癌的可能,应进一步检查。

四、治疗护理措施

目前无特效治疗,关键在于早期诊断,针对病因和一般情况进行治疗,缓解和延长代偿期,对失代偿期患者主要是对症治疗、改善肝功能、并发症的抢救。

（一）休息

代偿期患者适当减少活动,但仍可参加轻体力工作;失代偿期患者则应以卧床休息为主,避免劳累是治疗中重要措施之一。

（二）饮食

给予高热量、高蛋白质、维生素丰富、易消化的食物。肝功能损害显著或有肝性脑病先兆者,应限制进食蛋白质;腹水者应限制盐摄入;避免进食粗糙、坚硬食物,忌酒,禁用损害肝脏药物。

（三）皮肤

腹水患者多伴皮肤干枯粗糙、水肿、抵抗力弱;黄疸患者皮肤瘙痒,故应做好皮肤护理。每日可用温水擦浴,保持皮肤清洁,避免用力搓擦。

（四）药物治疗

为避免增加肝细胞负担,药物种类不宜过多,适当选用保肝药物,如葡醛内酯、维生素及助消化药物。中药治疗能改善症状和肝功能,也可采用中西药联合治疗。

（五）腹水的治疗

1. 限制钠、水的摄入:限制盐在 $1\sim2$ g/d,进水量限制在 $1\,000$ mL/d 左右。

2. 增加钠、水的排泄:利尿,主要使用螺内酯 20 mg 每日 4 次,无效时加用氢氯噻嗪或呋塞米,服用时及时补充氯化钾。利尿治疗以每天体重减轻不超过 0.5 kg 为宜,利尿剂使用不宜过猛,避免诱发肝性脑病、肝肾综合征等。

3. 导泻:利尿剂治疗无效可用导泻药,如甘露醇 20 mg,$1\sim2$ 次/天,通过肠道排出水分。腹腔穿刺放腹水:为减轻症状可行穿刺放腹水,但会丢失蛋白质,且短期内腹水又复原,应同时给白蛋白静脉点滴,可提高疗效。每次放腹水在 $4\,000\sim6\,000$ mL,同时静脉点滴白蛋白 $40\sim60$ g。术后用无菌敷料覆盖穿刺部位,并观察穿刺部位是否有溢液。术毕应缚紧腹带,防止腹穿后腹内压骤降。记录抽出腹水的量、性质、颜色,标本及时送检。

4. 提高血浆胶体渗透压:每周输注新鲜血、白蛋白、血浆,对改善一般情况、恢复肝功能和消退腹水均有帮助。

5. 腹水浓缩回输:放出腹水,通过浓缩处理后再静脉回输,可消除水、钠潴留,提高血浆白蛋白浓度及有效循环血容量,并能改善肾血液循环,对顽固性腹水是一种较好的治疗方法。

五、手术治疗

为降低门脉压力及消除脾功能亢进,常行各种分流术和脾切除术。

（黄　静　董文君　朱欣燕　曹光岩）

第五节   肝性脑病

肝性脑病又称肝昏迷,是严重肝病引起的以代谢紊乱为基础的中枢神经系统功能失调的综合病征,主要临床表现为意识障碍、行为失常和昏迷。

一、病因

(一)病因

最常见的是病毒性肝炎后肝硬化。

(二)诱因

肝性脑病特别是门体分流性脑病常有明显的诱因,常见的有以下方面。

1. 上消化道出血:出血后血液淤积在胃肠道内,经细菌分解作用后,产生大量的氨,由肠壁扩散至血循环,引起血氨升高,从而促发肝性脑病。

2. 大量排钾利尿、放腹水:可引起低钾性碱中毒,促使 NH_3 透过血—脑屏障,进入脑细胞产生氨中毒。大量排钾利尿、放腹水,血容量减少及肾功能减退,还可造成大量蛋白质丢失和电解质的紊乱,从而诱发肝性脑病。

3. 高蛋白饮食:患者摄入高蛋白饮食,血氨增高,诱发肝性脑病。

4. 感染:机体感染时增加了肝脏吞噬、免疫及解毒功能负荷,发热引起代谢率增高与耗氧量增高,增加氨的毒性。感染增加组织分解代谢,增加了氨的产生。发热失水可加重肾前性的氮质血症。

5. 药物:利尿剂可导致电解质平衡失调,尤其低钾,可加速肝性脑病的发生。安眠药、镇静药、麻醉药可直接抑制大脑和呼吸中枢,造成缺氧进而加重肝脏损害。含氮药物可引起血氨增高。加重肝损害的药物也是诱发肝性脑病的常见原因,如乙醇、抗结核药等。

6. 便秘:可使含氨、胺类及有毒衍生物与肠黏膜接触时间延长,利于毒物的吸收。

7. 其他:腹泻、外科手术、尿毒症、分娩等可增加肝、脑、肾代谢负担,从而促使肝性脑病的发生。

二、临床表现

肝性脑病分为以下四期。

1. 一期(前驱期):轻度性格改变和行为失常,如欣快激动或淡漠、随地便溺。患者应答尚准确,但有时吐字不清且较缓慢。可有扑翼样震颤,脑电图多数正常。此期持续数天及数周,因症状不明显易被忽视。

2. 二期(昏迷前期):以意识错乱、睡眠障碍、行为失常为主。定向力和理解力均减退,不能完成简单计算。言语不清,举止反常,多有睡眠时间倒错。甚至有幻觉、恐惧、躁狂。此期患者有明显神经系统体征,如腱反射亢进、肌张力增高、巴宾斯基征阳性,扑翼样震颤存在,脑电图表现异常。

3. 三期(昏睡期):以昏睡和精神错乱为主,大部分时间呈昏睡状态,但可唤醒。各种神经体征持续存在或加重,扑翼样震颤仍存在,肌张力增加,脑电图有异常,锥体束征呈阳性。

4. 四期(昏迷期):神志完全丧失,不能唤醒。浅昏迷时,对疼痛刺激有反应,腱反射肌张力亢进,扑翼样震颤无法引出。深昏迷时,各种反射消失,肌张力降低,瞳孔散大,可出现阵发性惊厥、踝阵挛等。脑电图明显异常。

以上各期的分界不很清楚,前后期临床可有重叠。肝功能损害严重的肝性脑病常有明显黄疸、出血倾向、肝臭,易并发各种感染。

三、辅助检查

简易智力测验:对于诊断早期肝性脑病、亚临床肝性脑病最有价值。

四、治疗护理措施

对于肝性脑病的治疗,应立足于早期,采取综合治疗。

(一)消除诱因

积极防治感染和上消化道出血,避免快速、大量排钾利尿和放腹水,纠正电解质和酸碱平衡紊乱。不用或慎用镇静安眠药、麻醉药。

(二)饮食护理

昏迷者应忌食蛋白质,可鼻饲或静脉补充葡萄糖供给热量。清醒后可逐步增加蛋白饮食,蛋白质摄入量为 $1\sim1.5\ \mathrm{g/(kg \cdot d)}$,最好给予植物蛋白,如豆制品。显著腹水患者应限制钠、水量,钠应少于 $250\ \mathrm{mg/d}$,水入量一般为尿量加 $1\ 000\ \mathrm{mL/d}$。

(三)减少肠内毒物的生成和吸收

1. 减少或临时停止蛋白质饮食。

2. 灌肠或导泻:清除肠内含氮物质或积血,保持大便通畅,可用生理盐水或弱酸性溶液灌肠,禁用肥皂水灌肠,也可口服或鼻饲50%硫酸镁 $30\sim50\ \mathrm{mL}$ 导泻。

3. 抑制肠道细菌生长:口服抗生素如甲硝唑、新霉素等。

(四)促进有毒物质的代谢清除,纠正氨基酸的代谢紊乱

1. 降氨药物:谷氨酸钾或谷氨酸钠与游离氨结合形成谷氨酰胺,从而降低血氨。静脉滴注速度不宜过快,过快可引起呕吐、流涎及面部潮红等症状;精氨酸可促进尿素循环,从而降血氨。该药酸性,适用于碱中毒时。

2. 支链氨基酸:口服或静脉滴注以支链氨基酸为主的氨基酸混合液,可纠正氨基酸代谢的不平衡,抑制大脑中假神经递质的形成。

(五)其他

对症治疗如纠正水、电解质紊乱和酸碱失衡,防治脑水肿和继发性感染、休克、出血等。

(张　娟　刘凤麟　李　雯　袁　青)

第六节　肝　癌

原发性肝癌是我国常见的恶性肿瘤之一,高发于东南沿海地区。我国肝癌患者的中位年龄为 40～50 岁,男性比女性多见。其病因和发病机制尚未确定。随着原发性肝癌早期诊断、早期治疗,总体疗效已有明显提高。

一、病因

原发性肝癌的病因和发病机制尚未确定。目前认为与肝硬化、病毒性肝炎以及黄曲霉素等化学致癌物质和环境因素有关。

二、临床表现

1. 肝区疼痛。半数以上患者肝区疼痛为首发症状,多为持续性钝痛、刺痛或胀痛。主要是由于肿瘤迅速生长,使肝包膜张力增加所致。位于肝右叶顶部的癌肿累及横膈,则疼痛可牵涉至右肩背部。当肝癌结节发生坏死、破裂,可引起腹腔内出血,出现腹膜刺激征等急腹症表现。

2. 全身和消化道症状。主要表现为乏力、消瘦、食欲减退、腹胀等。部分患者可伴有恶心、呕吐、发热、腹泻等症状。晚期则出现贫血、黄疸、腹水、下肢水肿、皮下出血及恶病质等。

3. 肝肿大。肝肿大呈进行性,质地坚硬,边缘不规则,表面凹凸不平呈大小结节或巨块。

4. 肝癌转移症状。肝癌如发生肺、骨、脑等处转移,可产生相应症状。少数患者可有低血糖症、红细胞增多症、高血钙和高胆固醇血症等特殊表现。原发性肝癌的并发症主要有肝性昏迷、上消化道出血、癌肿破裂出血及继发感染。

三、诊断

(一)辅助检查

(1)血清甲胎蛋白(AFP)测定。本法对诊断本病有相对的特异性。放射免疫法测定持续血清 AFP≥400 μg/L,并能排除妊娠、活动性肝病等,即可考虑肝癌的诊断。临床上约 30% 的肝癌患者 AFP 为阴性。如同时检测 AFP 异质体,可使阳性率明显提高。

(2)血液酶学及其他肿瘤标记物检查。肝癌患者血清中 γ-谷氨酰转肽酶及其同功酶、异常凝血酶原、碱性磷酸酶、乳酸脱氢酶同功酶可高于正常。但缺乏特异性。

(3)超声检查。可显示肿瘤的大小、形态、所在部位以及肝静脉或门静脉内有无癌栓,其诊断符合率可达 90%,是有较好诊断价值的无创性检查方法。

(4)CT 检查。CT 具有较高的分辨率,对肝癌的诊断符合率可达 90% 以上,可检出直径 1.0 cm 左右的微小癌灶。

(5)磁共振成像(MRI)。诊断价值与 CT 相仿,对良、恶性肝内占位病变,特别与血管瘤的鉴别优于 CT。

(6)选择性腹腔动脉或肝动脉造影检查。对血管丰富的癌肿,其分辨率低限约 1 cm,对<2.0 cm 的小肝癌其阳性率可达 90%。由于属创伤性检查,必要时才考虑采用。

(7)肝穿刺行针吸细胞学检查。在 B 型超声导引下行细针穿刺,有助于提高阳性率。适用于经过各种检查仍不能确诊,但又高度怀疑者。

(二)症状

凡是中年以上,特别是有肝病史的患者,若有原因不明的肝区疼痛、消瘦、进行性肝肿大者,应及时作详细检查。如甲胎蛋白(AFP)检测和 B 型超声等影像学检查,有助于诊断,甚至可检出早期肝癌。

四、治疗

1. 手术治疗。手术是治疗肝癌的首选,也是最有效的方法。手术方法有:根治性肝癌切除,姑息性肝癌切除等。

2. 对不能切除的肝癌的治疗。对不能切除的肝癌可根据具体情况,采用术中肝动脉结扎、肝动脉化疗栓塞、射频、冷冻、激光、微波等治疗有一定的疗效。原发性肝癌也是行肝移植手术的指证之一。

3. 化学药物治疗。经剖腹探查发现癌肿不能切除,或作为肿瘤姑息切除的后续治疗者,可采用肝动脉和(或)门静脉置泵(皮下埋藏灌注装置)作区域化疗栓塞;对估计手术不能切除者,也可行放射介入治疗,经股动脉作选择性插管至肝动脉,注入栓塞剂(常用如碘化油)和抗癌药行化疗栓塞,部分患者可因此获得手术切除的机会。

4. 放射治疗。对一般情况较好,肝功能尚好,不伴有肝硬化,无黄疸、腹水、无脾功能亢进和食管静脉曲张,癌肿较局限,尚无远处转移而又不适于手术切除或手术后复发者,可采用放射为主的综合治疗。

5. 生物治疗。常用的有免疫核糖核酸、干扰素、白细胞介素-2、胸腺肽等,可与化疗联合应用。

6. 中医中药治疗。采取辨证施治、攻补兼施的方法,常与其他疗法配合应用。以提高机体抗病力,改善全身状况和症状,减轻化疗、放疗不良反应。

五、护理

1. 疼痛的护理:遵医嘱给予适量止痛药。提供安静环境及舒适体位,进行心理疏导,原发性肝癌的护理可以改善患者的一些症状,同时可以配合中药的治疗,中药如人参皂苷 Rh2(护命素)可以减轻疼痛症状。

2. 出现意识障碍按照昏迷护理常规执行。

3. 出血的护理:动态观察血压变化及大便颜色、性质,肠鸣音、便潜血、血红蛋白的变化。

4. 腹水的护理。

(1)大量腹水患者取半卧位,以减轻呼吸困难。

(2)每日液体摄入量不超过 1 000 mL,并给予低盐饮食。

（3）应用利尿剂时遵医嘱记录 24 h 出入量，定期测量腹围和体重。

5. 营养失调的护理。

（1）与营养师和患者商量制订患者的食谱，成年休息者每日每千克体重给予热量 104.6~125.5 kJ，轻体力劳动者每日每千克体重给予热量 125.5~146.4 kJ。

（2）调整饮食色、香、味，增进患者食欲。

（3）重症患者协助进食。

（黄俊蕾　赵　娜　李丽沙　薛素莉）

第七节　上消化道出血

上消化道出血是指屈氏韧带以上的消化道，包括食管、胃、十二指肠或胰胆等病变引起的出血，胃空肠吻合术后的空肠病变出血亦属这一范围。大量出血是指在数小时内失血量超出 1 000 mL 或循环血容量的 20%，其临床主要表现为呕血和（或）黑粪，往往伴有血容量减少引起的急性周围循环衰竭，是常见的急症，病死率高达 8%~13.7%。

一、病因

（一）上胃肠道疾病

1. 食管疾病。食管炎、食管癌、食管消化性溃疡、食管损伤等。

2. 胃十二指肠疾病。消化性溃疡、急性胃炎、慢性胃炎、胃黏膜脱垂、胃癌、急性胃扩张、十二指肠炎、卓—艾综合征、胃手术后病变等。

3. 空肠疾病。空肠克隆病，胃肠吻合术后空肠溃疡。

（二）门静脉高压

1. 各种肝硬化失代偿期。

2. 门静脉阻塞。门静脉炎、门静脉血栓形成、门静脉受邻近肿块压迫。

3. 肝静脉阻塞综合征。

（三）上胃肠道邻近器官或组织的疾病

1. 胆道出血。胆管或胆囊结石、胆囊或胆管癌、术后胆总管引流管造成的胆道受压坏死、肝癌或肝动脉瘤破入胆道。

2. 胰腺疾病。累及十二指肠胰腺癌，急性胰腺炎并发脓肿溃破。

3. 动脉瘤破入食管、胃或十二指肠，主动脉瘤，肝或脾动脉瘤破裂。

4. 纵隔肿瘤或脓肿破入食管。

（四）全身性疾病

1. 血液病。白血病、血小板减少性紫癜、血友病、弥散性血管内凝血及其他凝血机制障碍。

2. 尿毒症。

3. 血管性疾病。动脉粥样硬化、过敏性紫癜、遗传性出血性毛细血管扩张、弹性假黄瘤等。

4. 结节性多动脉炎。系统性红斑狼疮或其他血管炎。

5. 应激性溃疡、败血症、创伤、烧伤或大手术后，休克，肾上腺糖皮质激素治疗后，脑血管意外或其他颅脑病变，肺气肿与肺源性心脏病等引起的应激状态。

二、临床表现

1. 呕血和(或)黑便。是上消化道出血的特征性表现。出血部位在幽门以上者常有呕血和黑便，在幽门以下者可仅表现为黑便。但是出血量少而速度慢的幽门以上病变可仅见黑便，而出血量大、速度快的幽门以下的病变可因血液反流入胃，引起呕血。

2. 失血性周围循环衰竭。出血量 400 mL 以内可无症状，出血量中等可引起贫血或进行性贫血、头晕、软弱无力，突然起立可产生晕厥、口渴、肢体冷感及血压偏低等。大量出血达全身血量 30%～50% 即可产生休克，表现为烦躁不安或神志不清、面色苍白、四肢湿冷、口唇发绀、呼吸困难、血压下降至测不到、脉压缩小及脉搏快而弱等，若处理不当，可导致死亡。

3. 氮质血症。

4. 贫血和血象变化。急性大出血后均有失血性贫血，出血早期，血红蛋白浓度、红细胞计数及红细胞压积可无明显变化，一般需要经 3～4 h 以上才出现贫血。上消化道大出血 2～5 h，白细胞计数可明显升高，止血后 2～3 d 才恢复正常。但肝硬化和脾亢者，则白细胞计数可不增高。

5. 发热。中度或大量出血病例，于 2 h 内发热，多在 38.5℃ 以下，持续数日至一周不等。

三、诊断

(一)辅助检查

1. 化验检查。急性消化道出血时，重点化验应包括血常规、血型、出凝血时间、大便或呕吐物的隐血试验、肝功能及血肌酐、尿素氮等。

2. 特殊检查方法

(1)内镜检查。胃镜直接观察，即能确定，并可根据病灶情况作相应的止血治疗。做纤维胃镜检查注意事项有以下几点。①胃镜检查的最好时机在出血后 24～48 h 内进行。②处于失血性休克的患者，应首先补充血容量，待血压有所平稳后做胃镜较为安全。③事先一般不必洗胃准备，但若出血过多，估计血块会影响观察时，可用冰水洗胃后进行检查。

(2)选择性动脉造影。在某些特殊情况下，如患者处于上消化道持续严重大量出血紧急状态，以至于胃镜检查无法安全进行或因积血影响视野而无法判断出血灶，此时行选择性肠系膜动脉造影可能发现出血部位，并进行栓塞治疗。

(3)X 线钡剂造影。因为一些肠道的解剖部位不能被一般的内镜窥见，有时会遗漏病变,这些都可通过 X 线钡剂检查得以补救。但在活动性出血后不宜过早进行钡剂造影,否则会因按压腹部而引起再出血或加重出血。一般主张在出血停止、病情稳定 3 d 后谨慎操作动脉造影及内镜的检查。

(4)放射性核素扫描。经内镜及 X 线检查阴性的病例,可做放射性核素扫描。其方法是采用核素(例如 99m 锝)标记患者的红细胞后,再从静脉注入患者体内,当有活动性出血,而出血速度能达到 0.1 mL/min,核素便可以显示出血部位。

(二)诊断依据

1. 有引起上消化道出血的原发病,如消化性溃疡、肝硬化、慢性胃炎及应激性病变等。

2. 呕血和(或)黑便。

3. 出血不同程度时可出现相应的表现,轻者可无症状,严重者可发生出血性休克。

4. 发热。

5. 氮质血症。

6. 急诊内镜可发现出血源。

四、治疗

(一)一般治疗

大出血宜取平卧位,并将下肢抬高,头侧位,以免大量呕血时血液反流引起窒息,必要时吸氧、禁食。少量出血可适当进流食,对肝病患者忌用吗啡、巴比妥类药物。应加强护理,记录血压、脉搏、出血量及每小时尿量,保持静脉通路,必要时进行中心静脉压测定和心电图监护。

(二)补充血容量

当血红蛋白低于 70 g/L、收缩压低于 90 mmHg 时,应立即输入足够量全血。肝硬化患者应输入新鲜血。开始输液应快,但老年人及心功能不全者输血输液不宜过多过快,否则可导致肺水肿,最好进行中心静脉压监测。如果血源困难可给右旋糖酐或其他血浆代用品。

(三)止血措施

1. 药物治疗。

(1)近年来对消化性溃疡疗效最好的药物是质子泵抑制剂奥美拉唑,H_2-受体拮抗剂西米替丁或雷尼替丁,雷尼替丁在基层医院较常用。上述三种药物用药 3~5 d 血止后皆改为口服。对消化性溃疡和糜烂性胃炎出血,可用去甲肾上腺素 8 mg 加入冰盐水 100 mL 口服或作鼻胃管滴注,也可使用凝血酶口服应用。凝血酶需临床用时新鲜配制,且服药同时给予 H_2-受体拮抗剂或奥美拉唑以便使药物得以发挥作用。

(2)食管、胃底静脉曲张破裂出血时,垂体后叶素是常用药物,但作用时间短,主张小剂量用药。患高血压病、冠心病或孕妇不宜使用。有主张同时舌下含硝酸甘油或硝酸异山梨醇酯。20 世纪 80 年代以来有采用生长抑素,对上消化道出血的止血效果较好。短期使用几乎没有严重不良反应,但价格较贵。

2. 三腔气囊管压迫止血。适用于食管、胃底静脉曲张破裂出血。如药物止血效果不佳,可考虑使用。该方法即时止血效果明显,但必须严格遵守技术操作规程以保证止血效果,并防止窒息、吸入性肺炎等并发症发生。

3. 内镜直视下止血。对于门脉高压出血者,可采取急诊食管曲张静脉套扎术;注射组织胶或硬化剂如乙氧硬化醇、鱼肝酸油钠等。一般多主张注射后用 H_2-受体拮抗剂或奥美拉唑,以减少硬化剂注射后因胃酸引起溃疡与出血;对于非门脉高压出血者,可采取局部注射 1/10 000 肾上腺素盐水;采用 APC 电凝止血;血管夹(钛夹)止血。

（四）血管介入技术

对于食管—胃底静脉曲张破裂出血,经垂体后叶素或三腔气囊管压迫治疗失败的患者,可采用经颈静脉门体分流手术(TIPS)结合胃冠状静脉栓塞。

（五）手术治疗

经上述处理后,大多数上消化道大出血可停止。如仍无效可考虑手术治疗。食管、胃底静脉曲张破裂可考虑口腔或脾肾静脉吻合等手术。胃、十二指肠溃疡大出血患者早期手术可降低死亡率,尤其是老年人不宜止血又易复发,更宜及早手术,如并发溃疡穿孔、幽门梗阻或怀疑有溃疡恶变者宜及时手术。

五、护理

（一）病情观察

1. 观察血压、体温、脉搏、呼吸的变化。

2. 在大出血时,每 15～30 min 测脉搏、血压,有条件者使用心电血压监护仪进行监测。

3. 观察神志、末梢循环、尿量、呕血及便血的色、质、量。

4. 有头晕、心悸、出冷汗等休克表现,及时报告医师对症处理并做好记录。

（二）对症护理

1. 出血期护理。

(1)绝对卧床休息至出血停止。

(2)烦躁者给予镇静剂,门脉高压出血患者烦躁时慎用镇静剂。

(3)耐心细致地做好解释工作,安慰体贴患者的疾苦,消除紧张、恐惧心理。

(4)污染被服应随时更换,以避免不良刺激。

(5)迅速建立静脉通路,尽快补充血容量,用 5％葡萄糖生理盐水或血浆代用品,大量出血时应及时配血、备血,准备双气囊三腔管备用。

(6)注意保暖。

2. 呕血护理。

(1)根据病情让患者侧卧位或半坐卧位,防止误吸。

(2)行胃管冲洗时,应观察有无新的出血。

3. 一般护理。

(1)口腔护理:出血期禁食,需每日 2 次清洁口腔。呕血时应随时做好口腔护理,保持口腔清洁、无味。

（2）便血护理：大便次数频繁，每次便后应擦净，保持臀部清洁、干燥，以防发生湿疹和褥疮。

（3）饮食护理：出血期禁食；出血停止后按序给予温凉流质、半流质及易消化的软饮食；出血后 3 d 未解大便患者，慎用泻药。

（4）使用双气囊三腔管压迫治疗时，参照双气囊三腔管护理常规。

（5）使用特殊药物，如施他宁、垂体后叶素时，应严格掌握滴速不宜过快，如出现腹痛、腹泻、心律失常等副作用时，应及时报告医师处理。并发症的治疗药物应忌用如水杨酸类、利血平、保泰松等。

（纪国华　张培培　张瑞环　姜吉波）

第八节　急性胰腺炎

急性胰腺炎是多种病因导致胰酶在胰腺内被激活后引起胰腺组织自身消化、水肿、出血甚至坏死的炎症反应。临床以急性上腹痛、恶心、呕吐、发热和血胰酶增高等为特点。病变程度轻重不等，轻者以胰腺水肿为主，临床多见，病情常呈自限性，预后良好，又称为轻症急性胰腺炎。少数重者的胰腺出血坏死，常继发感染、腹膜炎和休克等，病死率高，称为重症急性胰腺炎。临床病理常把急性胰腺炎分为水肿型和出血坏死型两种。

一、病因

1. 梗阻因素。由于胆道蛔虫、乏特壶腹部结石嵌顿、十二指肠乳头缩窄等导致胆汁反流。如胆管下端明显梗阻，胆道内压力甚高，高压的胆汁逆流胰管，造成胰腺腺泡破裂，胰酶进入胰腺间质而发生胰腺炎。

2. 酒精因素。长期饮酒者容易发生胰腺炎，在此基础上，当某次大量饮酒和暴食的情况下，促进胰酶的大量分泌，致使胰腺管内压力骤然上升，引起胰腺泡破裂，胰酶进入腺泡之间的间质而促发急性胰腺炎。酒精与高蛋白高脂肪食物同时摄入，不仅胰酶分泌增加，同时又可引起高脂蛋白血症。这时胰脂肪酶分解甘油三酯释出游离脂肪酸而损害胰腺。

3. 血管因素。胰腺的小动、静脉急性栓塞、梗阻，发生胰腺急性血循环障碍而导致急性胰腺炎；另一个因素是建立在胰管梗阻的基础上，当胰管梗阻后，胰管内高压，则将胰酶被动性的"渗入"间质。由于胰酶的刺激则引起间质中的淋巴管、静脉、动脉栓塞，继而胰腺发生缺血坏死。

4. 外伤。胰腺外伤使胰腺管破裂、胰腺液外溢以及外伤后血液供应不足，导致发生急性重型胰腺炎。

5. 感染因素。急性胰腺炎可以发生各种细菌感染和病毒感染，病毒或细菌是通过血液或淋巴进入胰腺组织,而引起胰腺炎。一般情况下这种感染均为单纯水肿性胰腺炎,发生出血坏死性胰腺炎者较少。

6. 代谢性疾病。可与高钙血症、高脂血症等病症有关。

7. 其他因素。如药物过敏、血色沉着症、遗传等。

二、临床表现

(一)一般症状

1. 腹痛:为最早出现的症状,往往在暴饮暴食或极度疲劳之后发生,多为突然发作,位于上腹正中或偏左。疼痛为持续性进行性加重,似刀割样。疼痛向背部、胁部放射。若为出血坏死性胰腺炎,发病后短暂时间内即为全腹痛、急剧腹胀,同时很快即出现轻重不等的休克。

2. 恶心、呕吐:发作频繁,起初为进入食物胆汁样物,病情进行性加重,很快即进入肠麻痹,则吐出物为粪样。

3. 黄疸:急性水肿型胰腺炎出现的较少,约占1/4。而在急性出血性胰腺炎则出现的较多。

4. 脱水:急性胰腺炎的脱水主要因肠麻痹、呕吐所致,而重型胰腺炎在短短的时间内即可出现严重的脱水及电解质紊乱。出血坏死型胰腺炎,发病后数小时至十几小时即可呈现严重的脱水现象,无尿或少尿。

5. 由于胰腺大量炎性渗出,以致胰腺的坏死和局限性脓肿等,可出现不同程度的体温升高。若为轻型胰腺炎,一般体温在39℃以内,3～5 d即可下降。而重型胰腺炎,则体温常在39℃～40℃,常出现谵妄,持续数周不退,并出现毒血症的表现。

6. 少数出血坏死性胰腺炎,胰液以至坏死溶解的组织沿组织间隙到达皮下,并溶解皮下脂肪,而使毛细血管破裂出血,使局部皮肤呈青紫色,有的可融成大片状,在腰部前下腹壁,亦可在脐周出现。

7. 胰腺的位置深在,一般的轻型水肿型胰腺炎在上腹部深处有压痛,少数前腹壁有明显压痛。而急性重型胰腺炎,由于其大量的胰腺溶解、坏死、出血,则前、后腹膜均被累及、全腹肌紧、压痛,全腹胀气,并可有大量炎性腹水,可出现移动性浊音。肠鸣音消失,出现麻痹性肠梗阻。

8. 由于渗出液的炎性刺激,可出现胸腔反应性积液,以左侧为多见,可引起同侧的肺不张,出现呼吸困难。

9. 大量的坏死组织积聚于小网膜囊内,在上腹可以看到一隆起性包块,触之有压痛,往往包块的边界不清。少数患者腹部的压痛等体征已不明显,但仍然有高热、白细胞计数增高以至经常性出现似"部分性肠梗阻"的表现。

(二)局部并发症

1. 胰腺脓肿:常于起病2～3周后出现。此时患者高热伴中毒症状,腹痛加重,可扪及上腹部包块,白细胞计数明显升高。穿刺液为脓性,培养有细菌生长。

2.胰腺假性囊肿：多在起病 3～4 周后形成。体检常可扪及上腹部包块，大的囊肿可压迫邻近组织产生相应症状。

（三）全身并发症

常有急性呼吸衰竭、急性肾衰竭、心力衰竭、消化道出血、胰性脑病、败血症及真菌感染、高血糖等并发症。

三、诊断

1.血常规。多有白细胞计数增多及中性粒细胞核左移。

2.血尿淀粉酶测定。血清（胰）淀粉酶在起病后 6～12 h 开始升高，48 h 开始下降，持续 3～5 d，血清淀粉酶超过正常值 3 倍可确诊为本病。

3.血清脂肪酶测定。血清脂肪酶常在起病后 24～72 h 开始上升高，持续 7～10 d，对病后就诊较晚的急性胰腺炎患者有诊断价值，且特异性也较高。

4.淀粉酶内生肌酐清除率比值。急性胰腺炎时可能由于血管活性物质增加，使肾小球的通透性增加，肾对淀粉酶清除增加而对肌酐清除未变。

5.血清正铁白蛋白。当腹腔内出血时红细胞破坏释放血红素，经脂肪酸和弹力蛋白酶作用能变为正铁血红素，后者与白蛋白结合成正铁血白蛋白，重症胰腺炎起病时常为阳性。

6.生化检查。暂时性血糖升高，持久的空腹血糖高于 10 mmol/L 反映胰腺坏死，提示预后不良。高胆红素血症可见于少数临床患者，多于发病后 4～7 d 恢复正常。

7.X 线腹部平片。可排除其他急腹症，如内脏穿孔等，"哨兵襻"和"结肠切割征"为胰腺炎的间接指证，弥漫性模糊影腰大肌边缘不清提示存在腹腔积液，可发现肠麻痹或麻痹性肠梗阻。

8.腹部 B 超。应作为常规初筛检查，急性胰腺炎 B 超可见胰腺肿大，胰内及胰周围回声异常；亦可了解胆囊和胆道情况；后期对脓肿及假性囊肿有诊断意义，但因患者腹胀常影响其观察。

9.CT 显像。对急性胰腺炎的严重程度、附近器官是否受累提供帮助。

四、治疗

（一）非手术治疗

防治休克，改善微循环、解痉、止痛，抑制胰酶分泌，抗感染，营养支持，预防并发症的发生，加强重症监护的一些措施等。

1.防治休克改善微循环。应积极补充液体、电解质和热量，以维持循环的稳定和水电解质平衡。

2.抑制胰腺分泌：①H_2-受体阻断剂；②抑肽酶；③5-氟尿嘧啶；④禁食和胃肠减压。

3.解痉止痛。应定时给以止痛剂，传统方法是静脉内滴注 0.1% 的普鲁卡因用以静脉封闭，并可定时将杜冷丁与阿托品配合使用，既止痛又可解除 Oddi 括约肌痉挛，禁用吗啡，以免引起 Oddi 括约肌痉挛。另外，亚硝酸异戊酯、硝酸甘油等在剧痛时使用，特别是年龄大的患者使用，既可一定程度地解除 Oddi 括约肌的痉挛，同时对冠状动脉供血也大有好处。

4. 营养支持。急性重型胰腺炎时，机体的分解代谢高、炎性渗出、长期禁食、高热等，患者处于负氮平衡及低血蛋白症，故需营养支持，而在给予营养支持的同时，又要使胰腺不分泌或少分泌。

5. 抗生素的应用。抗生素对急性胰腺炎的应用，是综合性治疗中不可缺少的内容之一。急性出血坏死性胰腺炎时应用抗生素是无可非议的。急性水肿性胰腺炎，作为预防继发感染，应合理地使用一定量的抗生素。

6. 腹膜腔灌洗。对腹腔内有大量渗出者，可做腹腔灌洗，使腹腔内含有大量胰酶和毒素物质的液体稀释并排除体外。

7. 加强监护。

8. 间接降温疗法。

（二）手术治疗

虽有局限性区域性胰腺坏死、渗出，若无感染而全身中毒症状不十分严重的患者，不需急于手术。若有感染则应予以相应的手术治疗。

五、护理

（一）病情观察

1. 严密观察患者体温、脉搏、呼吸、血压、神志的变化。

2. 认真听取患者主诉，腹部疼痛的部位、性质、时间以及引起疼痛的原因等。

3. 使用胃肠减压时应观察引流液的颜色、内容物及量。

4. 注意观察患者有无出血倾向如脉速、出冷汗、血压下降等休克表现及患者有无腹胀、肠麻痹、脱水等症状，发现异常及时报告医师。

（二）对症护理

1. 患者剧烈疼痛、辗转不安时，应注意安全，必需时加用床档，防止坠床。

2. 抑制胰腺分泌，禁食和胃肠减压使胰腺分泌减少到最低限度，避免和改善胃肠胀气并保持管道通畅。

（三）一般护理

1. 禁食期间，患者口渴可用含漱口或湿润口唇，待症状好转逐渐给予清淡流质、半流质、软食，恢复期仍禁止高脂饮食。

2. 对休克患者除保证输液、输血的通畅外，还应给氧，并注意保暖。

3. 急性期按常规做好口腔、皮肤护理，防止褥疮和肺炎发生。

（刘　芹　陈嵩凇　马　燕　张　娟）

第九节　结核性腹膜炎

结核性腹膜炎是由结核杆菌引起的腹膜慢性、弥漫性炎症。本病的感染途径可由腹腔内结核直接蔓延或血行播散而来。前者更为常见,如肠结核、肠系膜淋巴结核、输卵管结核等,均可为本病的直接原发病灶。以中青年多见,女性略多于男性,为(1.2～2.0)∶1,女性多于男性可能是盆腔结核逆行感染所致。

一、病因

结核菌属于放线菌目,分支杆菌科的分支杆菌属,为有致病力的耐酸菌,主要分为人、牛、鸟、鼠等型。对人有致病性者主要是人型菌,牛型菌少有感染。人型与牛型结核菌株皆是专性寄生物,分别以人与牛为天然宿主。两者对人、猴和豚鼠有同等强度的致病力。结核菌对药物的耐药性可由菌群中先天耐药菌发展而形成,也可由于单独使用一种抗结核药而较快产生对该药的耐药性,即获得耐药菌。耐药菌可造成治疗上的困难,影响疗效。

二、临床表现

1. 全身表现。发热与盗汗最为常见,热型以低热和中等热居多,部分患者呈弛张热。渗出型、干酪型病例或合并有严重的腹外结核的患者可呈稽留热,盗汗严重,重者有贫血、消瘦、水肿、口角炎及维生素 A 缺乏症等营养不良的表现。在育龄妇女中,停经不育者较常见。

2. 腹痛。多数患者可出现不同程度的腹痛,多为持续性隐痛或钝痛,疼痛多位于脐周、下腹,有时在全腹部。当患者出现急腹症时,应考虑腹腔结核病灶溃破后引起的急性腹膜炎,结核性腹膜炎少有穿孔。

3. 腹胀与腹水。多数患者有腹胀感,可由结核病中毒症状或腹膜炎伴有的肠功能紊乱引起。患者可出现腹水,以小量、中等量为多见。腹水量较多时可出现移动性浊音。

4. 腹壁柔韧感。柔韧感是粘连型结核性腹膜炎的临床特征。绝大多数患者均有不同程度的压痛,一般较轻微,少数压痛明显并有反跳痛,后者多见于干酪型。

5. 腹部包块。粘连型及干酪型患者的腹部常可触及包块,多位于中下腹部。包块大小不一,边缘不齐,有时呈横行块状物或有结节感,多有轻微触痛。

6. 其他。部分患者可出现腹泻,粘连型患者便秘较为常见,有时腹泻与便秘交替出现。肝肿大可由营养不良所致脂肪肝或肝结核引起。如并发肠梗阻,可见蠕动波,肠鸣音亢进。

三、诊断

(一)辅助检查

1. 血象和血沉。部分患者有不同程度的贫血,腹腔结核病灶急性扩散者、干酪型及继发感染者的白细胞计数可增高,血沉即红细胞沉降率多数增快。血沉也可作为病变活动的简易指标。

2. 结核菌素试验。结核菌素试验呈强阳性者对诊断本病有帮助,但粟粒型结核或重症患者反而可呈阴性。

3. 腹水检查。近年主张对感染性腹水的判断应增加实验诊断指标,腹水葡萄糖3.4 mmol/L,pH 为 7.35 时,指示细菌感染,特别是腹水腺苷脱氨酶活性增高时,提示结核性腹膜炎。本病腹水动物接种阳性率可达 50% 以上。

4. 胃肠 X 线检查。钡餐检查如发现肠粘连、肠结核、肠瘘、肠腔外肿块等现象,对本病诊断有辅助价值。腹部平片有时可见到钙化影,多系肠系膜淋巴结钙化。

5. 腹腔镜检查。有腹膜广泛粘连者禁忌检查。适用于有游离腹水的患者,腹腔镜可窥见腹膜、网膜、内脏表面有散在或集聚的灰白色结节,活组织检查可确诊。

(二)症状

1. 原因不明的发热,持续两周以上,伴有盗汗,经一般抗生素治疗无效。

2. 有结核密切接触史或本人有其他肠外结核者。

3. 腹壁柔韧感,有腹水或可触及包块者。

4. 血沉增速,腹水为渗出液者。

5. X 线胃肠钡餐检查发现肠粘连等征象者。

四、治疗

1. 一般处理与进行性肺结核相同。合理的生活制度和充足的营养很重要。应予以营养价高、各种维生素充足及少渣的饮食。抗结核药物对单纯的结核性腹膜炎疗效明显,但在合并其他严重的结核病型时则疗效受后者的影响。不治病例多死于肠梗阻、肠出血、肠穿孔、重症肺结核或结核性脑膜炎。如果发生肠穿孔或肠梗阻应施行外科手术。

2. 对于渗出型腹膜炎,加用皮质激素治疗可促进腹水吸收及减少粘连发生,效果良好。

3. 对于中毒症状严重或并发营养不良、贫血及恶液质的病例,多次小量输血可收到良好效果。

五、护理

1. 给予舒适体位,抬高床头,半卧、患侧卧位。

2. 给予高蛋白、高热量、高维生素、清淡易消化的饮食,少量多餐。

3. 必要时给予吸氧,保持鼻导管的通畅。

4. 鼓励患者积极排痰,保持呼吸道通畅。

5. 病情允许的情况下,鼓励患者下床活动,增加肺活量。

6. 协助医生抽胸水,做好抽水后的护理。

7. 遵医嘱给予抗结核和抗炎治疗。

8. 高热患者按高热护理常规。

(刘凤麟　李　雯　袁　青　王丽云)

第十节　胰腺癌

一、好发部位

胰头。

二、临床表现

1.腹痛:胰腺癌最常见的首发症状是上腹痛及上腹饱胀不适。晚期腹痛加重难以忍受,患者被迫膝肘位缓解。

2.黄疸:梗阻性黄疸是胰头癌最突出的症状,呈进行性加重,伴皮肤瘙痒,尿呈浓茶色,大便可呈白陶土色。

3.消瘦乏力和消化道症状。

三、并发症

1.体重减轻。胰腺癌造成的体重减轻最为突出,发病后短期内即出现明显消瘦。

2.症状性糖尿病。少数患者起病的最初表现为糖尿病的症状。

3.血栓性静脉炎。这是胰腺癌晚期的并发症中最常见的一种表现。

4.精神症状。部分胰腺癌患者可表现焦虑、急躁、抑郁、个性改变等精神症状。

5.疼痛。术中放射对缓解疼痛有效。

6.胆道梗阻。胰腺癌胆道梗阻现象是胰腺癌最常见的并发症。

7.十二指肠梗阻。胰腺癌十二指肠梗阻也是导致胰腺癌死亡的又一重要因素。

四、治疗

(一)外科手术治疗

1.手术治疗原则。手术切除是胰腺癌患者获得最好效果的治疗方法

手术中应遵循以下原则:

(1)无瘤原则:包括肿瘤不接触原则、肿瘤整块切除原则及肿瘤供应血管的阻断等。

(2)足够的切除范围:胰十二指肠切除术的范围包括远端胃的1/3~1/2、胆总管下段和/或胆囊、胰头切缘在肠系膜上静脉左侧/距肿瘤3 cm、十二指肠全部、近段15 cm的空肠;充分切除胰腺前方的筋膜和胰腺后方的软组织。钩突部与局部淋巴液回流区域的组织、区域内的神经丛。大血管周围的疏松结缔组织等。

(3)淋巴结清扫:理想的组织学检查应包括至少10枚淋巴结。

2.术前减黄。

(1)术前减黄的主要目的是缓解瘙痒、胆管炎等症状,同时改善肝脏功能,降低手术

死亡率。

(2)对症状严重,伴有发热、败血症、化脓性胆管炎患者可行术前减黄处理。

(3)减黄可通过引流和/或安放支架,无条件的医院可行胆囊造瘘。

(4)一般于减黄术 2 周以后,胆红素下降初始数值一半以上,肝功能恢复,体温血象正常时再次手术切除肿瘤。

3. 根治性手术切除指证。

(1)年龄<75 岁,全身状况良好。

(2)临床分期为 Ⅱ 期以下的胰腺癌。

(3)无肝脏转移,无腹水。

(4)术中探查癌肿局限于胰腺内,未侵犯肠系膜门静脉和肠系膜上静脉等重要血管。

(5)无远处播散和转移。

4. 手术方式。

(1)肿瘤位于胰头、胰颈部可行胰十二指肠切除术。

(2)肿瘤位于胰腺体尾部可行胰体尾加脾切除术。

(3)肿瘤较大,范围包括胰头、颈、体时可行全胰切除术。

5. 手术并发症:术后出血、腹腔出血、消化道出血;胰瘘;胃瘫等。

(二)化学治疗

化学治疗的目的是延长生存期和提高生活质量,胰腺癌术后辅助化疗可延长生存。常用化疗药物为吉西他滨 1 000 mg/m² 静脉滴注>30 min,每周 1 次,用 2 周停 1 周,21 d 一个周期,总共 4 周期(12 周)。

(三)介入治疗

1. 介入治疗原则。

(1)具备数字减影血管造影机。

(2)必须严格掌握临床适应证。

(3)必须强调治疗的规范化和个体化。

2. 介入治疗适应证。

(1)影像学检查估计不能手术切除的局部晚期胰腺癌。

(2)因内科原因失去手术机会的胰腺癌。

(3)胰腺癌伴肝脏转移。

(4)控制疼痛、出血等疾病相关症状。

3. 介入治疗禁忌证。

(1)相对禁忌证:①造影剂轻度过敏;②KPS 评分<70 分;③有出血和凝血功能障碍性疾病不能纠正及明显出血倾向者;④白细胞<4×10^9/L,血小板<70×10^9/L。

(2)绝对禁忌证。①肝肾功能严重障碍:总胆红素>51 μmol/L,ALT>120 U/L。②大量腹水、全身多处转移。③全身情况衰竭者。

(四)姑息治疗

对于不适合做根治性手术的病例,常常需要解除梗阻性黄疸,一般采用胆囊空肠吻合术,无条件者可做外瘘(胆囊造瘘或胆管外引流)减黄手术,多数患者能够短期内减轻症状,改善全身状态,一般生存时间在 6 个月左右。

(五)生物治疗

生物治疗包括免疫与分子治疗。随着免疫与分子生物学研究的飞速发展,这将是最具有挑战性的研究,因为像胰腺癌这样的难治肿瘤,必须发展一些全新的方法来治疗:①基因治疗:多数仍然停留在临床前期,少有进入临床Ⅰ期或Ⅱ期试验;②免疫治疗:应用免疫制剂,增强机体的免疫功能,是综合治疗的一部分。

五、护理

(一)饮食护理

胰腺癌患者养成科学合理的饮食习惯,可以在一定程度上减轻症状,减少治疗后复发的可能性。总的来说,胰腺癌的饮食护理有以下几个方面。

1. 改善患者营养状况,降低术后并发症:鼓励患者多进富有营养的食物,必要时给予胃肠鼻饲或静脉高营养。有明显黄疸者,需给予维生素 K_1,以改善凝血功能。因脂肪吸收障碍(如腹泻、大便性质改变),应限制脂肪食物。

2. 术后密切观察血压、脉搏、呼吸,预防休克,保持水、电解质酸碱平衡。

3. 作胰十二指肠切除术,术中有较多吻合,要密切观察腹腔引流管或引流条内渗出液的性状和量,观察有无胆瘘、胰瘘和出血等并发症发生。

4. 作胰体和胰尾切除术者,注意置于胰腺断面处的引流管内有无胰液渗出(胰液为清澈无色水样液)。如疑有胰瘘时,应立即将引流管接持续负压吸引,对胰瘘周围的皮肤用氧化锌糊剂保护。

(二)心理护理

胰腺癌的护理措施,应该评估患者焦虑程度及造成其焦虑、恐惧的原因;鼓励患者说出不安的想法和感受。

(三)控制继发性糖尿病

术后早期监测血糖、尿糖、酮体。记录尿量及比重。遵医嘱给予胰岛素。

(四)化学疗法护理

预防感染,做好健康教育指导,皮肤毒性反应、化疗副反应的护理,消化道反应护理的质量,直接影响到化疗能否坚持和化疗效果。鼓励患者少量多餐,饮食宜清淡。

(五)皮肤护理

胰腺癌的护理措施在出现瘙痒时候,可用手拍打,切忌用手抓;瘙痒部位尽量不用肥皂等清洁剂清洁;瘙痒难忍影响睡眠者,按医嘱予以镇静催眠药物。

六、疾病预后

胰腺癌是一高度恶性的肿瘤，预后极差。未接受治疗的胰腺癌患者的生存期约为 4 个月，接受旁路手术治疗的患者生存期约 7 个月，切除手术后患者一般能生存 16 个月。早期诊断和早期治疗是提高和改善胰腺癌预后的关键，手术后应用放化疗等辅助治疗可提高生存率。对手术辅助化疗并加用放疗的患者，其 2 年生存率可达 40%。

（张　萍　于春华　王星月　赵　娜）

第九章　血液系统疾病

第一节　急性白血病

急性白血病是一类造血干细胞异常的克隆性恶性疾病。其克隆中的白血病细胞失去进一步分化成熟的能力而停滞在细胞发育的不同阶段。在骨髓和其他造血组织中白血病细胞大量增生积聚并浸润其他器官和组织,同时使正常造血受抑制,临床表现为贫血、出血、感染及各器官浸润症状。

一、病因

随着分子生物学技术的发展,白血病的病因学已从群体医学、细胞生物学进入分子生物学的研究。尽管许多因素被认为和白血病发生有关,但人类白血病的确切病因至今未明。目前在白血病的发病原因方面,仍然认为与感染、放射因素、化学因素、遗传因素有关。

二、临床表现

因为白血病进展比较缓慢,所以很多患者没有症状,尤其在早期的患者,随着疾病的进展,白血病破坏骨髓正常造血功能,浸润器官,引起了明显但非特异的白血病的临床表现症状。白血病的临床表现如下。

1. 贫血:表现为乏力、头晕、面色苍白或活动后气促等。

2. 反复感染且不易治好:主要由于缺少正常的白细胞,尤其是中性粒细胞。

3. 出血倾向:容易出血、出血不止、牙龈出血、大便出血及月经不规则出血等,由于血小板减少引起。

4. 脾大、不明原因的消瘦及盗汗等。

三、诊断

(一)症状和体征

1. 发热:发热大多数是由感染所致。

2. 出血:早期可有皮肤黏膜出血,继而内脏出血或并发弥散性血管内凝血。

3. 贫血:进行性加重。

4. 白血病细胞的浸润表现:淋巴结、肝、脾肿大,胸骨压痛。亦可表现其他部位浸润,如出现胸腔积液、腹腔积液或心包积液,以及中枢神经系统浸润等。

（二）辅助检查

1. 血细胞计数及分类:大部分患者均有贫血,多为中重度。

2. 白细胞计数可高可低,血涂片可见不同数量的白血病细胞,血小板计数大多数小于正常。

3. 骨髓检查:形态学,活检(必要时)。

4. 免疫分型。

5. 细胞遗传学:核型分析、荧光原位杂交(FISH)(必要时)。

6. 有条件时行分子生物学检测。

四、治疗

（一）支持治疗

急性白血病的诊断一旦可以确立,接下来的 24～48 h 通常为患者接受诱导化疗做准备,往往患者的一般情况越好对诱导化疗的耐受性越强,下述是在几乎所有的要接受诱导化疗的患者均会遇到的情况。

1. 利尿和纠正电解质平衡:维持适当的尿量是预防由于细胞崩解而导致肾功衰竭的重要手段。

2. 预防尿酸性肾病。

3. 血制品的正确使用:许多急性白血病的患者均伴有骨髓造血功能障碍,因此必须纠正症状性贫血及血小板减少。

4. 发热及感染的防治。

（二）化学治疗

1. 治疗的目的。化学治疗的目的是清除白血病细胞克隆并重建骨髓正常造血功能。两个重要的原则更需明确:①长期缓解的病例几乎只见于有完全缓解(CR)的病例;②除了骨髓移植可做为挽救性治疗的手段外,对于开始治疗的反应可以预测白血病患者的预后。尽管白血病治疗的毒性较大,且感染是化疗期间引起死亡的主要原因,但未经治疗或治疗无效的白血病患者的中位生存期只有 2～3 个月,绝大部分未经治疗的病例均死于骨髓功能障碍。化疗的剂量不应因细胞减少而降低,因为较低剂量仍会产生明显的骨髓抑制而对改善骨髓功能方面帮助不大,且对于最大限度地清除白血病细胞克隆极为不利。

2. 化学治疗的种类。

(1)诱导化疗:是开始阶段的高强度化疗,其目的是清除白血病细胞克隆而取得完全缓解(CR)。

(2)巩固治疗:重复使用与诱导治疗时相同或相似的剂量的化疗方案,并在缓解后不久即给予。

(3)强化治疗:增加药物的剂量(如 HD-Arc-C)或选用非交叉性耐药的方案,一般在取得缓解后马上给予。

(4)缓解后化疗:是针对经诱导化疗已取得完全缓解后的患者,为进一步消灭残留的白血病细胞。目前诱导缓解的成功率较高,而治疗的关键在于改进缓解后的巩固治疗。

(三)骨髓移植(BMT)

骨髓移植在 AML 治疗中作用的临床试验缺乏质量控制研究。BMT 在 AML 中的治疗效果受多种因素的影响,移植相关死亡率、年龄、和其他预后因素等均应加以考虑。诊断时有预后良好因素的(如伴有 t(8;21),t(15;17),inv(16))患者,可不必考虑年龄因素使用标准的诱导缓解后治疗。无预后良好因素者,尤其是骨髓细胞核型差的病例,应在第 1 次缓解后选择自体或异基因 BMT。第 1 次缓解后便采用无关供者的 BMT 的治疗,这种骨髓移植是否值得进行应慎重考虑,即使对于治疗相关性 AML 或是继发于骨髓异常增生的 AML 均属临床研究性质。

1. 异基因骨髓移植:近年来有关异基因骨髓移植的报导很多,但据估计最多有 10% 左右的 AML 患者真正适合进行配型相合的异基因骨髓移植。异基因骨髓移植一般在 40 或 45 岁以下的患者进行,但许多中心年龄放宽到 60 岁。第 2 次缓解的 AML 往往选择异基因 BMT,因为该类患者的长期生存率只有 20%~30%。最近的随机对照研究表明,第一缓解后即行 BMT 与先行缓解后治疗当复发后第 2 次缓解后再行 BMT 两组之间生存率上无差异。因此 BMT 应当用于 2 次缓解后的挽救治疗、诱导失败、早期复发、或某些高危患者。但适合的病例仍应进入前瞻性临床研究以确定异基因 BMT 的效果。

2. 自体骨髓移植:采用骨髓或末梢血中的造血干细胞,其优点是无移植物抗宿主病(GVHD)、不需要供者以及年长者耐受性好。但明显的缺点是白血病细胞的再输入。随着多种体外净化方法的改进,自体 BMT 可能会成为早期强化治疗的最佳方案。

(四)靶向治疗

1. 针对发病机制的分子靶向治疗。最成功的是全反式维甲酸(ATRA)亚砷酸(ATO)治疗急性早幼粒细胞白血病(APL),目前研究最多的是酪氨酸激酶抑制剂。甲磺酸伊马替尼(Imatinib,STI571,格列卫)作为酪氨酸激酶抑制剂,针对 bcr/abl 融合基因的产物 P210 融合蛋白在慢性粒细胞白血病治疗中已取得成功,对 Ph11 的急性淋巴细胞白血病患者也有效。它还有另一重要靶点就是Ⅲ型受体酪氨酸激酶(RTK)家族成员 C-kit(CD117)。

2. 针对表面分子的靶向治疗。AML、正常粒系和单核系均高表达 CD33,25% AML 细胞表面也有表达,正常造血干细胞和非造血组织不表达。单抗 HUM 195 是重组人源化未结合抗 CD33 IgG,经静脉注射进入人体内后可以迅速与靶细胞结合,通过抗体依赖的细胞毒作用杀死靶细胞;药物结合型单抗 Mylotarg 为 CD33 单抗与抗癌抗生素—卡奇霉素免疫连接物,2000 年 5 月获 FDA 批准用于治疗 60 岁以上的复发和难治性 AML;抗 CD33 抗体还可以与放射性同位素偶联用于治疗复发和难治性 AML 及联合白消安和环磷酰胺作为 AML 骨髓移植前预处理方案,获得较好成果。阿仑单抗(Alemtuzumab)是人源化抗 CD52 单抗(产品有 Campath),用于治疗 CD20 阳性的复发或难治性急性白血病也取得一定效果。

五、护理

(一)饮食护理

食物的摄取是患者热量供应,蛋白质、微量元素、电解质摄入的来源,对患者的生命活动及耐受化疗有重要意义。但由于化疗引起的胃肠道反应,口腔溃疡疼痛,导致患者不能进食,我们应根据患者的具体情况进行护理。遵医嘱应用止吐药,减轻肠胃反应;应用促进溃疡愈合的药物及止痛药;给患者提供高蛋白、高维生素、高热量易消化的饮食;鼓励患者多饮水,减轻药物对消化道黏膜的刺激,同时有利于毒素排泄。

(二)临床护理

化疗药物大都通过静脉注射用于治疗急性白血病,但许多化疗药物对通路静脉有损伤作用,常致静脉痉挛、疼痛甚至静脉阻塞,因此,应注意保护静脉。有些化疗药物的毒性表现在黏膜上,尤其是大量应用时常引起严重的口腔炎症、口腔溃疡。另外,化疗可致白细胞下降,易引起全身感染乃至败血症。因此,为减轻患者痛苦,加速黏膜上皮细胞再生,防止感染,口腔护理是化疗护理中不可缺少的一环。具体包括:保持口腔清洁,用 4% 碳酸氢钠漱口;化疗期间让患者多饮水,减轻药物对黏膜的损伤;化疗期间不要使用牙刷,用棉签轻轻擦洗口腔牙齿;发生口腔炎时要做好口腔护理,根据病情选用有效药物;给予无刺激性流食。

(三)心理护理

通过对患者的心理分析,年龄、性别、职业、文化程度、病情及化疗反应的不同,心理反应也不同,开朗型占 3%,多数患者表现为忧郁、焦虑、烦躁、悲观、消极、恐惧的心理。40% 的患者对治疗持怀疑态度,医务人员应关心患者,耐心向患者介绍化疗的目的、意义,可能引起的不良反应,并说明这些反应是暂时的,待停药后可恢复正常,鼓励患者树立战胜疾病的信心。

(黄俊蕾　胡　娜　赵丽华　戴彩云)

第二节　巨幼红细胞性贫血

巨幼细胞性贫血系脱氧核糖核酸(DNA)合成的生物化学障碍及 DNA 复制速度减缓所致的疾病。影响到骨髓造血细胞—红细胞系、粒细胞系及巨核细胞系而形成贫血,甚至全血细胞减少。骨髓造血细胞的特点是胞核与胞质的发育及成熟不同步,前者较后者迟缓,其结果形成了形态、质和量以及功能均异常的细胞,即细胞的巨幼变。

一、病因

(一)叶酸缺乏的病因

1. 摄入不足:叶酸每天的需要量为 $200\sim400\ \mu g$。人体内叶酸的储存量仅够 4 个月之需。食物中缺少新鲜蔬菜、过度烹煮或腌制均可使叶酸丢失。乙醇可干扰叶酸的代谢,酗酒者常会有叶酸缺乏;小肠(特别是空肠段)炎症、肿瘤、手术切除均可导致叶酸的吸收不足。

2. 需要增加:妊娠期妇女每天叶酸的需要量为 $400\sim600\ \mu g$。生长发育的儿童及青少年以及慢性反复溶血、白血病、肿瘤、甲状腺功能亢进及长期慢性肾功能衰竭用血液透析治疗的患者,叶酸的需要都会增加,如补充不足就可发生叶酸缺乏。

3. 药物的影响:如甲氨蝶呤、氨苯蝶啶、乙胺嘧啶能抑制二氢叶酸还原酶的作用影响四氢叶酸的生成。苯妥英钠、苯巴比妥对叶酸的影响机制不明,可能是增加叶酸的分解或抑制 DNA 合成。

4. 其他:先天性缺乏 5,10-甲酰基四氢叶酸还原酶患者,常在 10 岁左右才被诊断,有些加强护理病房(ICU)的患者常可出现急性叶酸缺乏。

(二)维生素 B_{12} 缺乏的病因

1. 摄入减少:人体内维生素 B_{12} 的储存量为 $2\sim5\ mg$,每天的需要量仅为 $0.5\sim1\ \mu g$。正常时,每天有 $5\sim10\ \mu g$ 的维生素 B_{12} 随胆汁进入肠腔,胃壁分泌的内因子可足够地帮助重吸收胆汁中的维生素 B_{12}。故素食者一般需 $10\sim15$ 年才会发展为维生素 B_{12} 缺乏。老年人和胃切除患者胃酸分泌减少,常会有维生素 B_{12} 缺乏;由于有胆汁中的维生素 B_{12} 的再吸收(肝肠循环),这类患者也和素食者一样,需经过 $10\sim15$ 年才出现维生素 B_{12} 缺乏的临床表现。故一般由于膳食中维生素 B_{12} 摄入不足而致巨幼细胞贫血者较为少见。

2. 内因子缺乏:主要见于萎缩性胃炎、全胃切除术后和恶性贫血患者。发生恶性贫血的机制目前还不清楚。患者常有特发的胃黏膜完全萎缩和内因子的抗体存在,故有人认为恶性贫血属免疫性疾患。这类患者由于缺乏内因子,食物中维生素 B_{12} 的吸收和胆汁中维生素 B_{12} 的重吸收均有障碍。

3. 严重的胰腺外分泌不足的患者容易导致维生素 B_{12} 的吸收不良。这是因为在空肠内维生素 B_{12}-R 蛋白复合体需经胰蛋白酶降解,维生素 B_{12} 才能释放出来,与内因子相结合。这类患者一般在 $3\sim5$ 年后会出现维生素 B_{12} 缺乏的临床表现。由于慢性胰腺炎患者通常会及时补充胰蛋白酶,故在临床上合并维生素 B_{12} 缺乏的并不多见。

4. 小肠内存在异常高浓度的细菌和寄生虫也可影响维生素 B_{12} 的吸收。因为这些有机物可大量摄取和截留维生素 B_{12}。小肠憩室或手术后的盲端襻中常会有细菌滋生以及肠内寄生的绦虫,都会与人体竞争维生素 B_{12},从而引起维生素 B_{12} 缺乏。

5. 先天性转钴蛋白Ⅱ(TCⅡ)缺乏及接触氧化亚氮(麻醉剂)等也可影响维生素 B_{12} 的血浆转运和细胞内的利用,亦可造成维生素 B_{12} 缺乏。

二、临床表现

(一)巨幼细胞贫血的一般临床表现

1. 贫血：贫血起病隐伏，特别是维生素 B_{12} 缺乏者常需数月。而叶酸由于体内储存量少，可较快出现缺乏。某些接触氧化亚氮者、ICU病房或血液透析的患者，以及妊娠妇女可在短期内出现缺乏，临床上一般表现为中度至重度贫血，除贫血的症状如乏力、头晕、活动后气短心悸外，严重贫血者可有轻度黄疸可同时有白细胞和血小板减少，患者偶有感染及出血倾向。

2. 胃肠道症状：胃肠道症状表现为反复发作的舌炎、舌面光滑、乳突及味觉消失、食欲不振、腹胀、腹泻及便秘偶见。

3. 神经系统症状：维生素 B_{12} 缺乏，特别是恶性贫血的患者常有神经系统症状，主要是由于脊髓后、侧索和周围神经受损所致。表现为乏力、手足对称性麻木、感觉障碍、下肢步态不稳、行走困难。小儿及老年人常表现脑神经受损的精神异常、无欲、抑郁、嗜睡或精神错乱。部分巨幼细胞贫血患者的神经系统症状可发生于贫血之前。

(二)几种巨幼细胞贫血特殊类型的临床表现

1. 麦胶肠病及乳糜泻：麦胶肠病在儿童患者中称为乳糜泻，常见于温带地区。特点为小肠黏膜的绒毛萎缩，上皮细胞由柱状变成骰状，黏膜层有淋巴细胞浸润。发病与进食某些谷类物质中的麦胶有关。患者同时对多种营养物质，如脂肪、蛋白质、糖类、维生素以及矿物质的吸收均有障碍。临床表现为乏力、间断腹泻、体重减轻、腹胀、舌炎和贫血。大便呈水样或糊状，量、泡沫多、很臭、有多量脂肪。血象及骨髓象为典型的巨幼细胞贫血。血清和红细胞叶酸水平降低。治疗主要是对症及用叶酸治疗可以取得较好的效果，贫血纠正后宜用小剂量叶酸维持治疗。不进含麦胶的食物亦很重要。

2. 热带口炎性腹泻(热带营养性巨幼细胞贫血)：本病病因不清楚。多见于印度东南亚、中美洲以及中东等热带地区的居民和旅游者。临床症状与麦胶肠病相似。血清叶酸及红细胞叶酸水平降低，用叶酸治疗加广谱抗生素能使症状缓解及贫血纠正。缓解后应用小剂量叶酸维持治疗以防止复发。

3. 乳清酸尿症：乳清酸尿症是一种遗传性嘧啶代谢异常的疾病。除有巨幼细胞贫血外尚有智力低下及尿中出现乳清酸结晶。患者的血清叶酸或维生素 B_{12} 的浓度并不低，用叶酸或维生素 B_{12} 治疗无效，用尿嘧啶治疗可纠正贫血。

4. 恶性贫血：恶性贫血是由于胃黏膜萎缩、胃液中缺乏内因子，因而不能吸收维生素 B_{12} 而发生的巨幼细胞贫血。发病机制尚不清楚，似与种族和遗传有关。恶性贫血的发生是遗传和自身免疫等因素间复杂的相互作用的结果。也有人认为这些抗胃壁细胞的抗体是不明原因引起胃黏膜破坏后释放出抗原所引起。

5. 幼年恶性贫血：幼年恶性贫血指婴儿先天性缺少内因子的纯合子状态，不能吸收维生素 B_{12} 而发生的恶性贫血。

三、诊断

（一）症状

1. 有叶酸维生素 B_{12} 缺乏的病因及临床表现。

2. 外周血呈大细胞性贫血（MCV＞100 fL），大多红细胞呈大卵圆形，中性粒细胞核分叶过多。

3. 骨髓呈现典型的巨型改变，巨幼红细胞＞10％，粒细胞系统及巨核细胞系统亦有巨型改变。

4. 血清叶酸水平降低＜6.81 nmol/L、红细胞叶酸水平＜227 nmol/L、维生素 B_{12} 水平降低＜75 pmol/L。

（二）辅助检查

1. 血象为大细胞正色素性贫血（MCV＞100 fL），血象往往呈现全血细胞减少。中性粒细胞及血小板均可减少，但比贫血的程度为轻。血涂片中可见多数大卵圆形的红细胞，中性粒细胞分叶过多，可有 5 叶或 6 叶以上的分叶。偶可见到巨大血小板，网织红细胞计数正常或轻度增高。

2. 骨髓象骨髓呈增生活跃，红系细胞增生明显增多，各系细胞均有巨幼变，以红系细胞最为显著。红系各阶段细胞均较正常大，胞质比胞核发育成熟（核质发育不平衡），核染色质呈分散的颗粒状浓缩。类似的形态改变亦可见于粒细胞及巨核细胞系，以晚幼和杆状核粒细胞更为明显。

3. 生化检查。

（1）血清叶酸和维生素 B_{12} 水平测定：二者均可用微生物法或放射免疫法测定。血清叶酸的正常范围约为 5.7～45.4 nmol/L（2.5～20 ng/mL），血清维生素 B_{12} 的正常范围为 150～666 pmol/L（200～900 pg/mL）。由于部分正常人中可有血清维生素 B_{12} 低于 150 pmol/L（200 pg/mL）；又因为这两类维生素的作用均在细胞内，而不是在血浆中，故此项测定仅可作为初筛试验。单纯的血清叶酸或维生素 B_{12} 测定不能确定叶酸或维生素 B_{12} 缺乏的诊断

（2）红细胞叶酸测定：可用微生物法或放射免疫法测定。正常范围是 317.8～567.5 nmol/L（140～250 ng/mL）。红细胞叶酸不受短期内叶酸摄入的影响，能较准确地反映体内叶酸的储备量，小于 227 nmol/L（100 ng/mL）时表示有叶酸缺乏。

（3）血清高半胱氨酸和甲基丙二酸水平测定：用以诊断及鉴别叶酸缺乏或维生素 B_{12} 缺乏。血清高半胱氨酸（正常值为 5～16 μmol/L）水平在叶酸缺乏及维生素 B_{12} 缺乏时均升高可达 50～0 μmol/L。而血清甲基丙二酸水平升高（正常值为 7～270 nmol/L）仅见于维生素 B_{12} 缺乏时，可达 3 500 nmol/L。

四、治疗

1. 治疗基础疾病，去除病因。

2. 营养知识教育纠正偏食及不良的烹调习惯。

3. 补充叶酸或维生素 B_{12}。

(1)叶酸缺乏:口服叶酸 5～10 mg,3 次/d。胃肠道不能吸收者可肌内注射四氢叶酸钙 5～10 mg,1 次/d,直至血红蛋白恢复正常。一般不需维持治疗。

(2)维生素 B_{12} 缺乏:肌内注射维生素 B_{12} 100 mg,每日一次(或 200 mg,隔天 1 次),直至血红蛋白恢复正常。恶性贫血或胃全部切除者需终生采用维持治疗,每月注射 100 mg一次。维生素 B_{12} 缺乏伴有神经症状者对治疗的反应不一,有时需大剂量 500～1 000 mg/(次·周)长时间(半年以上)的治疗。对于单纯维生素 B_{12} 缺乏的患者,不宜单用叶酸治疗,否则会加重维生素 B_{12} 的缺乏,特别是要警惕会有神经系统症状的发生或加重。

(3)严重的巨幼细胞贫血:患者在补充治疗后,要警惕低血钾症的发生。因为在贫血恢复的过程中,大量血钾进入新生成的细胞内,会突然出现低血钾症,对老年患者和有心血管疾患、纳差者应特别注意及时补充钾盐。

五、护理

1. 加强营养知识教育,纠正偏食及不良的烹调习惯。
2. 不酗酒。
3. 血液透析,胃肠手术患者加强营养,补充叶酸、维生素 B_{12}。
4. 服用影响叶酸、维生素 B_{12} 吸收利用的药物时应及时补充叶酸、维生素 B_{12}。
5. 婴儿应提倡母乳喂养,合理喂养及时添加辅食。
6. 孕妇应多食新鲜蔬菜和动物蛋白质,妊娠后期可补充叶酸。

(胡 娜 赵丽华 戴彩云 李 舰)

第三节 缺铁性贫血

一、病因

1. 铁摄入不足:是妇女、儿童缺铁性贫血的主要原因。
2. 铁吸收不良:铁的吸收部位主要在十二指肠及空肠上段,胃肠吸收功能障碍时会影响铁的吸收。
3. 铁丢失过多:慢性失血是成人缺铁性贫血最常见和最重要的病因。

二、临床表现

1. 皮肤黏膜苍白:是贫血最突出的体征。轻度贫血多无症状,中、重度贫血可见甲床、口唇及眼结膜苍白,甚至面色苍白。

2. 营养缺乏：皮肤干燥、无光泽、毛发干枯易脱落，严重呈"反甲"、薄脆易裂等。

3. 神经、精神系统异常：如易激动、烦躁、异食癖，多见于小儿。

4. 贫血分度：按血红蛋白浓度分为轻度、中度、重度和极重度贫血（表9-1）。

表 9-1　贫血严重度的划分标准

贫血的严重度	血红蛋白浓度	临床表现
轻度	>90 g/L	症状轻微
中度	60～90 g/L	活动后感心悸气促
重度	30～59 g/L	静息状态下仍感心悸气促
极重度	<30 g/L	常并发贫血性心脏病

5. 血常规：小细胞、低色素性贫血。

三、治疗

去除病因、纠正贫血、防止复发。

四、护理

(一)饮食护理

合理喂养，纠正偏食习惯，及时添加含铁丰富的食物，纠正不良的饮食习惯，倡导均衡饮食，荤素结合，母乳喂养。含铁丰富的食物有动物肝、肾、血、瘦肉及蛋黄、紫菜、木耳等，而谷类、多数蔬菜、水果含铁较低；乳类(如牛奶)含铁最低。消化不良者，要少量多餐。早产儿出生后2个月开始补铁预防；孕期及哺乳期妇女多食含铁丰富食物。

(二)药物护理

1. 口服铁剂的护理：应从小剂量开始，逐渐增加至全量，并在两餐之间服用，以减少对胃的刺激。口服液体铁剂时，患者要使用吸管，服后漱口，避免牙齿变黑。可与稀盐酸和(或)维生素C(如各种果汁)、果糖等同服，促进铁吸收；忌与影响铁吸收的食品(如茶、咖啡、牛乳、钙片等)同服。患者服用硫酸亚铁会出现黑便，要提早说明以消除患者顾虑。

2. 注射铁剂的护理：需深层肌内注射，并经常更换注射部位。为了避免药液溢出引起皮肤染色，可采用"Z"形注射法，不要在皮肤暴露部位注射；抽取药液后，要更换针头注射。极少数患者可有局部疼痛、淋巴结肿痛，全身反应轻者表现为面红、头晕、荨麻疹，重者可发生过敏性休克，注射后10 min至6 h要注意观察不良反应。

3. 疗效判断：一般补充铁剂48 h后患者自觉症状好转，网织红细胞能最早反映其治疗效果。铁剂服用时间应至血红蛋白正常后2个月才能停药，目的是补足体内贮存铁。

（李晓慧　刘学娟　崔　珺　李　琳）

第四节 再生障碍性贫血

再生障碍性贫血(aplastic anemia,AA)是一种骨髓造血功能衰竭症,主要表现为骨髓造血功能低下、全血细胞减少和贫血、出血、感染征候群。临床上骨髓穿刺及骨髓活检等检查用于确诊再生障碍性贫血。再生障碍性贫血罕有自愈者,一旦确诊,应积极治疗。

一、病因

1. 药物。药物是最常见的发病因素。

2. 苯。在工业生产和日常生活中,人们与苯(C6H6)及其衍生物有广泛的接触机会,苯具有挥发性,易被吸入人体,在接触苯的人员中血液学异常者较常见。

3. 病毒性肝炎。一般认为病毒性肝炎患者中 HAAA 的发生率为 0.05%～0.9%,在再生障碍性贫血患者中的构成比为 3.2%～23.9%,80% 的 HAAA 由丙型肝炎病毒引起,少数为乙型肝炎病毒(HBV)所致。

4. 放射线。放射线诱发的骨髓衰竭是非随机的,具有剂量依赖性,并与组织特异的敏感性有关,造血组织对放射线较敏感,致死或亚致死剂量(4.5～10 Gy)的全身照射可发生致死性的急性再生障碍性贫血,而极少引起慢性再生障碍性贫血。

5. 免疫因素。再生障碍性贫血可继发于胸腺瘤、系统性红斑狼疮和类风湿性关节炎等,患者血清中可找到抑制造血干细胞的抗体,部分原因不明的再生障碍性贫血可能也存在免疫因素。

6. 遗传因素。Fanconi 贫血系常染色体隐性遗传性疾病,有家族性,贫血多发现在5～10 岁,多数病例伴有先天性畸形,特别是骨骼系统,如拇指短小或缺如,多指,桡骨缩短,体格矮小,小头,眼裂小,斜视,耳聋,肾畸形及心血管畸形等,皮肤色素沉着也很常见,本病血红蛋白 F(HbF)常增高,染色体异常发生率高,DNA 修复机制有缺陷,因此恶性肿瘤,特别是白血病的发生率显著增高,10% 患儿双亲有近亲婚配史。

7. 其他因素。罕有病例报告,再生障碍性贫血在妊娠期发病,分娩或人工流产后缓解,第二次妊娠时再发,但多数学者认为可能是巧合,此外,再生障碍性贫血尚可继发于慢性肾功能衰竭,严重的甲状腺或(腺)脑垂体功能减退症等。

二、临床表现

1. 贫血:有苍白、乏力、头昏、心悸和气短等症状。急重型者多呈进行性加重,而轻型者呈慢性过程。

2. 感染:以呼吸道感染最常见,其次有消化道、泌尿生殖道及皮肤黏膜感染等。感染菌种以革兰氏阴性杆菌、葡萄球菌和真菌为主,常合并败血症。急重型者多有发热,体温在 39℃ 以上,个别患者自发病到死亡均处于难以控制的高热之中。轻型者高热比重型少见,感染相对易控制,很少持续 1 周以上。

3. 出血：急重型者均有程度不同的皮肤黏膜及内脏出血。皮肤表现为出血点或大片瘀斑，口腔黏膜有血泡，有鼻衄、龈血、眼结膜出血等。深部脏器可见呕血、咯血、便血、尿血，女性有阴道出血；其次为眼底出血和颅内出血，后者常危及患者生命。轻型者出血倾向较轻，以皮肤黏膜出血为主，内脏出血少见。

三、诊断

(一)辅助检查

1. 全血细胞计数、网织红细胞计数、血涂片。再生障碍性贫血全血细胞计数表现为两系或三系血细胞减少，成熟淋巴细胞比例正常或相对增多。血红蛋白水平、中性粒细胞绝对值及血小板计数成比例的降低，但在再生障碍性贫血早期可表现为一系减少，常常是血小板减少。贫血常伴网织红细胞减少，多数再生障碍性贫血是正细胞正色素性贫血，少部分可见到大红细胞以及红细胞不均一性。中性粒细胞无病态造血，胞浆可见中毒颗粒。血小板数量减少，但涂片中无异常血小板。胎儿血红蛋白(HbF)水平测定对于判断成人再生障碍性贫血者是否为遗传性也有重要意义。

2. 骨髓检查。骨髓穿刺及骨髓活检是必需的检查。多部位(不同平面)骨髓增生减低，可见较多脂肪滴，粒、红系及巨核细胞减少，淋巴细胞及网状细胞、浆细胞比例增高，多数骨髓小粒空虚。红系可见病态造血，不能以此诊断为骨髓增生异常综合征(MDS)。骨髓活检至少取 2 cm 标本，显示造血组织减少。骨髓活检可以评估细胞比例、残存造血组织情况，及是否存在骨髓浸润、骨髓纤维化等至关重要。多数再生障碍性贫血表现为全切片增生减低，少数可见局灶性增生灶。再生障碍性贫血患者的骨髓活检中网硬蛋白不增加亦无异常细胞。

(二)症状

1. 全血细胞减少，网织红细胞绝对值减少。

2. 一般无脾大。

3. 骨髓检查至少一个部位增生减低或重度减低。

4. 能除外其他引起全血细胞减少的疾病，如阵发性睡眠性血红蛋白尿症，骨髓增生异常综合征，急性造血功能停滞，骨髓纤维化，急性白血病，恶性组织细胞病等。

5. 一般抗贫血药物治疗无效。

四、治疗

再生障碍性贫血的治疗包括病因治疗、支持疗法和促进骨髓造血功能恢复的各种措施。慢性型一般以雄激素为主，辅以其他综合治疗，经过长期不懈的努力，才能取得满意疗效，不少病例血红蛋白恢复正常，但血小板长期处于较低水平，临床无出血表现，可恢复轻工作。急性型预后差，上述治疗常无效，诊断一旦确立宜及早选用骨髓移植或抗淋巴细胞球蛋白等治疗。

(一)支持疗法

凡有可能引起骨髓损害的物质均应设法去除，禁用一切对骨髓有抑制作用的药物。

积极做好个人卫生和护理工作。对粒细胞缺乏者宜保护性隔离，积极预防感染。输血要掌握指证，准备做骨髓移植者，移植前输血会直接影响其成功率，尤其不能输家族成员的血。一般以输入浓缩红细胞为妥。严重出血者宜输入浓缩血小板，采用单产或 HLA 相合的血小板输注可提高疗效。反复输血者宜应用去铁胺排铁治疗。

（二）雄激素

为治疗慢性再生障碍性贫血首选药物。常用雄激素有四类。

1. 17α-烷基雄激素类：如司坦唑（康力龙）、甲氧雄烯醇酮、羟甲烯龙、氟甲睾酮、大力补等。

2. 睾丸素酯类：如丙酸睾酮、庚酸睾酮、环戊丙酸睾酮、十一酸睾酮（安雄）和混合睾酮酯（丙酸睾酮、戊酸睾酮和十一烷酸睾酮）又称"巧理宝"。

3. 非 17α-烷基雄激素类：如苯丙酸诺龙和葵酸诺龙等。

4. 中间活性代谢产物：如本胆烷醇酮和达那唑等。睾酮进入体内，在肾组织和巨噬细胞内，通过 5α-降解酶的作用，形成活力更强的 5α-双氢睾酮，促使肾脏产生红细胞生成素，巨噬细胞产生粒巨噬细胞集落刺激因子；在肝脏和肾髓质内存在 5β-降解酶，使睾酮降解为 5β-双氢睾酮和本胆烷醇酮，后两者对造血干细胞具有直接刺激作用，促使其增殖和分化。因此雄激素必须在一定量残存的造血干细胞基础上，才能发挥作用，急性、严重再生障碍性贫血常无效。慢性再生障碍性贫血有一定的疗效，但用药剂量要大，持续时间要长。丙酸睾丸酮 50～100 mg/d 肌肉注射，康力龙 6～12 mg/d 口服，安雄 120～160 mg/d 口服，巧理宝 250 mg 每周二次肌肉注射，疗程至少 6 个月以上。国内报告的有效率为 34.9%～81%，缓解率 19%～54%。红系疗效较好，一般治后一个月网织红细胞开始上升，随后血红蛋白上升，2 个月后白细胞开始上升，但血小板多难以恢复。部分患者对雄激素有依赖性，停药后复发率达 25%～50%。复发后再用药，仍可有效。丙酸睾酮的男性化副作用较大，出现痤疮、毛发增多、声音变粗、女性闭经、儿童骨成熟加速及骨骺早期融合，且有一定程度的水钠潴留。丙睾肌注多次后局部常发生硬块，宜多处轮换注射。17α-烷基类雄激素男性化副反应较丙睾为轻，但肝脏毒性反应显著大于丙睾，多数患者服药后出现谷丙转氨酶升高，严重者发生肝内胆汁瘀积性黄疸，少数甚至出现肝血管肉瘤和肝癌，但停药后可消散。

（三）骨髓移植

骨髓移植是治疗干细胞缺陷引起再生障碍性贫血的最佳方法，且能达到根治的目的。一旦确诊严重型或极严重型再生障碍性贫血，年龄<20 岁，有 HLA 配型相符供者，在有条件的医院应首选异基因骨髓移植，移植后长期无病存活率可达 60%～80%，但移植需尽早进行，因初诊者常输红细胞和血小板，这样易使受者对献血员次要组织相容性抗原致敏，导致移植排斥发生率升高。对确诊后未输过血或输血次数很少者，预处理方案可用环磷酰胺每天 50 mg/kg 连续静滴 4 d。国内已开始应用异基因骨髓移植治疗严重再生障碍性贫血，并已有获得成功报道。凡移植成功者则可望治愈。胎肝细胞悬液输注治疗再生障碍性贫血国内已广泛开展，有学者认为可促进或辅助造血功能恢复，其确

切的疗效和机理尚有待于进一步研究。

（四）免疫抑制剂

适用于年龄大于 40 岁或无合适供髓者的严重型再生障碍性贫血。最常用的是抗胸腺球蛋白（ATG）和抗淋巴细胞球蛋白（ALG）。其机理主要可能通过去除抑制性 T 淋巴细胞对骨髓造血的抑制，也有人认为尚有免疫刺激作用，通过产生较多造血调节因子促进干细胞增殖。此外可能对造血干细胞本身还有直接刺激作用。剂量因来源不同而异，马 ALG 10~15 mg/(kg·d)，兔 ATG 2.5~4.0 mg/(kg·d)，共 5 d，用生理盐水稀释后，先皮试，然后缓慢从大静脉内滴注，如无反应，则全量在 8~12 h 内滴完；同时静滴氢化考的松，1/2 剂量在 ALG/ATG 滴注前，另 1/2 在滴注后用。患者最好给予保护性隔离。为预防血清病，宜在第 5 d 后口服强的松 1 mg/(kg·d)，第 15 d 后减半，到第 30 d 停用。不宜应用大剂量肾上腺皮质激素，以免引起股骨头无菌性坏死。疗效要 1 个月以后，有的要 3 个月以后才开始出现。严重型再生障碍性贫血的有效率可达 40%~70%，有效者 50% 可获长期生存。不良反应有发热、寒颤、皮疹等过敏反应，以及中性粒细胞和血小板减少引起感染和出血，滴注静脉可发生静脉炎，血清病在治疗后 7~10 d 出现。

（五）中医药

治宜补肾为本，兼益气活血。常用中药为鹿角胶、仙茅、仙灵脾、黄芪、生熟地、首乌、当归、苁蓉、巴戟、补骨脂、菟丝子、枸杞子、阿胶等。国内治疗慢性再生障碍性贫血常用雄激素合并中医补肾法治疗。

（六）造血细胞因子和联合治疗

再生障碍性贫血是造血干细胞疾病引起的贫血，内源性血浆 EPO 水平均在 500 U/L 以上，采用重组人 EPO 治疗再生障碍性贫血必需大剂量才可能有效，一般剂量是不会取得任何效果。重组人集落刺激因子包括 G-CSF，GM-CSF 或 IL-3 治疗再生障碍性贫血对提高中性粒细胞，减少感染可能有一定效果，但对改善贫血和血小板减少效果不佳，除非大剂量应用。但造血细胞因子价格昂贵，因此目前仅限于重型再生障碍性贫血免疫抑制剂治疗时的辅助用药。

五、护理

（一）贫血的护理

1. 病情观察：详细询问患者贫血症状、持续时间。观察口唇、甲床苍白程度、心率。了解检查结果，如血红蛋白及网织红细胞数。

2. 评估患者目前的活动耐力。

3. 制定活动计划：一般重度以上贫血（血红蛋白<60 g/L）要以卧床休息为主。中轻度贫血应休息与活动交替进行。活动中如出现心慌、气短应立刻停止活动。

4. 药物护理：遵医嘱给予患者丙酸睾丸酮，坚持用药。不良反应及护理：①该药为油剂，需深层注射；由于吸收慢，注射部位易发生肿块，要经常检查注射部位，发现硬块要及时理疗。②男性化，如毛须增多、声音变粗、痤疮、女性闭经等。③肝功能受损，用药过程中应定期检查肝功能。

5.输血:慢性严重贫血可输注红细胞悬液。输血操作应严格按程序进行并观察输血反应。

(二)脑出血的护理

1.嘱患者多卧床休息,观察患者有无脑出血先兆,如头痛、呕吐、精神烦躁不安等。

2.若发生颅内出血,处理如下:①迅速通知医生;②患者平卧位,头偏一侧,保持呼吸道通畅;③开放静脉,按医嘱给予脱水剂、止血药或输浓缩血小板液;④观察患者意识状态、血压、脉搏及呼吸频率、节律。

(三)心理护理

鼓励患者适当运动,增强体质,提高自身免疫力对再生障碍性贫血患者的康复没有坏处,春晨很适合做些户外运动,再生障碍性贫血患者可以在温暖的早晨呼吸新鲜空气,保持好的心情,好的治疗状态,相信对病情的康复不无裨益。

(庆　玲　韩一军　吕会琼　张　乐)

第五节　特发性血小板减少性紫癜

一、病理

免疫介导的血小板过度破坏所致的出血性疾病。

二、诱因

感染最常见。

三、临床表现

1.急性型:多见于儿童,通常有上呼吸道或肠道病毒感染史。起病急,常伴畏寒、发热及全身广泛出血。出血表现为皮肤、黏膜瘀点瘀斑,甚至血肿或血疱。颅内出血可危及生命。病程多在4～6周恢复。

2.慢性型:多见于生育期妇女。起病缓慢隐匿,出血症状较轻,表现为反复发作皮肤及黏膜瘀点、瘀斑,可伴轻度脾大;女性患者常仅以月经过多为主要表现。

四、血常规

不同程度的血小板计数减少,急性型血小板常低于$20 \times 10^9 / L$,慢性型常为$< 30 \times 10^9 / L$。

五、治疗

首选糖皮质激素,治疗无效者可采用脾切除。

六、护理要点

1. 血小板低于 $50×10^9/L$,勿做较强体力活动,可适当散步,预防各种外伤。血小板计数 $<20×10^9/L$ 时,患者应绝对卧床,避免便秘、剧烈咳嗽,预防颅内出血。服药期间不与感染患者接触,去公共场所时戴口罩,避免感冒以防加重病情或复发。

2. 避免使用损伤血小板的药物,如阿司匹林、吲哚美辛、保泰松、右旋糖酐。

(杨芳芳　潘　蕾　谭小雪　孙　娜)

第六节　弥漫性血管内凝血

弥漫性血管内凝血(disseminated or diffuse intravascular coagulation,DIC)是指在某些致病因子作用下凝血因子和血小板被激活,大量可溶性促凝物质入血,从而引起一个以凝血功能失常为主要特征的病理过程或病理综合征。在微循环中形成大量微血栓,同时大量消耗凝血因子和血小板,继发性纤维蛋白溶解(纤溶)过程加强,导致出血、休克、器官功能障碍和贫血等临床表现的出现。

一、病因

1. 妊娠并发症:羊水栓塞、胎盘早剥、死胎滞留、流产感染、宫内引产、先兆子宫破裂。

2. 感染:流行性出血热、出疹性病毒感染(天花,水痘,麻疹)、传染性单核细胞增多症、巨细胞病毒感染、斑疹伤寒、固紫色阴性杆菌感染(胆道感染,伤寒,暴发性细胞性痢疾,败血症等)、固紫色阳性球菌感染(溶血性链球菌引起的暴发性紫癜,金黄色葡萄球菌败血症等)、流行性脑脊髓膜炎的华—佛氏综合征、恶性疟疾。

3. 大量组织损伤与手术:大面积烧伤、严重的复合性外伤、体外循环、胸部、盆腔及前列腺手术等。

4. 肿瘤及血液病:前列腺癌、肺癌、消化道各种黏液腺癌(尤其是广泛移转的晚期肿瘤)、各种急性白血病(尤其是早幼粒细胞白血病)、血栓性血小板减少性紫癜、溶血性贫血。

5. 心、肺、肾、肝等内脏疾患:肺源性心脏病、紫绀型先天性心脏病、严重的心力衰竭、肝硬化、急性或亚急性肝坏死、急进性肾小球肾炎、溶血尿毒综合征、出血坏死性小肠炎、出血坏死性胰腺炎、糖尿病酸中毒、系统性红斑狼疮、结节性动脉周围炎等结缔组织病。

6. 其他:各种原因引起的休克、输血及输液反应、中暑、肾移值后排斥反应、毒蛇咬伤、巨大血管瘤、药物反应及中毒等。

二、临床表现

DIC 的临床表现复杂多样,与基础疾病有关。但主要表现是出血、休克、器官功能障碍和贫血。

1. 微血栓形成及缺血性组织坏死。小动脉、毛细血管或小静脉内血栓可引起各种器官微血栓阻塞,导致器官灌注不足而发生功能障碍,严重者甚至发生衰竭,引起缺血坏死。皮肤末端小动脉阻塞时出血性死斑。暴发型则表现为手指或足趾坏疽。肾脏受累肾皮质坏死引起血尿、少尿甚至无尿,继发肾小管坏死,肾功能进一步受损。肺间质出血对呼吸功能影响,伴有不同程度的低氧血症。胃及十二指肠黏膜下坏死可产生浅表性溃疡,导致消化道出血。患者可出现肝细胞性黄疸,长期存在感染和低血压常使肝损害进一步加重。肾上腺皮质出血及坏死造成急性肾上腺皮质功能衰竭,称为华—佛氏综合征(Waterhouse-Friderichsen syndrome);垂体微血栓引起的垂体出血、坏死,导致垂体功能衰竭,即席汉综合征(Sheehan syndrome)。

2. 出血症状。出血是 DIC 最初及最常见的临床表现,患者可有多部位出血倾向,最常见出血部位是皮肤,其次为肾、黏膜、胃肠道,表现为皮肤瘀斑、紫癜、咯血、消化道出血等。轻者仅表现为局部(如注射针头处)渗血,重者可发生多部位出血。

3. 微血管病性溶血性贫血。由于出血和红细胞破坏,DIC 患者可伴有微血管病性溶血性贫血。不稳定的、疏松的纤维蛋白丝在小血管沉积,循环中的红细胞流过由纤维蛋白丝构成的网孔时,常会粘着或挂在纤维蛋白丝上,加上血流的不断冲击,引起红细胞破裂。外周血涂片中可见红细胞碎片。临床表现为贫血、血红蛋白血症及血红蛋白尿。

4. 休克。广泛的微血栓形成使回心血量明显减少,加上广泛出血造成的血容量减少等因素,使心输出量减少,加重微循环障碍而引起休克。DIC 形成过程中产生多种血管活性物质(激肽、补体 C3a 和 C5a),造成微血管平滑肌舒张,血管扩张,通透性增高,回心血量减少。

三、诊断

DIC 的诊断基本上根据 DIC 的病因学,发病学和临床表现特点,通过确定引起 DIC 的原发病,临床症状和实验室检查结果作综合分析,进行判断,总的来说,DIC 的诊断有三原则。

1. 应有引起 DIC 的原发病。

2. 存在 DIC 的特征性临床症状和体征,如出血,循环功能障碍,某个或某些器官功能不全的症状或检查阳性结果。

3. 实验室检查出凝血指标的阳性结果,最基本的是血小板明显减少,Fbg 明显减少(过度代偿型除外),凝血酶原时间(prothrombintime,PT)明显延长,凝血时间延长,3P 试验阳性和血凝块溶解时间缩短等。若检查结果出现矛盾,需要增加更具特异性的指标,例如,可定量测定血浆 β 血小板球蛋白(β-thromboglobulin,βTG)和血小板第 4 因子(platelet factor4,PF4)的浓度以了解体内血小板的活化程度;测定血浆凝血酶-ATⅢ复合物(thrombin-anfithmmbin Ⅲ complex,TAT),以于解血液中凝血酶生成的动态变化;测定血浆 D-聚体或纤溶酶-α_2-抗纤溶酶复合物(plasmin-α_2-antiplasmin complex,PAP)含量以了解是否存在继发性纤溶及估计继发性纤溶的程度等。在诊断 DIC 时,实验室诊断十分重要,由于 DIC 病因复杂,影响因素众多,发病不同阶段凝血、抗凝和纤溶系统各种指标的变化多样化,故对 DIC 的实验室诊断标准,不同国家和地区有一定差别,但大多是以 Colman 早期所订标准为基础的,Colman 的诊断标准是:血小板计数低于正常,PT 延长,Fbg 低于 2 g/L。如果这三项中只有两项符合,必须补做一项纤溶指标,例如 3P 试验是否阳性,凝血酶时间(TT)是否延长达 3 s 以上,或血浆优球蛋白溶解时间(ELT)是否缩短(<70 min)。

四、治疗

(一)防治原发病

预防和去除引起 DIC 的病因是防治 DIC 的根本措施。例如控制感染,去除死胎或滞留胎盘等。某些轻度 DIC,只要及时去除病因,病情即可迅速恢复。

(二)替代治疗

患者若有明显出血或消耗性低凝期和继发纤溶期,血小板数、纤维蛋白原及凝血因子水平均降低,应适当补充凝血因子,输注新鲜冰冻血浆、冷沉淀、浓缩血小板悬液或新鲜全血或凝血酶原复合物。推荐剂量 8 U 血小板浓缩物、8 U 冷沉淀、2 U 新鲜冰冻血浆、每 8 h 根据血小板数、纤维蛋白原、APTT、PT、输入的容量而调整替代治疗剂量。

(三)肝素治疗

尽管在 DIC 治疗上使用肝素已有较长历史,但对肝素的使用仍有较大争议。目前一般认为肝素使用指证为:①持续出血、经替代治疗血小板和凝血因子不上升。②证实有纤维蛋白的沉积,如皮肤坏死、暴发性紫癜、肢端缺血或静脉血栓栓塞。③对下列疾病一般认为肝素治疗有效:死胎滞留伴低纤维蛋白原血症诱导分娩前,流产,血型不合输血诱发 DIC 等。目前推荐的普通肝素剂量为 5～10 U/(kg·h)。出血倾向明显者可采用低分子量肝素 30～50 抗 Xau/kg,每 12 h 一次皮下注射。

(四)纤溶抑制物

纤溶抑制物阻断 DIC 的代偿机制、妨碍组织灌注,阻止血块溶解的同时,常带来肾损害,近年来不主张应用。在纤溶过盛及危及生命出血时,推荐剂量氨甲环酸每次 100～200 mg,每日 2～3 次静脉输注。因氨甲环酸尿路中浓度高,易因血块形成梗阻尿路,故 DIC 伴有血尿或尿道手术后慎用。24 h 临床不改善,不建议继续应用。

五、护理

(一)病情观察

1. 观察出血症状。可有广泛自发性出血,皮肤黏膜瘀斑,伤口、注射部位渗血,内脏出血,如呕血、便血、泌尿道出血、颅内出血、意识障碍等症状。应观察出血部位、出血量。

2. 观察有无微循环障碍症状。皮肤黏膜紫绀缺氧、尿少尿闭、血压下降、呼吸循环衰竭等症状。

3. 观察有无高凝和栓塞症状。如静脉采血血液迅速凝固时应警惕高凝状态,内脏栓塞可引起相关症状,如肾栓塞引起腰痛、血尿、少尿,肺栓塞引起呼吸困难、紫绀,脑栓塞引起头痛、昏迷等。

4. 观察有无黄疸、溶血症状。

5. 观察实验室检查结果,如血小板计数、凝血酶原时间、血浆纤维蛋白含量、3P试验等。

6. 观察原发性疾病的病情。

(二)对症护理

1. 出血的护理。

(1)按本系统疾病护理的出血护理常规。

(2)按医嘱给予抗凝剂、补充凝血因子、成分输血或抗纤溶药物治疗。正确、按时给药,严格掌握剂量如肝素,严密观察治疗效果,监测凝血时间等实验室各项指标,随时按医嘱调整剂量,预防不良反应。

2. 微循环衰竭的护理。

(1)意识障碍者要执行安全保护措施。

(2)保持呼吸道通畅,氧气吸入,改善缺氧症状。

(3)定时测量体温、脉搏、呼吸、血压,观察尿量、尿色变化。

(4)建立静脉通道,按医嘱给药,纠正酸中毒,维持水、电解质平衡,维持血压。

(5)做好各项基础护理,预防并发症。

(6)严密观察病情变化,若有重要脏器功能衰竭时应作相关护理,详细记录。

(三)一般护理

1. 按原发性疾病护理常规。

2. 卧床休息,保持病室环境安静清洁。

3. 给予高营养、易消化食物,应根据原发疾病调整食品的营养成分和品种。

4. 正确采集血标本,协助实验室检查以判断病情变化和治疗效果。

(孙嫦静　朱月华　崔　艳　王剑萍)

第十章　内分泌系统疾病

第一节　甲状腺功能亢进

甲状腺功能亢进症简称甲亢,是由各种原因引起循环中甲状腺素异常增多而出现以全身代谢亢进为主要特征的疾病总称。其特征有甲状腺肿大、眼突、基础代谢增加和自主神经系统功能失常。

一、病因与发病机制

按引起甲亢的原因可分为原发性、继发性和高功能腺瘤 3 类。

1. 原发性甲亢:最常见,指在甲状腺肿大的同时,出现功能亢进症状。患者年龄多在 20～40 岁。腺体肿大为弥漫性,两侧对称,常伴有眼球突出,故又称"突眼性甲状腺肿"。

2. 继发性甲亢:较少见,如继发于结节性甲状腺肿的甲亢,患者先有结节性甲状腺肿多年,以后才出现功能亢进症状。发病年龄多在 40 岁以上。腺体呈结节状肿大,两侧多不对称,无眼球突出,容易发生心肌损害。

3. 高功能腺瘤:少见,甲状腺内有单发的自主性高功能结节,结节周围的甲状腺组织呈萎缩改变。患者无眼球突出。

二、临床表现

1. 好发人群:女性多见,发病年龄以 20～40 岁为多。多数起病缓慢。

2. 典型表现:有甲状腺激素分泌过多所致高代谢综合征,甲状腺肿及眼征。

3. T3、T4 过多综合征。①高代谢综合征:由于 T3、T4 分泌过多,患者常有心悸、手抖、怕热多汗、疲乏无力、低热、多食、消瘦,危象时可有高热。②精神、神经系统:神经过敏、多言好动、焦躁易怒等,腱反射亢进。③心血管系统:表现为心悸、胸闷、气短,心率增快、心肌收缩力增强,收缩压增高、舒张压降低致脉压增大,心脏收缩期杂音,心律失常以房性期前收缩最常见;重则出现严重心律失常、心脏扩大、心力衰竭。④消化系统:食欲亢进、消瘦,大便频繁,腹泻,偶见黄疸。⑤肌肉骨骼系统:部分患者有甲亢性肌病、肌无力及肌萎缩、周期性瘫痪。⑥生殖系统:女性常有月经减少或闭经,男性有阳萎,偶有乳房发育。⑦血 ACTH 及 24 h 尿 17-羟皮质类固醇升高,继而受过高 T3/T4 抑制而下降。⑧造血系统:白细胞计数偏低,可伴有血小板减少性紫癜;部分患者有轻度贫血。

4. 甲状腺肿:多呈弥漫性、对称性肿大,随吞咽动作上下移动,质软、无压痛,听诊可闻及震颤及血管杂音,为本病重要的体征。

5. 突眼征:可分为单纯性和浸润性突眼两类。单纯性突眼的常见眼征有:①眼球向前突出,突眼度一般不超过 18 mm。②瞬目减少。③上眼睑挛缩,睑裂增宽。④双眼向下看时,上眼睑不能随眼球下落。⑤向上看时,前额皮肤不能皱起。⑥两眼看近物时,眼球辐辏不良。浸润性突眼约占 5%,除上述眼征外,常有眼睑肿胀肥厚,结膜充血水肿;眼球明显突出(有时可达 30 mm),活动受限。

6. 甲状腺危象:属甲亢恶化的严重表现,原因为交感神经兴奋,垂体—肾上腺皮质轴反应减弱,大量 T3、T4 释放入血。①主要诱因:应激状态、感染、手术准备不足、放射性碘治疗等;严重躯体疾病,如充血性心力衰竭、低血糖症等;口服过量 TH 制剂;严重精神创伤;手术中过度挤压甲状腺。②临床表现:早期表现为原有甲亢症状的加重,继而有高热(体温≥39℃),心率快(140～240 次/分),常有心房颤动或心房扑动、烦躁、大汗淋漓、呼吸急促、畏食、恶心、呕吐、腹泻。患者大量失水导致虚脱、休克、嗜睡、谵妄或昏迷。可并发心力衰竭及肺水肿。

三、辅助检查

1. 基础代谢率(BMR)测定:正常 BMR 为＋10%～＋15%,＋20%～＋0% 为轻度甲亢,＋30%～＋60% 为中度甲亢,＋60% 以上为重度甲亢。测定应在禁食 12 h、睡眠 8 h 以上、静卧空腹状态下进行。常用 BMR 简易计算公式:BMR(%)＝脉压＋脉率－111。

2. 血清游离甲状腺素(FT4)与游离三碘甲状腺原氨酸(FT3):FT4、FT3 不受血甲状腺结合球蛋白影响,直接反映甲状腺功能状态,是临床诊断甲亢的首选指标。

四、治疗要点

(一)一般治疗

适当休息和各种支持疗法,补充足够热量和营养,以纠正本病引起的消耗。精神紧张不安、失眠者可给予苯二氮䓬类镇静药。

(二)甲亢的治疗

包括药物治疗、放射性碘治疗及手术治疗 3 种。

1. 药物治疗:药物有硫脲类(甲硫氧嘧啶、丙硫氧嘧啶)及咪唑类(甲巯咪唑、卡比马唑)。作用机制为抑制甲状腺过氧化物酶,阻断甲状腺激素合成,具有一定的免疫抑制作用。

2. 放射性碘治疗:使用[131]I 治疗需 3 周以上才开始出现疗效,3 个月以内的症状逐渐改善,甲状腺瘤缩小,部分患者突眼也可以减轻;6 个月至两年,症状全部消除,需要进行第二次手术者需在半年以后进行,最好间隔 8～10 个月。

3. 手术治疗:甲状腺大部切除术是治疗甲亢的有效方法。手术治疗指证:①继发性甲亢或高功能腺瘤。②中度以上的原发性甲亢。③腺体较大,伴有压迫症状,或胸骨后甲状腺肿等类型的甲亢。④抗甲状腺药物或[131]I 治疗后复发者或长期坚持用药有困难者。青少年患者,病情较轻者及老年人或伴有其他严重疾病者不宜手术。

（三）甲状腺危象的防治

去除诱因,积极治疗甲亢是预防甲状腺危象的关键,尤其是防治感染和充分的术前准备工作。一旦发生须积极抢救。高热时可用药物或物理降温,必要时使用异丙嗪进行人工冬眠,禁用阿司匹林。丙硫氧嘧啶可抑制 T4 转变为 T3,为治疗甲状腺危象的首选药。抑制已合成的甲状腺激素释放入血可选用碘化钠或碘化钾液（卢戈液）。

五、护理措施

（一）避免各种刺激,保持病室安静

室温保持在 20℃左右,避免强光和噪音刺激。避免有精神刺激言行,使其安静休养。轻者可适当活动,但不宜紧张和劳累,重者则应卧床休息。

（二）饮食护理

给予高热量、高蛋白、高脂肪、高维生素饮食,限制含纤维素高的食物,注意补充水分。

（三）药物护理

抗甲状腺药物的常见不良反应有:①粒细胞减少,严重者可致粒细胞缺乏症。主要发生在治疗开始后 2～3 个月内,需定期复查血常规,当白细胞低于 $3\times10^9/L$ 或中性粒细胞低于 $1.5\times10^9/L$ 时应停药;②皮疹;③中毒性肝病,用药前、后要检查肝功能。

（四）手术前护理

1. 药物准备:通常先用硫氧嘧啶等抗甲状腺药物治疗。待甲亢症状基本控制后,停服能够使甲状腺肿大和动脉性充血的抗甲状腺药物,改服碘剂。碘剂能抑制蛋白水解酶,减少甲状腺球蛋白的分解,从而抑制甲状腺素的释放,还能减少甲状腺血流量,使腺体充血减少,从而变小变硬,有利于手术进行。常用的碘剂为复方碘溶液,用法:每日 3 次口服,每次 3 滴开始,逐日每次增加 1 滴（即第 1 d 每次 3 滴,第 2 d 每次 4 滴,依次类推）至每日 3 次,每次 16 滴为止,维持至手术日。服用碘剂一般不要超过 3 周。当患者情绪稳定,睡眠好转,体重增加,BMR 低于＋20％,脉率稳定在 90 次/分以下,腺体缩小变硬,就表明准备就绪,应及时手术。碘剂抑制甲状腺素释放的作用是暂时的,如服用过久或突然停药,原贮存于甲状腺滤泡内的甲状腺球蛋白大量分解,甲亢症状可重新出现,甚至比原来更为严重。因此,凡不准备手术的患者,一律不要服用碘剂。

2. 对常规应用碘剂或合用抗甲状腺药物效果不佳,即未达到手术前要求指标的患者,可改用盐酸普萘洛尔（心得安）,每 6 h 服 20～60 mg,一般在 4～7 d 即可达到手术前准备的要求。由于普萘洛尔在体内的半衰期不到 8 h,所以手术前 1～2 h 再口服 1 次。普萘洛尔亦可与碘剂合用。

（五）手术后护理

1. 卧位:血压平稳后取半卧位,利于伤口引流。应减少颈部张力,避免剧烈咳嗽、说话过多等,消除出血诱因。

2. 饮食护理:进食温凉食物,禁忌过热。

3. 伤口引流的护理:为引流伤口渗血、渗液,常放置乳胶片引流或胶管引流。应始终保持引流通畅,严密观察敷料渗出情况及引流量,术后伤口引流量一般不超过 100 mL。引流物于术后 24~48 h 拔除。

4. 增进舒适:避免颈部弯曲、过伸或快速的头部运动,起床时用手支持头部,以防气管压迫或引起伤口牵拉痛。

5. 药物应用:继续服用复方碘溶液,每日 3 次,每次 16 滴开始,逐日每次减少 1 滴,至每次 3 滴时止。若手术前用普萘洛尔做准备者,手术后继续服用 4~7 d。

6. 手术后并发症的护理

(1)呼吸困难和窒息:是最危急的并发症,多发生于术后 48 h 内。临床表现为进行性呼吸困难、烦躁、发绀,甚至窒息;可有颈部肿胀,切口渗出鲜血等。常见原因:①切口内出血压迫气管,主要系手术时止血不完善、血管结扎线滑脱或凝血功能障碍所致。②喉头水肿,可因手术创伤或气管插管所致。③气管塌陷,气管壁长期受肿大甲状腺压迫而发生软化;在切除甲状腺大部分腺体后,软化气管壁失去支撑所致。④双侧喉返神经损伤。

(2)喉返神经损伤:单侧喉返神经损伤,引起声音嘶哑,双侧喉返神经损伤依损伤平面的不同,可因双侧声带麻痹致失声,严重者发生呼吸困难、甚至窒息。喉返神经损伤多数是由于手术时损伤,如切断、缝扎、钳夹或牵拉过度所致。

(3)喉上神经损伤:多在处理甲状腺上极时损伤喉上神经内支(感觉支)或外支(运动支)所致。外支受损可使环甲肌瘫痪,引起声带松弛和声调降低。内支受损会使喉部黏膜感觉丧失,在进食、特别是饮水时,患者因喉部反射性咳嗽的丧失而易发生误咽或呛咳。

4. 手足抽搐:多数患者症状轻且短暂,常在术后 1~2 d 出现面部、唇或手足部的针刺、麻木或强直感;少数严重者可出现面肌和手足伴有疼痛的持续性痉挛;主要系手术时甲状旁腺被误切除、挫伤或其血液供应受累,致血钙浓度下降,神经、肌肉应激性增高所致。抽搐发作时,应立即静脉缓慢注射 10%葡萄糖酸钙 10~20 mL,解除痉挛。

5. 甲状腺危象:预防甲状腺危象的关键是充分的术前准备。术前稳定患者情绪,做好药物准备的护理,务必达到术前准备的要求;术后应继续服用碘剂。一旦出现症状,应及时给予吸氧、物理降温、静脉输入葡萄糖液,并立即报告医生。

(戈 梁 张 倩 岳 蕾 李 娜)

第二节 糖尿病

一、病因与发病机制

糖尿病是一种由不同原因引起胰岛素分泌绝对或相对不足以及靶细胞对胰岛素敏感性降低,致使体内糖、蛋白质和脂肪代谢异常,而引起的以(慢性)高血糖为突出表现的内分泌代谢疾病。

二、分型

1. 1 型糖尿病:胰岛受病毒、自身免疫等因素破坏,β 细胞破坏引起胰岛素绝对缺乏(分泌不足)。主要见于年轻人,易发生酮症酸中毒,需用胰岛素治疗。

2. 2 型糖尿病:主要与遗传有关,有家族史,多见于 40 岁以上成人,超体重者占多数,从胰岛素抵抗为主伴相对胰岛素缺乏,到胰岛素缺乏为主伴胰岛素抵抗。妊娠期糖耐量减低,可发生妊娠期糖尿病。

三、临床表现

(一)代谢紊乱综合征

"三多一少",即多尿、多饮、多食和体重减轻,消瘦是由于蛋白质消耗。血中葡萄糖增多超过肾糖阈,多余的糖以尿的形式排出,出现糖尿;肾排出糖的同时伴随大量水分排出,产生多尿,患者排尿次数及数量均明显增多,每日可达 3~5 L 以上。多尿失水,患者常烦渴多饮。

(二)糖尿病急性并发症

1. 糖尿病酮症酸中毒(DKA):糖尿病最常见的急性并发症。1 型糖尿病患者有自发 DKA 倾向,2 型糖尿病患者在感染、胰岛素剂量不足或治疗中断、饮食不当、妊娠和分娩、创伤、手术等作用下也可发生 DKA。临床表现的早期表现为疲乏软弱、四肢无力、极度口渴、多饮、多尿。当酸中毒时,则表现为食欲缺乏、恶心、呕吐,常伴头痛、嗜睡、烦躁、呼吸深大(库斯莫呼吸),有烂苹果味(丙酮味)。后期脱水明显、尿少、血压下降、休克、昏迷。

2. 高渗性非酮症糖尿病昏迷:以严重高血糖和高渗透压为主要特征,血糖常高至 33.3 mmol/L 以上,一般为 33.3~66.6 mmol/L,高血糖可导致进行性脱水、血浆渗透压升高。高渗性非酮症糖尿病昏迷与 DKA 高血糖、脱水的机制和表现相同,两者的区别主要在于 DKA 有酮体生成。

(三)糖尿病慢性并发症

1. 血管病变:血管病变所致心、脑、肾等严重并发症是糖尿病患者的主要死因,引起高血压、冠心病、脑血管意外、视网膜病变、肾衰竭、下肢坏疽等(糖尿病足)。糖尿病肾病表现为蛋白尿,眼睑或下肢水肿,高血压,肾功能减退、肾衰竭,血尿素氮和肌酐升高等。

2. 神经病变:以周围神经病变最为常见,表现为四肢麻木、刺痛感、蚁走感、袜套样感。

3. 感染:糖尿病患者由于机体细胞及体液免疫功能减退、血管及周围神经病变等原因而容易并发各种感染。糖尿病并发感染可形成一个恶性循环,即感染导致难以控制的高血糖,而高血糖进一步加重感染。感染可诱发糖尿病急性并发症,也是糖尿病的重要死因之一。糖尿病患者常见的感染有泌尿系感染、肺炎、肺结核、胆道感染、皮肤感染、外耳炎和口腔感染。泌尿系感染常可导致严重的并发症,如严重的肾盂肾炎、肾及肾周脓肿等。

4. 眼部病变:视网膜病变是致盲的主要原因之一,视网膜血管硬化、脆弱、出血、纤维增生,最终导致视网膜脱离。

四、辅助检查

1. 尿糖测定:在肾糖阈正常的情况下,当血糖达到 8～10 mmol/L 时,尿糖出现阳性,尿糖阳性为诊断糖尿病的重要线索。

2. 血糖测定:①空腹及餐后 2 h 血糖升高是诊断糖尿病的主要依据。②糖尿病的诊断标准为:有糖尿病症状加空腹血浆葡萄糖≥7.0 mmol/L,或任意时间血浆葡萄糖≥11.1 mmol/L,或口服葡萄糖耐量试验或餐后 2 h 血浆葡萄糖≥11.1 mmol/L。无糖尿病症状而仅有单次血糖异常,应另日重复测定证实。

3. 口服葡萄糖耐量试验(OGTT):适用于有糖尿病可疑而空腹或餐后血糖未达到诊断标准者。若服后血糖浓度急剧升高,2～3 h 不能恢复服前浓度则为异常。正常情况下,空腹血糖<6.2 mmol/L,口服 75 g 葡萄糖后 1 h 血糖<10.0 mmol/L,2 h<7.8 mmol/L,3 h 可恢复至空腹血糖水平。

4. 糖化血红蛋白(HbA1)测定:糖化血红蛋白测定可反映取血前 8～12 周血糖总水平。

5. 血浆胰岛素和 C-肽测定:用于胰岛 β 细胞功能的评价。

五、治疗要点

具体治疗措施以适当的运动锻炼和饮食治疗为基础;根据病情结合药物治疗。

(一)饮食治疗

控制饮食是治疗糖尿病最基本的措施,凡糖尿病患者都需要饮食治疗。饮食治疗应以控制总热量为原则,实行低糖低脂、适当蛋白质、高纤维素、高维生素饮食。

(二)体育锻炼

参加适当的体育运动和体力劳动,可促进糖的利用,减轻胰岛负担。

(三)口服药物治疗

1. 双胍类:主要有苯乙双胍(降糖灵)和二甲双胍,餐后服用。机制为通过增加外周组织对葡萄糖的摄取和利用,抑制葡萄糖异生及肝糖原分解而起降低血糖作用。二甲双胍最适合超重的 2 型糖尿病,与其他类降糖药物联合应用于较重或磺脲类继发失效的 2 型糖尿病,也可与胰岛素联合应用于 1 型糖尿病。

2. 磺脲类:属于促胰岛素分泌药,直接刺激胰岛 β 细胞释放胰岛素,改善胰岛素受体和(或)受体后缺陷,增强靶细胞对胰岛素的敏感性。适用于轻、中度型糖尿病、尚有一定残存胰岛功能者。第二代药物有格列本脲(优降糖)、格列吡嗪、格列喹酮和格列美脲等。

3. 葡萄糖苷酶抑制药:抑制小肠—葡萄糖苷酶活性,阻碍糖类分解为葡萄糖,延缓葡萄糖吸收,主要用于控制餐后高血糖,并作为糖耐量异常的干预用药,目前已成为重要的口服治疗糖尿病药物之一,可单独或与其他降糖药合用。常用药包括阿卡波糖(拜糖平)。

4. 噻唑烷二酮类(格列酮类):属于胰岛素增敏剂,增强靶组织对胰岛素的敏感性,尤其适用于胰岛素抵抗显著的 2 型糖尿病患者。常用药有罗格列酮、吡格列酮。

(三)胰岛素治疗

1. 适应证:1 型糖尿病需依赖胰岛素维持生命。2 型糖尿病虽不需胰岛素维持生命,但出现下列情况仍需要使用胰岛素控制高血糖:经生活方式改变及口服降血糖药治疗未获得良好控制或口服降糖药失效;急性代谢紊乱,如糖尿病酮症酸中毒、高渗性高血糖状态和乳酸性酸中毒;合并重症感染、消耗性疾病、视网膜病变、肾病、神经病变、急性心肌梗死、脑卒中;因存在伴发病需外科治疗的围手术期;妊娠和分娩。

2. 制剂类型:按作用快慢和维持作用时间,胰岛素制剂可分为速(短)效、中效和长(慢)效 3 类。皮下注射,仅速效制剂可静脉注射。

3. 使用原则和剂量调节:胰岛素应在一般治疗和饮食治疗的基础上进行。

(四)糖尿病酮症酸中毒的治疗

1. 补液:因有严重失水,需大量补充,一般为体重的 10%,先快后慢。

2. 胰岛素治疗:先小剂量静脉注射调整血糖,尿糖弱阳性时改为皮下注射。

3. 纠正电解质及酸碱平衡失调,重点监测缺钾情况,对有尿的患者,治疗开始即开始补钾。

4. 防治诱因和处理并发症,包括休克、严重感染、心力衰竭、心律失常、肾衰竭、脑水肿、急性胃扩张等。

六、护理措施

(一)休息与运动

适当运动,控制体重。运动量的简单计算方法:脉率=170-年龄。

(二)口服降糖药物护理

严格遵守饮食治疗的原则,按时服用降糖药,不可自行停、减药物。指导患者按时进餐,切勿提前或推后。

1. 磺脲类药物:治疗应从小剂量开始,于早餐前半小时 1 次口服。用药剂量过大、进食少、活动量大,老年人易发生低血糖反应。磺脲类药物还可以导致体重增加。其他不良反应有恶心、呕吐、消化不良、胆汁淤积性黄疸、肝功能损害等。

2. 双胍类药物:进餐时或餐后服。

3. 葡萄糖苷酶抑制药:阿卡波糖应与第一口饭同时嚼服,不良反应有腹胀、腹痛、腹泻。

4. 双胍类:增加外周组织对葡萄糖的摄取和利用,抑制葡萄糖异生及肝糖原分解而起降低血糖作用。二甲双胍最适合超重的 2 型糖尿病,与其他类降糖药物联合应用于较重或磺脲类继发失效的 2 型糖尿病,也可与胰岛素联合应用于 1 型糖尿病。

(三)胰岛素治疗护理

胰岛素于饭前半小时皮下注射,宜选用上臂三角肌、臀大肌、大腿前侧、腹部等部位。注射部位应交替使用以免形成局部硬结和脂肪萎缩,影响药物吸收及疗效。以大腿内侧和腹部最方便。两种胰岛素合用时,应先抽吸普通胰岛素,再抽鱼精蛋白锌胰岛素,大量应用胰岛素还会出现低血钾。

（四）低血糖反应的护理

患者在使用胰岛素等药物后,特别是在没有进餐的情况下,可出现疲乏、强烈的饥饿感、出冷汗、脉速、恶心、呕吐,重者可致昏迷,甚至死亡。低血糖反映轻者,可用白糖以温水冲服;较严重者必须静脉注射 50％的葡萄糖溶液 40 mL,患者逐渐清醒后,再让其进食,以防止再昏迷。

（李 宁 尹文娟 王坤晓 任文丽）

第三节 痛 风

一、定义

痛风是慢性嘌呤代谢障碍所致的一组异质性代谢性疾病。痛风的生化指标是高尿酸血症。

二、临床表现

1. 无症状期:仅有血尿酸持续性或波动性增高。

2. 急性关节炎:为痛风的首发症状。表现为突然发作的单个偶尔双侧或多个关节红肿热痛、功能障碍。最易受累部位是拇指和第一跖指关节。其次依次为踝、膝、腕、指、肘等关节。

3. 痛风结石期:痛风石是尿酸盐沉积所致,以关节内、关节附近与耳廓常见。

4. 肾病变期。

三、检查

1. 血尿酸测定。男性血尿酸值超过 0.39 μmol/L（7 mg/dL）,女性超过 0.33 μmol/L（6 mg/dL）为高尿酸血症。（尿酸值正常范围:男,149～416 μmol/L;女,89～357 μmol/L。）

2. 尿尿酸测定。低嘌呤饮食 5 d 后,24 h 尿酸排泄量＞600 mg 为尿酸生成过多型（约占 10％）;＜300 mg 提示尿酸排泄减少型（约占 90％）。

3. 尿酸盐检查。偏振光显微镜下表现为负性双折光的针状或杆状的单钠尿酸盐晶体。急性发作期,可见于关节滑液中白细胞内、外;也可见于在痛风石的抽吸物中;在发作间歇期,也可见于曾受累关节的滑液中。

4. 影像学检查。急性发作期仅见受累关节周围非对称性软组织肿胀;反复发作的间歇期可出现一些不典型的放射学改变;慢性痛风石病变期可见单钠尿酸盐晶体沉积造成关节软骨下骨质破坏,出现偏心性圆形或卵圆形囊性变,甚至呈虫噬样、穿凿样缺损,边界较清,相邻的骨皮质可膨起或骨刺样翘起。

5.超声检查。受累关节的超声检查可发现关节积液、滑膜增生、关节软骨及骨质破坏、关节内或周围软组织的痛风石及钙质沉积等。

6.其他实验室检查。尿酸盐肾病可有尿蛋白浓缩功能不良,尿比重 1.008 以下,最终可进展为氮质血症和尿毒症等。

四、治疗

(一)一般治疗

进低嘌呤低能量饮食,保持合理体重,戒酒,多饮多酚咖啡,每日饮水 2 000 mL 以上。避免暴食、酗酒、受凉受潮、过度疲劳和精神紧张,穿舒适鞋,防止关节损伤,慎用影响尿酸排泄的药物,如某些利尿剂和小剂量阿司匹林等。

(二)急性痛风性关节炎

卧床休息,抬高患肢,疼痛缓解 72 h 后方可恢复活动。

1.非甾体类抗炎药(NSAIDs)。非甾体类抗炎药均可有效缓解急性痛风症状,为一线用药。

2.秋水仙碱是治疗急性发作的传统药物。

3.糖皮质激素治疗急性痛风有明显疗效。

4.西药副作用大,一般不建议长期使用,日常生活调理依靠无任何毒副作用的药物。

(三)间歇期和慢性期

目的是长期有效控制血尿酸水平,防止痛风发作或溶解痛风石。

1.抑制尿酸生成药为黄嘌呤氧化酶抑制剂。

2.促尿酸排泄药主要通过抑制肾小管对尿酸的重吸收,降低血尿酸。

3.新型降尿酸药。国外一些新型降尿酸药物已用于临床或正在进行后期的临床观察。

4.碱性药物。尿中的尿酸存在游离尿酸和尿酸盐两种形式,作为弱有机酸,尿酸在碱性环境中可转化为溶解度更高的尿酸盐,利于肾脏排泄,减少尿酸沉积造成的肾脏损害。

(四)肾脏病变的治疗

痛风相关的肾脏病变均是降尿酸药物治疗的指证,应选用别嘌醇,同时均应碱化尿液并保持尿量。

五、护理

(一)休息与运动

急性期应卧床休息,抬高患肢并制动,休息至关节疼痛缓解 72 h 后开始活动,疼痛局部不宜冷敷或热敷。缓解期可适量活动,以中等运动为宜。

(二)饮食护理

急性期应严格限制含嘌呤高的食物,缓解期可给予正常平衡膳食,禁烟酒、浓茶、酸奶;鼓励患者多饮水。

(三)药物护理

指导患者正确用药,观察药物疗效和不良反应,如及时发现并配合处理口服秋水仙碱引起的恶心、呕吐、水样腹泻等胃肠道不适反应。

(四)病情观察

1. 观察关节疼痛的部位、性质、间隔时间,有无午夜因剧痛而惊醒等。

2. 观察患者受累关节有无红、肿、热和功能障碍,有无痛风石的体征。

3. 观察患者的体温变化,及时监测血尿酸的变化。

4. 有无过度疲劳、寒冷、潮湿、紧张、饮酒、饱餐、脚扭伤等诱发因素。

(袁贵玲　陈　蕊　王秀芹　李　瑶)

第四节　系统性红斑狼疮

一、病因

系统性红斑狼疮(SLE)是病变可以累及全身多个系统的自身免疫性疾病。发病年龄多在 15～35 岁,育龄妇女占患者的 90％～95％,典型症状是面部出现蝶形红斑,反复发作,迁延不愈,并伴有多脏器受累。

二、临床表现

SLE 临床表现为病程迁延,反复发作。肾衰竭和感染是 SLE 的主要致死原因。

1. 发热:无一定热型,初期仅有低热,急性活动期可有高热,同时常伴有乏力、疲倦、体重减轻和淋巴结肿大等症状。

2. 皮肤黏膜损害:80％的患者有皮肤黏膜损害,常见于暴露部位出现对称的皮疹,典型者在双面颊和鼻梁部有深红色或紫红色蝶形红斑,表面光滑,有时可见鳞屑,病情缓解时红斑可消退,留有棕黑色色素沉着。在手掌的大小鱼际、指端及指(趾)甲周围也可出现红斑,这些都是血管炎的表现。活动期患者有脱发、口腔溃疡。

3. 关节与肌肉疼痛:90％以上的患者有关节受累,大多数关节肿痛是首发症状,受累的关节常是近端指间关节、腕、足部、膝和踝关节。呈对称分布,较少引起畸形。肌痛见于 50％的患者,有时出现肌炎,但很少引起肌肉萎缩。

4. 脏器损害:几乎所有 SLE 患者均有肾脏损害,约半数患者有狼疮性肾炎。表现为肾小球肾炎或肾病综合征,可见不同程度的水肿、血尿、蛋白尿、管型尿、高血压及肾功能损害,一旦发展为尿毒症,则成为患者死亡的常见原因。出现中枢神经损害常预示病变活动、病情危重、预后不良。血液系统损害最常见的是正色素细胞性贫血。

三、辅助检查

1. 抗核抗体(ANA)：SLE患者ANA阳性率达95%，但特异性不高。它的阳性不能作为SLE与其他结缔组织病的鉴别依据。

2. 抗Sm抗体：Sm是细胞核中的酸性核蛋白，特异性高达99%，但敏感性低，仅为25%，一般认为抗Sm抗体是SLE的标志性抗体。

四、治疗护理措施

（一）生活护理

1. 活动与休息：急性期应卧床休息；慢性期或病情稳定者可适当活动。

2. 皮肤护理：患者应避免在烈日下活动，必要时穿长袖衣裤，戴遮阳帽、打伞，禁忌日光浴。保持皮肤的清洁卫生，可用清水冲洗皮损处，忌用碱性肥皂，避免化妆品及化学药品，防止刺激皮肤。

3. 头发护理：脱发的患者应减少洗头次数，每周温水洗头2次；也可用梅花针轻刺头皮，避免脱发加重，忌染发、烫发、卷发。建议患者采用适当方法遮盖脱发，可戴帽子、假发等。

4. 口腔护理：保持口腔清洁及黏膜完整，坚持晨起、睡前、餐后用消毒液漱口，防止感染。有细菌感染者用1∶5 000呋喃西林溶液漱口，局部涂以碘甘油；有真菌感染者用1%～4%碳酸氢钠液漱口，或用2.5%制霉菌素甘油涂敷患处。有口腔溃疡的患者，漱口后用中药冰硼散或锡类散涂敷。

5. 饮食护理：饮食以高蛋白、富含维生素、营养丰富、易消化的食物，避免刺激性食物，忌食含有补骨脂素的食物，如芹菜、香菜、无花果等。

（二）药物护理

1. 首选药：糖皮质激素。服药期间勿擅自停药或减量以免造成疾情"反跳"；病情控制后，需接受长期维持性治疗。

2. 免疫抑制药一般用于重症SLE，尤其是狼疮肾炎。毒性较大，可致胃肠不适、脱发、肝病、神经炎、骨髓抑制等，应定期查血常规和肝功能。

（三）预防感染

SLE患者抵抗力差，易发生感染，患者应避免疲劳、预防接种及服用诱发本病的药物等。剪指甲勿过短，防止损伤指甲周围皮肤。

（四）SLE

好发于育龄女性，患者要注意避孕，病情稳定及肾功能正常者可受孕，并在医生指导下妊娠。

（宋　起　王淑娟　周丽敏　孙红霞）

第五节 类风湿性关节炎

类风湿关节炎是以对称性多关节炎为主要临床表现的异质性、系统性、自身免疫性疾病。发病年龄在 20～45 岁,女性多见,男女发病比例为 1：(2～3),发病与环境、感染、遗传、性激素和神经精神状态等有关,伴有关节外的系统性损害,累及浆膜、心、肺、眼等器官,70％的患者血清中出现类风湿因子(RF)。RF 作为一种自身抗原与体内变性的 IgM 起免疫反应,形成抗原抗体复合物沉积在滑膜组织上,激活补体,产生多种过敏因素,引起关节滑膜炎症,使软骨和骨质破坏加重。

一、临床表现

(一)全身表现

多数患者起病缓慢,在明显的关节症状出现前多有乏力、全身不适、发热、食欲减退、手足发冷等全身症状。

(二)关节症状

1. 晨僵:晨僵的程度和持续时间可作为判断病情活动度的指标。

2. 关节疼痛和肿胀:最早出现的关节症状,最常出现的部位为腕、掌指关节,近端指关节、大关节亦常受累。多呈对称性、持续性,但时轻时重,常伴有压痛。

3. 关节畸形及功能障碍:本病的结局,如手指尺侧偏斜、关节半脱位、"天鹅颈"样改变等。

4. 关节外表现:类风湿结节是本病较特异的皮肤表现,有 20％～30％患者出现,多位于关节隆突部及受压部位皮下,如上肢鹰嘴突、腕、踝等关节。其大小不一,直径自数毫米至数厘米,黏附于骨膜、肌腱,坚硬如橡皮,无压痛,呈对称分布。

二、辅助检查

1. 血液检查:轻至中度贫血。白细胞及分类多正常。血沉增快是滑膜炎症的活动性指标。

2. 炎性标志物:C 反应蛋白是炎症过程中出现的急性期蛋白,它增高说明本病的活动性。

3. 免疫学检查:类风湿因于(RF)在 80％的患者中呈阳性,其滴度与本病活动性和严重性成正比。

4. 关节滑液检查:在关节有炎症时滑液增多,滑液中的白细胞也明显增多。

5. X 线检查:早期表现为关节周围软组织肿胀,关节附近骨质疏松,稍后关节间隙因软骨的破坏而变得狭窄,晚期则出现关节半脱位和骨性强直畸形。以手指和腕关节的 X 线片最有价值。本项检查对本病的诊断、关节病变的分期及判断病情变化均很重要。

三、治疗护理措施

(一)活动与休息

活动期发热或关节肿胀明显时应卧床休息,并保持正确的体位,勿长时间维持抬高头部和膝部的姿势,以免屈曲姿势造成关节挛缩致残。病情缓解时指导患者进行功能锻炼。可做关节的被动活动,也可训练日常生活技能,如穿脱衣服、进食、入厕等,保持生活自理能力。

(二)疼痛的护理

关节肿胀、疼痛剧烈时,遵医嘱给予消炎止痛剂。每日清晨起床时进行 15 min 温水浴或用热水泡手。

(三)保持患者自理能力

改善类风湿关节炎患者的生活环境,为使患者自理创造条件,如穿防滑的鞋子,起床活动时提供拐杖以保证安全;提供稍高的轮椅,减少患者起立坐下时膝、髋关节的受力;在厕所内放置较高的马桶或便器,方便患者如厕;物品的摆放应方便患者取用等;患者在改变体位时应先活动一下关节。

(四)药物护理

1. 非甾体类抗炎药:常用药物有阿司匹林、吲哚美辛、布洛芬。通过抑制体内前列腺素的合成,达到消炎止痛的目的。此类药物在服用后易出现胃肠道不良反应,如胃部不适、恶心、反酸,甚至胃黏膜出血。

2. 慢作用抗风湿药:本类药物常用的有甲氨蝶呤(MTX)、雷公藤、、环磷酰胺等。见效时间比非甾体类抗炎药缓慢,有控制病程进展的作用,临床上常与非甾体类抗炎药联合应用。本类药物的不良反应是胃肠道不适、黑便、头痛、口腔溃疡、肝功异常和骨髓抑制。

3. 肾上腺皮质激素:常用药物有泼尼松,每日量为 30～40 mg,症状控制后递减,以每日 10 mg 维持,逐渐以非甾体类抗炎药代替。本药抗炎作用强,可使关节炎症状得到迅速缓解,但不良反应多,停药后易复发,适用于有关节外症状者。

(孔令朋　黄高云　马　健　黄　静)

第十一章　泌尿系统疾病

第一节　尿路感染

尿路感染(urinary tract infection,UTI),简称尿感,是指病原体侵犯尿路黏膜或组织引起的尿路炎症。根据感染部位,尿路感染可分为上尿路感染和下尿路感染。前者为肾盂肾炎,后者主要为膀胱炎。根据有无基础疾病,尿路感染还可分为复杂性尿感和非复杂性尿感。

一、病因

尿路感染95％以上是由单一细菌引起的。其中90％的门诊患者和50％左右的住院患者,其病原菌是大肠埃希杆菌,此菌血清分型可达140多种,致尿感型大肠埃希杆菌与患者粪便中分离出来的大肠埃希杆菌属同一种菌型,多见于无症状菌尿或无并发症的尿感;变形杆菌、产气杆菌、克雷白肺炎杆菌、铜绿假单胞菌、粪链球菌等见于再感染、留置导尿管、有并发症之尿感者;白色念珠菌、新型隐球菌感染多见于糖尿病及使用糖皮质激素和免疫抑制药的患者及肾移植后;金黄色葡萄球菌多见于皮肤创伤及吸毒者引起的菌血症和败血症;病毒、支原体感染虽属少见,近年来有逐渐增多趋向。多种细菌感染见于留置导尿管、神经源性膀胱、结石、先天性畸形和阴道、肠道、尿道瘘等。

二、临床表现

(一)膀胱炎

即通常所指的下尿路感染。成年妇女膀胱炎主要表现是尿路刺激,即尿频、尿急、尿痛,白细胞尿,偶可有血尿,甚至肉眼血尿,膀胱区可有不适。一般无明显的全身感染症状,但少数患者可有腰痛,低热(一般不超过38℃),血白细胞计数常不增高。30％以上的膀胱炎为自限性,可在7～10 d自愈。

(二)急性肾盂肾炎

表现包括以下两组症状群:①泌尿系统症状:包括尿频、尿急、尿痛等膀胱刺激征,腰痛和(或)下腹部痛;②全身感染的症状:如寒战、发热、头痛、恶心、呕吐、食欲不振等,常伴有血白细胞计数升高和血沉增快。一般无高血压和氮质血症。

(三)慢性肾盂肾炎

慢性肾盂肾炎的病程经过很隐蔽。临床表现分为以下三类。①尿路感染表现：仅少数患者可间歇发生症状性肾盂肾炎，但更为常见的表现为间歇性无症状细菌尿，和(或)间歇性尿急、尿频等下尿路感染症状，腰腹不适和(或)间歇性低热。②慢性间质性肾炎表现，如高血压、多尿、夜尿增加，易发生脱水。③慢性肾脏病的相关表现。

(四)不典型尿路感染

1. 以全身急性感染症状为主要表现，而尿路局部症状不明显。

2. 尿路症状不明显，而主要表现为急性腹痛和胃肠道功能紊乱的症状。

3. 以血尿、轻度发热和腰痛等为主要表现。

4. 无明显的尿路症状，仅表现为背痛或腰痛。

5. 少数人表现为肾绞痛、血尿。

6. 完全无临床症状，但尿细菌定量培养，菌落$\geqslant 10^5/mL$。

三、诊断

(一)尿培养、菌落计数

当患者满足下列条件之一者，可确诊为尿感。

1. 典型尿路感染症状＋脓尿(离心后尿沉渣镜检白细胞$\geqslant 5$ 个/HP)，尿亚硝酸盐实验阳性。

2. 清洁离心中段尿沉渣白细胞数或有尿路感染症状者$\geqslant 10$ 个/HP。

3. 有尿路感染症状者＋正规清晨清洁中段尿细菌定量培养，菌落数$\geqslant 10^5/mL$，且连续两次尿细菌计数$\geqslant 10^5/mL$，两次的细菌及亚型相同者。

4. 作膀胱穿刺尿培养。

5. 典型尿路感染症状，治疗前清晨清洁中段尿离心尿沉渣革兰染色找细菌，细菌$\geqslant 1$ 个/油镜视野。

(二)慢性肾盂肾炎

X 线静脉肾盂造影(IVP)见到局灶、粗糙的皮质瘢痕，伴有附属的肾乳头收缩或扩张和变钝等征象可确诊。

四、治疗

(一)女性非复杂性急性尿路感染

1. 急性膀胱炎治疗方案。建议采用三日疗法治疗，即口服复方磺胺甲基异恶唑；或氧氟沙星；或左氧氟沙星。由于单剂量疗法的疗效不如三日疗法好，目前，不再推荐使用。对于致病菌对磺胺甲基异恶唑耐药率高达 10%～20% 的地区，可采用呋喃妥因治疗。

2. 急性肾盂肾炎治疗方案。建议使用抗生素治疗 14 d，对于轻症急性肾盂肾炎患者使用高效抗生素疗程可缩短至 7 d。对于轻症状病例，可采用口服喹诺酮类药物治疗，如果致病菌对复方磺胺甲基异恶唑敏感，也可口服此药物治疗。如果致病菌是革兰阳性菌,可以单用阿莫西林或阿莫西林/克拉维酸钾治疗。对于重症病例或不能口服药物者,应该住院治疗,静脉使用喹诺酮类药物或广谱的头孢类抗生素治疗,对于 β 内酰胺类抗生素和喹诺酮类抗生素耐药者,可选用氨曲南治疗;如果致病菌是革兰阳性球菌,可使用氨苄西林/舒巴坦钠,必要时可联合用药治疗。若病情好转,可参考尿培养结果选用敏感的抗生素口服治疗。在用药期间的方案调整和随访很重要,应每 1~2 周作尿培养,以观察尿菌是否阴转。在疗程结束时及停药后第 2、第 6 周应分别作尿细菌定量培养,以后最好能每月复查 1 次,共 1 年。

3. 复杂性急性肾盂肾炎。由于存在各种基础疾病,复杂性急性肾盂肾炎易出现肾脏皮髓质脓肿、肾周脓肿及肾乳头坏死等严重并发症。这类患者需要住院治疗。首先应该及时有效控制糖尿病、尿路梗塞等基础疾病,必要时需要与泌尿外科等相关专业医生共同治疗,否则,单纯使用抗生素治疗很难治愈本病。其次,根据经验静脉使用广谱抗生素治疗。在用药期间,应该及时根据病情变化和/或细菌药物敏感试验结果调整治疗方案,部分患者尚需要联合用药,疗程至少为 10~14 d。

(二)男性膀胱炎

所有男性膀胱炎患者均应该除外前列腺炎。对于非复杂性急性膀胱炎可口服复方磺胺甲基异恶唑或喹诺酮类药物治疗,剂量同女性患者,但疗程需要 7 d;而对于复杂性急性膀胱炎患者可口服环丙沙星,或左氧氟沙星,连续治疗 7~14 d。

(三)妊娠期尿感

1. 无症状性细菌尿:妊娠期间无症状性细菌尿发生率高达 2%~7%,常发生于妊娠的第一个月,其中多达 40% 病例可在妊娠期出现急性肾盂肾炎,因此建议在妊娠早期应该常规对孕妇进行尿培养检查,以便及时发现无症状性细菌尿患者。目前建议对于这类患者应该采取抗感染治疗。

2. 急性肾盂肾炎:必须主要静脉使用抗生素治疗,在正常后 48 h 或临床症状明显改善后,可改为口服抗生素治疗。可先采取经验型治疗,使用头孢曲松,然后根据尿细菌培养结果调整治疗方案,总疗程为 10~14 d。

(四)无症状性细菌尿

对于绝经前女性、非妊娠患者、糖尿病患者、老年人、脊髓损伤及留置导尿管的无症状性细菌尿的患者不需要治疗。然而,对于经尿道行前列腺手术或其他可能导致尿路黏膜出血的泌尿外科手术或检查的无症状性细菌尿患者,应该根据细菌培养结果采取敏感抗生素治疗。

(五)导尿管相关的尿路感染

尿道相关性无症状性细菌尿不需要使用抗生素治疗;拔出导尿管后 48 h 仍有无症状性细菌尿的女性患者,则应该根据尿培养结果使用敏感抗生素治疗 14 d。

五、护理

1. 高热、尿路刺激症状明显者应卧床休息,体温在 38.5℃以上者,可用物理降温或遵医嘱肌肉注射柴胡等降温药。按医嘱服用碳酸氢钠可碱化小便，以减轻尿路刺激症状。

2. 给予足够热量、维生素和易消化的食物，鼓励患者多饮水，必要时静脉输液以保证入量，使患者多排尿，达到冲洗尿路的目的。

3. 用药前，先做中段尿培养及药物敏感试验，以利合理使用抗生素。最好取清晨隔夜尿，以膀胱穿刺法取尿标本为最理想。

4. 注意观察药物毒副作用和过敏反应，发现问题及时向医生报告。

5. 做好患者的心理护理。患者往往对此病认识不足，有的不重视，不按医嘱要求治疗，有的过度紧张，精神压力大。护理人员对患者要关怀体贴，根据不同情况向患者做好解释工作，消除其影响治疗的心理因素，使之积极配合治疗。

6. 做好卫生宣教。向患者讲述疾病常识，急性尿路感染患者要坚持治疗，在症状消失、尿检查阴性后，仍要服药 3~5 d，并继续每周做尿常规检查，连续 2~3 周。慢性尿路感染急性发作者除按急性期治疗护理外，对反复发作者应协助寻找发作原因，对伴有糖尿病、肝病者应积极治疗，以提高机体抵抗力。对女婴、孕妇、经期妇女，向患者及家属讲清做好会阴部清洁护理的重要性，注意饮食营养，生活有规律，增强体质，以提高治疗效果。

（王丽云　董文君　朱欣燕　曹光岩）

第二节　尿道损伤

尿道损伤是泌尿系统常见损伤多发生于男性且青壮年居多，尤其是较固定的球部或膜部。男性尿道由尿生殖隔分为前尿道（球部尿道及悬垂部尿道）及后尿道（前列腺部尿道及膜部尿道）。尿道损伤如处理不当，可导致感染、狭窄梗阻及性功能障碍。

一、病因

1. 尿道闭合性损伤。主要由会阴骑跨伤和骨盆骨折所致。

（1）会阴骑跨伤：多因由高处跌下或摔倒时，会阴部骑跨于硬物上或会阴部被猛烈踢伤所致。受伤部位多位于球部尿道，少数可伤及球膜部尿道。因球部尿道位于耻骨联合下方比较固定，会阴部骑跨于硬物上，球部尿道被压榨于硬物与耻骨联合之间，因而易于致伤。这类损伤一般不合并发生骨盆骨折。

（2）骨盆骨折：最常见于交通事故、工伤事故或自然灾害时的骨盆骨折伤合并尿道损伤，部位几乎都发生在后尿道。骨盆骨折所致的后尿道损伤，多为骨折引起的尿道撕裂（断）伤，少数为骨折断端刺伤。由于耻骨前列腺韧带固定于耻骨联合后下方，膜部尿道穿过尿生殖隔并被其固定，当骨盆骨折导致骨盆环前后径增大左右径变小，或前后径变小左右径增大时，耻骨前列腺韧带受到急剧的牵拉连同前列腺突然移位，致使前列腺尿道与膜部尿道交界处撕裂或断裂；或因骨折致尿生殖隔撕裂致使穿过其中的膜部尿道被撕裂或断裂。

2. 尿道开放性损伤。多见于利器伤或火器伤，偶见于牲畜咬伤及牛角刺伤等，常并发阴茎及会阴部的损伤或缺失，伤情复杂。

3. 医源性损伤。常因尿道器械操作不当所致。多发生在尿道外口、球部尿道、膜部尿道或前列腺部尿道。尿道有病变特别是有梗阻时较易发生损伤。损伤程度和范围不一，可仅为黏膜挫伤，也可穿破尿道，甚至可穿入直肠。

根据损伤部位将尿道损伤分为：①前尿道损伤，多见于骑跨伤，损伤在尿道球部；②后尿道损伤，多见于骨盆骨折造成尿道断裂，可与膀胱同时损伤。

二、临床表现

尿道损伤的临床表现视其损伤部位、程度以及是否合并骨盆骨折和其他内脏损伤而定。其主要表现如下。

1. 休克。骨盆骨折后尿道损伤休克发生率高，约 40%。单纯骑跨伤一般不发生休克。

2. 尿道出血。前尿道损伤有鲜血自尿道口滴出或溢出。

3. 疼痛。局部常有疼痛及压痛，有排尿痛并向阴茎头及会阴部放射。

4. 排尿困难及尿潴留。损伤严重者伤后即不能排尿。伤后时间稍长耻骨上区可触到膨胀的膀胱。

5. 血肿及瘀斑。骑跨伤局部皮下可见到瘀斑及血肿，并可延至会阴部，使阴囊、会阴部皮肤肿胀呈青紫色。

6. 尿外渗。尿道损伤后是否发生尿外渗及尿外渗的部位，取决于尿道损伤的程度及部位，尿道破裂或断裂且有频繁排尿者，多发生尿外渗。膀胱周围尿外渗可出现直肠刺激征及下腹部腹膜刺激征。尿外渗如未及时处理或继发感染，可导致组织坏死、化脓，严重者可出现全身中毒症状，局部感染或坏死可形成尿瘘。

三、诊断

（一）诊断

尿道损伤的诊断应依据外伤史、症状和体征，注意解决以下问题。

1. 确定尿道损伤的部位。

2. 估计尿道损伤的程度。

3. 有无其他脏器合并伤，对严重创伤所致骨盆骨折后尿道损伤的患者特别是休克者应注意检查有无其他脏器损伤。以免遗漏威胁生命的重要组织器官损伤。

（二）鉴别诊断

1. 膀胱破裂。腹膜外膀胱破裂也常合并有骨盆骨折；也可出现耻骨后间隙、膀胱周围间隙尿外渗，出现排尿困难、无尿等症状，但腹膜外膀胱破裂时，膀胱往往不充盈，呈空虚状态。导尿管可顺利插过尿道，插入后无尿液或仅有少许血尿引出，直肠指检无前列腺移位和压痛，必要时可行膀胱尿道造影以资鉴别。

2. 尿道肿瘤。有排尿困难症状,也常伴有血尿或尿道内流出血性分泌物。但无外伤史,排尿困难往往呈进行性加重。沿尿道触诊或肛门指检,可触及尿道局部肿块伴压痛。尿道造影或尿道海绵体造影可显示尿道充盈缺损。

3. 尿道结石。突然出现排尿困难及尿痛,常伴尿频、尿急及血尿症状。既往可有肾绞痛史或尿道排石史,但无外伤史。有时沿前尿道触诊或直肠指检可触及局部硬结伴压痛。尿道探通术可触及异物感;X 线检查可发现尿道不透光阴影;尿道镜检查可直接窥见结石。

4. 脊髓损伤。腰部外伤后出现排尿困难或急性尿潴留时,有时须与尿道损伤相鉴别。脊髓损伤时,除出现排尿困难症状外,往往还伴有神经系统症状和体征,如会阴部感觉减退,肛门括约肌松弛等表现。

四、治疗

1. 前尿道损伤。

(1)一般措施:骑跨伤往往不会大出血,否则在进行复苏术时,还需局部压迫,控制出血。

(2)特殊治疗。①尿道挫伤:尿道挫伤患者无尿外渗表现,尿道保持完整。行尿道造影后,可嘱患者排尿,若排尿正常不伴出血或疼痛,无需进一步治疗。若有持续出血,可用导尿管引流。②尿道裂伤:尿道造影后应避免行器械检查。取下腹部正中小切口,暴露膀胱颈部以便于留置膀胱造瘘管。在尿道裂伤愈合期间应将尿液完全改道引流,当然也可行经皮膀胱造瘘。若尿道造影发现仅少量外渗,可在耻骨上导管引流 7 d 后行排尿检查,观察有无外渗。若损伤更为广泛,在行排尿检查前,需经耻骨上导管引流 2～3 周。损伤愈合后可发生狭窄,多数狭窄并不严重,无需手术重建。证实无尿外渗后,可拔除膀胱造瘘管,随后测尿流率判断有无狭窄引起的梗阻。③尿道裂伤伴广泛尿外渗:重度裂伤后尿外渗可波及会阴、阴囊和下腹部。需对这些部位进行引流,同时行耻骨上膀胱造瘘术。出现感染、脓肿者,行有效的抗菌治疗。④急诊修补:尿道裂伤可以行急诊修补,但手术操作困难,且术后狭窄发生率高。

(3)并发症的治疗:损伤处狭窄范围广泛者需推后行重建术。

2. 后尿道损伤。

(1)急诊处理:处理休克,控制出血。

(2)手术治疗:避免行导尿术。①膀胱造瘘:如膀胱膨胀可做耻骨上膀胱穿刺造瘘,如膀胱不充盈或合并膀胱破裂时需做探查处理。膀胱造瘘 3 个月后,如发生尿道狭窄或闭锁,二期做尿道狭窄的手术治疗。②尿道会师术:方法是耻骨上切开膀胱,用食指从膀胱颈伸入后尿道,将从尿道外口插入尿道的探子引入膀胱,在探子尖套上 1 支尿管,拔出探子,将导尿管引出尿道外口,然后用丝线把它与 F18-20 气囊导管的尖端连在一起拉入膀胱,充盈气囊,作尿道支架及引流尿液用。适当牵拉尿管,以助近端尿道复位。留置尿管 4～5 周,多数病例排尿通畅,可避免二期尿道狭窄手术。③窥视下尿道复位:在窥视下尿道镜进至损伤部位,从后尿道断端经后尿道进入膀胱,留尿道镜之半环鞘于原位退出尿道镜,经半环鞘插入 Foley 尿管,充盈尿管球囊,尿管留置 3～5 周。这种方法在早期恢复尿道连续性多数病例恢复满意。④后尿道修补术:经耻骨上、会阴部联合切口,找到两断端后行尿道吻合术。这种方法在切开血肿后可发生难以控制的出血及并发感染,日后尿道狭窄及阳萎发生率较高,现较少采用。

(3)并发症的治疗:二期尿道成形术后约1个月,拔除导尿管并行排尿期膀胱尿道造影。若造影剂无外渗可拔除耻骨上造瘘管;若有外渗或狭窄,则需保留造瘘管。若发生狭窄亦往往很短,易在直视下行尿道内切开,愈合也快。二期尿道成形术后可出现数月之久的阳萎,2年后仍有阳萎者宜行阴茎假体置入手术。二期尿道成形术后很少有尿失禁,通常可慢慢恢复。

3. 预后。尿道狭窄是主要并发症,多数不需手术重建。若狭窄消除后尿流率低且有感染及尿瘘表现时,需考虑手术重建,若能避免并发症,预后尚佳。

(黄俊蕾 赵 娜 李丽沙 薛素莉)

第三节 急性肾小球肾炎

一、定义

急性肾小球肾炎简称肾炎,主要为A组β-溶血性链球菌感染后引起的免疫复合物性肾小球肾炎。好发于儿童,是小儿泌尿系统最常见的疾病。

二、临床表现

前驱链球菌感染后经1~3周无症状间歇期而急性起病,表现为水肿、血尿、高血压。

1. 水肿、少尿:是最常见的症状,晨起重。轻者仅眼睑、面部水肿,重者全身水肿,呈非凹陷性,一般2~3周随着尿量的增多而消退,水肿的同时尿量减少。

2. 血尿:常为首发症状,几乎见于所有患者。镜下血尿为主,肉眼血尿时尿色可呈洗肉水样。

3. 高血压:因水钠潴留致血容量增加所致,1~2周后随尿量增多而降至正常。

4. 并发症:严重的循环充血状态、高血压脑病和急性肾衰竭。

三、治疗要点

自限性疾病,休息和利尿、降压对症治疗。

四、护理措施

(一)血清补体恢复正常的时间
血清补体恢复正常的时间为:6~8周。

(二)休息

起病 2 周内应卧床休息,待水肿消退、血压正常、肉眼血尿消失后,可下床轻微活动或散步;尿红细胞减少、血沉恢复正常才可上学,但仍需避免体育活动,尿细胞计数正常后恢复正常生活。1～2 个月限制活动量,3 个月内避免剧烈活动;Addis 计数正常后恢复正常活动。

(三)饮食护理

给予高热量、高维生素、适量蛋白质和低盐饮食。急性期 1～2 周内,应控制钠的摄入,每日 1～2 g,水肿消退后每日 3～5 g。水肿严重、尿少、氮质血症者,应限制水及蛋白质的摄入,给优质动物蛋白每日 0.5 g/kg。尿量增加、水肿消退、血压正常后,可恢复正常饮食。

(四)并发症

1. 高血压脑病:严密观察生命体征,每日测血压 2 次,如患者出现剧烈头痛、呕吐、眼花,视物不清等症状,应考虑高血压脑病。

2. 心力衰竭:密切观察患者生命体征变化,水肿严重者如出现烦躁不安、呼吸困难、心率增快、不能平卧、肺底湿性啰音、肝脏增大等,应考虑患者出现心力衰竭。

(五)病情观察

1. 水肿观察:注意水肿程度及部位,每日或隔日测体重 1 次,准确记录 24 h 出入量。

2. 尿量及尿色观察:每周 2 次尿常规检查。

(六)健康教育

增强体质、避免上呼吸道感染、彻底清除感染灶是预防的关键。

(纪国华　张培培　张瑞环　姜吉波)

第四节　慢性肾小球肾炎

一、病因

感染后引起免疫复合物介导性炎症,少数由急性发展而来。

二、临床表现

起病缓慢、隐匿。

1. 蛋白尿:必有的表现,常 1～3 g/d。

2. 血尿:多为镜下血尿。

3. 水肿:轻、中度凹陷性水肿,表现为晨起眼睑、颜面水肿。

4. 高血压:多为持续性轻中度高血压。

5. 肾功能损害:呈慢性进行性损害。

三、辅助检查

肾活检可确定病理类型。

四、治疗要点

目的是防止或延缓肾功能进行性减退,改善症状,一般不使用激素及细胞毒药物,多采用综合治疗。

1. 休息与饮食:优质低蛋白(如牛奶、鸡蛋、鱼肉、瘦肉)、低磷饮食,水肿、高血压应限制盐<3 g/d。

2. 利尿:水肿较明显者,可利尿消肿。

3. 降压:容量依赖性高血压首选利尿药(氢氯噻嗪),肾素依赖型高血压首选血管紧张素转化酶抑制剂 ACEI(卡托普利)和血管紧张素Ⅱ-受体拮抗剂(ARB)。

4. 抗血小板药物:改善微循环,延缓肾功能衰退。

5. 低白蛋白血症:血浆蛋白从尿中丢失,及肾小管对重吸收的白蛋白进行分解,出现低白蛋白血症。

6. 高脂血症:当肝脏代偿合成蛋白质时,脂蛋白合成亦随之增加,导致高脂血症。

7. 水肿:低白蛋白血症导致血浆胶体渗透压减低,水分外渗。另外,部分水肿患者循环血容量不足,激活肾素—血管紧张素—醛固酮系统,水钠潴留加重,产生水肿。

五、并发症

1. 感染:是主要并发症。常发生呼吸道、泌尿道、皮肤感染。

2. 血栓及栓塞:多数肾病综合征患者血液呈高凝状态,常可自发形成血栓,多见于肾静脉、下肢静脉。

3. 动脉粥样硬化:长期高脂血症易引起动脉粥样硬化、冠心病等心血管并发症。

4. 急性肾衰竭

六、辅助检查

1. 尿检查:尿常规检查示大量蛋白尿,24 h尿蛋白定量测定>3.5 g,尿沉渣常见颗粒管型及红细胞。

2. 血液检查:血浆白蛋白低于30 g/L,血清胆固醇及甘油三酯可升高。

七、治疗护理措施

(一)休息
严重水肿、体腔积液时需卧床休息。

(二)饮食
采用优质蛋白(富含必需氨基酸的动物蛋白),热量要保证充分,每日每千克体重不少于 126～147 kJ(30～35 kcal)。水肿时应低盐(食盐<3 g/d)。

(三)利尿消肿

(四)减少尿蛋白

血管紧张素转换酶抑制剂能直接降低肾小球内高压,从而减少尿蛋白排泄,并延缓肾功能损害。

(五)药物治疗护理措施

1. 激素治疗,糖皮质激素应用一定要遵从下列用药原则:

(1)起始用量要足。

(2)减撤药物要慢。

(3)维持用药要久,服半年至 1 年或更久。

2. 细胞毒药物环磷酰胺,不良反应有骨髓抑制、中毒性肝炎、出血性膀胱炎及脱发,并可出现性腺抑制(尤其男性)。

3. 激素和细胞毒药物:应用环孢素的患者,服药期间应注意监测血药浓度,观察有无不良反应的出现,如肝肾毒性、高血压、高尿酸血症、高血钾、多毛及牙龈增生等。使用激素期间应限制探视,房间每日紫外线消毒 1 h,患者应戴口罩,以防感染。

4. 利尿药物:观察利尿药的治疗效果及有无不良反应发生,如低钾、低钠、低氯血症性碱中毒等。使用大剂量呋塞米时,应注意观察有无恶心、直立性眩晕、口干、心悸等。注意初始利尿不能过猛,以免血容量不足,诱发血栓形成和损伤肾功能。

(戚永花　刘　芹　陈嵩淞　马　燕)

第五节　肾病综合征

肾病综合征(NS)可由多种病因引起,以肾小球基膜通透性增加,表现为大量蛋白尿、低蛋白血症、高度水肿、高脂血症的一组临床征候群。

一、病因

分为原发性、继发性和遗传性三大类,原发性 NS 属于原发性肾小球疾病,有多种病理类型构成。

二、临床表现

1. 大量蛋白尿。大量蛋白尿是 NS 患者最主要的临床表现,也是肾病综合征的最基本的病理生理机制。大量蛋白尿是指成人尿蛋白排出量>3.5 g/d。在正常生理情况下,肾小球滤过膜具有分子屏障及电荷屏障,致使原尿中蛋白含量增多,当远超过近曲小管回吸收量时,形成大量蛋白尿。在此基础上,凡增加肾小球内压力及导致高灌注、高滤过的因素(如高血压、高蛋白饮食或大量输注血浆蛋白)均可加重尿蛋白的排出。

2.低蛋白血症。血浆白蛋白降至≤30 g/L。NS时大量白蛋白从尿中丢失,促进白蛋白肝脏代偿性合成和肾小管分解的增加。当肝脏白蛋白合成增加不足以克服丢失和分解时,则出现低白蛋白血症。此外,NS患者因胃肠道黏膜水肿导致饮食减退、蛋白质摄入不足、吸收不良或丢失,也是加重低白蛋白血症的原因。除血浆白蛋白减少外,血浆的某些免疫球蛋白(如IgG)和补体成分、抗凝及纤溶因子、金属结合蛋白及内分泌素结合蛋白也可减少,尤其是大量蛋白尿,肾小球病理损伤严重和非选择性蛋白尿时更为显著。患者易产生感染、高凝、微量元素缺乏、内分泌紊乱和免疫功能低下等并发症。

3.水肿。NS时低白蛋白血症、血浆胶体渗透压下降,使水分从血管腔内进入组织间隙,是造成NS水肿的基本原因。近年的研究表明,约50%患者血容量正常或增加,血浆肾素水平正常或下降,提示某些原发于肾内钠、水潴留因素在NS水肿发生机制中起一定作用。

4.高脂血症。NS合并高脂血症的原因目前尚未完全阐明。高胆固醇和(或)高甘油三酯血症,血清中LDL、VLDL和脂蛋白(α)浓度增加,常与低蛋白血症并存。高胆固醇血症主要是由于肝脏合成脂蛋白增加,但是在周围循环中分解减少也起部分作用。高甘油三酯血症则主要是由于分解代谢障碍所致,肝脏合成增加为次要因素。

三、诊断

(一)肾病综合征(NS)诊断标准

1.尿蛋白大于3.5 g/d;

2.血浆白蛋白低于30 g/L;

3.水肿;

4.高脂血症。其中①②两项为诊断所必需。

(二)NS诊断

1.确诊NS。

2.确认病因:首先排除继发性和遗传性疾病,才能确诊为原发性NS;最好进行肾活检,做出病理诊断。

3.判断有无并发症。

四、治疗

(一)一般治疗

凡有严重水肿、低蛋白血症者需卧床休息。水肿消失、一般情况好转后,可起床活动。给予正常量0.8～1.0 g/(kg·d)的优质蛋白(富含必需氨基酸的动物蛋白为主)饮食。热量要保证充分,每日每千克体重不应少于125.5～146.4 kJ。尽管患者丢失大量尿蛋白,但由于高蛋白饮食增加肾小球高滤过,可加重蛋白尿并促进肾脏病变进展,故目前一般不再主张应用。水肿时应低盐(3 g/d)饮食。为减轻高脂血症,应少进富含饱和脂肪酸(动物油脂)的饮食,而多吃富含多聚不饱和脂肪酸(如植物油、鱼油)及富含可溶性纤维(如豆类)的饮食。

(二)对症治疗

1. 利尿消肿。

(1)噻嗪类利尿剂。主要作用于髓襻升支粗段皮质部和远曲小管前段,通过抑制钠和氯的重吸收,增加钾的排泄而利尿。长期服用应防止低钾、低钠血症。

(2)潴钾利尿剂。主要作用于远曲小管后段,排钠、排氯,但潴钾,适用于低钾血症的患者。单独使用时利尿作用不显著,可与噻嗪类利尿剂合用。常用氨苯蝶啶或醛固酮拮抗剂螺内酯。长期服用需防止高钾血症,肾功能不全患者应慎用。

(3)襻利尿剂。主要作用于髓襻升支,对钠、氯和钾的重吸收具有强力的抑制作用。常用呋塞米(速尿)或布美他尼(丁尿胺)(同等剂量时作用较呋塞米强 40 倍),分次口服或静脉注射。在渗透性利尿药物应用后随即给药,效果更好。应用襻利尿剂时需谨防低钠血症及低钾、低氯血症性碱中毒发生。

(4)渗透性利尿剂。通过一过性提高血浆胶体渗透压,可使组织中水分回吸收入血。此外,它们又经过肾小球滤过,造成肾小管内液的高渗状态,减少水、钠的重吸收而利尿。常用不含钠的右旋糖酐 40(低分子右旋糖酐)或淀粉代血浆(706 代血浆)(分子量均为2.5 万～4.5 万)静脉点滴。随后加用襻利尿剂可增强利尿效果。但对少尿(尿量<400 mL/d)患者应慎用此类药物,因其易与肾小管分泌的 Tamm-Horsfall 蛋白和肾小球滤过的白蛋白一起形成管型,阻塞肾小管,并由于其高渗作用导致肾小管上皮细胞变性、坏死,诱发"渗透性肾病",导致急性肾衰竭。

(5)提高血浆胶体渗透压。血浆或血浆白蛋白等静脉输注均可提高血浆胶体渗透压,促进组织中水分回吸收并利尿,如再用呋塞米加入葡萄糖溶液中缓慢静脉滴注,有时能获得良好的利尿效果。但由于输入的蛋白均将于 24～48 h 内由尿中排出,可引起肾小球高滤过及肾小管高代谢,造成肾小球脏层及肾小管上皮细胞损伤、促进肾间质纤维化,轻者影响糖皮质激素疗效,延迟疾病缓解,重者可损害肾功能。故应严格掌握适应证,对严重低蛋白血症、高度水肿而又少尿(尿量<400 mL/d)的 NS 患者,在必须利尿的情况下方可考虑使用,但也要避免过频过多。心力衰竭患者应慎用。

对 NS 患者利尿治疗的原则是不宜过快过猛,以免造成血容量不足、加重血液高凝倾向,诱发血栓、栓塞并发症。

2. 减少尿蛋白。持续性大量蛋白尿本身可导致肾小球高滤过、加重肾小管—间质损伤、促进肾小球硬化,是影响肾小球病预后的重要因素。已证实减少尿蛋白可以有效延缓肾功能的恶化。

血管紧张素转换酶抑制剂(ACEI)或血管紧张素Ⅱ-受体拮抗剂(ARB),除可有效控制高血压外,均可通过降低肾小球内压和直接影响肾小球基底膜对大分子的通透性,有不依赖于降低全身血压的减少尿蛋白作用。用 ACEI 或 ARB 降尿蛋白时,所用剂量一般应比常规降压剂量大,才能获得良好疗效。

（三）主要治疗（抑制免疫与炎症反应）

1. 糖皮质激素治疗。糖皮质激素（以下简称激素）用于肾脏疾病，主要是其抗炎作用。它能减轻急性炎症时的渗出，稳定溶酶体膜，减少纤维蛋白的沉着，降低毛细血管通透性而减少尿蛋白漏出。此外，尚可抑制慢性炎症中的增生反应，降低成纤维细胞活性，减轻组织修复所致的纤维化。糖皮质激素对疾病的疗效反应在很大程度上取决于其病理类型，微小病变的疗效最为迅速和肯定。使用原则和方案一般是：①起始足量：常用药物为泼尼松，口服 8 周，必要时可延长至 12 周；②缓慢减药：足量治疗后每 2～3 周减原用量的 10%，当减至 20 mg/d 左右时症状易反复，应更加缓慢减量；③长期维持：最后以最小有效剂量再维持数月至半年。激素可采取全日量顿服或在维持用药期间两日量隔日一次顿服，以减轻激素的副作用。水肿严重、有肝功能损害或泼尼松疗效不佳时，可更换为泼尼松龙口服或静脉滴注。根据患者对糖皮质激素的治疗反应，可将其分为"激素敏感型"（用药 8～12 周内 NS 缓解）、"激素依赖型"（激素减药到一定程度即复发）和"激素抵抗型"（激素治疗无效）三类，其各自的进一步治疗有所区别。长期应用激素的患者可出现感染、药物性糖尿病、骨质疏松等副作用，少数病例还可能发生股骨头无菌性缺血性坏死，需加强监测，及时处理。

2. 细胞毒性药物。激素治疗无效，或激素依赖型或反复发作型，可以细胞毒药物协助治疗。由于此类药物多有性腺毒性、肝脏损伤及大剂量可诱发肿瘤的危险，因此，在用药指证及疗程上应慎重掌握。目前此类药物中，环磷酰胺（CTX）和苯丁酸氮介（CB1348）临床应用较多。

3. 免疫抑制剂。目前临床上常用的免疫抑制剂有环孢霉素 A、他克莫司（FK506）、麦考酚吗乙酯和来氟米特等。既往免疫抑制剂常与糖皮质激素联合应用治疗多种不同病理类型的肾病综合征，近年来也推荐部分患者因对糖皮质激素相对禁忌或不能耐受（如未控制糖尿病、精神因素、严重的骨质疏松），及部分患者不愿接受糖皮质激素治疗方案或存在禁忌证的患者，可单独应用免疫抑制剂治疗（包括作为初始方案）某些病理类型的肾病综合征，如局灶节段性肾小球硬化、膜性肾病、微小病变型肾病等。

应用糖皮质激素及免疫抑制剂（包括细胞毒药物）治疗 NS 可有多种方案，原则上应以增强疗效的同时最大限度地减少副作用为宜。对于是否应用激素治疗、疗程长短以及应否使用和选择何种免疫抑制剂（细胞毒药物）等应结合患者肾小球病的病理类型、年龄、肾功能和有否相对禁忌证等情况不同而区别对待，依据免疫抑制剂的作用靶目标，制定个体化治疗方案。近年来根据循证医学的研究结果，针对不同的病理类型，提出相应治疗方案。

五、护理

1. 心理护理：患者常有恐惧、烦躁、忧愁、焦虑等心理失调表现，这不利于疾病的治疗和康复。护理者的责任心，热情亲切的服务态度，首先给患者安全和信赖感，进而帮助他克服不良的心理因素，解除其思想顾虑，避免情志刺激，培养乐观情绪。《素问·汤液醪醴论》云："精神进，意志治，病可愈。"要做好卫生宣教，预防疾病的复发。

2.临床护理:如水肿明显、大量蛋白尿者应卧床休息;眼睑面部水肿者枕头应稍高些;严重水肿者应经常改换体位;胸腔积液者宜半卧位;阴囊水肿者宜用托带将阴囊托起。同时给高热量富含维生素的低盐饮食。在肾功能不全时,因尿素氮等代谢产物在体内潴留,刺激口腔粘膜易致口腔溃疡,应加强卫生调护,用生理盐水频漱口,保持室内空气新鲜,地面用 84 液消毒,每日 1 次,并减少陪人等。

3.药物治疗的护理:用利尿剂后,应观察用药后的反应,如患者的尿量、体重、皮肤的弹性。用强效利尿剂时,要观察患者的循环情况及酸碱平衡情况;在用激素时,应注意副作用,撤药或改变用药方式不能操之过急,不可突然停药,做好调护,可促进早日康复。

(张　娟　刘凤麟　李　雯　袁　青)

第六节　急性肾衰竭

急性肾衰竭是指由各种病因引起的肾功能在短期内(数小时或数日)急剧下降的临床综合征。主要表现为少尿或无尿,血尿素氮和肌酐迅速升高,水、电解质、酸碱失衡及尿毒症症状。

一、病因

1.肾前性急性肾衰竭:肾血流量减少(休克、大量脱水、心功能不全、大出血等)。

2.肾性急性肾衰竭:肾缺血、肾中毒等肾实质病变引起(挤压伤)。

3.肾后性急性肾衰竭:尿路梗阻(双肾结石、双侧肾盂输尿管梗阻)。

二、临床表现

急性肾衰竭临床上将其分为少尿期、多尿期及恢复期三个阶段。

1.少尿或无尿期:持续 7~14 d,尿色深而比重低。高钾血症是本期最主要和最危险的并发症,还可并发进行性氮质血症,水、电解质和酸碱平衡失调。

2.多尿期:每日尿量超过 400 mL,则进入多尿期,尿量增加的速度较快,经 5~7 d 左右达到多尿高峰,尿量可达 3 000 mL 以上。早期仍有高钾血症,后期可发生低钾血症。

3.恢复期:血肌酐及尿素氮逐渐下降,待尿素氮处于稳定后进入恢复期,部分患者较长时间不能恢复而转入慢性肾衰竭。

三、辅助检查

1.血液检查:血尿素氮和肌酐升高。

2.尿常规检查:外观浑浊,尿色深、有时呈酱油色;尿比重低且固定,尿呈酸性;尿蛋白定性＋~＋＋＋;尿沉渣镜检可见肾小管上皮细胞、上皮细胞管型、颗粒管型及少许红细胞、白细胞等。

四、治疗原则

1. 积极治疗原发病、去除病因。
2. 少尿期：保持液体平衡。
3. 多尿期：最初 1～2 d 仍按少尿期的治疗原则处理。尿量明显增多后注重钾的平衡。
4. 恢复期的治疗：除继续病因治疗外，一般无需特殊治疗，注重营养。

五、护理问题

1. 体液过多：与急性肾衰竭致肾小球滤过功能受损、水分控制不严有关。
2. 营养失调：低于机体需要量与营养的摄入不足及透析等原因有关。
3. 有感染的危险：与饮食限制蛋白质摄入、机体抵抗力低下及透析有关。
4. 潜在并发症：高钾血症、代谢性酸中毒、高血压脑病、急性左心衰竭、心律失常、DIC、多脏器功能衰竭。

六、护理措施

（一）饮食护理

1. 限制蛋白质摄入，降低血尿素氮，减轻尿毒症症状，可给予高生物效价优质蛋白质（如瘦肉、鱼、禽、蛋、奶类）饮食；接受透析的患者给予高蛋白饮食，蛋白质摄入量为每日每千克体重 1.0～1.2 g。

2. 保证热量供给：低蛋白饮食的患者需注意提供足够的热量，以减少体内蛋白质的消耗，保持机体的正氮平衡。维持水平衡：少尿期应严格计算 24 h 的出入液量，按照"量出为入"的原则补充入液量，进水量＝前一天总排出量＋500 mL。

3. 减少钾的摄入：尽量避免食用含钾多的食物，如白菜、萝卜、榨菜、橘子、香蕉、梨、桃、葡萄、西瓜等。

（二）用药护理

遵医嘱对心衰患者使用利尿剂和血管扩张剂，观察利尿、降压效果及副作用。发生高血钾时配合医生进行紧急处理。

1. 立即建立血管输液通道。

2. 静脉滴注 5％碳酸氢钠 100～200 mL，尤其适用于伴代谢性酸中毒者；或缓慢静脉注射 10％葡萄糖酸钙 10 mL，以拮抗钾离子对心肌及其他组织的毒性作用；或静滴 25％葡萄糖 300 mL＋胰岛素 15 IU，以促进糖原合成，使钾离子转入细胞内。

3. 钠型离子交换树脂 20～30 g 加入 25％山梨醇 100～200 mL 作高位保留灌肠。

（袁　青　王丽云　张　萍　于春华）

第七节 慢性肾衰竭

慢性肾衰竭是各种慢性肾实质疾病进行性发展的最终结局,主要表现为肾功能减退,代谢产物潴留引起全身各系统症状,水、电解质紊乱及酸碱平衡失调的一组临床综合征。

一、病因

1. 原发性肾脏疾病:如肾小球肾炎、慢性肾盂肾炎。
2. 继发于全身疾病的肾脏病变:如糖尿病肾病、高血压肾病、系统性红斑狼疮肾病和过敏性紫癜肾。
3. 慢性尿路梗阻性肾病:如结石、前列腺肥大等。
4. 先天性疾病:如多囊肾、遗传性肾炎、肾发育不良等。
我国以慢性肾小球肾炎、糖尿病肾病、高血压肾病等较多见。

二、临床表现

1. 消化系统表现:食欲减退、腹部不适,是最早、最常出现的症状。
2. 心血管系统表现:①高血压,最常见,与水钠潴留及肾素活性增高有关;②心力衰竭,常见死亡原因之一,多与水钠潴留、高血压和尿毒症性心肌病有关;③心包炎,触诊心包摩擦音;④动脉粥样硬化。
3. 贫血:与红细胞生成减少有关。
4. 皮肤瘙痒:与尿素霜刺激皮肤有关。
5. 水、电解质和酸碱平衡失调:①水肿或脱水:常有畏食、呕吐或腹泻,易引起脱水,晚期患者尿量可少于 400 mL/d。引起水、钠潴留,出现水肿、高血压甚至心力衰竭。②高血钾及低血钾。③酸中毒:慢性肾衰竭患者都有轻重不等的代谢性酸中毒。④低钙血症与高磷血症。

三、辅助检查

1. 血常规:血红蛋白多在 80 g/L 以下,最低达 20 g/L。白细胞与血小板正常或偏低。
2. 尿常规:尿蛋白＋～＋＋＋,晚期可阴性。尿沉渣有管型,蜡样管型对诊断有意义。
3. 肾功能检查:血肌酐、尿素、尿酸增高;内生肌酐清除率降低,是肾衰竭的敏感指标;血钙偏低,血磷增高。血清钾、钠浓度可正常、降低或增高,有代谢性酸中毒等。
4. 其他检查:B 型超声检查示双肾体积小,肾萎缩,肾图示双肾功能明显受损。

四、治疗原则

(一)治疗原发病和纠正加重肾衰的可逆因素是关键

如防止水电解质紊乱、感染、尿路梗阻、心力衰竭等,饮食选用优质低蛋白质,如鸡蛋、牛奶、瘦肉、鱼等,应保证供给充足的热量。并补充多种维生素,限盐。每日液体入量为前 1 d 出液量加不显性失水(呼吸、大便等)500 mL 来计算。

（二）对症治疗

1. 容量依赖型高血压患者,限水钠、配合利尿药及降压药等综合治疗;对肾素依赖型高血压,应首选血管紧张素转换酶抑制剂。

2. 应积极控制感染,避免使用肾毒性药物。

3. 纠正水、电解质、酸碱平衡失调。

4. 纠正贫血。

5. 重者如出现心力衰竭等,行血液透析治疗。

五、护理措施

1. 休息:尿毒症期应卧床休息以减轻肾脏负担。

2. 营养:给予高维生素、高热量、优质低蛋白、低磷高钙饮食,主食最好采用麦淀粉。

3. 采集血钾标本时针筒要干燥,采血部位结扎勿过紧,血取出后沿试管壁注入,以防溶血,影响检验结果。

4. 忌进含钾量高的食物和药物(包括钾盐青霉素、螺内酯等)

5. 忌输库血,因库血含钾量较高(贮存 5～8 d,每 1 000 mL 血液的血浆中含有 22 mmol的钾)

第八节　前列腺增生

前列腺增生症是男性老年人常见疾病之一。由于前列腺的位置特殊,增生的腺体可引起膀胱颈部梗阻,并继发感染、结石等。

一、临床表现

前列腺肥大患者的主要临床表现为尿频,尤其是夜尿增多、尿急、排尿不畅,合并感染时出现尿痛,当梗阻达到一定程度时可出现尿潴留,甚至尿失禁,如不及时治疗,晚期可出现肾积水和肾功能不全的症状。

二、治疗与护理

（一）治疗

1. 无明显临床症状,无残余尿者,可观察随诊。

2. 药物治疗可缩小前列腺和缓解梗阻,如特拉唑嗪、保列治等。

3. 常用手术方法有开放手术、经尿道电切前列腺术等。

4. 急性尿潴留,应导尿并保留导尿管,若失败,可行耻骨上膀胱造口术。

（二）护理

1. 术前护理。

（1）主动倾听患者或家属提出的问题，并介绍检查、治疗的目的及可能出现的问题，解除其紧张的心理，说明充分术前准备的重要性，以消除患者的疑虑。

（2）对合并心血管、肺部疾病者，应积极治疗，戒烟、忌酒、避免便秘，以免诱发急性尿潴留。

（3）对排尿困难程度重，残余尿多或尿潴留者，宜用导尿术或行膀胱造口术，持续引流膀胱以改善肾功能。

（4）置导尿管应长短适宜，用别针固定于床单上，引流袋固定于床旁，隔日更换 1 次，保持引流管通畅，防止受压折曲；保持尿道口清洁，每天用消毒棉球擦拭；长期保留尿管者，应每 2～3 h 定时开放 1 次，以免膀胱痉挛，尿管 1～2 周更换 1 次。

（5）注意保暖，预防感冒，适当活动，增加手术耐受性。

（6）训练床上大小便，术前洗澡，备皮，术晨灌肠并备 Foley 导尿管。

2. 术后护理。

（1）术后严密观察意识状态及生命体征变化，如有异常及时通知医师并给予相应护理。

（2）膀胱造口管与留置导尿管冲洗的护理方法为：①严格无菌操作，引流管的位置应低于膀胱水平；②用生理盐水或呋喃西林液持续冲洗，速度开始宜快，一般每分钟 80～100 滴，以防膀胱内形成血块阻塞导尿管，以后根据冲洗液颜色调整冲洗速度；③进水接气囊导尿管，出水接膀胱造口管，保持注入冲洗液的速度与引出速度平衡，以防引耻骨间隙感染；④将冲洗液预热，温度接近体温保持在 36℃左右以减轻膀胱痉挛的发生；⑤观察气囊导尿管固定及通畅情况，术后取平卧位，气囊导尿管牵拉固定在大腿内侧，肢体外展；⑤保持一定牵引力，直到解除牵引为止；⑥严密观察膀胱冲洗液的性状，如有大量新鲜血液流出时说明有活动性出血，应立即加快冲洗速度；⑦翻身时动作应轻稳，切勿用力，以免引起前列腺窝出血；⑧膀胱冲洗引流管应长短适宜，勿折叠、扭曲、受压。

（3）术后肛门排气后方可进食，先进流食，避免牛奶、豆浆等食物，然后改为半流食、普食，避免辛辣刺激性食物。

（4）保持大便通畅，如有便秘给予开塞露或缓泻药。

（5）鼓励患者咳嗽咳痰，按时翻身、拍背，防止肺部并发症。

（6）拔管后可出现暂时性尿失禁，嘱患者定时排尿，保持衣裤干燥。

第九节 血液透析

血液透析（hemodialysis，HD）是急慢性肾功能衰竭患者肾脏替代治疗方式之一。它通过将体内血液引流至体外，经一个由无数根空心纤维组成的透析器中，血液与含机体浓度相似的电解质溶液（透析液）在一根根空心纤维内外，通过弥散/对流进行物质交换，清除体内的代谢废物、维持电解质和酸碱平衡；同时清除体内过多的水分。

一、血液透析的原理

(一)溶质转运

1. 弥散:是 HD 时清除溶质的主要机制。溶质依靠浓度梯度从高浓度一侧向低浓度一侧转运,此现象称为弥散。溶质的弥散转运能源来自溶质的分子或微粒自身的不规则运动(布朗运动)。

2. 对流:溶质伴随溶剂一起通过半透膜的移动,称为对流。溶质和溶剂一起移动,是摩擦力作用的结果。不受溶质分子量和其浓度梯度差的影响,跨膜的动力是膜两侧的静水压差,即所谓溶质牵引作用。

3. 吸附:是通过正负电荷的相互作用或范德华力和透析膜表面的亲水性基团选择性吸附某些蛋白质、毒物及药物(如 β_2-微球蛋白、补体、炎性介质、内毒素等)。所有透析膜表面均带负电荷,膜表面负电荷量决定了吸附带有异种电荷蛋白的量。在血透过程中,血液中某些异常升高的蛋白质、毒物和药物等选择性地吸附于透析膜表面,使这些致病物质被清除,从而达到治疗的目的。

(二)水的转运

1. 超滤定义:液体在静水压力梯度或渗透压梯度作用下通过半透膜的运动称为超滤。透析时,超滤是指水分从血液侧向透析液侧移动;反之,如果水分从透析液侧向血液侧移动,则称为反超滤。

2. 影响超滤的因素。

(1)净水压力梯度:主要来自透析液侧的负压,也可来自血液侧的正压。

(2)渗透压梯度:水分通过半透膜从低浓度侧向高浓度侧移动,称为渗透。其动力是渗透压梯度。当两种溶液被半透膜隔开,且溶液中溶质的颗粒数量不等时,水分向溶质颗粒多的一侧流动,在水分流动的同时也牵引可以透过半透膜的溶质移动。水分移动后,将使膜两侧的溶质浓度相等,渗透超滤也停止。血透时,透析液与血浆基本等渗,因而超滤并不依赖渗透压梯度,而主要由静水压力梯度决定。

(3)跨膜压力:是指血液侧正压和透析液侧负压的绝对值之和。血液侧正压一般用静脉回路侧除泡器内的静脉压来表示。

(4)超滤系数:是指在单位跨膜压下,水通过透析膜的流量,反映了透析器的水通过能力。不同超滤系数值透析器,在相同跨膜压下水的清除量不同。

二、血液透析设备

血液透析的设备包括血液透析机、水处理及透析器,共同组成血液透析系统。

1. 血液透析机:是血液净化治疗中应用最广泛的一种治疗仪器,是一个较为复杂的机电一体化设备,由透析液供给监控装置及体外循环监控装置组成。它包括血泵,是驱动血液体外循环的动力;透析液配置系统;联机配置合适电解质浓度的透析液;容量控制系统,保证进出透析器的液体量达到预定的平衡目标;及各种安全监测系统,包括压力监控、空气监控及漏血监控等。

2. 水处理系统:由于一次透析中患者血液要隔着透析膜接触大量透析液(120 L),而城市自来水含各种微量元素特别是重金属元素,同时还含一些消毒剂、内毒素及细菌,与血液接触将导致这些物质进入体内。因此自来水需依次经过滤、除铁、软化、活性炭、反渗透处理,只有反渗水方可作为浓缩透析液的稀释用水。而对自来水进行一系列处理的装置即为水处理系统。

3. 透析器:也称"人工肾",由一根根化学材料制成的空心纤维组成,而每根空心纤维上分布着无数小孔。透析时血液经空心纤维内而透析液经空心纤维外反向流过,血液/透析液中的一些小分子的溶质及水分即通过空心纤维上的小孔进行交换,交换的最终结果是血液中的尿毒症毒素及一些电解质、多余的水分进入透析液中被清除,透析液中一些碳酸氢根及电解质进入血液中。从而达到清除毒素、水分、维持酸碱平衡及内环境稳定的目的。整个空心纤维的总面积即交换面积决定了小分子物质的通过能力,而膜孔径的大小决定了中大分子的通过能力。

4. 透析液:透析液由含电解质及碱基的透析浓缩液与反渗水按比例稀释后得到,最终形成与血液电解质浓度接近的溶液,以维持正常电解质水平,同时通过较高的碱基浓度提供碱基给机体,以纠正患者存在的酸中毒。常用的透析液碱基主要为碳酸氢盐,还含少量醋酸。

三、血管通路

建立和维护良好的血液净化的血管通路,是保证血液净化顺利进行和充分透析的首要条件。血管通路也是长期维持性血液透析患者的"生命线"。根据患者病情的需要和血液净化方式,血管通路分为紧急透析(临时性)的血管通路和维持性(永久性)血管通路。前者主要采用中心静脉留置导管或直接穿刺动脉及静脉,后者为动静脉内瘘或长期中心静脉留置导管。

理想的血管通路在血透时应有足够的血流量,穿刺方便,持久耐用,各种并发症少。血管通路设计时应根据患者肾功能衰竭的原发病因,可逆程度、年龄、患者经济及医院条件来选择临时性血管通路还是永久性血管通路等。单纯急性肾功能衰竭或慢性肾功能衰竭基础上急剧恶化,动静脉内瘘未成熟时,都应选择临时性血管通路,可以采用经皮股静脉、锁骨下静脉或颈内静脉留置导管建立血管通路。慢性肾功能衰竭应选择永久性血管通路,可以采用动静脉内瘘或血管移植。当血管条件很差时也可用长期中心静脉留置导管。应当注意在慢性肾功能衰竭患者进入透析前,临床医师应妥善保护两上肢前臂的血管,避免反复穿刺是确保血管通路长期无并发症发生的最重要的步骤。

四、适应证和禁忌证

(一)适应证

1.急性肾损伤:透析指征
出现下列任何一种情况即可进行透析治疗

(1)血清肌酐钾≥354 umol/L（4 mg/d），或尿量＜0.3 mL/(kg·h)持续 24 h 以上。

(2)高钾血症，血清钾≥6.5 mmol/L。

(3)血 HCO_3＜15 mmol/L。

(4)体液过多，如球结膜水肿、胸腔积液、心包积液、心音呈奔马律或中心静脉压升高；持续呕吐；烦躁或嗜睡。

(5)败血症休克、多脏器衰竭患者提倡肾脏支持治疗，即早期开始透析。

2.慢性肾衰竭：透析指征

(1)有尿毒症的临床表现，血清肌酐＞707.2 umol/L，GFR＜10 mL/min。

(2)早期透析指征

肾衰竭进展迅速，全身状态明显恶化，有严重消化道症状，不能食，营养不良；并发周围神经病变；红细胞容积在 15% 以下；糖尿病肾病，结缔组织病性肾病，妊娠、高龄及儿童患者，尽管血清肌酐未达以上指标，也应开始透析。

(3)紧急透析指征

①药物不能控制的高血钾＞6.5 mmol/L；

②水钠潴留、少尿、无尿、高度水肿伴有心力衰竭、肺水肿、高血压；

③代谢性酸中毒 pH＜7.2。

3. 急性药物或毒物中毒：凡能够通过透析膜清除的药物及毒物，即分子量小，不与组织蛋白结合，在体内分布较均匀均可采用透析治疗。应在服毒物后 8～12 h 内进行，病情危重者可不必等待检查结果即可开始透析治疗。

4. 其他疾病：严重水、电解质及酸解平衡紊乱，一般疗法难以奏效而血液透析有可能有效者。

(二)禁忌证

近年来，随着血液透析技术的改进，血液透析已无绝对禁忌证，只有相对禁忌证：①休克或低血压者(收缩压≤80 mmHg)；②严重的心肌病变导致的肺水肿及心力衰竭；③严重心律失常；④有严重出血倾向或脑出血；⑤晚期恶性肿瘤；⑥极度衰竭、临终患者；⑦精神病及不合作者或患者本人和家属拒绝透析者。

五、方案

血液透析治疗方案取决于残余肾功能、心血管稳定性、蛋白质摄入量、体表面积、工作量、透析器面积和透析液性质、透析方式。国内外各中心采用的透析方式有：适时透析，开始透析时患者几乎没有尿毒症症状；晚期透析，当肾小球滤过率≤5 mL/min 或出现尿毒症症状时才开始透析；递增透析是指当患者每周尿素清除指数(KT/V)为 2.0 时开始透析，透析剂量随残余肾功能的逐渐减少而增加；足量透析不考虑患者的残余肾功能，只有达到透析标准就开始足量透析治疗。每周透析有两种方式，一种是日间短时每天透析；另一种为夜间长时每天透析，这种透析方式克服了常规血液透析患者体内溶质水平及水分处于非稳定状态和呈锯齿状的波动。透析频度和时间尚无统一标准，每周总时数有 5 h,8 h,13.5 h 和 15 h 不等。临床上所谓透析充分是指在摄入一定量蛋白质情况下,血液透析使血中毒素适量清除,并在透析间期保持较低的水平;通过透析超滤清除透析间期体内增长的水分;透析过程安全平稳,透析后感到舒适,不发生心血管意外及水、电解质、酸碱平衡失调;长期透析的患者日渐康复,并发症少,经济又省时。

六、并发症

血液透析并发症包括急性并发症与远期并发症。急性并发症是指在透析过程中发生的并发症,发生快,病情重,需急诊处理;远期并发症是在透析相当长一段时间后发生的并发症,起病缓慢,但病情重,危害更大,需加强防治。

(一)急性并发症

1. 透析膜破裂。

(1)紧急处理。

①一旦发现应立即夹闭透析管路的动脉端和静脉端,丢弃体外循环中血液。

②更换新的透析器和透析管路进行透析。

③严密监测患者生命体征、症状和体征情况,一旦出现发热、溶血等表现,应采取相应处理措施。

(2)原因。

①透析器质量问题。

②透析器储存不当,如冬天储存在温度过低的环境中。

③透析中因凝血或大量超滤等而导致跨膜压过高。

④对于复用透析器,如复用处理和储存不当、复用次数过多也易发生破膜。

(3)预防。

①透析前应仔细检查透析器。

②透析中严密监测跨膜压,避免出现过高跨膜压。

③透析机漏血报警等装置应定期检测,避免发生故障。

④透析器复用时应严格进行破膜试验。

2. 体外循环凝血。

(1)原因。寻找体外循环发生凝血的原因是预防以后再次发生及调整抗凝剂用量的重要依据。凝血发生常与不用抗凝剂或抗凝剂用量不足等有关。另外,以下因素易促发凝血。

①血流速度过慢。

②外周血 Hb 过高。

③超滤率过高。

④透析中输血、血制品或脂肪乳剂。

⑤透析通路再循环过大。

⑥使用了管路中补液壶(引起血液暴露于空气、壶内产生血液泡沫或血液发生湍流)。

(2)处理。

①轻度凝血:常可通过追加抗凝剂用量,调高血流速度来解决。在治疗中仍应严密

检测患者体外循环凝血变化情况,一旦凝血程度加重,应立即回血,更换透析器和管路。

②重度凝血:常需立即回血。如凝血重而不能回血,则建议直接丢弃体外循环管路和透析器,不主张强行回血,以免凝血块进入体内发生栓塞。

(3)预防。

①透析治疗前全面评估患者凝血状态、合理选择和应用抗凝剂是预防关键。

②加强透析中凝血状况的监测,并早期采取措施进行防治。包括:压力参数改变、管路和透析器血液颜色变暗、透析器见小黑线、管路小凝血块出现等。

③避免透析中输注血液、血制品和脂肪乳等,特别是输注凝血因子。

④定期监测血管通路血流量,避免透析中再循环过大。

⑤避免透析时血流速度过低。如需调低血流速度,且时间较长,应加大抗凝剂用量。

3. 透析中低血压。透析中低血压是指透析中收缩压下降 20 mmHg 或平均动脉压降低 10 mmHg 以上,并有低血压症状。其处理程序如下。

(1)紧急处理。对有症状的透析中低血压应立即采取措施处理。

①采取头低位。

②停止超滤。

③补充生理盐水 100 mL 或白蛋白溶液等。

④上述处理后,如血压好转,则逐步恢复超滤,期间仍应密切监测血压变化;如血压无好转,应再次予以补充生理盐水等扩容治疗,减慢血流速度,并立即寻找原因,对可纠正诱因进行干预。如上述处理后血压仍快速降低,则需应用升压药物治疗,并停止血透,必要时可以转换治疗模式,如单纯超滤、血液滤过或腹膜透析。其中最常采用的技术是单纯超滤与透析治疗结合的序贯治疗。如临床治疗中开始先进行单纯超滤,然后再透析,称为序贯超滤透析;如先行透析,然后再行单纯超滤,称为序贯透析超滤。

(2)积极寻找透析中低血压原因,为紧急处理及以后预防提供依据。常见原因如下。

①容量相关性因素:包括超滤速度过快、设定的干体重过低、透析机超滤故障或透析液钠浓度偏低等。

②血管收缩功能障碍:包括透析液温度较高、透前应用降压药物、透析中进食、中重度贫血、自主神经功能障碍及采用醋酸盐透析者。

③心脏因素:如心脏舒张功能障碍、心律失常、心脏缺血、心脏压塞、心肌梗死等。

④其他少见原因:如出血、溶血、空气栓塞、透析器反应、脓毒血症等。

(3)预防。

①建议应用带超滤控制系统的血透机。

②对于容量相关因素导致的透析低血压患者,应限制透析间期钠盐和水的摄入量,控制透析间期体重增长不超过 5%;重新评估干体重;适当延长每次透析时间(如每次透析延长 30 min)等。

③与血管功能障碍有关的透析低血压患者,应调整降压药物的剂量和给药时间,如改为透析后用药;避免透析中进食;采用低温透析或梯度钠浓度透析液进行透析;避免应用醋酸盐透析,采用碳酸氢盐透析液进行透析。

④心脏因素导致的应积极治疗原发病及可能的诱因。

⑤有条件时可应用容量监测装置对患者进行透析中血容量监测,避免超滤速度过快。

⑥如透析中低血压反复出现,而上述方法无效,可考虑改变透析方式,如采用单纯超滤、序贯透析和血液滤过,或改为腹膜透析。

4.肌肉痉挛。肌肉痉挛多出现在每次透析的中后期。一旦出现应首先寻找诱因,然后根据原因采取处理措施,并在以后的透析中采取措施,预防再次发作。

(1)原因:是处理的关键。透析中低血压、低血容量、超滤速度过快及应用低钠透析液治疗等导致肌肉血流灌注降低是引起透析中肌肉痉挛最常见的原因;血电解质紊乱和酸碱失衡也可引起肌肉痉挛,如低镁血症、低钙血症、低钾血症等。

(2)治疗:根据诱发原因酌情采取措施,可快速输注生理盐水 100 mL、高渗葡萄糖溶液或甘露醇溶液,对痉挛肌肉进行外力挤压按摩也有一定疗效。

(3)预防:针对可能的诱发因素,采取措施。

①防止透析低血压及透析间期体重增长过多,每次透析间期体重增长不超过干体重的 5%。

②适当提高透析液钠浓度,采用高钠透析或序贯钠浓度透析。但应注意患者血压及透析间期体重增长。

③积极纠正低镁血症、低钙血症和低钾血症等电解质紊乱。

④鼓励患者加强肌肉锻炼。

5.恶心和呕吐。

(1)原因。常见原因有透析低血压、透析失衡综合征、透析器反应、糖尿病导致的胃轻瘫、透析液受污染或电解质成分异常(如高钠、高钙)等。

(2)处理。

①对低血压导致者采取紧急处理措施。

②在针对病因处理基础上采取对症处理,如应用止吐药。

③加强对患者的观察及护理,避免发生误吸事件,尤其是神志欠清者。

(3)预防。针对诱因采取相应预防措施是避免出现恶心呕吐的关键,如采取措施避免透析中低血压发生。

6.头痛。

(1)原因。常见原因有透析失衡综合征、严重高血压和脑血管意外等。对于长期饮用咖啡者,由于透析中咖啡血浓度降低,也可出现头痛表现。

(2)处理。

①明确病因,针对病因进行干预。

②如无脑血管意外等颅内器质性病变,可应用对乙酰氨基酚等止痛对症治疗。

(3)预防。针对诱因采取适当措施是预防关键,包括应用低钠透析,避免透析中高血压发生,规律透析等。

7.胸痛和背痛。

(1)原因。常见原因是心绞痛(心肌缺血),其他原因还有透析中溶血、低血压、空气栓塞、透析失衡综合征、心包炎、胸膜炎等。

(2)处理。在明确病因的基础上采取相应治疗。

(3)预防。应针对胸背疼痛的原因采取相应预防措施。

8. 皮肤瘙痒。皮肤瘙痒是透析患者常见不适症状,有时严重影响患者生活质量。透析治疗会促发或加重症状。

(1)原因。尿毒症患者皮肤瘙痒发病机制尚不完全清楚,与尿毒症本身、透析治疗及钙磷代谢紊乱等有关。其中透析过程中发生的皮肤瘙痒需要考虑与透析器反应等变态反应有关。一些药物或肝病也可诱发皮肤瘙痒。

(2)处理。可采取适当的对症处理措施,包括应用抗组胺药物、外用含镇痛药的皮肤润滑油等。

(3)预防。针对可能的原因采取相应的预防手段,包括控制患者血清钙、磷于适当水平,避免应用一些可能会引起瘙痒的药物,使用生物相容性好的透析器和管路,避免应用对皮肤刺激大的清洁剂,应用一些保湿护肤品以保持皮肤湿度,衣服尽量选用全棉制品等。

9. 失衡综合征。失衡综合征是指发生于透析中或透析后早期,以脑电图异常及全身和神经系统症状为特征的一组病症,轻者可表现为头痛、恶心、呕吐及躁动,重者出现抽搐、意识障碍甚至昏迷。

(1)原因。发病机制是由于血液透析快速清除溶质,导致患者血液溶质浓度快速下降,血浆渗透压下降,血液和脑组织液渗透压差增大,水向脑组织转移,从而引起颅内压增高、颅内 pH 改变。失衡综合征可以发生在任何一次透析过程中,但多见于首次透析、透前血肌酐和血尿素很高、快速清除毒素(如高效透析)等情况。

(2)处理。

①轻者仅需减慢血流速度,以减少溶质清除,减轻血浆渗透压和 pH 过度变化。对伴肌肉痉挛者可同时输注高张盐水或高渗葡萄糖,并予相应对症处理。如经上述处理仍无缓解,则提前终止透析。

②重者(出现抽搐、意识障碍和昏迷)建议立即终止透析,并作出鉴别诊断,排除脑血管意外,同时予输注甘露醇。之后根据治疗反应予其他相应处理。透析失衡综合征引起的昏迷一般于 24 h 内好转。

(3)预防。针对高危人群采取预防措施,是避免发生透析失衡综合征的关键。

①首次透析患者:避免短时间内快速清除大量溶质。首次透析血清尿素氮下降控制在 30%～40%。建议采用低效透析方法,包括减慢血流速度、缩短每次透析时间(每次透析时间控制在 2～3 h 内)、应用面积小的透析器等。

②维持性透析患者:采用钠浓度曲线透析液序贯透析可降低失衡综合征的发生率。另外,规律和充分透析、增加透析频率、缩短每次透析时间等对预防有益。

10. 透析器反应。也叫"首次使用综合征",但也见于透析器复用患者。临床分为两类:A 型反应(过敏反应型)和 B 型反应。其防治程序分别如下。

(1)A 型反应。主要发病机制为快速的变态反应,常于透析开始后 5 min 内发生,少数迟至透析开始后 30 min。发病率不到 5 次/10 000 透析例次。依据反应轻重可表现为皮肤瘙痒、荨麻疹、咳嗽、喷嚏、流清涕、腹痛、腹泻,甚至呼吸困难、休克、死亡等。一旦考虑 A 型透析器反应,应立即采取处理措施,并寻找原因,采取预防措施,避免以后再次发生。

(2)紧急处理。

①立即停止透析,夹闭血路管,丢弃管路和透析器中血液。

②予抗组胺药、激素或肾上腺素药物治疗。

③如出现呼吸循环障碍,立即予心脏呼吸支持治疗。

(3)原因:主要是患者对与血液接触的体外循环管路、透析膜等物质发生变态反应所致,可能的致病因素包括透析膜材料、管路和透析器的消毒剂(如环氧乙烷)、透析器复用的消毒液、透析液受污染、肝素过敏等。另外,有过敏病史及高嗜酸细胞血症、血管紧张素转换酶抑制药(ACEI)应用者,也易出现 A 型反应。

(4)预防:依据可能的诱因,采取相应措施。

①透析前充分冲洗透析器和管路。

②选用蒸汽或 γ 射线消毒透析器和管路。

③进行透析器复用。

④对于高危人群可于透前应用抗组胺药物,并停用 ACEI。

(5)B 型反应。常于透析开始后 20~60 min 出现,发病率为 3~5 次/100 透析例次。其发作程度常较轻,多表现为胸痛和背痛。其诊疗过程如下。

(6)原因:透析中出现胸痛和背痛,首先应排除心脏等器质性疾病,如心绞痛、心包炎等。如排除后考虑 B 型透析器反应,则应寻找可能的诱因。B 型反应多认为是补体激活所致,与应用新的透析器及生物相容性差的透析器有关。

(7)处理:B 型透析器反应多较轻,予鼻导管吸氧及对症处理即可,常不需终止透析。

(8)预防:采用透析器复用及选择生物相容性好的透析器可预防部分 B 型透析器反应。

11. 心律失常。多数无症状。其诊疗程序如下。

(1)明确心律失常类型。

(2)找到并纠正诱发因素。常见的诱发因素有血电解质紊乱,如高钾血症或低钾血症、低钙血症等,酸碱失衡如酸中毒,心脏器质性疾病等。

(3)合理应用抗心律失常药物及电复律。对于有症状或一些特殊类型心律失常,如频发室性心律失常,需要应用抗心律失常药物,但应用时需考虑肾衰竭导致的药物蓄积。建议在有经验的心脏科医生指导下应用。

(4)严重者需安装起搏器。对于重度心动过缓及潜在致命性心律失常者可安装起搏器。

12. 溶血。表现为胸痛、胸部压迫感、呼吸急促、腹痛、发热、畏寒等。一旦发生应立即寻找原因,并采取措施予以处置。

(1)原因。

①血路管相关因素:如狭窄或梗阻等引起对红细胞的机械性损伤。

②透析液相关因素:如透析液钠过低,透析液温度过高,透析液受消毒剂、氯胺、漂白粉、铜、锌、甲醛、氟化物、过氧化氢、硝酸盐等污染。

③透析中错误输血。

(2)处理。一旦发现溶血,应立即予以处理。

①重者应终止透析,夹闭血路管,丢弃管路中血液。

②及时纠正贫血,必要时可输新鲜全血,将 Hb 提高至许可范围。

③严密监测血钾,避免发生高钾血症。

(3)预防。

①透析中严密监测血路管压力,一旦压力出现异常,应仔细寻找原因,并及时处理。

②避免采用过低钠浓度透析及高温透析。

③严格监测透析用水和透析液,严格消毒操作,避免透析液污染。

13. 空气栓塞。一旦发现应紧急处理,立即抢救。其处理程序如下。

(1)紧急抢救。

①立即夹闭静脉血路管,停止血泵。

②采取左侧卧位,并头和胸部低、脚高位。

③心肺支持,包括吸纯氧,采用面罩或气管插管。

④如空气量较多,有条件者可予右心房或右心室穿刺抽气。

(2)原因。与任何可能导致空气进入管腔部位的连接松开、脱落有关,如动脉穿刺针脱落、管路接口松开或脱落等,另有部分与管路或透析器破损开裂等有关。

(3)预防。空气栓塞一旦发生,死亡率极高。严格遵守血透操作规章操作,避免发生空气栓塞。

①做好内瘘针或深静脉插管的固定,透析管路之间、管路与透析器之间的连接。

②透析过程中密切观察内瘘针或插管、透析管路连接等有无松动或脱落。

③透析结束时不用空气回血。

④注意透析机空气报警装置的维护。

14. 发热。透析相关发热可出现在透析中,表现为透析开始后 1~2 h 出现;也可出现在透析结束后。一旦血液透析患者出现发热,应首先分析与血液透析有无关系。若由血液透析引起,则应分析原因,并采取相应的防治措施。

(1)原因。

①多由致热原进入血液引起,如透析管路和透析器等复用不规范、透析液受污染等。

②透析时无菌操作不严,可引起病原体进入血液或原有感染因透析而扩散,而引起发热。

③其他少见原因如急性溶血、高温透析等也可出现发热。

(2)处理。

①对于出现高热患者,首先予对症处理,包括物理降温、口服退热药等,并适当调低透析液温度。

②考虑细菌感染时做血培养,并予抗生素治疗。通常由致热原引起者 24 h 内好转,如无好转应考虑是感染引起,应继续寻找病原体证据和抗生素治疗。

③考虑非感染引起者,可以应用小剂量糖皮质激素治疗。

（3）预防。

①在透析操作、透析管路和透析器复用中应严格规范操作，避免因操作引起致热原污染。

②有条件可使用一次性透析器和透析管路。

③透析前应充分冲洗透析管路和透析器。

④加强透析用水及透析液监测，避免使用受污染的透析液进行透析。

（二）远期并发症

1. 心血管并发症。

2. 贫血。

3. 钙磷代谢紊乱与肾性骨病。

4. 透析相关性淀粉样变性。

5. 透析性脑病。

6. 消化系统并发症。

7. 透析相关腹水。

8. 获得性肾囊肿。

9. 免疫缺陷。

10. 营养不良。

11. 继发性高草酸血症。

第十节　腹膜透析

腹膜透析（peritoneal dialysis，PD）是利用人体自身的腹膜作为透析膜的一种透析方式。

一、原理

透析疗法是使体液内的成分（溶质或水分）通过半透膜排出体外的治疗方法，透析疗法是救治急、慢性肾功能衰竭的有效治疗方式，一般可分为血液透析和腹膜透析两种。透析疗法中所用的半透膜被称为透析膜。

血液透析的透析膜是人工合成的半透膜，存在于血透所使用的透析器中。血液透析时，血液和透析液在透析器中通过透析膜进行水和溶质的交换，以达到血液净化的治疗目的。

腹膜透析是利用人体自身的腹膜作为透析膜的一种透析方式。通过灌入腹腔的透析液与腹膜另一侧的毛细血管内的血浆成分进行溶质和水分的交换，清除体内潴留的代谢产物和过多的水分，同时通过透析液补充机体所必需的物质。通过不断地更新腹透液，达到肾脏替代或支持治疗的目的。腹膜透析治疗的时候，通过腹膜透析导管将腹膜透析液灌进腹腔。腹腔内腹膜的一侧是腹膜毛细血管内含有废物和多余水分的血液，另一侧是腹膜透析液，血液里的废物和多余的水分透过腹膜进入腹透液里。一段时间后，把含有废物和多余水分的腹膜透析液从腹腔里放出来,再灌进去新的腹膜透析液,这样不断地循环。

二、发展历程

腹膜透析几乎与血液透析同时正式进入临床,至今已有 50 多年历史。然而这一技术从诞生之初就面临着腹膜炎的挑战,以至于长期以来被认为是血液透析的辅助和补充。最初只有那些不适合于做血液透析的终末期肾功能衰竭患者,方才考虑做腹膜透析。1979 年出现连续不卧床腹膜透析(CAPD)之后,人们对腹膜透析的认识开始逐渐改变,在世界范围内腹膜透析人数逐年增多。特别是进入 20 世纪 90 年代以后,腹膜透析技术日趋成熟,腹膜炎已不再是困扰腹膜透析的难题,双袋透析连接装置的引入,使腹膜透析患者可以做到在长达 4 年的时间内不发生腹膜炎。由此腹膜透析逐渐成为早期透析的最佳选择。自动化腹膜透析和新型腹膜透析液的出现和发展,更使腹膜透析的治疗得到进一步的优化。腹膜透析在终末期肾功能衰竭患者的治疗中占有不可替代的地位,而且将占有越来越重要的地位。

三、适应证和禁忌证

(一)适应证

腹膜透析适用于急、慢性肾衰竭,高容量负荷,电解质或酸碱平衡紊乱,药物和毒物中毒等疾病,以及肝衰竭的辅助治疗,并可进行经腹腔给药、补充营养等。

1. 慢性肾衰竭:老年人、婴幼儿和儿童可优先考虑腹膜透析,腹膜透析不需要建立血管通路,可避免反复血管穿刺给儿童带来的疼痛、恐惧心理,腹膜透析对易合并心血管并发症的老年人的心血管功能影响小,因此易被老年人和儿童接受;有心、脑血管疾病史或心血管状态不稳定;血管条件不佳或反复动静脉造瘘失败;凝血功能障碍伴明显出血或出血倾向;尚存较好的残余肾功能;偏好居家治疗,或需要白天工作、上学者;住在交通不便的农村偏远地区,以上患者可优先考虑腹膜透析。

2. 急性肾衰竭或急性肾损伤:可早期腹膜透析治疗,清除体内代谢废物,纠正水、电解质和酸碱失衡,预防并发症发生,并为后续的药物及营养治疗创造条件。

3. 中毒性疾病:腹膜透析既能清除毒物,又能清除体内潴留的代谢产物及过多水分。尤其对于有血液透析禁忌证或无条件进行血液透析的患者,可选择腹膜透析。

(二)禁忌证

慢性持续性或反复发作性腹腔感染或肿瘤广泛腹膜转移导致患者腹膜广泛纤维化、粘连;严重的皮肤病、腹壁广泛感染或腹部大面积烧伤无合适部位置入腹膜透析导管;外科难以修复的疝、脐突出、腹裂、膀胱外翻等难以纠正的机械性问题;严重腹膜缺损;患者精神障碍又无合适助手。

四、开始时机

肾脏具有强大的储备功能,早期肾损害无明显临床症状,而当临床出现肾脏损害及并发症时,肾脏损害往往难以逆转。任何原因引起的肾脏损害,经过或长或短的一段时间后均会向损害肾功能的方向发展,最终导致终末期肾脏病及许多并发症。因此慢性肾脏病的治疗要重视疾病早期发现、及早干预疾病的进展、有效地预防并发症。即肾脏疾病的一体化治疗。一体化治疗的核心包括以下方面:及时、早期诊断终末期肾病(ESRD),同时进行有关疾病知识的教育和指导;适时开始肾脏替代治疗,保护残余肾功能,延缓病情发展;预防和治疗其并发症。最终达到使 ESRD 患者获得最佳的生活质量和尽可能恢复劳动能力的目的。肾脏替代治疗是其中非常重要的一环。ESRD 患者何时开始肾脏替代治疗以及选择何种肾脏替代治疗方案受到当地经济、社会因素及患者本人等诸多因素影响,难以达到统一的认识。究竟是饮食控制还是早期透析对 ESRD 患者更有利,对延缓肾功能恶化更有效呢? 研究表明,当肾功能损害到一定程度,肾小球滤过率下降至 25～50 mL/min时,通过减少饮食蛋白质的摄入虽能暂时地减轻肾脏工作负荷,但随之带来另一个问题就是严重的营养不良。随着肾功能的不断恶化,蛋白质和热量的摄入也随之进一步下降,非透析治疗时间越久,肾衰程度越重,营养状态越差的患者,即使透析治疗,其全身状态也很难纠正,预后较差。因此主张 ESRD 患者应尽早行透析治疗。

五、肾脏替代治疗方案的选择

1. 对残余肾功能的保护优于血液透析。
2. 透析最初的数年内血压及液体控制优于血液透析,有利于心血管系统功能的稳定。
3. 生活质量较高。
4. 贫血的改善优于血液透析。
5. 腹膜透析转移植后肾功能延迟恢复的发生率较低。
6. 血液被污染的机会少。
7. 2～3 年内的生存率高于或相同于血液透析。

残余肾功能状态是终末期肾病患者选择腹膜透析的关键,对于残余尿量较多的终末期肾病患者,腹膜透析不仅能充分发挥其透析效能,而且患者的生存质量以及存活率与血液透析患者类似,甚至更优。此外,腹膜透析较血液透析能更长时间地维持残余肾功能状态。但在残余肾功能低下或丧失的患者,其透析效能无法与血液透析相比。其治疗优势人群应定位在有残余肾功能的终末期肾病患者,尤其是间质小管性疾病以及慢性肾衰竭基础上伴有急性肾损伤的患者。终末期肾脏病患者的残余肾功能状态是决定腹膜透析效能及患者生存质量的关键。

腹膜透析有其先天的局限性。由于腹膜本身是生物膜,其有限的使用寿命决定了腹膜透析能坚持的时间远远低于血液透析。在腹膜透析的过程中,一旦患者残余肾功能明显下降或丧失、超滤下降或其他原因无法进行充分透析时,可转为腹膜透析/血液透析或血液透析,或接受肾移植。由此可以使患者在整个肾脏替代治疗过程中始终能获得各阶段最佳的治疗效果,始终保持较高的生活质量。腹膜透析、血液透析和肾移植三者并非互相排斥,而是互为补充和支持。应根据患者的具体情况选择个体化的最佳治疗方案。

六、透析流程

1. 以慢性肾衰竭的患者为例。如果患者有腹膜透析适应证,没有禁忌证,则可以选择腹膜透析治疗。专科医生将向患者或监护人无偏见地介绍血液透析、腹膜透析、肾移植等肾脏替代治疗的治疗方式、原理和各自的优缺点并给予中肯的治疗建议。除医疗方面原因外,可由患者自主选择透析方式。

2. 决定行腹膜透析的患者,由医生手术置入腹膜透析导管。置入腹透导管的方法有解剖法置管和腹腔镜法置管。解剖法置管即以常规的外科手术的方法置入腹透管,该方法确切可靠,并发症少,但要求操作者技术娴熟,有一定的外科手术基本功。腹腔镜法可在腹腔镜直视下将腹膜透析导管末端置于膀胱直肠窝或子宫直肠窝。此法简便、安全、创伤小、恢复快,但技术要求较高。不同的医院所用的方法不同,以解剖法置管为主。

3. 置管术后,患者需要在腹膜透析专科护士的指导下逐步学习掌握腹膜透析的操作方法和注意事项。包括:腹透换液的常规操作,如何测量和记录灌入、引流和超滤量,遇到意外情况该如何处理等等。患者还需要在营养师的指导下,根据个人自身的情况,制定合理的饮食计划。

4. 出院后随访:腹膜透析患者多为居家治疗,根据患者的病情和治疗需要进行出院后随访。新开始腹膜透析治疗的患者出院2周或1个月后返回医院首次随访,病情稳定者可每3~4个月随访1次,病情不稳定者随时随访或住院治疗。患者病情突变可以通过电话与腹透中心的专科护士、医生联系,接受远程指导。平时可以通过QQ群等平台和病友、护士、医生进行交流和讨论。

七、腹膜平衡试验

用于评估腹膜透析患者腹膜转运功能的一种半定量的临床检测方法,其基本原理是在一定条件下测得腹膜透析液与血液中肌酐和葡萄糖浓度的比值,据此确定患者腹膜转运的类型。医生会根据患者的腹膜转运类型制定个体化的腹膜透析处方。

八、并发症

(一)非感染相关的并发症

1. 腹膜透析导管功能障碍,如导管移位、导管堵塞等。
2. 腹腔内压力增高所导致的疝、渗漏等。
3. 糖、脂代谢异常。
4. 腹膜功能衰竭。
5. 营养不良、心血管并发症、钙磷代谢紊乱等并发症。

(二)感染相关的并发症

包括腹膜透析相关腹膜炎、出口处感染和隧道感染。

1. 腹膜透析相关腹膜炎:指患者在腹膜透析治疗过程中由于接触污染、胃肠道炎症、导管相关感染及医源性操作等原因造成致病原侵入腹腔引起的腹腔内急性感染性炎症。

2. 出口处感染和隧道感染:统称为腹膜透析导管相关感染。导管出口处周围未保持干燥、存在软组织损伤以及细菌定植,导致出口处感染,出现水肿、疼痛、脓性分泌物、周围皮肤红斑、结痂、肉芽组织等。隧道感染是发生于腹膜透析导管皮下隧道周围软组织的感染性炎症,通常伴发于出口处感染。

(三)其他

随着腹膜透析技术的不断发展,感染相关并发症的发生率越来越低,与长期腹膜透析相关的非感染并发症则越来越突出,如营养不良、心血管并发症、钙磷代谢紊乱等。

九、透析相关注意事项

1. 开始腹膜透析后肌酐不下降的原因。腹膜透析与血液透析相比,清除中分子物质更好,而清除小分子物质如肌酐,则不如血液透析。但肌酐本身对人体没什么影响,因此腹膜透析患者透析是否充分不是以肌酐是否下降为标准的,而应观察全身情况,如进食状况、皮肤瘙痒情况、精神状况等。

2. 透析不充分的处理办法。透析充分的关键就是机体容量状态的平衡,在此基础上患者才会有全身感觉良好。其次是氮质血症的纠正情况。如果你的自我感觉良好,精力充沛、食欲好、睡眠好,就说明透析是充分的,如果你觉得虚弱和疲乏、食欲减退、恶心、眼睑双脚水肿、皮肤瘙痒,则可能透析不充分。除了上述主观的评估方法之外,就是国际公认的 KT/V 和 Ccr,医生会定期测定这两个指标,以评估你的透析是否充分。达到透析充分性的标准除了达到足够的尿素、肌酐清除率外,还应包括以下诸多的标准:足够的、较大的分子溶质清除率,达到足够的超滤,维持水和电解质平衡,具有充分的营养,纠正代谢性酸中毒,良好的血压控制,改善贫血,控制钙磷代谢的平衡,控制炎症和心血管疾病的发生。

3. 保持水盐平衡的方法。人体内的水和盐需要保持平衡,肾脏是保持水盐平衡最重要的脏器。慢性肾功能不全的患者,肾脏调节水盐平衡的能力下降,水太多或太少都会让人感到不舒服,特别是会直接增加心脏的负担,甚至威胁生命。因此行腹膜透析后保持水盐的平衡是非常重要的。

体内的水多了会出现体重增加、水肿、血压升高、胸闷甚至呼吸困难等表现;水太少了则会出现头晕、口渴、血压下降。水多了则需要限制饮水量,同时需要限制含水分多的食物的摄入;盐的摄入过多会加重水分的潴留,限制盐的摄入对于限制水分摄入也很重要;使用超滤效果好的腹透液可以清除体内过多的水分。

4. 透析后饮食注意。①可多吃的食品:优质动物蛋白(仍应控制);富含 B 族维生素和维生素 C 的食物;含丰富纤维素的食物。②应少吃的食品:避免食用高磷食物;限制盐的摄入,防止体液负荷过重;限制甜食和脂肪的摄入。

(袁　青　王丽云　张　萍　于春华)

第十二章　神经系统疾病

第一节　颅内压增高

一、生理病理

颅内压是指颅腔内容物(脑组织、脑脊液和血液)对颅腔壁产生的压力。通过侧卧位腰椎穿刺测定,成年人正常颅内压为 $70\sim200$ mmH$_2$O($0.7\sim2.0$ kPa),儿童为 $50\sim100$ mmH$_2$O($0.5\sim1.0$ kPa)。颅内压的调节主要依靠脑脊液量的增减来实现。

二、病因

1. 颅内容物体积或量增加:脑水肿是最常见的原因,如脑的创伤、炎症、中毒等所致的脑水肿;脑脊液分泌或吸收失衡所致脑积水;颅内新生的占位性病变如颅内血肿、肿瘤。

2. 颅腔容积缩小:先天畸形、颅底骨折。

三、临床表现

1. 头痛:最常见症状,以晨起和晚间多见,多位于前额及颞部,为持续性头痛并阵发性加剧。程度可随颅内压增高而进行性加重,咳嗽、打喷嚏、用力、弯腰、低头时加重。

2. 呕吐:多呈喷射状,呕吐后头痛有所缓解,但呕吐一般与进食无关。

3. 视乳头水肿:是颅内压增高的客观征象。

4. 进行性意识障碍,甚至昏迷。

5. Cushing 综合征:代偿期典型的"两慢一高",即血压升高、脉搏缓慢、呼吸深慢。

四、治疗及护理要点

(一)一般护理

1. 休息与体位:安心休养,避免情绪激动,防止血压骤升导致颅内压升高。休息时抬高床头 $15°\sim30°$,以利于颅内静脉回流,减轻脑水肿。

2. 给氧:持续或间断吸氧,改善脑缺氧,使脑血管收缩,减少脑血流量,降低颅内压。

3. 饮食与补液:指导患者进食高蛋白、高维生素和低脂肪易消化的食物(如鱼、瘦肉、鸡蛋、蔬菜、水果等)。保持大便通畅,必要时给予腹泻药或人工排便,以免排便用力造成再出血。适当限制液体入量,控制输液速度,防止短时间内输入大量输液加重脑水肿。

4. 病情观察:脑疝治疗的关键在于及时发现和处理。对于颅内压增高的患者,应密切观察病情变化,尤其注意瞳孔和意识变化。同时预防剧烈咳嗽、便秘、提重物等使颅内压骤然升高的因素,以免诱发脑疝。

(二)药物治疗的护理

1. 脱水治疗:首选20%甘露醇,成人每次250 mL,15~30 min 内滴完,每日2~4次,滴注后10~20 min 颅内压开始下降,约维持4~6 h,可重复使用。观察脱水治疗的效果,记录24 h 出入量,及时纠正电解质紊乱。停药前应逐渐减药或延长给药间隔时间,防止颅内压反跳现象。

2. 激素治疗:常用地塞米松5~10 mg 静脉或肌内注射,应用目的是改善血—脑屏障通透性,减轻脑水肿。使用期间应注意观察应激性溃疡出血、感染等不良反应。

(三)冬眠低温治疗的护理

先行药物降温,再行物理降温,终止时先停止物理降温,再停冬眠药物;降低温度每小时下降1℃,以肛温32℃~34℃为宜;治疗时间3~5 d。冬眠低温能降低脑的新陈代谢率,减少脑组织的氧耗量,防止脑水肿的发生。

(四)脑室引流的护理

1. 引流管的连接和位置:连接引流瓶并妥善固定,引流管开口需要高于侧脑室平面10~15 cm,以维持正常的颅内压。

2. 注意引流速度和量:术后早期应减低流速,待颅内压力平衡后再降低引流瓶,正常脑脊液每天分泌400~500 mL,故每天引流量应不超过500 mL,颅内感染患者引流量可适当增加,但同时注意补液,以免水电解质失衡。

3. 观察并记录脑脊液的颜色、量及性状:正常脑脊液无色透明,术后1~2 d 可略呈血性。引流出大量血性脑脊液提示脑室内出血,脑脊液混浊提示有感染。脑室引流时间一般不超过5~7 d,时间过长易发生颅内感染。

4. 保持引流通畅:引流管不可受压、成角、扭曲或折叠。判断引流管是否通畅,可靠的指证为管内液面随患者的呼吸上下波动。若引流管有阻塞,可将血块等阻塞物挤出,或在严格无菌操作下用注射器抽吸;切不可用盐水冲洗,以免管内阻塞物被冲入脑室系统,造成脑脊液循环受阻。引流袋或引流瓶每日更换,但引流管不必每日更换、冲洗或消毒,脱出也不可重新插入。

5. 更换及拔除引流管:应严格遵守无菌操作原则,拔管后应严密观察患者是否有颅内压增高症状,及时通知医生。

(黄俊蕾　赵　娜　李丽沙　薛素莉)

第二节　急性脑疝

颅腔内某一分腔有占位性病变时,该分腔内的压力高于邻近分腔,脑组织从高压区向低压区移位,从而引起一系列临床综合征,称为脑疝。

一、病因

1. 外伤所致各种颅内血肿,如硬膜外血肿、硬膜下血肿及脑内血肿。
2. 颅内脓肿。
3. 颅内肿瘤尤其是颅后窝、中线部位及大脑半球的肿瘤。
4. 颅内寄生虫病及各种肉芽肿性病变。

二、临床表现

(一)小脑幕切迹疝

1. 颅内压增高的症状:表现为剧烈头痛,与进食无关的频繁的喷射性呕吐。头痛程度进行性加重伴烦躁不安。急性脑疝患者视神经乳头水肿可有可无。

2. 瞳孔改变:病初由于患侧动眼神经受刺激导致患侧瞳孔变小,对光反射迟钝,随病情进展患侧动眼神经麻痹,患侧瞳孔逐渐散大,直接和间接对光反射均消失,并有患侧上睑下垂、眼球外斜。如果脑疝进行性恶化,影响脑干血供时,由于脑干内动眼神经核功能丧失可致双侧瞳孔散大,对光反射消失,此时患者多已处于濒死状态。

3. 运动障碍:表现为病变对侧肢体的肌力减弱或麻痹,病理征阳性。脑疝进展时可致双侧肢体自主活动消失,严重时可出现去脑强直发作,这是脑干严重受损的信号。

4. 意识改变:由于脑干内网状上行激动系统受累,患者随脑疝进展可出现嗜睡、浅昏迷至深昏迷。

5. 生命体征紊乱:由于脑干受压,脑干内生命中枢功能紊乱或衰竭,可出现生命体征异常。表现为心率减慢或不规则,血压忽高忽低,呼吸不规则、大汗淋漓或汗闭,面色潮红或苍白,体温可高达 41℃ 以上或体温不升。最终因呼吸循环衰竭而致呼吸停止,血压下降,心脏停搏。

(二)枕骨大孔疝

由于脑脊液循环通路被堵塞,颅内压增高,患者剧烈头痛。频繁呕吐,颈项强直,强迫体位。生命体征紊乱出现较早,意识障碍出现较晚。因脑干缺氧,瞳孔可忽大忽小。由于位于延髓的呼吸中枢受损严重,患者早期可突发呼吸骤停而死亡。

三、治疗

脑疝是由于急剧的颅内压增高造成的,在作出脑疝诊断的同时应按颅内压增高的处理原则快速静滴脱水剂降低颅内压,吸氧,以缓解病情,争取时间。然后进行必要的诊断性检查以明确病变的性质及部位,当确诊后,根据病情迅速完成开颅术前准备,尽快手术去除病因,如清除颅内血肿或切除脑肿瘤等。如难以确诊或虽确诊而病因无法去除时,可选用下列姑息性手术,以降低颅内高压和抢救脑疝。

（一）侧脑室体外引流术

快速钻颅,穿刺侧脑室并安置硅胶引流管行脑脊液体外引流,以迅速降低颅内压,缓解病情。特别适于严重脑积水患者,这是常用的颅脑手术前的辅助性抢救措施之一。

（二）脑脊液分流术

脑积水的病例可施行侧脑室—腹腔分流术。侧脑室—心房分流术现已较少应用。导水管梗阻或狭窄者池分流术或导水管疏通术。可选用侧脑室—枕大池分流术或导水管疏通术。

（三）减压术

小脑幕切迹疝时可采用颞肌下减压术;枕骨大孔疝时可采用枕肌下减压术。重度颅脑损伤致严重脑水肿而颅内压增高时,可采用去骨瓣减压术。以上方法称为外减压术。在开颅手术中可能会遇到脑组织肿胀膨出,此时可将部分非功能区脑叶切除,以达到减压目的,称为内减压术。

四、护理

1. 对颅内压增高患者,要准备好抢救物品,随时观察意识、瞳孔、血压、呼吸、脉搏等的改变,及时发现脑疝,早期治疗。一旦发生脑疝,立即通知医生,建立静脉通路,同时快速静脉滴注脱水药,如20％甘露醇250～500 mL,并配以激素应用。有时可合用速尿以加强脱水作用。遵医嘱迅速细致地处理,使脑疝症状能获得缓解,如病变部位和性质已明确,应立即施行手术清除病灶,同时根据医嘱立即备皮、备血,做好药物过敏试验,准备术前和术中用药等。尚未定位者,协助医生立即进行脑血管造影、头颅 CT 或 MRI 检查,协助诊断。对小脑幕切迹疝,若暂时不能明确诊断或未查明原因且病变不能手术者,可行颞肌下去骨瓣减压术。对枕骨大孔疝,除静脉快速滴注脱水药外,还应立即行额部颅骨钻孔脑室穿刺,缓慢放出脑脊液,行脑室持续引流,待脑疝症状缓解后,可开颅切除病变。

2. 除去引起颅内压增高的附加因素。

（1）迅速清除呕吐物及呼吸道分泌物,保持呼吸道通畅,保证氧气供给,防止窒息及吸入性肺炎等加重缺氧。

（2）做好血压、脉搏、呼吸的监测。血压过高或过低对患者的病情极为不利,故必须保持正常稳定的血压,从而保证颅内血液的灌注。

（3）保持良好的抢救环境,解除紧张,使之配合抢救,同时采取适当的安全措施,以保证抢救措施的落实。

（4）高体温、水电解质紊乱和酸碱平衡失调等因素均可进一步促使颅内压升高,也应给以重视。

3. 对呼吸骤停者,在迅速降颅内压的基础上按脑复苏技术进行抢救:①保持呼吸道通畅,给予气管插管,必要时行气管切开;呼吸支持,可行口对口人工呼吸或应用简易呼吸器或人工呼吸器,加压给氧;②循环支持:如心跳停止立即行胸外心脏按压,保持心脏泵血功能;③药物支持:根据医嘱给呼吸兴奋剂、升压药、肾上腺皮质激素等综合对症处理。

4. 昏迷患者要保持呼吸道通畅,及时吸痰。排痰困难者,可行气管切开,防止二氧化碳蓄积而加重颅内压增高。观察电解质平衡的情况,严格记录出入液量。患病 3 d 后不能进食者可行鼻饲,并做好胃管的护理,留置胃管后应每日 2 次口腔护理,定时翻身,认真做好各项基础护理,保持床铺平整、干净、柔软,保持局部皮肤干燥,预防褥疮发生。对有脑室穿刺引流的患者,严格按脑室引流护理。大便秘结者,可选用缓泻剂疏通,有尿潴留者,留置导尿管,做好尿、便护理。

(纪国华　张培培　张瑞环　姜吉波)

第三节　脑出血

脑出血,俗称脑溢血,属于"脑中风"的一种,是中老年高血压患者一种常见的严重脑部并发症。脑出血是指非外伤性脑实质内血管破裂引起的出血,最常见的病因是高血压、脑动脉硬化、颅内血管畸形等,常因用力、情绪激动等因素诱发,故大多在活动中突然发病,临床上脑出血发病十分迅速,主要表现为意识障碍、肢体偏瘫、失语等神经系统的损害。它起病急骤、病情凶险、死亡率非常高,是目前中老年人致死性疾病之一。

一、病因

1. 外界因素。气候变化,临床上发现,脑血管病的发生在季节变化时尤为多见,如春夏、秋冬交界的季节。现代医学认为,季节的变化以及外界温度的变化可以影响人体神经内分泌的正常代谢,改变血液黏稠度,血浆纤维蛋白质、肾上腺素均升高,毛细血管痉挛性收缩和脆性增加。短时间内颅内血管不能适应如此较为明显的变化,即出现血压的波动,最终导致脑出血的发生。

2. 情绪改变。情绪改变是脑出血的又一重要诱因,包括极度的悲伤、兴奋、恐惧等,临床工作中我们发现,多数脑出血患者发病之前都有情绪激动病史,甚至曾有人做过研究,证实临床上近 30% 的患者是因生气、情绪激动导致脑出血。究其原因主要是由于短时间情绪变化时出现交感神经兴奋,心跳加快、血压突然升高,原本脆弱的血管破裂所致。

3. 不良生活习惯。吸烟对人体有较为严重的健康影响是得到世界卫生组织公认的,长期吸烟可以使得体内血管脆性增加,对血压波动的承受能力下降容易发生脑血管破裂。而长期饮酒可引起血管收缩舒张调节障碍,并出现血管内皮的损伤,血管内脂质的沉积,使得血管条件变差,易发生脑出血。此外,经常过度劳累,缺少体育锻炼,也会使血黏度增加,破坏血管条件,导致脑出血的发生。

二、临床表现

脑出血的症状与出血的部位、出血量、出血速度、血肿大小以及患者的一般情况等有关,通常一般表现为不同程度的突发头痛、恶心呕吐、言语不清、小便失禁、肢体活动障碍和意识障碍。位于非功能区的小量出血可以仅表现为头痛及轻度的神经功能障碍,而大量出血以及大脑深部出血、丘脑出血或者脑干出血等可以出现迅速昏迷,甚至在数小时及数日内出现死亡。典型的基底节出血可出现突发肢体的无力及麻木,语言不清或失语,意识障碍,双眼向出血一侧凝视,可有剧烈疼痛,同时伴有恶心呕吐、小便失禁症状;丘脑出血常破入脑室,患者有偏侧颜面和肢体感觉障碍,意识淡漠,反应迟钝;而脑桥出血小量时可有出血一侧的面瘫和对侧肢体瘫,而大量时可迅速出现意识障碍、四肢瘫痪、眼球固定,危急生命;小脑出血多表现为头痛、眩晕、呕吐等小脑体征,一般不出现典型的肢体瘫痪症状,血肿大量时可侵犯脑干,出现迅速昏迷、死亡。

三、诊断

脑出血属于神经科急诊,需要在短时间内立刻明确诊断,目前辅助检查主要分为实验室检查和影像学检查两种,随着目前医疗水平的逐渐提高,影像学检查因为其具有时间短、无创、结果准确等优点,已逐渐成为首选的检查方法。

1. 头颅 CT 检查:临床疑诊脑出血时首选 CT 检查,可显示圆形或卵圆形均匀高密度血肿,发病后即可显示边界清楚的新鲜血肿,并可确定血肿部位、大小、形态、以及是否破入脑室,血肿周围水肿带和占位效应等;如脑室大量积血可见高密度铸型,脑室扩张,1 周后血肿周围可见环形增强,血肿吸收后变为低密度或囊性变。CT 动态观察可发现脑出血的病理演变过程,并在疾病治疗过程中病情变化时第一时间指导临床治疗。目前头颅 CT 已成为较为广泛的检查方法。

2. MRI 检查:可发现 CT 不能确定的脑干或小脑小量出血,能分辨病程 4~5 周后 CT 不能辨认的脑出血,区别陈旧性脑出血与脑梗死,显示血管畸形流空现象,还可以大致判断出血时间,是否多次反复出血等,但 MR 检查需要患者较长时间(10 min 以上)静止不动躺在扫描机内,对已有意识障碍的患者较难做到,一般不及 CT 检查应用广泛。

3. DSA 全脑血管造影检查:脑血管造影曾经是脑出血的重要诊断手段,因其不能显示血肿本身,仅能根据血肿周围相关血管的移位来推测血肿的部位及大小,且 DSA 检查为一项有创检查,目前一线应用已明显减少。值得一提的是,DSA 在脑出血原因的鉴别上仍意义重大,因其可直观地看到脑血管的走行及形态,当怀疑有脑血管畸形或动脉瘤破裂的患者应该需要做 DSA 检查明确诊断。

4. 脑脊液检查:脑出血诊断明确者一般不做脑脊液检查,以防脑疝发生,但在无条件做脑 CT 扫描或脑 MRI 检查时,腰穿仍有一定诊断价值。脑出血后由于脑组织水肿,颅内压力一般较高,80%患者在发病 6 h 后,由于血液可自脑实质破入到脑室或蛛网膜下隙而呈血性脑脊液,所以脑脊液多数呈血性或黄色,少数脑脊液清亮。因此,腰穿脑脊液清亮时,不能完全排除脑出血的可能,术前应给脱水剂降低颅内压,有颅内压增高或有脑疝的可能时,应禁忌做腰穿。

四、治疗

(一)内科治疗

患者出血量不多,神经功能损害较轻,或者患者一般情况较差不能手术治疗的患者可选择内科保守治疗。内科治疗的原则在于:脱水降颅内压、减轻脑水肿,调整血压;防止再出血;减轻血肿造成的继发性损害,促进神经功能恢复;防止并发症。

1. 一般治疗:安静休息,一般卧床休息2～4周。保持呼吸道通畅,防止舌根后坠,必要时行气管切开,有意识障碍、血氧饱和度下降的患者应予以吸氧。危重患者应予以心电监测,进行体温、血压、呼吸等生命体征的监测。

2. 控制血压:脑出血患者血压会反射性升高,而过高的血压则会更加引起出血增加,而过低的血压又会影响到健康脑组织的血供,所以对于脑出血患者,应该选用较为有效的降压药物将血压控制在发病之前的基础血压水平。

3. 控制脑水肿,降低颅内压:颅内压的升高可引起患者较为明显的症状,如恶心、呕吐等,严重的还会引起脑疝导致生命危险。所以降低颅内压控制脑水肿是脑出血治疗的重要措施,发病早期可用甘露醇脱水,并辅助以呋塞米进行脱水,同时注意监测患者肾功能,注意复查血电解质情况防止水电解质紊乱。

4. 预防并发症:可预防性使用抗生素以及降低胃酸分泌的药物,防止肺部感染及上消化道应激性溃疡的发生。早期可行胃肠减压,一来可观察是否存在应激性溃疡,二来可减轻患者胃肠道麻痹引起的腹胀,避免胃内容物因呕吐而发生吸入性肺炎。

(二)外科治疗

1. 手术适应证:目前认为,患者无意识障碍时多无需手术;有明显意识障碍、脑疝尚不明时,外科治疗明显优于内科;深昏迷患者、双瞳扩大、生命体征趋于衰竭者,内外科治疗方法均不理想。目前手术适应证主要参考一下几点考虑:大脑出血量大于30 mL,小脑出血量大于10 mL;患者出血后意识障碍情况,Ⅰ级一般不需手术,Ⅴ级病情处于晚期也无法手术,Ⅱ～Ⅳ级需要手术治疗,Ⅱ级患者若一般情况可,也可首选内科保守治疗,根据病情变化再决定,Ⅳ级患者若出血时间短出血量大,进展快,脑疝形成时间长,则无法手术;另外,位置较为表浅的出血一般多可手术,而较为深在出血如脑干局部出血,若无意识障碍,可保守治疗。对于出血量较少但患者病情明显加重的需要警惕是否存在持续出血,术前应充分考虑。此外,患者的一般情况需要考虑,是否存在心肺功能下降,高龄患者手术后一般恢复较差,效果一般,选择手术需要慎重。

2. 手术前的准备:脑出血手术应尽早进行,长时间的血肿压迫可导致脑细胞功能受损,并出现较为严重的并发症,手术的早期进行有利于提高脑出血的治愈率以及患者的生活质量。脑出血虽然是一种急诊,但术前准备仍然要充分,术前正确处理患者的症状对手术的成功与否也有着重要的影响。术前应保证患者的呼吸道通畅,防止误吸,术前应用脱水降颅内压的药物,并有效控制血压防止在手术中出现再出血;术前常规需要进行头颅 CT 检查明确诊断,尽快排除手术禁忌证后进行手术治疗。

3. 手术方式的选择:手术方式的选择需要综合患者的一般情况、出血的部位、出血量等,常用的手术方式有开颅清除血肿、穿刺抽吸血肿、脑室穿刺引流血肿等。

(1)开颅清除血肿:是较为常用的脑出血治疗手段,出血量较大的患者常需行开颅手术,如基底节出血常需进行开颅清除血肿,传统的手段主要是行大骨瓣打开颅骨,剪开硬脑膜后暴露脑组织,以距离血肿最近处切开脑皮质,在直视下清除血肿,严密止血后关颅,根据手术中情况决定是否需要去除骨瓣。这种手术方式是急诊手术最常用的,也是较为紧急、快捷的手术方式,但其缺点在于手术创伤较大,术后恢复慢。目前主导开颅清血肿手术方式已基本改进,在急诊手术时首先行一较小手术切口,在去除小骨窗后进行显微镜下血肿清除,根据术中情况再决定是否扩大骨窗的面积以及是否进行去骨瓣等。目前小骨窗治疗脑出血已得到神经外科医师的广泛认可,并在临床上熟练运用。由于改进后手术创伤小,术后患者恢复快,手术效果好,值得推广,其缺陷在于部分基层医院并不具备一定的医疗条件,全面推广还需要一定的时间。

(2)穿刺抽吸血肿:这种治疗方式适用于各部位脑出血,深部脑出血尤为适用,主要方法是应用 CT 引导或者立体定向引导,选择距离血肿最近的穿刺点,并离开功能区,进行颅骨钻孔,在定位和定向的基础上向血肿内穿刺,再辅助以负压吸引,可一次去除较大部分的血肿。这种手术方式创伤很小,但其局限于仅为细针穿刺,血肿并非为均一圆形状态,一次手术仅能解除一部分血肿的压迫,剩余的血肿依然存在,其分解产物依旧会对脑细胞产生毒害作用,而且这种手术方式对手术者技术要求较高,若一次性抽吸过多血肿,可能造成远隔部位的再出血,所以临床上目前还没有广泛推广。

(3)脑室穿刺引流血肿:顾名思义,主要是进行脑室内穿刺,适应证主要是针对脑室内积血,手术常规行脑室角穿刺,放置引流管,术后应用尿激酶等融化血块药物,使得血肿能由引流管逐渐引出,当颅内压明显升高的时候,脑室外引流手术还可以有效减低颅内压,防止脑疝的形成。外科治疗脑出血是较为明确的方法,术后需要有较为妥善的患者管理,还要注意患者血压情况,控制性降压防止再次出血,应用脱水药物防止颅内压过高,防止并发症,监测患者的各重要脏器功能,加强术后护理,维持水电解质平衡。术后应早期行功能锻炼。

五、护理

1. 安静、舒适的环境,特别是发病 2 周内,应尽量减少探望,保持平和、稳定的情绪,避免各种不良情绪影响。

2. 绝对卧床休息 2 周,头部可轻轻向左右转动,应避免过度搬动或抬高头部,四肢可在床上进行小幅度翻动,每 2 h 一次,不必过分紧张。大小便须在床上进行,不可自行下床解便,以防再次出血的意外发生。

3. 有些病员会出现烦躁不安、躁动的症状,对这样的病员我们会采取约束带、床档等保护措施,这样可防止病员自行拔除输液管或胃管、坠床等不必要的意外。一旦病情稳定,不再烦躁后,我们就会立即撤离对躯体的约束,但床档还需时时加护,特别是有气垫床的患者,严防坠床。希望大家能配合。

4.病程中还会出现不同程度的头痛,例如头部胀痛、针刺样痛、剧烈疼痛等,这是最常见的症状。随着病情的好转,头痛会逐渐消失。

5.老年患者,心脑血管老化、脆性程度高,季节变化易诱发疾病。长期卧床易肺部感染,痰多不易咳出,药物祛痰,加强翻身、拍背,使痰液松动咳出,减轻肺部感染。无力咳痰者,采取吸痰措施。

6.长期卧床,皮肤受压超过2 h,易发生褥疮,应加强翻身。按摩受压处,保持皮肤清洁干燥。肢体放置功能位,防止畸形。

7.饮食:要营养丰富、低脂、清淡软食,如鸡蛋、豆制品等。进食困难者,可头偏向一侧,喂食速度慢,避免交谈,防止呛咳、窒息。

8.保持大便通畅,可食用香蕉、蜂蜜,多进水,加强适度翻身,按摩腹部,减少便秘发生。患者数天未解便或排便不畅,可使用缓泻剂,诱导排便。禁忌用力屏气排便,防止再次脑出血。

9.恢复期据医嘱摇高床头10°～15°后按耐受及适应程度逐渐摇高床头至半卧位,每天30 min或1～2 h不等。

10.高血压是本病常见诱因。服用降压药物要按时定量,不随意增减药量,防血压骤升骤降,加重病情。

11.出院后定期门诊随访,监测血压、血脂等,适当体育活动,如散步、太极拳等。

(戚永花 刘 芹 陈嵩淞 马 燕)

第四节　脑梗死

脑梗死又称缺血性卒中,中医称之为卒中或中风。本病系由各种原因所致的局部脑组织区域血液供应障碍,导致脑组织缺血缺氧性病变坏死,进而产生临床上对应的神经功能缺失表现。脑梗死依据发病机制的不同分为脑血栓形成、脑栓塞和腔隙性脑梗死等主要类型。其中脑血栓形成是脑梗死最常见的类型,约占全部脑梗死的60%,

一、病因

1.血管壁本身的病变。最常见的是动脉粥样硬化,且常常伴有高血压、糖尿病、高脂血症等危险因素。其可导致各处脑动脉狭窄或闭塞性病变,但以大中型管径(≥500 μm)的动脉受累为主,国人的颅内动脉病变较颅外动脉病变更多见。其次为脑动脉壁炎症,如结核、梅毒、结缔组织病等。此外,先天性血管畸形、血管壁发育不良等也可引起脑梗死。由于动脉粥样硬化好发于大血管的分叉处和弯曲处,故脑血栓形成的好发部位为颈动脉的起始部和虹吸部、大脑中动脉起始部、椎动脉及基底动脉中下段等。当这些部位的血管内膜上的斑块破裂后,血小板和纤维素等血液中有形成分随后黏附、聚集、沉积形成血栓,而血栓脱落形成栓子可阻塞远端动脉导致脑梗死。脑动脉斑块也可造成管腔本身的明显狭窄或闭塞,引起灌注区域内的血液压力下降、血流速度减慢和血液黏度增加,进而产生局部脑区域供血减少或促进局部血栓形成出现脑梗死症状。

2.血液成分改变。真性红细胞增多症、高黏血症、高纤维蛋白原血症、血小板增多症、口服避孕药等均可致血栓形成。少数病例可有高水平的抗磷脂抗体、蛋白 C、蛋白 S 或抗血栓Ⅲ缺乏伴发的高凝状态等。这些因素也可以造成脑动脉内的栓塞事件发生或原位脑动脉血栓形成。

3.其他。药源性、外伤所致脑动脉夹层及极少数不明原因者。

二、临床表现

本病好发 50～60 岁的中、老年人,男性稍多于女性。其常合并有动脉硬化、高血压、高脂血症或糖尿病等危险因素或对应的全身性非特异性症状。脑梗死的前驱症状无特殊性,部分患者可能有头昏、一时性肢体麻木、无力等短暂性脑缺血发作的表现。而这些症状往往由于持续时间较短和程度轻微而被患者及家属忽略。脑梗死发病起病急,多在休息或睡眠中发病,其临床症状在发病后数小时或 1～2 d 达到高峰。

(一)颈内动脉闭塞综合征

病灶侧单眼黑矇,或病灶侧 Horner 征(因颈上交感神经节后纤维受损所致的同侧眼裂变小、瞳孔变小、眼球内陷及面部少汗);对侧偏瘫、偏身感觉障碍和偏盲等(大脑中动脉或大脑中、前动脉缺血表现);优势半球受累还可有失语,非优势半球受累可出现体像障碍等。尽管颈内动脉供血区的脑梗死出现意识障碍较少,但急性颈内动脉主干闭塞可产生明显的意识障碍。

(二)大脑中动脉闭塞综合征

1.主干闭塞。出现对侧中枢性面舌瘫和偏瘫、偏身感觉障碍和同向性偏盲;可伴有不同程度的意识障碍;若优势半球受累还可出现失语,非优势半球受累可出现体象障碍。

2.皮质支闭塞。上分支闭塞可出现病灶对侧偏瘫和感觉缺失,Broca 失语(优势半球)或体象障碍(非优势半球);下分支闭塞可出现 Wernicke 失语、命名性失语和行为障碍等,而无偏瘫。

3.深穿支闭塞。对侧中枢性上下肢均等性偏瘫,可伴有面舌瘫;对侧偏身感觉障碍,有时可伴有对侧同向性偏瘫;优势半球病变可出现皮质下失语。

(三)大脑前动脉闭塞综合征

1.主干闭塞。前交通动脉以后闭塞时额叶内侧缺血,出现对侧下肢运动及感觉障碍,因旁中央小叶受累小便不易控制,对侧出现强握、摸索及吸吮反射等额叶释放症状。若前交通动脉以前大脑前动脉闭塞时,由于有对侧动脉的侧支循环代偿,不一定出现症状。如果双侧动脉起源于同一主干,易出现双侧大脑前动脉闭塞,出现淡漠、欣快等精神症状,双侧脑性瘫痪、二便失禁、额叶性认知功能障碍。

2. 皮质支闭塞。对侧下肢远端为主的中枢性瘫痪，可伴有感觉障碍；对侧肢体短暂性共济失调、强握反射及精神症状。

3. 深穿支闭塞。对侧中枢性面舌瘫及上肢近端轻瘫。

（四）大脑后动脉闭塞综合征

1. 主干闭塞。对侧同向性偏盲、偏瘫及偏身感觉障碍，丘脑综合征，主侧半球病变可有失读症。

2. 皮质支闭塞。因侧支循环丰富而很少出现症状，仔细检查可发现对侧同向性偏盲或象限盲，伴黄斑回避，双侧病变可有皮质盲；顶枕动脉闭塞可见对侧偏盲，可有不定型幻觉痫性发作，主侧半球受累还可出现命名性失语；距状动脉闭塞出现对侧偏盲或象限盲。

3. 深穿支闭塞。丘脑穿通动脉闭塞产生红核丘脑综合征，如病灶侧小脑性共济失调、肢体意向性震颤、短暂的舞蹈样不自主运动、对侧面部感觉障碍；丘脑膝状体动脉闭塞可出现丘脑综合征，如对侧感觉障碍（深感觉为主），以及自发性疼痛、感觉过度、轻偏瘫和不自主运动，可伴有舞蹈、手足徐动和震颤等锥体外系症状；中脑支闭塞则出现大脑脚综合征（Weber 综合征），如同侧动眼神经瘫痪，对侧中枢性面舌瘫和上下肢瘫；或 Benedikt 综合征，同侧动眼神经瘫痪，对侧不自主运动，对侧偏身深感觉和精细触觉障碍。

（五）椎基底动脉闭塞综合征

1. 主干闭塞。常引起广泛梗死，出现脑神经、锥体束损伤及小脑症状，如眩晕、共济失调、瞳孔缩小、四肢瘫痪、消化道出血、昏迷、高热等，患者常因病情危重而死亡。

2. 中脑梗死。常见综合征如下。

（1）Weber 综合征。同侧动眼神经麻痹和对侧面舌瘫和上下肢瘫。

（2）Benedikt 综合征。同侧动眼神经麻痹，对侧肢体不自主运动，对侧偏身深感觉和精细触觉障碍。

（3）Claude 综合征。同侧动眼神经麻痹，对侧小脑性共济失调。

（4）Parinaud 综合征。垂直注视麻痹。

3. 脑桥梗死，常见综合征如下。

（1）Foville 综合征。同侧周围性面瘫，双眼向病灶对侧凝视，对侧肢体瘫痪。

（2）Millard-Gubler 综合征。同侧面神经、展神经麻痹，对侧偏瘫。

（3）Raymond-Cesten 综合征。对侧小脑性共济失调，对侧肢体及躯干深浅感觉障碍，同侧三叉神经感觉和运动障碍，双眼向病灶对侧凝视。

（4）闭锁综合征，又称为睁眼昏迷。系双侧脑桥中下部的副侧基底部梗死。患者意识清楚，因四肢瘫痪、双侧面瘫及球麻痹，故不能言语、不能进食、不能做各种运动，只能以眼球上下运动来表达自己的意愿。

三、诊断

（一）辅助检查

1. 一般检查。血小板聚集率、凝血功能、血糖、血脂水平、肝肾功能等；心电图，胸片。

这些检查有助于明确患者的基本病情,部分检查结果还有助于病因的判断。

2.特殊检查。主要包括脑结构影像评估、脑血管影像评估、脑灌注及功能检查等。

(1)脑结构影像检查。

①头颅CT。头颅CT是最方便和常用的脑结构影像检查。在超早期阶段(发病6 h内),CT可以发现一些细微的早期缺血改变:如大脑中动脉高密度征、皮层边缘(尤其是岛叶)以及豆状核区灰白质分界不清楚和脑沟消失等。但是CT对超早期缺血性病变和皮质或皮质下小的梗死灶不敏感,尤其后颅窝的脑干和小脑梗死更难检出。大多数病例在发病24 h后CT可显示均匀片状的低密度梗死灶,但在发病2~3周内由于病灶水肿消失导致病灶与周围正常组织密度相当的"模糊效应",CT难以分辨梗死病灶。

②头颅MRI。标准的MRI序列(T1,T2和Flair相)可清晰显示缺血性梗死、脑干和小脑梗死、静脉窦血栓形成等,但对发病几小时内的脑梗死不敏感。弥散加权成像(DWI)可以早期(发病2 h内)显示缺血组织的大小、部位,甚至可显示皮质下、脑干和小脑的小梗死灶。结合表观弥散系数(ADC),DWI对早期梗死的诊断敏感性达到88%~100%,特异性达到95%~100%。

(2)脑血管影像学检查。

①颈部血管超声和经颅多普勒(TCD)。目前脑血管超声检查是最常用的检测颅内外血管狭窄或闭塞、动脉粥样硬化斑块的无创手段,亦可用于手术中微栓子的检测。目前颈动脉超声对颅外颈动脉狭窄的敏感度可达80%以上,特异度可超过90%,而TCD对颅内动脉狭窄的敏感度也可达70%以上,特异度可超过90%。但由于血管超声技术操作者主观性影响较大,且其准确性在总体上仍不及MRA/CTA及DSA等有创检查方法,因而目前的推荐意见认为脑血管超声检查(颈部血管超声和TCD)可作为首选的脑血管病变筛查手段,但不宜将其结果作为血管干预治疗前的脑血管病变程度的唯一判定方法。

②磁共振血管成像(MRA)和计算机成像血管造影(CTA)。MRA和CTA是对人体创伤较小的血管成像技术,其对人体有创的主要原因系均需要使用对比剂,CTA尚有一定剂量的放射线。二者对脑血管病变的敏感度及特异度均较脑血管超声更高,因而可作为脑血管评估的可靠检查手段。

③数字减影血管造影(DSA)。脑动脉的DSA是评价颅内外动脉血管病变最准确的诊断手段,也是脑血管病变程度的金标准,因而其往往也是血管内干预前反映脑血管病变最可靠的依据。DSA属于有创性检查,通常其致残及致死率不超过1%。

(二)症状

本病的诊断要点如下。

1.中老年患者;多有脑血管病的相关危险因素病史。

2.发病前可有TIA。

3.安静休息时发病较多,常在睡醒后出现症状。

4.迅速出现局灶性神经功能缺失症状并持续24 h以上,症状可在数小时或数日内逐渐加重。

5.多数患者意识清楚,但偏瘫、失语等神经系统局灶体征明显。

6. 头颅 CT 早期正常,24～48 h 后出现低密度灶。

四、治疗

(一)戒烟限酒、调整不良生活饮食方式

对所有有此危险因素的脑梗死患者及家属均应向其普及健康生活饮食方式对改善疾病预后和预防再发的重要性。

(二)规范化二级预防药物治疗

主要包括控制血压、血糖和血脂水平的药物治疗。

1. 控制血压。在参考高龄、基础血压、平时用药、可耐受性的情况下,降压目标一般应该达到≤140/90 mmHg,理想应达到≤130/80 mmHg。糖尿病合并高血压患者严格控制血压在 130/80 mmHg 以下,降血压药物以血管紧张素转换酶抑制剂、血管紧张素Ⅱ-受体拮抗剂类在降低心脑血管事件方面获益明显。在急性期血压控制方面应当注意以下几点。

(1)准备溶栓者,应使收缩压<180 mmHg、舒张压<100 mmHg。

(2)缺血性脑卒中后 24 h 内血压升高的患者应谨慎处理。应先处理紧张焦虑、疼痛、恶心呕吐及颅内压增高等情况。血压持续升高,收缩压≥200 mmHg 或舒张压≥110 mmHg,或伴有严重心功能不全、主动脉夹层、高血压脑病,可予谨慎降压治疗,并严密观察血压变化,必要时可静脉使用短效药物(如拉贝洛尔、尼卡地平等),最好应用微量输液泵,避免血压降得过低。

(3)有高血压病史且正在服用降压药者,如病情平稳,可于脑卒中 24 h 后开始恢复使用降压药物。

(4)脑卒中后低血压的患者应积极寻找和处理原因,必要时可采用扩容升压的措施。

2. 控制血糖。空腹血糖应<7 mmol/L (126 mg/dL),糖尿病血糖控制的靶目标为 HbAlc 6.5%,必要时可通过控制饮食、口服降糖药物或使用胰岛素控制高血糖。

在急性期血糖控制方面应当注意以下两点。

(1)血糖超过 11.1 mmol/L 时可给予胰岛素治疗。

(2)血糖低于 2.8 mmol/L 时可给予 10%～20% 葡萄糖口服或注射治疗。

3. 调脂治疗。对脑梗死患者的血脂调节药物治疗的几个推荐意见如下。

(1)胆固醇水平升高的缺血性脑卒中和 TIA 患者,应该进行生活方式的干预及药物治疗。建议使用他汀类药物,目标是使 LDL-C 水平降至 2.59 mmol/L 以下或使 LDL C 下降幅度达到 30%～40%。

(2)伴有多种危险因素(冠心病、糖尿病、未戒断的吸烟、代谢综合征、脑动脉粥样硬化病变但无确切的易损斑块或动脉源性栓塞证据或外周动脉疾病之一者)的缺血性脑卒中和 TIA 患者,如果 LDL-C≥2.07 mmol/L,应将 LDL-C 降至 2.07 mmol/L 以下或使 LDL-C 下降幅度达 40%。

(3)对于有颅内外大动脉粥样硬化性易损斑块或动脉源性栓塞证据的缺血性脑卒中

和 TIA 患者,推荐尽早启动强化他汀类药物治疗,建议目标 LDL-C<2.07 mmol/L 或使 LDL-C 下降幅度达 40%。

(4)长期使用他汀类药物总体上是安全的。他汀类药物治疗前及治疗中,应定期监测肌痛等临床症状及肝酶(谷氨酸和天冬氨酸氨基转移酶)、肌酶(肌酸激酶)变化,如出现监测指标持续异常并排除其他影响因素,应减量或停药观察(供参考:肝酶 3 倍正常上限;肌酶 5 倍正常上限时停药观察);老年患者如合并重要脏器功能不全或多种药物联合使用时,应注意合理配伍并监测不良反应。

(5)对于有脑出血病史或脑出血高风险人群应权衡风险和获益,建议谨慎使用他汀类药物。

(三)特殊治疗

主要包括溶栓治疗、抗血小板聚集及抗凝药物治疗、神经保护剂、血管内介入治疗和手术治疗等。

1. 溶栓治疗。静脉溶栓和动脉溶栓的适应证及禁忌证基本一致。本节以静脉溶栓为例详细介绍其相关注意问题。

(1)对缺血性脑卒中发病 3 h 内和 3~4.5 h 的患者,应根据适应证严格筛选患者,尽快静脉给予 rt-PA 溶栓治疗。使用方法:rt-PA 0.9 mg/kg(最大剂量为 90 mg)静脉滴注,其中 10% 在最初 1 min 内静脉推注,其余持续滴注,用药期间及用药 24 h 内应如前述严密监护患者。

(2)发病 6 h 内的缺血性脑卒中患者,如不能使用 rt-PA 可考虑静脉给予尿激酶,应根据适应证严格选择患者。使用方法:尿激酶 100 万~150 万 IU,溶于生理盐水 100~200 mL,持续静脉滴注 30 min,用药期间应如前述严密监护患者。

(3)发病 6 h 内由大脑中动脉闭塞导致的严重脑卒中且不适合静脉溶栓的患者,经过严格选择后可在有条件的医院进行动脉溶栓。

(4)发病 24 h 内由后循环动脉闭塞导致的严重脑卒中且不适合静脉溶栓的患者,经过严格选择后可在有条件的单位进行动脉溶栓。

(5)溶栓患者的抗血小板或特殊情况下溶栓后还需抗血小板聚集或抗凝药物治疗者,应推迟到溶栓 24 h 后开始。

(6)临床医生应该在实施溶栓治疗前与患者及家属充分沟通,向其告知溶栓治疗可能的临床获益和承担的相应风险。

①溶栓适应证:a. 年龄 18~80 岁;b. 发病 4.5 h 以内(rt-PA)或 6 h 内(尿激酶);c. 脑功能损害的体征持续存在超过 1 h 且比较严重;d. 头部 CT 已排除颅内出血且无早期大面积脑梗死影像学改变;e. 患者或家属签署知情同意书。

②溶栓禁忌证:a. 既往有颅内出血,包括可疑蛛网膜下腔出血;近 3 个月有头颅外伤史;近 3 周内有胃肠或泌尿系统出血;近 2 周内进行过大的外科手术;近 1 周内有在不易压迫止血部位的动脉穿刺。b. 近 3 个月内有脑梗死或心肌梗死史,但不包括陈旧小腔隙梗死而未遗留神经功能体征。c. 严重心、肝、肾功能不全或严重糖尿病患者。d. 体检发现有活动性出血或外伤(如骨折)的证据。e. 已口服抗凝药,且 INR≥15;48 h 内接受过

肝素治疗（APTT 超出正常范围）。f. 血小板计数低于 $100\times10^9/L$，血糖 $\geqslant27\ mmol/L$。g. 血压：收缩压 $\geqslant180\ mmHg$，或舒张压 $\geqslant100\ mmHg$。h. 妊娠。i. 患者或家属不合作。j. 其他不适合溶栓治疗的条件。

2. 抗血小板聚集治疗。急性期（一般指脑梗死发病 6 h 后至 2 周内，进展性卒中稍长）的抗血小板聚集推荐意见如下。

（1）对于不符合溶栓适应证且无禁忌证的缺血性脑卒中患者应在发病后尽早给予口服阿司匹林 150～300 mg/d。急性期后可改为预防剂量 50～150 mg/d；

（2）溶栓治疗者，阿司匹林等抗血小板药物应在溶栓 24 h 后开始使用；

（3）对不能耐受阿司匹林者，可考虑选用氯吡格雷等抗血小板治疗。

3. 抗凝治疗。主要包括肝素、低分子肝素和华法林。其应用指证及注意事项如下。

（1）对大多数急性缺血性脑卒中患者，不推荐无选择地早期进行抗凝治疗。

（2）关于少数特殊患者（如主动脉弓粥样硬化斑块、基底动脉梭形动脉瘤、卵圆孔未闭伴深静脉血栓形成或房间隔瘤等）的抗凝治疗，可在谨慎评估风险、效益比后慎重选择。

（3）特殊情况下溶栓后还需抗凝治疗的患者，应在 24 h 后使用抗凝剂。

（4）无抗凝禁忌证的动脉夹层患者发生缺血性脑卒中或者 TIA 后，首先选择静脉肝素，维持活化部分凝血活酶时间 50～70 s 或低分子肝素治疗；随后改为口服华法林抗凝治疗（INR 2.0～3.0），通常使用 3～6 个月；随访 6 个月如果仍然存在动脉夹层，需要更换为抗血小板药物长期治疗。

4. 神经保护剂。如自由基清除剂、电压门控性钙通道阻断剂、兴奋性氨基酸受体阻断剂等，对急性期脑梗死患者可试用此类药物治疗。

5. 其他特殊治疗。如血管内干预治疗和外科手术治疗，有条件的医院可对合适的脑梗死患者进行急性期血管内干预和外科手术治疗；对发病 6 h 内的脑梗死病例可采用动脉溶栓及急性期支架或机械取栓治疗；对大面积脑梗死病例必要时可采用去骨板减压术治疗。

（四）并发症的防治

脑梗死急性期和恢复期容易出现各种并发症，其中吸入性肺炎、褥疮、尿路感染、下肢深静脉血栓形成及肺栓塞、吞咽困难所致营养不良等可明显增加不良预后的风险。因而对这些并发症的有效防治和密切护理也是脑梗死规范化治疗过程中一个关键的环节。

（五）康复治疗和心理调节治疗

应尽早启动脑梗死患者个体化的长期康复训练计划，因地制宜采用合理的康复措施。有研究结果提示脑梗死发病后 6 个月内是神经功能恢复的"黄金时期"，对语言功能的有效康复甚至可长达数年。同时，对脑梗死患者心理和社会上的辅助治疗也有助于降低残疾率，提高生活质量，促进其早日重返社会。

五、护理

1. 饮食护理。给予患者高热量、易消化普通食物，可以是牛奶、米汤、菜汤、鸡蛋、淀粉、菜汁、肉汤和果汁水等,为方便进食,可剁馅或缩浆。如进食正常,食物可不用机械高密度处理。但不要高盐、肥腻,还要结合患者有没有其他病选用食物,如糖尿病患者不能食糖。每日 3～4 餐即可。有医生建议多吃黑木耳和芹菜等,前为软化血管,后为降血压。

2. 保持呼吸道通畅,防止感冒。特别是结合患者情况,日夜安排人看护好患者。

3. 预防褥疮。帮助和维持患者定时翻身和适度活动,如果患者不能很好活动,可以帮助其,一般每 2～3 h 翻身一次。及时更换潮湿的床单、被褥和衣服。

4. 预防烫伤、碰伤、摔倒等二次伤害。

5. 防止便秘。可给患者吃一些香蕉及蜂蜜和含纤维素多的食物,每日早晚给患者按摩腹部。3 d 未大便者,要药物帮助排便。

6. 防止泌尿系感染。患者能自行排尿,要及时更换尿湿衣裤。患者用导尿管排尿,每次清理患者尿袋要无菌操作。

7. 防止坠床。躁动不安的患者应安装床档,必要时使用保护带,防止患者坠床、摔伤。

8. 防治结膜、角膜炎和老年人疾病。对眼睛不能闭合者,可给患者涂用抗生素眼膏并加盖湿纱布,以防结、角膜炎的发生。一般说来 71 岁的老年人还同时患有其他疾病,就要结合病情,有主有次,有先有后地进行适度治疗。

9. 一般护理。每天早晚及饭后给患者用盐水清洗口腔、甚至刷牙,每周擦澡 1～2 次,每日清洗外阴一次,隔日洗脚一次等,当然现在天气炎热,洗澡要相对勤快些。洗漱时还可适当进行热敷患侧身体,促进血液循环。平时保证适度的按摩推拿。保证患者住房环境良好。

(黄俊蕾 赵 娜 李丽沙 薛素莉)

第五节 癫 痫

癫痫是慢性反复发作性短暂脑功能失调综合征。以脑神经元异常放电引起反复痫性发作为特征。癫痫是神经系统常见疾病之一,患病率仅次于脑卒中。癫痫的发病率与年龄有关。一般认为 1 岁以内患病率最高,其次为 1～10 岁,以后逐渐降低。

一、病因

(一)特发性癫痫

可疑遗传倾向,无其他明显病因,常在某特殊年龄段起病,有特征性临床及脑电图表现,诊断较明确。

(二)症状性癫痫

中枢神经系统病变影响结构或功能等,如染色体异常、局灶性或弥漫性脑部疾病,以及某些系统性疾病所致。

1. 局限性或弥漫性脑部疾病。

(1)先天性异常。胚胎发育中各种病因导致脑穿通畸形、小头畸形、先天性脑积水、胼胝体缺如及大脑皮质发育不全,围生期胎儿脑损伤等。

(2)获得性脑损伤。如脑外伤,颅脑手术后,脑卒中后,颅内感染后,急性酒精中毒。

(3)产伤。新生儿癫痫发生率约为1%,分娩时合并产伤多伴脑出血或脑缺氧损害,新生儿合并脑先天发育畸形或产伤,癫痫发病率高达25%。

(4)炎症。包括中枢神经系统细菌、病毒、真菌、寄生虫、螺旋体感染及 AIDS 神经系统并发症等。

(5)脑血管疾病。如脑动静脉畸形、脑梗死和脑出血等。

(6)颅内肿瘤。原发性肿瘤如神经胶质瘤、脑膜瘤等。

(7)遗传代谢性疾病。如结节性硬化、脑—面血管瘤病、苯丙酮酸尿症等。

(8)神经系统变性病。如 Alzheimer 病、Pick 病等约 1/3 的患者合并癫痫发作。

2. 系统性疾病。

(1)缺氧性脑病:如心搏骤停、CO 中毒窒息、麻醉意外和呼吸衰竭等可引起肌阵挛性发作或全身性大发作。

(2)代谢性脑病:如低血糖症,最常导致癫痫;其他代谢及内分泌障碍如高血糖症、低钙血症、低钠血症,以及尿毒症、肝性脑病和甲状腺毒血症等均可导致癫痫发作。

(3)心血管疾病:如心脏骤停、高血压脑病等。

(4)热性惊厥:热性发作导致脑海马硬化是颞叶癫痫继发全身性发作,并成为难治性癫痫的重要病因。

(5)子痫。

(6)中毒:如酒精、异烟肼、卡巴唑等药物及铅、铊等重金属中毒。

(三)隐源性癫痫

较多见,临床表现提示症状性癫痫,但未找到明确病因,可在特殊年龄段起病,无特定临床和脑电图表现。

二、临床表现

(一)全面强直—阵挛发作(大发作)

系指全身肌肉抽动及意识丧失的发作。以产伤、脑外伤、脑瘤等较常见。强直—阵挛发作可发生在任何年龄,是各种癫痫中最常见的发作类型。其典型发作可分为先兆期、强直期、阵挛期、恢复期四个临床阶段。发作期间脑电图为典型的爆发性多棘波和棘—慢波综合,每次棘—慢波综合可伴有肌肉跳动。

(二)单纯部分发作

系指脑的局部皮质放电而引起的与该部位的功能相对应的症状,包括运动、感觉、自主神经、精神症状及体征。分为四组:①伴运动症状者;②伴躯体感觉或特殊感觉症状者;③伴自主神经症状和体征者;④伴精神症状者。

(三)复杂部分发作

习惯上又称精神运动发作,伴有意识障碍。先兆多在意识丧失前或即将丧失时发生,故发作后患者仍能回忆。

(四)失神发作(小发作)

其典型表现为短暂的意识障碍,而不伴先兆或发作后症状。

(五)癫痫持续状态

系指单次癫痫发作超过 30 min,或者癫痫频繁发作,以致患者尚未从前一次发作中完全恢复而又有另一次发作,总时间超过 30 min 者。癫痫持续状态是一种需要抢救的急症。

三、诊断

(一)辅助检查

1. 实验室检查。血、尿、便常规检查及血糖、电解质(钙磷)测定。

2. 脑脊液检查。如病毒性脑炎时,白细胞计数正常或轻度增多、蛋白增高,细菌性感染时,还有糖及氯化物降低。脑寄生虫病可有嗜酸性粒细胞增多;中枢神经系统梅毒时,梅毒螺旋体抗体检测阳性。颅内肿瘤可以有颅内压增高、蛋白增高。

3. 血清或脑脊液氨基酸分析。可以发现可能的氨基酸代谢异常。

4. 神经电生理检查。传统的脑电图记录。如硬膜下电极包括线电极和栅电极放置在可能是癫痫区域的脑部。

5. 神经影像学检查。CT 和 MRI 大大提高了癫痫病灶结构异常的诊断。目前已在临床应用脑功能检查包括阳离子衍射断层摄影(PET)、单光子衍射断层摄影(SPECT)和 MRI 光谱分析仪(MRS)。PET 可以测量脑的糖和氧的代谢、脑血流和神经递质功能变化。SPECT 亦可以测量脑血流、代谢和神经递质功能变化,但是在定量方面没有 PET 准确。MRS 可以测量某些化学物质,如乙酰天冬氨酸含胆碱物质、肌酸和乳酸在癫痫区域的变化。

6. 神经生化的检查。目前已经应用的离子特异电极和微透析探针,可以放置在脑内癫痫区域,测量癫痫发作间、发作时和发作后的某些生化改变。

7. 神经病理检查。是手术切除癫痫病灶的病理检查,可以确定癫痫病因是由脑瘤瘢痕、血管畸形、硬化炎症、发育异常或其他异常引起。

8. 神经心理检查。此项检查可以评估认知功能的障碍,可以判断癫痫病灶或区域在大脑的哪一侧。

(二)症状

患者出现腹痛、幻觉、昏迷、口吐白沫、面色青紫等症状。

四、治疗

(一)药物治疗

1. 根据癫痫发作类型选择安全、有效、价廉和易购的药物。

(1)大发作选用苯巴比妥 90～300 mg/d,丙戊酸钠 0.6～1.2 g/d,卡马西平 600～1 200 mg/d 等。

(2)复杂部分性发作:苯妥英钠 0.2～0.6 mg/d,卡马西平 0.2～1.2 g/d。

(3)失神发作:氯硝安定 5～25 mg/d,安定 7.5～40 mg/d。

(4)癫痫持续状态:首选安定每次 10～20 mg,静脉滴注。

2. 药物剂量从常用量低限开始,逐渐增至发作控制理想而又无严重毒副作用为宜。

3. 给药次数应根据药物特性及发作特点而定。

4. 药物一般不随意更换或间断,癫痫发作完全控制 2～3 年后,且脑电图正常,方可逐渐减量停药。

5. 应定期药物浓度监测,适时调整药物剂量。对于明确病因的癫痫,除有效控制发作外要积极治疗原发病。对药物治疗无效的难治性癫痫可行立体定向术破坏脑内与癫痫发作有关的区域,胼胝体前部切开术或慢性小脑刺激术。

(二)全身强直阵挛发作持续状态的治疗

1. 积极有效地控制抽搐。

(1)安定。成人 10～20 mg,小儿 0.25～1 mg/kg,缓慢静脉注射至抽搐停止。随后将 20～40 mg 加入葡萄糖液中以每小时 10～20 mg 速度静脉滴注,连续 10～20 h,日总量不超过 120 mg。

(2)异戊巴比妥钠。成人 0.5 g 溶于 10 mL 注射用水中,以 50～100 mg/min 速度缓慢静脉注射至发作停止。注射中要注意呼吸心跳变化。发作控制后应继续鼻饲或口服抗癫痫药物。

2. 处理并发症:保持呼吸道通畅,利尿脱水减轻脑水肿,纠正酸中毒等。

五、护理

1. 保证呼吸道通畅。发作时立即松解衣领扣,防止呼吸道受压,大发作时保持平卧头偏向一侧,以利分泌物从口角流出;若有舌后坠,将舌拉出,防止呼吸道堵塞,必要时用吸引器清除痰液或气管切开。必要时给予持续低流量吸氧。

2. 避免外伤。了解患儿有无发作的前驱症状,仔细观察患儿发作的类型、发作的频率、持续的时间。告知患儿出现前驱症状时立即就地平卧,防止摔伤。抽动的肢体不能强行扳压,防止骨折或脱臼;拦起床档,移开一切可导致患儿受伤的物品,抽搐的患儿需专人守护,意识恢复后仍应注意防止患儿因身体虚弱或精神恍惚而发生事故。

3. 密切观察病情。癫痫发作时注意观察患儿的生命体征、神志状态、瞳孔变化、动脉血气等变化。一旦出现变化应立即遵医嘱给予相关而有效的药物并判断用药效果,详细记录。同时备好各种抢救物品及药物,做好气管切开和人工辅助呼吸的准备。

(纪国华　张培培　张瑞环　姜吉波)

第六节 帕金森病

帕金森病(Parkinson's disease,PD)是一种常见的神经系统变性疾病,老年人多见,平均发病年龄为 60 岁左右,40 岁以下起病的青年帕金森病较少见。我国 65 岁以上人群 PD 的患病率大约是 1.7%。大部分帕金森病患者为散发病例,仅有不到 10% 的患者有家族史。帕金森病最主要的病理改变是中脑黑质多巴胺(dopamine,DA)能神经元的变性死亡,由此而引起纹状体 DA 含量显著性减少而致病。导致这一病理改变的确切病因目前仍不清楚,遗传因素、环境因素、年龄老化、氧化应激等均可能参与 PD 多巴胺能神经元的变性死亡过程。

一、病因

帕金森病的确切病因至今未明。遗传因素、环境因素、年龄老化、氧化应激等均可能参与 PD 多巴胺能神经元的变性死亡过程。

1. 年龄老化。PD 的发病率和患病率均随年龄的增高而增加。PD 多在 60 岁以上发病,这提示衰老与发病有关。资料表明随年龄增长,正常成年人脑内黑质多巴胺能神经元会渐进性减少。但 65 岁以上老年人中 PD 的患病率并不高,因此,年龄老化只是 PD 发病的危险因素之一。

2. 遗传因素。遗传因素在 PD 发病机制中的作用越来越受到学者们的重视。自 20 世纪 90 年代后期第一个帕金森病致病基因 α-突触核蛋白(α-synuclein,PARK1)发现以来,目前至少有 6 个致病基因与家族性帕金森病相关。但帕金森病中仅 5%～10% 有家族史,大部分还是散发病例。遗传因素也只是 PD 发病的因素之一。

3. 环境因素。20 世纪 80 年代美国学者 Langston 等发现一些吸毒者会快速出现典型的帕金森病样症状,且对左旋多巴制剂有效。研究发现,吸毒者吸食的合成海洛因中含有一种 1-甲基-4 苯基-1,2,3,6-四氢吡啶(MPTP)的嗜神经毒性物质。该物质在脑内转化为高毒性的 1-甲基-4 苯基-吡啶离子 MPP+,并选择性的进入黑质多巴胺能神经元内,抑制线粒体呼吸链复合物 I 活性,促发氧化应激反应,从而导致多巴胺能神经元的变性死亡。由此学者们提出,线粒体功能障碍可能是 PD 的致病因素之一。在后续的研究中人们也证实了原发性 PD 患者线粒体呼吸链复合物 I 活性在黑质内有选择性的下降。一些除草剂、杀虫剂的化学结构与 MPTP 相似。随着 MPTP 的发现,人们意识到环境中一些类似 MPTP 的化学物质有可能是 PD 的致病因素之一。但是在众多暴露于 MPTP 的吸毒者中仅少数发病,提示 PD 可能是多种因素共同作用下的结果。

4. 其他。除了年龄老化、遗传因素外,脑外伤、吸烟、饮咖啡等因素也可能增加或降低罹患 PD 的危险性。吸烟与 PD 的发生呈负相关,这在多项研究中均得到了一致的结论。咖啡因也具有类似的保护作用。严重的脑外伤则可能增加患 PD 的风险。

二、临床表现

帕金森病起病隐袭,进展缓慢。首发症状通常是一侧肢体的震颤或活动笨拙,进而累及对侧肢体。临床上主要表现为静止性震颤、运动迟缓、肌强直和姿势步态障碍。近年来人们越来越多地注意到抑郁、便秘和睡眠障碍等非运动症状也是帕金森病患者常见的主诉,它们对患者生活质量的影响甚至超过运动症状。

1. 静止性震颤(static tremor)。约70%的患者以震颤为首发症状,多始于一侧上肢远端,静止时出现或明显,随意运动时减轻或停止,精神紧张时加剧,入睡后消失。手部静止性震颤在行走时加重。典型的表现是频率为4～6 Hz的"搓丸样"震颤。部分患者可合并姿势性震颤。患者典型的主诉为:"我的一只手经常抖动,越是放着不动越抖得厉害,干活拿东西的时候反倒不抖了。遇到生人或激动的时候也抖得厉害,睡着了就不抖了。"

2. 肌强直(rigidity)。检查者活动患者的肢体、颈部或躯干时可觉察到有明显的阻力,这种阻力的增加呈现各方向均匀一致的特点,类似弯曲软铅管的感觉,故称为"铅管样强直"(lead-pipe rigidity)。患者合并有肢体震颤时,可在均匀阻力中出现断续停顿,如转动齿轮,故称"齿轮样强直"(cogwheel rigidity)。患者典型的主诉为"我的肢体发僵发硬。"在疾病的早期,有时肌强直不易察觉到,此时可让患者主动活动一侧肢体,被动活动的患侧肢体肌张力会增加。

3. 运动迟缓(bradykinesia)。运动迟缓指动作变慢,始动困难,主动运动丧失。患者的运动幅度会减少,尤其是重复运动时。根据受累部位的不同运动迟缓可表现在多个方面。面部表情动作减少,瞬目减少称为面具脸(masked face)。说话声音单调低沉、吐字欠清。写字可变慢变小,称为"小写征"(micrographia)。洗漱、穿衣和其他精细动作可变的笨拙、不灵活。行走的速度变慢,常曳行,手臂摆动幅度会逐渐减少甚至消失。步距变小。因不能主动吞咽至唾液不能咽下而出现流涎。夜间可出现翻身困难。在疾病的早期,患者常常将运动迟缓误认为是无力,且常因一侧肢体的酸胀无力而误诊为脑血管疾病或颈椎病。因此,当患者缓慢出现一侧肢体的无力,且伴有肌张力的增高时应警惕帕金森病的可能。

4. 姿势步态障碍。姿势反射消失往往在疾病的中晚期出现,患者不易维持身体的平衡,稍不平整的路面即有可能跌倒。姿势反射可通过后拉试验来检测。检查者站在患者的背后,嘱患者做好准备后牵拉其双肩。正常人能在后退一步之内恢复正常直立。而姿势反射消失的患者往往要后退三步以上或是需人搀扶才能直立。PD患者行走时常常会越走越快,不易止步,称为慌张步态(festinating gait)。晚期帕金森病患者可出现冻结现象,表现为行走时突然出现短暂的不能迈步,双足似乎粘在地上,须停顿数秒钟后才能再继续前行或无法再次启动。冻结现象常见于开始行走时(始动困难)、转身、接近目标时,或担心不能越过已知的障碍物时,如穿过旋转门。

5. 非运动症状。帕金森病患者除了震颤和行动迟缓等运动症状外,还可出现情绪低落、焦虑、睡眠障碍、认知障碍等非运动症状。疲劳感也是帕金森病常见的非运动症状。

三、诊断

帕金森病的诊断主要依靠病史、临床症状及体征。根据隐袭起病、逐渐进展的特点，单侧受累进而发展至对侧，表现为静止性震颤和行动迟缓，排除非典型帕金森病样症状即可作出临床诊断。对左旋多巴制剂治疗有效则更加支持诊断。常规血、脑脊液检查多无异常。头 CT,MRI 也无特征性改变。嗅觉检查多可发现 PD 患者存在嗅觉减退。以 18F-多巴作为示踪剂行多巴摄取功能 PET 显像可显示多巴胺递质合成减少。以^{125}I-β-CIT,^{99m}Tc-TRODAT-1 作为示踪剂行多巴胺转运体（DAT）功能显像可显示 DAT 数量减少，在疾病早期甚至亚临床期即可显示降低，可支持诊断。但此项检查费用较贵，尚未常规开展。

四、治疗

（一）治疗原则

1. 综合治疗：药物治疗是帕金森病最主要的治疗手段。左旋多巴制剂仍是最有效的药物。手术治疗是药物治疗的一种有效补充。康复治疗、心理治疗及良好的护理也能在一定程度上改善症状。目前应用的治疗手段主要是改善症状，但尚不能阻止病情的进展。

2. 用药原则：用药宜从小剂量开始逐渐加量。以较小剂量达到较满意疗效，不求全效。用药在遵循一般原则的同时也应强调个体化。根据患者的病情、年龄、职业及经济条件等因素采用最佳的治疗方案。药物治疗时不仅要控制症状，也应尽量避免药物副作用的发生，并从长远的角度出发尽量使患者的临床症状能得到较长期的控制。

（二）药物治疗

1. 保护性治疗：原则上，帕金森病一旦确诊就应及早予以保护性治疗。目前临床上作为保护性治疗的药物主要是单胺氧化酶 B 型（MAO-B）抑制剂。近年来研究表明，MAO-B 抑制剂有可能延缓疾病的进展，但目前尚无定论。

2. 症状性治疗

（1）早期治疗（Hoehn-Yahr Ⅰ～Ⅱ级）。

①何时开始用药：疾病早期病情较轻，对日常生活或工作尚无明显影响时可暂缓用药。若疾病影响患者的日常生活或工作能力，或患者要求尽早控制症状时即应开始症状性治疗。

②首选药物原则：＜65 岁的患者且不伴智能减退可选择：a. 非麦角类多巴胺受体（DR）激动剂；b. MAO-B 抑制剂；c. 金刚烷胺，若震颤明显而其他抗 PD 药物效果不佳则可选用抗胆碱能药；d. 复方左旋多巴＋儿茶酚-氧位-甲基转移酶（COMT）抑制剂；e. 复方左旋多巴；d 和 e 一般在 a、b、c 方案治疗效果不佳时加用。但若因工作需要力求显著改善运动症状，或出现认知功能减退则可首选 d 或 e 方案，或可小剂量应用 a、b 或 c 方案，同时小剂量合用 e 方案。≥65 岁的患者或伴智能减退：首选复方左旋多巴，必要时可加用 DR 激动剂、MAO-B 或 COMT 抑制剂。苯海索因有较多副作用尽可能不用，尤其老

年男性患者,除非有严重震颤且对其他药物疗效不佳时。

(2)中期治疗(Hoehn-Yahr Ⅲ级)。早期首选 DR 激动剂、MAO-B 抑制剂或金刚烷胺/抗胆碱能药物治疗的患者,发展至中期阶段,原有的药物不能很好地控制症状时应添加复方左旋多巴治疗;早期即选用低剂量复方左旋多巴治疗的患者,至中期阶段症状控制不理想时应适当加大剂量或添加 DR 激动剂、MAO-B 抑制剂、金刚烷胺或 COMT 抑制剂。

(3)晚期治疗(Hoehn-Yahr Ⅳ～Ⅴ级)。晚期患者由于疾病本身的进展及运动并发症的出现治疗相对复杂,处理也较困难。因此,在治疗之初即应结合患者的实际情况制定合理的治疗方案,以期尽量延缓运动并发症的出现,延长患者有效治疗的时间窗。

(三)常用治疗药物

1. 抗胆碱能药物:主要是通过抑制脑内乙酰胆碱的活性,相应提高多巴胺效应。临床常用的是盐酸苯海索。此外有开马君、苯甲托品、东莨菪碱等。主要适用于震颤明显且年龄较轻的患者。老年患者慎用,狭角型青光眼及前列腺肥大患者禁用。

2. 金刚烷胺:可促进多巴胺在神经末梢的合成和释放,阻止其重吸收。对少动、僵直、震颤均有轻度改善作用,对异动症可能有效。肾功能不全、癫痫、严重胃溃疡、肝病患者慎用。

3. 单胺氧化酶 B(MAO-B)抑制剂:通过不可逆地抑制脑内 MAO-B,阻断多巴胺的降解,相对增加多巴胺含量而达到治疗的目的。MAO-B 抑制剂可单药治疗新发、年轻的帕金森病患者,也可辅助复方左旋多巴治疗中晚期患者。它可能具有神经保护作用,因此原则上推荐早期使用。MAO-B 抑制剂包括司来吉兰和雷沙吉兰。晚上使用易引起失眠,故建议早、中服用。胃溃疡者慎用,禁与 5-羟色胺再摄取抑制剂(SSRI)合用。

4. DR 激动剂:可直接刺激多巴胺受体而发挥作用。目前临床常用的是非麦角类 DR 激动剂。适用于早期帕金森病患者,也可与复方左旋多巴联用治疗中晚期患者。年轻患者病程初期首选 MAO-B 抑制剂或 DR 激动剂。激动剂均应从小剂量开始,逐渐加量。使用激动剂症状波动和异动症的发生率低,但体位性低血压和精神症状发生率较高。常见的副作用包括胃肠道症状,嗜睡,幻觉等。非麦角类 DR 激动剂有普拉克索、罗匹尼罗、吡贝地尔、罗替戈汀和阿朴吗啡。

5. 复方左旋多巴(包括左旋多巴/苄丝肼和左旋多巴/卡比多巴):左旋多巴是多巴胺的前体。外周补充的左旋多巴可通过血脑屏障,在脑内经多巴脱羧酶的脱羧转变为多巴胺,从而发挥替代治疗的作用。苄丝肼和卡比多巴是外周脱羧酶抑制剂,可减少左旋多巴在外周的脱羧,增加左旋多巴进入脑内的含量以及减少其外周的副作用。

应从小剂量开始,逐渐缓慢增加剂量直至获较满意疗效,不求全效。剂量增加不宜过快,用量不宜过大。餐前 1 h 或餐后 1.5 h 服药。老年患者可尽早使用,年龄小于 65 岁,尤其是青年帕金森病患者应首选单胺氧化酶 B 抑制剂或多巴胺受体激动剂,当上述药物不能很好控制症状时再考虑加用复方左旋多巴。活动性消化道溃疡者慎用,狭角型青光眼、精神病患者禁用。

(四)并发症的防治

1. 运动并发症的诊断与治疗。中晚期帕金森病患者可出现运动并发症,包括症状波动和异动症。症状波动(motor fluctuation)包括疗效减退(wearing-off)和"开—关"现象(on-off phenomenon)。疗效减退指每次用药的有效作用时间缩短。此时可通过增加每日服药次数或增加每次服药剂量,或改用缓释剂,或加用其他辅助药物。"开—关"现象表现为突然不能活动和突然行动自如,两者在几分钟至几十分钟内交替出现。多见于病情严重者,机制不明。一旦出现"开—关"现象,处理较困难。可采用微泵持续输注左旋多巴甲酯、乙酯或 DR 激动剂。异动症又称运动障碍(dyskinesia),表现为头面部、四肢或躯干的不自主舞蹈样或肌张力障碍样动作。在左旋多巴血药浓度达高峰时出现者称为剂峰异动症(peak-dose dyskinesia),在剂峰和剂末均出现者称为双相异动症(biphasic dyskinesia)。此时患者的典型主诉为:"每次在药起效和快要失效时都会出现身体的不自主晃动。"足或小腿痛性肌痉挛称为肌张力障碍(dystonia),多发生在清晨服药之前,也是异动症的一种表现形式。剂峰异动症可通过减少每次左旋多巴剂量,或加用 DR 激动剂或金刚烷胺治疗。双相异动症控制较困难,可加用长半衰期 DR 激动剂或 COMT 抑制剂,或微泵持续输注左旋多巴甲酯、乙酯或 DR 激动剂。肌张力障碍可根据其发生在剂末或剂峰而对相应的左旋多巴制剂剂量进行相应的增减。

2. 运动并发症的预防。运动并发症的发生不仅与长期应用左旋多巴制剂有关,还与用药的总量、发病年龄、病程密切相关。用药总量越大、用药时间越长、发病年龄越轻、病程越长越易出现运动并发症。发病年龄和病程均是不可控的因素,因此通过优化左旋多巴的治疗方案可尽量延缓运动并发症的出现。新发的患者首选 MAO-B 抑制剂或 DR 激动剂以推迟左旋多巴的应用;左旋多巴宜从小剂量开始,逐渐缓慢加量;症状的控制能满足日常生活需要即可,不求全效;这些均能在一定程度上延缓运动并发症的出现。但需要强调的是,治疗一定要个体化,不能单纯为了延缓运动并发症的出现而刻意减少或不用左旋多巴制剂。

(五)非运动症状的治疗

1. 精神障碍的治疗:帕金森病患者在疾病晚期可出现精神症状,如幻觉、欣快、错觉等。而抗 PD 的药物也可引起精神症状,最常见的是盐酸苯海索和金刚烷胺。因此,当患者出现精神症状时首先考虑依次逐渐减少或停用抗胆碱能药、金刚烷胺、司来吉兰、DR激动剂、复方左旋多巴。对经药物调整无效或因症状重无法减停抗 PD 药物者,可加用抗精神病药物,如氯氮平、喹硫平等。出现认知障碍的 PD 患者可加用胆碱酯酶抑制剂,如石杉碱甲、多奈哌齐、卡巴拉汀。

2. 自主神经功能障碍的治疗:便秘的患者可增加饮水量、多进食富含纤维的食物。同时也可减少抗胆碱能药物的剂量或服用通便药物。泌尿障碍的患者可减少晚餐后的摄水量,也可试用奥昔布宁、莨菪碱等外周抗胆碱能药。体位性低血压患者应增加盐和水的摄入量,可穿弹力袜,也可加用 α-肾上腺素能激动剂米多君。

3. 睡眠障碍:帕金森病患者可出现入睡困难、多梦、易醒、早醒等睡眠障碍。若 PD 的睡眠障碍是由于夜间病情加重所致,可在晚上睡前加服左旋多巴控释剂。若患者夜间存在不安腿综合征影响睡眠可在睡前加用 DR 激动剂。若经调整抗 PD 药物后仍无法改善睡眠时可选用镇静安眠药。

（六）手术治疗

手术方法主要有两种,神经核毁损术和脑深部电刺激术(DBS)。神经核毁损术常用的靶点是丘脑腹中间核(Vim)和苍白球腹后部(PVP)。以震颤为主的患者多选取丘脑腹中间核,以僵直为主的多选取苍白球腹后部作为靶点。神经核毁损术费用低,并且也有一定疗效,因此在一些地方仍有应用。脑深部电刺激术因其微创、安全、有效,已作为手术治疗的首选。帕金森病患者出现明显疗效减退或异动症,经药物调整不能很好地改善症状者可考虑手术治疗。手术对肢体震颤和肌强直的效果较好,而对中轴症状如姿势步态异常、吞咽困难等功能无明显改善。手术与药物治疗一样,仅能改善症状,而不能根治疾病,也不能阻止疾病的进展。术后仍需服用药物,但可减少剂量。继发性帕金森综合征和帕金森叠加综合征患者手术治疗无效。早期帕金森病患者,药物治疗效果好的患者不适宜过早手术。

五、护理

（一）运动安全护理

1. 环境设置:科内特设 PD 病房,其内仅摆放 2 张病床,光线明亮,墙壁色彩明快,热水瓶置专设柜中,地面平整、干燥,防止摔伤、烫伤及其他损伤;床铺加用防护栏,防止坠床。

2. 做好运动前准备工作:运动前帮助其按摩下肢肌肉 5 min,同时鼓励自行按摩;为患者配置拐杖,鼓励训练使用拐杖;移去活动范围内的障碍物,保证平整、宽敞;患者的衣裤不宜过于长大,穿合适的布鞋,预防跌跤及碰伤。

3. 步行步态的训练:步行训练 2 次/d,每次 5 min。方法:步行时患者双眼直视,两上肢与下肢保持协同合拍动作,同时使足尖尽量抬高,以脚跟先着地,尽量迈开步伐行走,并作左右转向和前后进退的训练;当患者走路遇到步僵时,先让患者停下来,站直身体,鼓励患者抬高一条腿,然后向前迈一大步,再换另一条腿,再抬高,向前迈大步,反复练习 3~5次。以上训练方法可以减轻腿部重力,减轻疲劳,松动肩、手关节,纠正小步和慌张步态。

4. 陪护要求:行走时旁边皆有人守护、搀扶或拄拐杖;患者外出或做检查时,有人陪同,防止外伤、迷路等意外。

（二）情志改变护理

1. 加强心理护理:护理人员同情和理解患者,对患者的症状不流露嫌弃、厌烦的表情,不催促患者,给患者尽可能多的关心和爱护;帮助患者理智地对待疾病,控制情绪,并争取家庭配合,给予具体的护理支持;教一些心理调适的技巧,如重视自己的优点和成就,寻找业余爱好,向医生、护士、亲人倾诉内心想法,宣泄郁闷,获得同情,舒缓情绪。

2. 严格制度管理:制定针对性的护理制度。量体温时,禁量口温,并做到手不离表;发药到口,确认咽下;避免让患者单独活动;将患者情绪、精神症状列入每班交班内容。严格执行护理巡视制度及陪客制度,强调陪客职责,宣教注意事项;对伴有抑郁、幻觉的患者重点巡视,密切观察自杀的先兆征象,特别是在午睡、夜间、饭前、交接班前后要加强防范,以防走失、坠楼、自杀等意外。

(三)用药护理

督促坚持按时、按量服药,发药到口,药片先溶解于水中,再用小勺把药送到舌根处,让患者自己吞咽。密切观察患者的血压、表情、步态等,及时发现药物副作用,注意有无开—关现象、便秘、尿潴留、失眠谵妄等精神症状,发现有异常时,着重交班,及时请示医生停药或减量,特别对有幻觉、谵妄的患者,要专人守护和定时巡视观察,确保患者安全。

(四)特殊症状护理

病情较重者或晚期患者可因吞咽肌强直,导致吞咽困难或发生呛咳、误吸、肺部感染等现象,应予相应的特殊护理。

1. 进食要求:进餐时不说笑,细嚼慢咽;少量多餐,食物不要过冷过热,不吃带有刺激性的调味品,避免胃及食管痉挛;餐后用淡盐水漱口,定时进行口腔护理,防止口腔内积存食物残渣、唾液等而引起口腔及肺部感染。

2. 留置鼻饲管:严重吞咽障碍患者应选择通过胃管给予流质饮食和药物,及早留置鼻饲管能有效预防上述并发症,而插鼻饲管较一般患者更应注意技巧才能顺利插入。

3. 卧位要求:睡眠时以侧卧位为好,以免口水反流而引起呛咳。

第七节　三叉神经痛

三叉神经痛是最常见的脑神经疾病,以一侧面部三叉神经分布区内反复发作的阵发性剧烈痛为主要表现,国内统计的发病率 52.2/10 万,女性略多于男性,发病率可随年龄而增长。三叉神经痛多发生于中老年人,右侧多于左侧。该病的特点是:在头面部三叉神经分布区域内,发病骤发骤停、闪电样、刀割样、烧灼样、顽固性、难以忍受的剧烈性疼痛。说话、洗脸、刷牙或微风拂面,甚至走路时都会导致阵发性时的剧烈疼痛。疼痛历时数秒或数分钟,疼痛呈周期性发作,发作间歇期同正常人一样。

一、病因

(一)原发性三叉神经痛的病因

在三叉神经痛时,外周神经和中枢神经都参与疼痛的产生与传递,因此根据现代临床实践及动物试验结果,对原发性三叉神经痛的病因有以下几种学说。

1. 周围病原学说:三叉神经末梢到脑干核团的任何部位发生病变都可刺激三叉神经,使中枢神经系统发生生理功能紊乱和器质性改变,从而发生三叉神经分布区范围内的阵发性剧痛。

2. 中枢病因学说:三叉神经系统中枢部的脑内核团,三叉神经脊束核丘脑及大脑皮质均可因周围病变刺激及中枢本身的伤害性刺激,而导致三叉神经痛。

3. 变态反应学说:1967 年 Hanes 根据三叉神经痛突然发作和可逆性,曾提出三叉神经痛可能是一种与变态反应有关的疾病。

4.病毒感染学说:大脑皮质是周身感觉的最高中枢,早有定论,对三叉神经系统任何部位的病灶所致的疼痛,均是通过大脑皮质反映出来的,如疱疹和单纯疱疹的病毒感染,可沿三叉神经系统的通路而侵入三叉神经分布相应的大脑皮质,使三叉神经疼痛发作。

(二)继发性三叉神经痛的病因

近年来通过临床实践和研究,特别是神经显微外科手术的应用和手术方式的不断改进,对继发性三叉神经痛的病因,发病率的认识有了更深入的了解和认识,发现三叉神经系统的所属部位或邻近部位的各种病灶均可引起三叉神经痛,最常见的病因有颅内和颅底骨的肿瘤、血管畸形、蛛网膜粘连增厚、多发性硬化等。

二、临床表现

1.性别与年龄。年龄多在40岁以上,以中、老年人为多。女性多于男性,约为3∶2。

2.疼痛部位。右侧多于左侧,疼痛由面部、口腔或下颌的某一点开始扩散到三叉神经某一支或多支,以第二支、第三支发病最为常见,第一支者少见。其疼痛范围绝对不超越面部中线,亦不超过三叉神经分布区域。偶尔有双侧三叉神经痛者,占3%。

3.疼痛性质。如刀割、针刺、撕裂、烧灼或电击样剧烈难忍的疼痛,甚至痛不欲生。

4.疼痛的规律。三叉神经痛的发作常无预兆,而疼痛发作一般有规律。每次疼痛发作时间由仅持续数秒到1~2 min骤然停止。初期起病时发作次数较少,间歇期亦长,数分钟、数小时不等,随病情发展,发作逐渐频繁,间歇期逐渐缩短,疼痛亦逐渐加重而剧烈。夜晚疼痛发作减少。间歇期无任何不适。

5.诱发因素:说话、吃饭、洗脸、剃须、刷牙以及风吹等均可诱发疼痛发作,以致患者精神萎靡不振,行动谨小慎微,甚至不敢洗脸、刷牙、进食,说话也小心,唯恐引起发作。

6.扳机点。扳机点亦称"触发点",常位于上唇、鼻翼、齿龈、口角、舌、眉等处。轻触或刺激扳机点可激发疼痛发作。

7.表情和颜面部变化。发作时常突然停止说话、进食等活动,疼痛侧面部可呈现痉挛,即"痛性痉挛",皱眉咬牙、张口掩目,或用手掌用力揉搓颜面以致局部皮肤粗糙、增厚、眉毛脱落、结膜充血、流泪及流涎。表情呈精神紧张、焦虑状态。

三、诊断

根据三叉神经支配区内的发作性疼痛及其临床特点,原发性及继发性三叉神经痛的诊断不难确定。

1.三叉神经支配区内发作性剧痛:刀割样,烧灼样。

2.临床特点:骤发,扳机点,阵发,反复,痛性抽搐。

3.确定原发性及继发性,原发性三叉神经痛,客观检查多无三叉神经功能缺损表现及其他局限性神经体征。

四、治疗

(一)药物治疗

1.卡马西平(Carbamazepine):对70%的患者止痛有效,但大约1/3的患者不能耐受其嗜睡、眩晕、消化道不适等副作用。开始每日 2 次,以后可每日 3 次。每日 0.2～0.6 g,分 2～3 次服用,每日极量 1.2 g。

2. 苯妥英钠(Sodium phenytoin):疗效不及卡马西平。

3. 中药治疗:有一定疗效。

（二）手术治疗

1. 三叉神经及半月神经节封闭术。手术通过注射的药物直接作用于三叉神经,使之变性,造成传导阻滞,而得以止痛。常用的封闭药物是无水酒精和甘油。周围支封闭操作简单,但疗效不能持久,一般可维持 3～8 个月,很少超过 1 年。半月节封闭术操作相对较复杂,可引起神经性角膜炎等并发症,总有效率 72%～99%,早期复发率 20%,5～10 年复发率达 50%。

2. 半月神经节经皮射频热凝治疗。这是一种安全、简单、患者易于接受的治疗方法,疗效可达 90%。其理论依据是可选择性破坏三叉神经内的痛觉纤维,而保留触觉纤维。其方法是在 X 线或 CT 引导下将射频针电极插入半月神经节内,通电后逐渐加热至 65℃～75℃,对靶点进行毁损,持续时间 60 s。此法适用于因高龄、不能或拒绝开颅手术的患者。

3. 微血管减压术(micorvascular decompression,MVD)。MVD 手术是目前原发性三叉神经痛首选的手术治疗方法。1967 年由 Jannetta 教授首次提出,手术适应证包括:经影像学检查确认三叉神经为血管压迫者;其他治疗效果差愿意接受手术者;压迫三叉神经产生疼痛的血管称之为"责任血管"。

五、护理

1. 避免刺激扳机点。三叉神经痛患者在日常生活中要努力防止一切诱发疼痛的因素,如洗脸、修面、刷牙、吃饭、理发等动作要轻柔,不要因为动作过猛而刺激扳机点。刮风时尽量不要出门,天气寒冷时应注意保暖,外出戴口罩,避免冷风直接刺激面部。

2. 积极锻炼。三叉神经痛患者在日常生活中应适当参加体育运动,积极锻炼身体,因为增强体质是抵御一切疾病的良药,适合三叉神经痛患者的运动有太极拳、散步、慢跑等相对缓和的项目。

3. 吃较软的食物。因有力地咀嚼可以诱发三叉神经痛,所以患者应多进食流质或半流质食物,如鸡蛋羹、面条、米粥等。尽量少吃油炸、带骨肉、硬果类等让咀嚼费力的食物,不吃不闻刺激性的调味品,如姜粉、辣椒、芥末等,以防因打喷嚏而诱发疼痛。

4. 积极治疗原发病,继发性三叉神经痛患者往往患有鼻炎及副鼻窦炎、牙齿及口腔病变等其他疾病,在日常生活中应积极采取相应的治疗措施,及早治愈原发病才能预防三叉神经痛的发作。

（戚永花　刘　芹　陈嵩淞　马　燕）

第十三章　外科休克

第一节　感染性休克

一、病因

感染性休克(septic shock),亦称脓毒性休克,是指由微生物及其毒素等产物所引起的脓毒病综合征(sepsis syndrome)伴休克,感染灶中的微生物及其毒素、胞壁产物等侵入血循环,激活宿主的各种细胞和体液系统,产生细胞因子和内源性介质,作用于机体各种器官、系统,影响其灌注,导致组织细胞缺血缺氧、代谢紊乱、功能障碍,甚至多器官功能衰竭。这一危重综合征即为感染性休克。因此感染性休克是微生物因子和机体防御机制相互作用的结果,微生物的毒力数量以及机体的内环境与应答是决定感染性休克发展的重要因素。

二、临床表现

1. 意识和精神状态(反映中枢神经系统的血流量)。经初期的躁动后转为抑郁淡漠,甚至昏迷,表明神经细胞的反应性兴奋转抑制,病情由轻转重,原有脑动脉硬化或高血压患者,血压降至 10.64/6.65 kPa(80/50 mmHg)左右时反应即可迟钝;而个别原体质良好者对缺氧的耐受性较高,但为时亦极短暂。

2. 呼吸频率和幅度(反映是否存在酸碱平衡失调或肺和中枢神经功能不全)。

3. 皮肤色泽,温度和湿度(反映外周围血流灌注情况)。皮肤苍白,紫绀伴斑状收缩,微循环灌注不足,甲床毛细血管充盈情况亦可作为参考,如前胸或腹壁出现瘀点或瘀斑,提示有 DIC 可能。

4. 颈静脉和外周静脉充盈情况。静脉萎陷提示血容量不足,充盈过度提示心功能不全或输液过多。

5. 脉搏。在休克早期血压尚未下降之前,脉搏多已见细速,甚至摸不清,随着休克好转,脉搏强度往往较血压先恢复。

6. 尿量(反映内脏灌流情况)。通常血压在 10.6 kPa(80 mmHg)上下时,平均尿量为 20～30 mL/h;尿量>50 mL/h,表示肾脏血液灌注已足。

7. 甲皱微循环及眼底检查。在低倍镜下观察甲皱毛细血管袢数,管径,长度,清晰度和显现规律,血色,血液流速,均匀度和连续性,红细胞聚集程度,血管舒缩状态和清晰度等。休克时可见甲皱毛细血管袢数减少,管径细而缩短,显现呈断线状,充盈不良,血色变紫,血流迟缓失去均匀性,严重者有凝血。眼底检查可见小动脉痉挛,小静脉淤张,动静脉比例可由正常的 2∶3 变为 1∶2 或 1∶3,严重者有视网膜水肿,颅内压增高者可见视乳头水肿。

三、治疗

(一)补充血容量

有效循环血量的不足是感性性休克的突出矛盾。故扩容治疗是抗休克的基本手段。扩容所用液体应包括胶体和晶体。各种液体的合理组合才能维持机体内环境的恒定。胶体液有低分子右旋糖酐、血浆、白蛋白和全血等。晶体液中碳酸氢钠复方氯化钠液较好。休克早期有高血糖症,加之机体对糖的利用率较差,且高血糖症能导致糖尿和渗透性利尿带出钠和水,故此时宜少用葡萄糖液。

1. 胶体液。①低分子右旋糖酐(分子量 2 万~4 万):能覆盖红细胞、血小板和血管内壁,增加互斥性,从而防止红细胞凝聚,抑制血栓形成,改善血流。输注后可提高血浆渗透压、拮抗血浆外渗,从而补充血容量,稀释血液,降低血黏度、疏通微循环,防止 DIC。在肾小管内发挥渗透性利尿作用。静注后 2~3 h 其作用达高峰,4 h 后渐消失,故滴速宜较快。每日用量为 10% 即 500~1 500 mL,一般为 1 000 mL。有严重肾功能减退、充血性心力衰竭和出血倾向者最好勿用。偶可引起过敏反应。②血浆、白蛋白和全血:适用于肝硬化或慢性肾炎伴低蛋白血症、急性胰腺炎等病例。无贫血者不必输血,已发生DIC 者输血亦应谨慎。细胞压积以维持 35%~40% 较合适。③其他:羟乙基淀粉(706 代血浆)能提高胶体渗透压、增加血容量、副作用少、无抗原性,很少引起过敏反应为其优点。

2. 晶体液。碳酸氢钠林格液和乳酸钠林格液等平衡盐液所含各种离子浓度较生理盐水更接近血浆中的水平,可提高功能性细胞外液容量,并可部分纠正酸中毒。对肝功能明显损害者以用碳酸氢钠林格液为宜。5%~10% 葡萄糖液主要供给水分和热量,减少蛋白质和脂肪的分解。25%~50% 葡萄糖液尚有短暂扩容和渗透性利尿作用,休克早期不宜用。扩容输液程序、速度和输液量,一般先输低分子右旋糖酐(或平衡盐液),有明显酸中毒者可先输给 5% 碳酸氢钠,在特殊情况下可输给白蛋白或血浆。滴速宜先快后慢,用量应视患者具体情况和原心肾功能状况而定:对有明显脱水、肠梗阻、麻痹性肠梗阻以及化脓性腹膜炎等患者,补液量应加大;而对心脏病的患者则应减慢滴速并酌减输液量。在输液过程中应密切观察有无气促出现。必要时可在 CVP 或 PAWP 监护下输液,如能同时监测血浆胶体渗透压和 PAWP 的梯度,对防止肺水肿的产生有重要参考价值,若二者的压差>1.07 kPa,则发生肺水肿的危险性较小。扩容治疗要求达到:①组织灌注良好:患者神情安宁、口唇红润、肢端温暖、紫绀消失;② 收缩压 > 12 kPa(90 mmHg)、脉压>4.0 kPa;③脉率<100 次/分;④尿量>30 mL/h;⑤血红蛋白回复基础水平,血液浓缩现象消失。

（二）纠正酸中毒

根本措施在于改善组织的低灌注状态。缓冲碱主要起治标作用，且血容量不足时，缓冲碱的效能亦难以充分发挥。纠正酸中毒可增强心肌收缩力、恢复血管对血管活性药物的反应性，并防止 DIC 的发生。首选的缓冲碱为 5% 碳酸氢钠，次为 11.2% 乳酸钠（肝功能损害者不宜用）。三羟甲基氨基甲烷（THAM）适用于需限钠患者，因其易透入细胞内，有利于细胞内酸中毒的纠正；其缺点为滴注溢出静脉外时可致局部组织坏死，静滴速度过快可抑制呼吸、甚至呼吸停止。此外，尚可引起高钾血症、低血糖、恶心呕吐等。缓冲碱的剂量可参照 CO_2CP 测定结果，5% 碳酸氢钠 0.3 mL/kg 或 3.63% THAM 0.6 mL/kg，可提高 1 个 VOL%（0.449 mmol/L）的 CO_2CP。

（三）血管活性药物的应用

旨在调整血管舒缩功能、疏通微循环淤滞，以利休克的逆转。

1. 扩血管药物。必须在充分扩容的基础上使用，适用于低排高阻型休克（冷休克）。常用者有以下药物。

（1）α-受体阻滞剂：可解除内源性去甲肾上腺素所引起的微血管痉挛和微循环淤滞。可使肺循环内血液流向体循环而防止肺水肿。本组的代表药物为酚妥拉明（苄胺唑啉），其作用快而短，易于控制。剂量为 5～10 mg/次（儿童 0.1～0.2 mg/kg）以葡萄糖液 50～100 mL 稀释后静滴，开始时宜慢，以后根据反应，调整滴速。情况紧急时，可先以小剂量加入葡萄糖液或生理盐水 10～20 mL 中缓注，继以静滴，0.1～0.3 mg/min。心功能不全者宜与正性肌力药物或升压药合用以防血压骤降。氯丙嗪具有明显中枢神经安定和降温作用，能降低组织耗氧量，还能阻断 α-受体、解除血管痉挛、改善微循环；适用于烦躁不安、惊厥和高热患者，但对年老有动脉硬化和呼吸抑制者不相宜，肝功能损害者忌用；剂量为每次 0.5～1.0 mg/kg，加入葡萄糖液中静滴，或肌注，必要时可重复。

（2）β-受体兴奋剂：典型代表为异丙肾上腺素，具强力 $β_1$ 和 $β_2$-受体兴奋作用，有加强心缩和加快心率、加速传导以及中等度扩血管作用。在增强心缩的同时，显著增加心肌耗氧量和心室的应激性，易引起心律失常。有冠心病者忌用。剂量为 0.1～0.2 mg，滴速为成人 2～4 μg/min，儿童 0.05～0.2 μg/kg/min。心率以不超过 120 次（儿童 140 次）/分为宜。多巴胺为合成去甲肾上腺素和肾上腺素的前体。具有兴奋 α、β 和多巴胺受体等作用，视剂量大小而异：当剂量为每分钟 2～5 μg/kg 时，主要兴奋多巴胺受体，使内脏血管扩张，尤其使肾脏血流量增加、尿量增多；剂量为 6～15 μg/kg 时，主要兴奋 β-受体，使心缩增强、心输出量增多，而对心率的影响较小，较少引起心律失常，对 $β_2$-受体的作用较弱；当剂量＞每分钟 20 μg/kg 时，则主要起 α-受体兴奋作用，也可使肾血管收缩，应予注意。常用剂量为 10～20 mg，初以每分钟 2～5 μg/kg 滴速滴入，继按需要调节滴速，最大滴速 0.5 mg/min。多巴胺为目前应用较多的抗休克药，对伴有心缩减弱、尿量减少而血容量已补足的休克患者疗效较好。

（3）抗胆碱能药：为我国创用。有阿托品、山莨菪碱、东莨菪碱，可解除平滑肌痉挛、改善微循环；阻断 M 受体、维持细胞内 cAMP/cGMP 的比值态势；兴奋呼吸中枢，解除支气管痉挛、抑制腺体分泌、保持通气良好;调节迷走神经,较大剂量时可解除迷走神经对心脏的抑制,使心率加速;抑制血小板和中性粒细胞凝聚等作用。大剂量阿托品可引起烦躁不安、皮肤潮红、灼热、兴奋、散瞳、心率加速、口干等。东莨菪碱对中枢神经作用以抑制为主,有明显镇静作用,剂量过大可引起谵妄、激动不安等。山莨菪碱在抗胆碱能方面有选择性较高,而副作用相对较小的优点,临床用于感染性休克,常取代阿托品或东莨菪碱。有青光眼者忌用本组药物。剂量为:阿托品成人每次 0.3~0.5 mg,儿童每次 0.03~0.05 mg/kg;东莨菪碱成人每次 0.3~0.5 mg;山莨菪碱成人每次 10~20 mg;静脉注射,病情好转后逐渐延长给药间隔直到停药。如用药 10 次以上仍无效,或出现明显中毒症状,应即停用,并改用其他药物。

2. 缩血管药物。仅提高血液灌注压,而血管管径却缩小,影响组织的灌注量。此输液中加入缩血管药后限制了滴速和滴入量,并使 CVP 很容易地上升,故从休克的病理生理而言,缩血管药物的应用弊多利少,应严重掌握指证。在下列情况下可考虑应用:血压骤降,血容量一时未能补足,可短时期应用小剂量以提高血压、加强心脏收缩、保证心脑血供;与 α-受体阻滞剂或其他扩血管药联合应用以消除其 α-受体兴奋作用而保留其 β-受体兴奋作用,并可对抗 α-受体阻滞剂的降压作用,尤适用于伴心功能不全的休克病例。常用的缩血管药物有去甲肾上腺素与间羟胺。剂量为:去甲肾上腺素 0.5~2.0 mg 加入生理盐水或 5%葡萄糖 100 mL,滴速 4~8 μg/min;间羟胺 10~20 mg 加入生理盐水或 5%葡萄糖 100 mL,滴速 20~40 滴/分。近有报道在补充血容量和使用小剂量多巴胺无效的病例,于应用去甲肾上腺素后休克获逆转者。

（四）维护重要脏器的功能

1. 强心药物的应用。重症休克和休克后期病例常并发心功能不全,乃因细菌毒素、心肌缺氧、酸中毒、电解质紊乱、心肌抑制因子、肺血管痉挛、肺动脉高压和肺水肿加重心脏负担,心及输液不当等因素引起。老年人和幼儿尤易发生,可预防应用毒毛旋花苷或毛花苷 C。出现心功能不全征象时,应严重控制静脉输液量和滴速。除给予快速强心药外,可给血管解痉药,但必须与去甲肾上腺素或多巴胺合用以防血压骤降。大剂量肾上腺皮质激素有增加心搏出量和降低外周血管阻力、提高冠状动脉血流量的作用,可早期短程应用。同时给氧、纠正酸中毒和电解质紊乱,并给能量合剂以纠正细胞代谢失衡状态。

2. 维持呼吸功能。防治 ARDS 肺为休克的主要靶器官之一,顽固性休克常并发肺功能衰竭。此外脑缺氧、脑水肿等亦可导致呼吸衰竭。休克患者均应给氧,经鼻导管（4~6 L/min）或面罩间歇加压输入。吸入氧浓度以 40%左右为宜。必须保持呼吸道通畅。在血容量补足后,如患者神志欠清、痰液不易清除、气道有阻塞现象时,应及早考虑作气管插管或切开并行辅助呼吸（间歇正压）,并清除呼吸道分泌物,注意防治继发感染。

3. 肾功能的维护。休克患者出现少尿、无尿、氮质血症等时,应注意鉴别其为肾前性或急性肾功能不全所致。在有效心搏血量和血压回复之后,如患者仍持续少尿,可行液体负荷与利尿试验:快速静滴甘露醇 100~300 mL,或静注速尿 40 mg,如排尿无明显增加,而心脏功能良好,则可重复一次,若仍无尿,提示可能已发生急性肾功能不全,应给予相应处理。

4. 脑水肿的防治。脑缺氧时,易并发脑水肿,出现神志不清、一过性抽搐和颅内压增高,甚至发生脑疝,应及早给予血管解痉剂、抗胆碱类药物、渗透性脱水剂(如甘露醇)、速尿、并脑部降温与大剂量肾上腺皮质激素(地塞米松 10～20 mg)静注以及高能合剂等。

5. DIC 的治疗。DIC 的诊断一经确立后,采用中等剂量肝素,每 4～6 h 静注或静滴 1.0 mg/kg(一般为 50 mg,相当于 6 250 U),使凝血时间(试管法)控制在正常的 2 倍以内。DIC 控制后方可停药。如并用潘生丁剂量可酌减。在 DIC 后期、继发性纤溶成为出血的主要原因时,可加用抗纤溶药物。

四、护理

1. 积极防治感染和各种容易引起感染性休克的疾病,例如败血症、细菌性痢疾、肺炎、流行性脑脊髓膜炎、腹膜炎等。

2. 做好外伤的现场处理,如及时止血,镇痛,保温等。

3. 对失血或失液过多(如呕吐、腹泻、咯血、消化道出血、大量出汗等)的患者,应及时酌情补液或输血。

(黄俊蕾　赵　娜　李东梅　薛素莉)

第二节　过敏性休克

一、临床表现

1. 血压急剧下降至休克水平,即 10.7/6.7 kPa(80/50 mmHg)以下,如果原来患有高血压的患者,其收缩压在原有的水平上猛降至 10.7 kPa(80 mmHg),亦可认为已进入休克状态。

2. 意识状态。开始有恐惧感,心慌,烦躁不安,头晕或大声叫喊,并可出现弱视、黄视、幻视、复视等;继而意识朦胧,乃至意识完全丧失,对光反射及其他反射减弱或丧失。

具备血压下降和意识障碍,方能称之休克,两者缺一不可,若仅有休克的表现.并不足以说明是过敏性休克。

3. 过敏的前驱症状。包括皮肤潮红或一过性皮肤苍白,畏寒等;周身皮痒或手掌发痒,皮肤及粘膜麻感,多数为口唇及四肢麻感,继之,出现各种皮疹,多数为大风团状,重者见有大片皮下血管神经性水肿或全身皮肤均肿,此外,鼻、眼、咽喉粘膜亦可发生水肿,而出现打喷嚏,流清水样鼻涕,音哑,呼吸困难,喉痉挛等,不少患者并有食管发堵,腹部不适,伴以恶心、呕吐等。

4. 过敏原接触史。于休克出现前用药,尤其是药物注射史,以及其他特异性过敏原接触史,包括食物、吸入物、接触物、昆虫螫刺等。

对于一般过敏性休克者,通过以上四点即可以确诊,过敏性休克有时发生极其迅速,有时呈闪电状,以致过敏的症状等表现得很不明显,至于过敏性休克的特异性病因诊断应慎审从事,因为当患者发生休克时,往往同时使用多种药物或接触多种可疑致敏物质,故很难冒然断定;此外,在进行证实诊断的药物等过敏试验过程中,也可能出现假阳性结果或再致休克等严重后果,故应慎重,如果必须做,应力求安全,凡属高度致敏物质或患者对此致敏物质高度敏感者,应先由斑贴、抓伤等试验做起,或采用眼结膜试验,舌下黏膜含服试验,皮内注射试验法必须严加控制;在试验过程中要严格控制剂量,并应作好抗休克等抢救的准备。

二、治疗

1. 立即停止进入并移离可疑的过敏原、或致敏药物。结扎注射或虫咬部位以上的肢体以减缓吸收,也可注射或受螯的局部以 0.005% 肾上腺素 2~5 mL 封闭注射。

2. 立即给 0.1% 肾上腺素,先皮下注射 0.3~0.5 mL,紧接着作静脉穿刺注入 0.1~0.2 mL,继以 5% 葡萄糖液滴注,维持静脉给药畅通。肾上腺素能通过 β-受体效应使支气管痉挛快速舒张,通过 α-受体效应使外周小血管收缩。它还能对抗部分 I 型变态反应的介质释放,因此是救治本症的首选药物,在病程中可重复应用数次。一般经过 1~2 次肾上腺素注射,多数患者休克症状在半小时内均可逐渐恢复。反之,若休克持续不见好转,乃属严重病例,应及早静脉注射地塞米松 10~20 mg,琥珀酸氢化考的松 200~400 mg。也可酌情选用一批药效较持久、副作用较小抗休克药物如去甲肾上腺素、阿拉明(间羟胺)等。同时给予血管活性药物,并及时补充血容量,首剂补液 500 mL 可快速滴入,成人首日补液量一般可达 4 000 mL。

3. 抗过敏及其对症处理,常用的是扑尔敏 10 mg 或异丙嗪 25~50 mg,肌肉注射,平卧、吸氧,保持呼吸道畅通。由于处于过敏休克疾患时,患者的过敏阈值甚低,可能使一些原来不过敏的药物转为过敏原。故治疗本症用药切忌过多过滥。

三、护理

预防最根本的办法是明确引起本症的过敏原,但在临床上往往难以作出特异性过敏原诊断,况且不少患者属于并非由免疫机制发生的过敏样反应,为此应注意以下方面。

1. 用药前详询过敏史,阳性患者应在病史首页作醒目而详细的记录。

2. 尽量减少不必要的注射用药,尽量采用口服制剂。

3. 对过敏体质患者在注射用药后观察 15~20 min,在必须接受有诱发本症可能的药品(如碘造影剂)前,宜先使用抗组胺药物或强的松 20~30 mg。

4. 先作皮内试验,皮肤挑刺试验尽量不用出现阳性的药物,如必须使用,则可试行"减敏试验"或"脱敏试验",其原则是在抗组胺等药物的保护下,对患者从极小剂量逐渐增加被减敏药物的用量,直到患者产生耐受性为止,在减敏过程中,必须有医务人员的密切观察,并准备好水剂肾上腺素,氧气,气管插管和可以静脉注射的皮质类固醇等一切应急抢救措施。

(黄俊蕾　赵　娜　李丽沙　薛素莉)

第三节　心源性休克

心源性休克(cardiogenic shock)是心泵衰竭的极期表现,由于心脏排血功能衰竭,不能维持其最低限度的心输出量,导致血压下降,重要脏器和组织供血严重不足,引起全身性微循环功能障碍,从而出现一系列以缺血、缺氧、代谢障碍及重要脏器损害为特征的病理生理过程。其临床表现有血压下降、心率增快、脉搏细弱、全身软弱无力、面色苍白、皮肤湿冷、发绀、尿少或尿闭、神志模糊不清、烦躁或昏迷,若不及时诊治,病死率极高,是心脏病最危重征象之一。

一、临床表现

1. 临床分期。根据心源性休克发生发展过程,大致可分为早、中、晚三期。

(1)休克早期:由于机体处于应激状态,儿茶酚胺大量分泌入血,交感神经兴奋性增高,患者常表现为烦躁不安、恐惧和精神紧张,但神志清醒,面色或皮肤稍苍白或轻度发绀,肢端湿冷,大汗,心率增快,可有恶心、呕吐,血压尚正常甚至可轻度增高或稍低,但脉压变小,尿量稍减。

(2)休克中期:休克早期若不能及时纠正,则休克症状进一步加重,患者表情淡漠,反应迟钝,意识模糊或欠清,全身软弱无力,脉搏细速无力或未能扪及,心率常超过120次/分,收缩压<80 mmHg(10.64 kPa),甚至测不出,脉压<20 mmHg(2.67 kPa),面色苍白、发绀、皮肤湿冷、发绀或出现大理石样改变,尿量更少(<17 mL/h)或无尿。

(3)休克晚期:可出现弥散性血管内凝血(DIC)和多器官功能衰竭的症状。前者可引起皮肤、黏膜和内脏广泛出血;后者可表现为急性肾、肝和脑等重要脏器功能障碍或衰竭的相应症状。如急性肾功能衰竭可表现为少尿或尿闭,血中尿素氮、肌酐进行性增高,产生尿毒症、代谢性酸中毒等症状,尿比重固定,可出现蛋白尿和管型等。肺功能衰竭可表现为进行性呼吸困难和发绀,吸氧不能缓解症状,呼吸浅速而不规则,双肺底可闻及细啰音和呼吸音降低,产生急性呼吸窘迫综合征之征象。脑功能障碍和衰竭可引起昏迷、抽搐、肢体瘫痪、病理性神经反射、瞳孔大小不等、脑水肿和呼吸抑制等征象。肝功能衰竭可引起黄疸、肝功能损害和出血倾向,甚至昏迷。

2. 休克程度划分。按休克严重程度大致可分为轻、中、重和极重度休克。

(1)轻度休克:表现为患者神志尚清,但烦躁不安,面色苍白,口干,出汗,心率>100次/分,脉速有力,四肢尚温暖,但肢体稍发绀、发凉,收缩压≥80 mmHg(10.64 kPa),尿量略减,脉压<30 mmHg(4.0 kPa)。

(2)中度休克:面色苍白,表情淡漠,四肢发冷,肢端发绀,收缩压在60～80 mmHg(8～10.64 kPa),脉压<20 mmHg(2.67 kPa),尿量明显减少(<17 mL/h)。

(3)重度休克:神志欠清,意识模糊,反应迟钝,面色苍白、发绀,四肢厥冷、发绀,皮肤出现大理石样改变,心率>120次/分,心音低钝,脉细弱无力或稍加压后即消失,收缩压降至 40～60 mmHg(5.32～8.0 kPa),尿量明显减少或尿闭。

(4)极重度休克:神志不清、昏迷,呼吸浅而不规则,口唇皮肤发绀,四肢厥冷,脉搏极弱或扪不到,心音低钝或呈单音心律,收缩压<40 mmHg(5.32 kPa),无尿,可有广泛皮下、黏膜及内脏出血,并出现多器官衰竭征象。

3. 其他临床表现。由于心源性休克病因不同,除上述休克的临床表现外,还有相应的病史、临床症状和体征。以急性心肌梗死为例,本病多发生在中老年人群,常有心前区剧痛,可持续数小时,伴恶心、呕吐、大汗、严重心律失常和心功能不全,甚至因脑急性供血不足可产生脑卒中征象。体征包括心浊音界轻至中度扩大,第一心音低钝,可有第三或第四心音奔马律;若并发乳头肌功能不全或腱索断裂,在心尖区可出现粗糙的收缩期反流性杂音;并发室间隔穿孔者,则在胸骨左缘第 3、4 肋间出现响亮的收缩期杂音,双肺底可闻湿啰音。

二、病因

心源性休克的病因大致可分为以下 5 类。

1. 心肌收缩力极度降低。包括大面积心肌梗死、急性暴发性心肌炎(如病毒性、白喉性以及少数风湿性心肌炎等)、原发性及继发性心肌病(前者包括扩张型、限制型及肥厚型心肌病晚期;后者包括各种感染、甲状腺毒症、甲状腺功能减退)。家族性贮积疾病及浸润(如血色病、糖原贮积病、黏多糖体病、淀粉样变、结缔组织病)、家族遗传性疾病(如肌营养不良、遗传性共济失调)、药物性和毒性、过敏性反应(如放射、阿霉素、酒精、奎尼丁、锑剂、依米丁等所致心肌损害)、心肌抑制因素(如严重缺氧、酸中毒、药物、感染毒素)、药物(如钙通道阻滞药、β-受体阻滞药等)、心瓣膜病晚期、严重心律失常(如心室扑动或颤动),以及各种心脏病的终末期表现。

2. 心室射血障碍。包括大块或多发性大面积肺梗死(其栓子来源包括来自体静脉或右心腔的血栓、羊水栓塞、脂肪栓、气栓、癌栓和右心心内膜炎赘生物或肿瘤脱落等)、乳头肌或腱索断裂、瓣膜穿孔所致严重的心瓣膜关闭不全、严重的主动脉口或肺动脉口狭窄(包括瓣上、瓣膜部或瓣下狭窄)。

3. 心室充盈障碍。包括急性心包压塞(急性暴发性渗出性心包炎、心包积血、主动脉窦瘤或主动脉夹层血肿破入心包腔等)、严重二、三尖瓣狭窄、心房肿瘤(常见的如黏液瘤)或球形血栓嵌顿在房室口、心室内占位性病变、限制型心肌病等。

4. 混合型。即同一患者可同时存在两种或两种以上的原因,如急性心肌梗死并发室间隔穿孔或乳头肌断裂,其心源性休克的原因既有心肌收缩力下降因素,又有心室间隔穿孔或乳头肌断裂所致的血流动力学紊乱。再如风湿性严重二尖瓣狭窄并主动脉瓣关闭不全患者风湿活动时引起的休克,既有风湿性心肌炎所致心肌收缩力下降因素,又有心室射血障碍和充盈障碍所致血流动力学紊乱。

5. 心脏直视手术后低排综合征。多数患者是由于手术后心脏不能适应前负荷增加所致,主要原因包括心功能差、手术造成对心肌的损伤、心内膜下出血,或术前已有心肌变性、坏死,心脏手术纠正不完善,心律失常,手术造成的某些解剖学改变,如人造球形主动脉瓣置换术后引起左室流出道梗阻,以及低血容量等导致心排血量锐减而休克。

三、并发症

1. 休克肺。休克肺的形成与以下多种因素有关。

(1)肺毛细血管灌注不足使Ⅰ型肺泡细胞和毛细血管内皮细胞肿胀,肺的空气—血流屏障加厚。

(2)肺泡毛细血管内皮受损,通透性增高,在肺淤血的情况下引起间质性水肿。

(3)肺循环出现弥散性血管内凝血。

(4)肠道内大量内毒素通过血液作用于肺;严重创伤、感染、不适当输液和输注库存血、不合理的给氧等,也可能与"休克肺"有关。

2. 休克肾。休克可直接影响肾脏的血流灌注,引起肾脏功能性和器质性病变,导致尿量减少,严重时可造成急性肾功能衰竭,而急性肾功能衰竭又反过来直接加剧了休克。

3. 心血管并发症。严重休克在发生弥散性血管内凝血病程中可出现心肌梗死,并产生相应的临床表现,出现胸痛、胸闷、胸部绞窄感及心源性休克等表现等。

4. 心律失常。对休克患者做心电图有 89.3% 发生各种心律失常,可见窦性心动过速、室上性心动过速、房性期前收缩、室性期前收缩、室颤、传导阻滞等。

5. 神经系统并发症。在平均动脉压降至 50 mmHg(6.67 kPa)以下时,脑灌流量不足,可造成脑组织的损伤和功能障碍。如在短时间内不能使脑循环重新建立,脑水肿将继续发展。如平均动脉压继续下降或下降时间过长(超过 5~10 min 时),则可导致脑细胞损伤、坏死和脑功能衰竭。

6. 消化道并发症。休克时肝脏血流减少,肝脏功能受损,可出现肝小叶中心坏死,严重可发展到大块肝坏死,最终导致肝功能衰竭。在心源性休克时,胃肠道灌注不足,不仅可引起消化、吸收功能障碍,还可引起黏膜水肿、出血、坏死,并发应激性溃疡和急性出血性肠炎。

7. 弥散性血管内凝血(DIC)。心源性休克易导致全身血流速度缓慢、血流淤滞,极易导致血栓形成,甚至微血栓形成。DIC 时心肌内微血管栓塞、心肌细胞变性坏死、心肌断裂及急性心肌梗死等病变已被病理学所证实。临床可出现出血、休克、多发性微血栓形成、多发性微血管病性溶血等。

(纪国华　张培培　张瑞环　姜吉波)

第四节　失血性休克

由于大量失血、失液、血浆丧失等原因,引起血容量急剧减少,而出现循环衰竭的现象,称为低血容量性休克。

一、病因和发病机制

大量失血、失液、血浆丧失。儿科常见频繁呕吐、腹泻、大量水分丢失；消化道出血、大咯血、凝血机制障碍引起的出血性疾病；大面积烧伤，血浆大量渗出也使血容量锐减而致休克。以上原因均导致血容量减少，心排出量降低，血压下降，发生休克。

二、诊断

(一)症状

原发病表现，如腹泻、呕吐等，还可有烦躁、意识改变等。

(二)体征

1. 原发病不同，临床表现不一。

2. 出血性休克均有急性大出血的病史，临床表现与出血量及出血速度有关。失血量达到30%以上时，出现四肢厥冷，出冷汗，少尿或无尿，神志恍惚，血压下降。

3. 重症腹泻患儿，体液丢失量大时，可出现四肢厥冷，皮肤黏膜干燥，尿量减少，脉搏细弱，血压下降等循环衰竭征象。

(三)实验室检查

1. 血常规检查。失血时血红蛋白降低。
2. 血气分析。多有不同程度的代谢性酸中毒，提示组织缺氧。
3. 心肌酶、肝功能、肾功能、电解质等检查有利于了解各重要脏器功能状态。
4. 血乳酸若增高，提示组织缺氧。

三、治疗

(一)扩容以补充血容量

迅速建立静脉或骨髓输液通道，首剂常用生理盐水 20 mL/kg，10～20 min 推注，然后根据血流动力学和血常规结果决定是否继续补液以及补液性质和剂量，若循环无明显改善，可再给予第 2 剂、第 3 剂，每次 10～20 mL/kg。

(二)止血治疗

1. 肺源性大咯血：用垂体后叶素静脉滴注，或应用纤维支气管镜局部注药。

2. 溃疡或胃黏膜病变：西咪替丁(甲氰咪胍)静脉及胃管内注入，必要时胃管内注入去甲肾上腺素、云南白药。

3. 外伤出血：压迫止血，静脉应用止血药物。血凝酶(立止血)：静注、肌注或皮下注射，也可用于局部止血，儿童1/4～1/3 支。酚磺乙胺(止血敏)：口服，小儿每次 0.25 g，每日 3 次；肌注或静注，每次 0.125～0.250 g，每日 2～3 次，静注时以 5% 葡萄糖注射液 20 mL稀释。

(三)生命体征监测

呼吸，心率，血压，出入量等。

四、并发症及处理

（一）代谢性酸中毒

组织灌注不足，缺氧所致，可补充 5% 碳酸氢钠，2∶1 液等。

（二）脑水肿

"边补边脱"原则，可适当应用 20% 甘露醇、呋塞米或甘油果糖利尿脱水，以减轻脑水肿。

（戚永花　刘　芹　陈嵩淞　马　燕）

第十四章 外科感染疾病

第一节 非特异性感染

一、浅部软组织的化脓性感染

（一）疖

局部皮肤出现的红、肿、痛的小结节。一般无全身症状，发生在面部"危险三角区"的疖（上唇疖、鼻疖），如被挤压或处理不当时，引起化脓性海绵状静脉窦炎。

（二）痈

一片稍隆起的紫红色浸润区，界限不清，表面有几个凸出点或脓点，破溃后呈蜂窝状，其内含坏死组织和脓液。患者多伴有全身症状，严重者可致脓毒血症或全身性化脓性感染而危及生命。

（三）急性蜂窝织炎

1. 致病菌多为乙型溶血性链球菌。全身症状明显，如寒战、高热、乏力、血白细胞计数增高等。

2. 口底、颌下、颈部等处的急性蜂窝织炎张力特别高，可引起呼吸困难，甚至窒息，应尽早切开减压。

（四）急性淋巴管炎和淋巴结炎

1. 急性淋巴管炎分为网状淋巴管炎和管状淋巴管炎。网状淋巴管炎即为丹毒。

2. 丹毒：起病急、进展快，具有传染性，应予以接触隔离。感染加重可导致全身脓毒血症。反复发作可使淋巴管受阻而发生象皮肿。

3. 浅层急性淋巴管炎病灶表面出现一条或多条"红线"，硬而有压痛。深层急性淋巴管炎不出现红线，但患肢肿胀、压痛。

4. 急性淋巴结炎：轻者仅有局部淋巴结肿大、压痛，重者局部出现红、肿、热、痛，并伴有全身症状。可有畏寒、发热、头痛、乏力和食欲不振等全身症状。

二、手部急性化脓性感染

1. 包括甲沟炎、指头炎、腱鞘炎、滑囊炎和掌间隙感染。主要致病菌为常存于皮肤表面的金黄色葡萄球菌。

2. 甲沟炎：甲沟皮下红肿疼痛,有波动感后扩至甲根部、对侧甲沟。

3. 指头炎：一旦出现搏动性跳痛,就立即切开引流,晚期末节指骨缺血坏死,严重时可形成慢性骨髓炎,伤口经久不愈。

4. 治疗要点：尽早切开引流,不可等波动感出现后才手术,以免末节指骨缺血、坏死。

（张　娟　刘凤麟　李　雯　袁　青）

第二节　特异性感染(破伤风)

破伤风杆菌是革兰染色阳性厌氧性梭状芽胞杆菌。破伤风杆菌与其产生的外毒素侵入人体开放性损伤,尤其是窄而深的伤口,发生破伤风感染。

一、临床表现

1. 潜伏期：一般 7~8 d,最短 24 h,最长可达数月。潜伏期越短,病死率越高。

2. 前驱期：以张口不便为特点。

3. 发作期：表现为全身肌肉持续性收缩,顺序为咀嚼肌(咀嚼不能、张口困难、牙关紧闭)→面肌(苦笑面容)→颈肌(颈项强直)→胸、腹、背肌(角弓反张)→四肢肌(握拳、屈肘、屈髋、屈膝)→呼吸肌(呼吸衰竭)。在持续性肌肉收缩基础上,任何轻微刺激,如声、光、疼痛、震动或触碰患者身体等均可诱发强烈的阵发性痉挛、抽搐,持续数秒或数分钟,发作时患者神志始终清楚。主要死亡原因为心力衰竭、肺部感染。

二、治疗要点

1. 清除毒素来源：主要措施为彻底清除坏死组织和异物、完全敞开伤口、充分引流。用 3% 的过氧化氢或 1:5 000 高锰酸钾溶液清洗和湿敷。

2. 中和游离毒素：①注射破伤风抗毒素(TAT),若破伤风毒素已与神经组织结合,则难以起效,故应早期应用。用药前应作过敏实验。②深部肌内注射破伤风人体免疫球蛋白。

三、护理措施

1. 创造良好的休息环境,将患者安置于单人隔离病室。病室温度 15℃~20℃,湿度 60% 左右,避光、安静、限制探视,减少一切外在刺激。治疗、护理操作要轻柔,尽量集中完成,必要时操作前 30 min 给予镇静药。

2. 保持呼吸道通畅：协助患者翻身、叩背,以利排痰;必要时吸痰,防止痰液堵塞。备好气管切开包,如发生呼吸道梗阻,应立即通知医生行紧急气管切开。如突发窒息,可立即将 16 号针头刺入环甲膜。

3. 保护患者,防止外伤。必要时使用约束带,防止坠床或自我伤害;关节部位放置软垫保护,防止肌腱断裂和骨折;应用合适的牙垫,防止舌咬伤。

4.破伤风杆菌具传染性,应做好接触隔离。所有器械、敷料均需专用,器械使用后用0.5%有效氯溶液浸泡 30 min,或用1%的过氧乙酸浸泡后再煮沸 30 min,清洗后高压蒸汽灭菌;敷料应焚烧,用过的大单布类等包好,送环氧乙烷室灭菌后再送洗衣房清洗、消毒;患者的用品和排泄物均应消毒;护理人员应穿隔离衣,防止交叉感染;病室定期空气消毒。

(王丽云　张　萍　于春华　刘　佳)

第十五章　颅脑疾病

第一节　颅骨骨折

颅骨骨折是指颅骨受暴力作用所致颅骨结构的改变。其严重性并不在于骨折本身，而在于骨折所引起的脑膜、脑、血管和神经损伤及脑脊液漏、颅内血肿及颅内感染等。

一、临床表现

（一）颅盖骨折

1. 线性骨折：局部压痛、肿胀，常伴发头皮损伤、局部骨膜下血肿。

2. 凹陷性骨折：多发生在额、顶部，可扪及局限性下陷区，骨折片若损伤脑重要的功能区，可出现神经定位病征。

（二）颅底骨折

诊断颅底骨折最可靠的是有脑脊液漏的临床表现（表 15-1）。

表 15-1　不同部位颅骨骨折的临床表现

骨折部位	瘀斑部位	脑脊液漏
颅前窝	"熊猫眼征"	鼻漏
颅中窝	耳后乳突区	耳、鼻漏
颅后窝	耳后及枕下部、咽后壁	无

二、治疗及护理要点

（一）预防颅内感染、促进漏口早日闭合

1. 体位：嘱患者采取半坐位，头偏向患侧，维持特定体位至停止漏液后 3～5 d，借重力作用使脑组织移至颅底硬脑膜裂缝处，促使局部粘连而封闭漏口。

2. 保持局部清洁：每日 2 次清洁、消毒外耳道、鼻腔或口腔，注意棉球不可过湿，以免液体逆流入颅。劝告患者勿挖鼻、抠耳。注意不可堵塞鼻腔。

3. 避免颅内压骤升：嘱患者勿用力屏气排便、咳嗽、擤鼻涕、打喷嚏等，以免颅内压骤然升降导致气颅或脑脊液逆流。

4. 对于脑脊液鼻漏者,不可经鼻腔进行护理操作,严禁从鼻腔吸痰或放置鼻胃管,禁止耳、鼻滴药、冲洗和堵塞,禁忌作腰穿。

5. 遵医嘱应用抗菌药及 TAT 或破伤风类毒素。

(二)病情观察、及时发现和处理并发症

1. 严密观察患者意识、生命体征、瞳孔及肢体活动等情况,以及时发现颅内压增高及脑疝的早期迹象。

2. 注意颅内低压综合征:若脑脊液外漏多,可使颅内压过低而导致颅内血管扩张,出现剧烈头痛、眩晕、呕吐、厌食、反应迟钝、脉搏细弱、血压偏低。头痛在立位时加重,卧位时缓解。

(三)脑脊液漏 4 周不自行愈合者

可考虑做硬脑膜修补术。

(刘凤麟　李　雯　袁　青　王丽云)

第二节　脑震荡

脑震荡是指头部受到撞击后,立即发生一过性神经功能障碍,无肉眼可见的神经病理改变,但在显微镜下可见神经组织结构紊乱。

一、临床表现

患者在伤后立即出现短暂的意识丧失,一般持续时间不超过 30 min,同时伴有面色苍白、出冷汗、血压下降、脉搏变缓、呼吸浅慢,各生理反射迟钝或消失。意识恢复后对受伤时,甚至受伤前一段时间内的情况不能回忆,而对往事记忆清楚,此称为逆行性健忘。清醒后常有头痛、头晕、恶心、呕吐、失眠、情绪不稳定、记忆力减退等症状,一般可持续数日或数周。神经系统检查无明显阳性体征。

二、治疗原则

脑震荡无须特殊治疗,应卧床休息 1～2 周,给予镇静剂等对症处理,患者多在 2 周内恢复正常。

(赵　娜　李丽沙　薛素莉　纪国华)

第三节　颅内血肿

颅内血肿按血肿所在部位分为硬脑膜外血肿、硬脑膜下血肿、脑内血肿。

一、临床表现

1. 硬脑膜外血肿：常因颞侧颅骨骨折致脑膜中动脉破裂所引起，大多属于急性型。典型的意识障碍是伤后昏迷有"中间清醒期"，即伤后原发性脑损伤的意识障碍清醒后，在一段时间后颅内血肿形成，因颅内压增高导致患者再度出现昏迷；患者在昏迷前或中间清醒期常有头痛、呕吐等颅内压增高症状，幕上血肿大多有典型的小脑幕切迹疝表现。

2. 硬脑膜下血肿：临床最常见的颅内血肿。主要来自脑实质血管破裂所致。因多数与脑挫裂伤和脑水肿同时存在，故表现为伤后持续昏迷或昏迷进行性加重，少有"中间清醒期"，颅内压增高和脑疝症状多在 1~3 d 进行性加重。

3. 脑内血肿：多因脑挫裂伤导致脑实质内血管破裂引起，常与硬脑膜下血肿同时存在，临床表现与脑挫裂伤和急性硬脑膜下血肿的症状很相似。

（二）辅助检查

1. CT 是目前最常用的检查方法，能清楚显示脑挫裂伤、颅内血肿的部位、范围和程度。

2. MRI 能显示轻度脑挫裂伤病灶。

三、治疗与护理

颅内血肿一经确诊原则上手术治疗，手术清除血肿，并彻底止血，消除引起颅内压升高和脑疝的因素。

1. 一般护理。

2. 减轻脑水肿。降低颅内压按时使用高渗脱水剂、利尿剂、肾上腺皮质激素等药物是减轻脑水肿、降低颅内压力的重要环节。

（三）严密观察病情

1. 意识状态：意识障碍的程度目前通用的格拉斯哥昏迷计分法（GCS），分别对患者的睁眼、言语、运动三方面的反应进行评分，用量化方法来表示意识障碍的程度，最高为15 分，总分低于 8 分表示昏迷状态，分数越低表明意识障碍越严重（表 15-2）。

表 15-2　格拉斯哥昏迷计分（GCS）

睁眼反应	计分	言语反应	计分	运动反应	计分
自动睁眼	4	回答正确	5	遵嘱活动	6
呼唤睁眼	3	回答错误	4	刺痛定位	5
刺痛睁眼	2	胡言乱语	3	躲避刺痛	4
不能睁眼	1	只能发声	2	刺痛肢屈	3
		不能发声	1	刺痛肢伸	2
				不能活动	1

2. 生命体征:伤后生命体征出现"两慢一高",同时有进行性意识障碍,是颅内压增高所致的代偿性生命体征改变。

3. 瞳孔变化:瞳孔变化是脑损伤患者病情变化的重要体征之一。可因动眼神经、视神经、脑干部位的损伤引起。

(1)原发性动眼神经损伤可立即出现一侧瞳孔散大。

(2)小脑幕切迹疝伤后瞳孔正常,以后一侧瞳孔先缩小、再进行性散大,伴对光反射减弱或消失。

(3)脑干损伤时瞳孔时大时小,变化不定,对光反射消失,伴眼球分离、同向凝视等。

(4)濒死或临终前患者双侧瞳孔散大,对光反射消失,眼球固定。

(5)锥体束征:伤后立即出现一侧肢体运动障碍且相对稳定,多系对侧大脑皮质运动区损伤所致;伤后一段时间才出现一侧肢体运动障碍且进行性加重,多为中脑受压、锥体束受损所致。

(张培培　张瑞环　姜吉波　戚永花)

第十六章　乳房疾病

第一节　急性乳腺炎

急性乳腺炎是乳腺的急性化脓性感染,好发于产后 3～4 周,患者多是产后哺乳的妇女,以初产妇多见。

一、病因

1. 乳汁淤积:是最常见的原因。引起乳汁淤积的原因包括:乳头发育不良(过小、凹陷)、乳汁过多或婴儿吸乳过少、乳管不通畅。

2. 细菌入侵感染:主要途径是乳头破损或皲裂使细菌沿淋巴管入侵。多为金黄色葡萄球菌感染所致,少数为链球菌感染。

二、临床表现

1. 局部:患者患侧乳房胀痛,局部红、肿、发热、压痛,常有患侧腋窝淋巴结肿大和压痛。患侧乳房可同时存在数个炎性病灶而先后形成多个脓肿,脓肿可以是单房或多房性。脓肿可自行向外溃破,深部脓肿也可向深部穿透,至乳房与胸肌间的疏松组织中,形成乳房后脓肿。

2. 全身:随炎症发展,患者继之出现高热、寒战,脉率加快。感染严重可并发脓毒症。

三、辅助检查

1. 实验室检查:血白细胞计数及中性粒细胞比例均升高。

2. 诊断性穿刺:在乳房肿块搏动最明显的部分或压痛最明显的区域进行穿刺,抽到脓液表示脓肿已形成,脓液应作细菌培养和药物敏感性试验。

四、治疗与护理

急性乳腺炎的治疗原则是消除感染、排空乳汁。脓肿未形成前以抗生素药物治疗为主,脓肿形成后应及时切开引流。

1. 一般处理:患乳暂停哺乳,定时用吸乳器吸空乳汁,或用手、梳子背沿乳管方向加压按摩,排空乳汁,局部热敷或理疗以利于早期炎症消散;水肿明显者可用 25％硫酸镁溶液湿热敷。感染严重或并发乳瘘者常需停止哺乳,可口服溴隐亭、己烯雌酚或肌内注射苯甲酸雌二醇,至乳汁停止分泌为止。

2. 抗生素的应用:原则为早期、足量。选用青霉素治疗或用耐青霉素酶的苯唑西林,或根据细菌培养结果调整抗生素。但是抗生素被分泌到乳汁中,故应避免使用对婴儿有不良影响的药物,如四环素、氨基糖苷类、磺胺药。

3. 脓肿处理:脓肿形成后,主要治疗措施是及时作脓肿切开引流。切口呈放射状至乳晕处;乳晕部脓肿可沿乳晕边缘作弧形切口。

4. 预防:哺乳前后用温水清洗乳头,保持乳头清洁干燥,避免乳汁淤积,每次哺乳之后应将剩余的乳汁吸空。不要让婴儿含乳头睡觉,及时治疗婴儿口腔炎。防止乳头皲裂、破损,纠正乳头凹陷。

(黄俊蕾　赵　娜　李丽沙　薛素莉)

第二节　乳　癌

一、病因

病因尚未完全阐明,但许多研究资料表明,乳腺癌的发生除去出生地的因素外,还与下列因素有关。

1. 内源性或外源性雌激素的长期刺激:雌激素的活性对乳癌的发生有重要作用。月经过早来潮(小于 12 岁)或绝经晚(迟于 55 岁),未生育,晚育(第一胎在 35 岁以后)或生育后不哺乳,乳癌的发生率较高。

2. 病毒:致癌性 RNA 病毒可能与乳腺癌相关。

3. 乳腺非典型增生:有乳腺导管和小叶非典型增生者发生乳腺癌的危险性增加。

4. 遗传和家族史:乳癌在家族中的多发性也在统计中获得证实。具有乳腺癌家族史(一级直系亲属患乳腺癌)的女性,发生乳腺癌的危险性是一般人群的 2~3 倍。

5. 营养因素:高脂物质摄入过多与乳腺癌的发生有一定的相关性。

6. 放射线:接受高水平电离辐射,尤其是因其他疾病使胸部接受过多放射线照射的妇女,发生乳腺癌的危险性增加。

二、临床表现

1. 乳房肿块:是乳腺癌最常见的表现。

2. 乳头改变:乳头溢液多为良性改变,但对 50 岁以上,有单侧乳头溢液者应警惕发生乳癌的可能性;乳头凹陷;乳头瘙痒、脱屑、糜烂、溃疡、结痂等湿疹样改变常为乳腺佩吉特病(Paget 病)的临床表现。

3. 乳房皮肤及轮廓改变:肿瘤侵犯皮肤的 Cooper 韧带,可形成"酒窝征";肿瘤细胞堵塞皮下毛细淋巴管,造成皮肤水肿,而毛囊处凹陷形成"橘皮征";当皮肤广泛受侵时,可在表皮形成多数坚硬小结节或小条索,甚至融合成片,若病变延伸至背部和对侧胸壁可限制呼吸,形成铠甲状癌;炎性乳腺癌会出现乳房明显增大,皮肤充血红肿、局部皮温增高;另外,晚期乳腺癌会出现皮肤破溃形成癌性溃疡。

4. 淋巴结肿大:同侧腋窝淋巴结可肿大,晚期乳腺癌可向对侧腋窝淋巴结转移引起肿大;另外有些情况下还可触到同侧和/或对侧锁骨上肿大淋巴结。

三、诊断

1. 乳腺钼靶:是一种经典的检查手段,是通过专门的钼靶 X 线机摄片进行实现的。乳腺癌在 X 线片中病灶表现形式常见有较规则或类圆形肿块、不规则或模糊肿块、毛刺肿块、透亮环肿块四类。另外乳腺钼靶对于细小的钙化敏感度较高,能够早期发现一些特征性钙化(如簇状沙粒样钙化等)。

2. 乳腺 B 超:B 超扫描能够鉴别乳腺的囊性与实性病变。乳腺癌 B 超扫描多表现为形态不规则、内部回声不均匀的低回声肿块,彩色超声可显示肿块内部及周边的血流信号。目前,国际公认乳腺钼靶 X 线摄像是最有效的乳腺普查手段。但是钼靶 X 线摄像诊断乳腺疾病的准确性会受乳腺致密程度影响。年轻女性因为腺体致密、纤维组织丰富,常表现为整个乳房呈致密性阴影,缺乏层次对比。因此 35 岁以下的年轻女性,可将乳房 B 超当成首选的普查方法。另外,B 超扫描对观察腋窝淋巴结方面具有优势。

3. 动态增强核磁共振:核磁检查是软组织分辨率最高的影像检查手段,较 X 线和 B 超有很多优势,如对多中心性病灶的诊断可靠;敏感性、特异性均达 90% 以上;致密型乳腺、深方及高位将影响钼靶评价,而 MRI 则不受这些因素的影响;图像可以旋转或进行任意平面的切割,可以清晰显示微小肿瘤;肿瘤微血管分布数据可以提供更多肿瘤功能参数和治疗反应;新辅助化疗后的肿瘤坏死、纤维组织增生等情况,触诊和 B 超难以真实反映残留肿瘤范围,而核磁在这方面具有其他检查方式无可比拟的优势。但对于带有心脏起搏器和体内金属的患者不适用。

四、治疗

乳腺癌的治疗手段包括手术治疗、放射治疗、化学治疗、内分泌治疗和分子靶向治疗。在科学和人文结合的现代乳腺癌治疗新理念指导下,乳腺癌的治疗趋势包括保留乳房和腋窝的微创手术、更为精确的立体定向放疗和选择性更好的靶向药物治疗。现代医学需要脱离传统的经验医学模式而遵照循证医学证据。基于国际上大规模的临床研究和荟萃分析结果,目前在乳腺癌治疗领域国际上有影响力并被临床普遍接受的有欧洲的 St. Gallen 早期乳癌治疗专家共识和美国国家癌症网(NCCN)治疗指南。

(一)手术治疗

手术切除一直是乳腺癌主要的治疗手段。目前的手术方式正在朝着缩小切除范围的方向发展。包括保乳术和前哨淋巴结活检术。

1. 保乳术:可手术的早期乳腺癌患者,具有安全切缘的保乳术加术后放疗,疗效与全乳切除相当,但患者形体良好,患者本人和家人的生活质量大不一样,治疗指南并不强调一定要保乳,但医生应该提供患者和家人选择保留乳房的机会。针对局部肿瘤较大的患者还可以进行新辅助化疗后使肿瘤降期保乳。

2. 前哨淋巴结活检术:以往乳腺癌手术,在切除乳房的同时或即使保留乳房,都要进行腋窝淋巴结清扫。现在越来越多的研究表明,如果前哨淋巴结没有转移,就可以不进行腋窝淋巴结清扫。前哨淋巴结活检预测腋窝淋巴结阳性的准确率可达 90%~98%,而假阴性率可以控制在 5%~10%,同时由于手术创伤小,术后上肢水肿的发生率 1%,目前在美国已经成为常规的处理。

(二)放疗

乳腺癌术后的辅助放疗的适应证及治疗原则如下。

1. 乳腺癌改良根治术后的辅助放疗。照射部位:胸壁和锁骨上下淋巴结区域:所有患者;腋窝:腋窝淋巴结未清扫或清扫不彻底的患者;内乳:不做常规放疗。

2. 乳腺癌保乳术后的辅助放疗。所有保乳手术患者,包括浸润性癌、原位癌早期浸润和原位癌的患者,均应予术后放疗。但对于年龄>70 岁,T1N0M0 且 ER 阳性的患者可考虑术后单纯内分泌治疗,不做术后放疗。

照射部位:全乳腺:所有患者;锁骨上下区:T3,T4 患者或腋窝淋巴结转移数>4 个的患者;腋窝:腋窝淋巴结未清扫或前哨淋巴结活检阳性未做腋窝清扫的患者;内乳:不做常规放疗。

(三)化疗

乳腺癌的化疗药物从 20 世纪 70 年代的环磷酰胺、甲氨蝶呤、氟尿嘧啶,到 80 年代的蒽环类药物阿霉素、表阿霉素,再到 90 年代的紫杉类药物紫杉醇、多西紫杉醇的问世,已经成为乳腺癌治疗中重要的治疗方式,无论在乳腺癌的术前新辅助、术后的辅助治疗还是复发转移患者的解救治疗中都占有非常重要的位置。目前蒽环类和紫杉类仍然是乳腺癌治疗中非常重要的两大类药。其他常用乳腺癌化疗药物还有长春瑞滨、吉西他滨、卡培他滨、铂类、烷化剂、甲氨喋呤等。

(四)内分泌治疗

乳腺癌的内分泌治疗是肿瘤内分泌治疗中研究历史最久、最成熟,也是最有成效的。最主要的包括雌激素拮抗剂(如三苯氧胺)和芳香化酶抑制剂(现在常用的为第三代芳香化酶抑制剂,如来曲唑、阿那曲唑和依西美坦)。三苯氧胺既可以应用在绝经前女性也可以应用在绝经后的女性,但对于绝经后的女性,芳香化酶抑制剂的疗效更好。另外还有可以代替手术和放疗的药物去势药物(如诺雷德),在绝经前(包括围绝经期)的患者应用或与三苯氧胺、芳香化酶抑制剂联用。

(五)分子靶向治疗

人类的基因组计划的研究成果给肿瘤分子诊断和分子靶向治疗带来了巨大的影响,人类可以在分子水平上设计针对不同靶点的新型药物。针对乳腺癌的靶向药物主要包括以 HER 受体家族为靶点的药物(如曲妥珠单抗/赫赛汀、拉帕替尼等)和血管生成抑制剂(贝伐单抗/阿瓦斯汀)已在临床应用,其他一些靶点的药物如针对 RAS 家族、法尼基转移酶抑制剂、泛素—蛋白酶通路等的药物还在临床研究阶段。2002 年就在我国上市的赫赛汀(曲妥珠单抗)是乳腺癌治疗领域的第一个分子靶向药物,也是目前在中国乳腺癌治疗中应用最广的一个靶向药物,其应用适应证是 HER2 阳性的患者(应用免疫组化的方法 HER2 表达被评为 111,或 FISH 检查阳性者)。

五、护理

1. 密切观察生命体征(血压、脉搏、呼吸):扩大根治术患者注意呼吸,及时发现气胸(胸闷、呼吸困难),鼓励患者深呼吸,有效咳嗽,防止肺部并发症。

2. 防止皮瓣下积血积液:用弹力绷带加压包扎伤口,使皮瓣与胸壁贴合紧密。注意松紧合适,注意患侧手臂血液循环情况。如包扎过紧,可出现脉搏扪不清,皮肤发紫、发冷等;引流管接负压吸引,妥善固定,保持通畅及有效负压。术后 3 d 内患肢肩关节制动,防止腋窝皮瓣移动而影响伤口愈合。

3. 术后引导患者尽早正视现实,观看伤口。

4. 介绍有关整形、修饰弥补缺陷的方法。

(纪国华　张培培　张瑞环　姜吉波)

第十七章　胸部疾病

第一节　肋骨骨折

肋骨骨折在胸部损伤中发生率为40%～60%。常发生于中、老年人,很少见于儿童。这与骨质脆性增加有关。直接或间接暴力均可引起骨折。直接暴力骨折多发生在肋骨直接受打击部位,尖锐的骨折端向内移位,可刺破肋间血管、胸膜、肺组织或上腹部脏器,产生血胸、气胸或血气胸、皮下气肿、咯血等。间接暴力(胸部前后受挤压)骨折发生在暴力作用点以外的部位,多见于肋骨角或肋骨体部,骨折端向外移位,可损伤胸壁软组织,产生胸壁血肿。肋骨骨折以第4～7肋最常见,因其较长且固定,容易折断。第1～3肋骨较短,且有锁骨、肩胛骨和肌肉的保护,很少发生骨折。第8～10肋骨虽较长,但不与胸骨直接接连,而连接于肋弓上,有弹性缓冲,较不易折断。第11、第12肋骨为浮肋,前端游离不固定,活动度较大,骨折更为少见。但外来强大暴力亦可引起这些肋骨骨折。肋骨骨折可发生在单根或多根肋骨,同一肋骨可在一处或多处折断,甚至多根多处骨折(多于3根肋骨)而产生"浮动胸壁",出现反常呼吸运动。较大面积之"浮动胸壁",严重影响呼吸回流功能,可出现气短、紫绀或呼吸困难。如并发肺裂伤,可有咯血、气胸、血胸或皮下气肿。年老、体弱患者,肋骨骨折同时可并发肺炎、肺不张。肋骨骨折一般不需整复及固定,错位愈合基本不影响生理功能。肋骨骨折之处理关键在于止痛和防止并发症。

一、病因

在小儿和青年期,肋骨本身富有弹性,不易折断,有时有胸内脏器损伤而不发生肋骨骨折,老年人肋骨脱钙、脆弱,有时因轻伤甚至用力咳嗽或喷嚏,也可引起骨折。肋骨骨折一般由外来暴力所致,直接暴力作用于胸部时,肋骨骨折常发生于受打击部位,骨折端向内折断,同时胸内脏器造成损伤。间接暴力作用于胸部时,如胸部受挤压的暴力,肋骨骨折发生于暴力作用点以外的部位,骨折端向外,容易损伤胸壁软组织,产生胸部血肿。开放性骨折多见于火器或锐器直接损伤,此外,当肋骨有病理性改变如骨质疏松,骨质软化或原发性和转移性肋骨肿瘤的基础上发生骨折,称为病理性肋骨骨折。

二、临床表现

1. 胸痛:受伤处疼痛,深呼吸、咳嗽或变动体位时加重。
2. 咯血:伤后数日有痰中带血,提示有肺损伤。

3. 呼吸浅促：常无呼吸困难、发绀。

4. 骨折处有压痛及挤压痛，可触及骨折断端或骨擦感。

5. 合并气胸、血胸或血气胸时有相应症状和体征。

6. 反常呼吸运动：为多根多处肋骨骨折。

三、诊断

1. 有胸部外伤史。

2. 伤侧胸痛，深呼吸或咳嗽加重，偶有痰中带血。

3. 局部有压痛及挤压痛，可触及骨折断端或骨擦感。

4. 如多根多处肋骨骨折，该处胸壁下陷，出现患部反常呼吸运动。

5. 胸部 X 线摄片有肋骨骨折征象，同时可了解胸膜腔及肺内情况。

四、治疗

1. 止痛：服用止痛药、用 1% 普鲁卡因肋间神经阻滞或封闭骨折处。

2. 局部固定制动：闭合性单根肋骨骨折，可采用多头胸带、弹性胸带或半环式宽胶布重叠固定；闭合性多根多处肋骨骨折，可采用沙袋或纱布垫环状弹力包裹来稳住浮动胸壁或嘱患者卧于伤侧。

3. 维护呼吸功能，必要时给氧，鼓励患者咳嗽排痰或定期叹气（吹气）或深呼吸。如血气分析表明换气功能不全和（或）缺氧者，则应用呼吸机辅助呼吸。

4. 防治休克。

5. 清创处理，按清创处理原则进行。对开放性肋骨骨折清创时间可延长至 24～48 h，视伤口污染情况而定。

6. 预防感染：应用抗生素；预防破伤风，开放性肋骨骨折常规应用破伤风抗毒血清。

7. 对症支持治疗。

8. 处理合并损伤。

五、护理

(一)严密观察病情变化、及早发现并发症做好抢救准备

观察血压、脉搏、呼吸及周身状态的变化。病情严重每隔 15～30 min 测量血压、呼吸、脉搏 1 次，并做好记录。呼吸困难者，给予吸氧，流量为 2～4 L/min，并作好记录。呼吸衰竭时，应加压给氧或应用人工辅助呼吸。

(二)保持呼吸道通畅

呼吸道梗阻尤其在昏迷患者中是胸部损伤死亡的常见原因。因此保持呼吸道通畅十分重要。

1. 解除紧束胸部衣物，人工开放气道，有舌后坠者钳出舌头。

2. 轻症者，应鼓励患者咳嗽，并协助患者排痰，即在患者咳嗽时，护士用双手掌按压

伤处,以保护骨折部位,减少胸壁震动引起疼痛,吸气时双手放松,咳嗽时双手加压。

3. 鼻气管吸引。对意识不清、痰多较稠、咯痰无力、老弱或不合作的小儿,可用鼻气管吸引。吸痰管在气管内刺激患者咳嗽,能使肺泡或细支气管内的分泌物排至支气管或气管内,便于吸引。吸引时间一般以每次 10~15 s 为宜。

4. 气管镜吸引。如痰液较深,鼻气管吸引效果不好时,可采用气管镜吸引法,此法可能对声带有不同程度的损伤,应避免多次应用。

5. 气管插管。气管内分泌物不易吸出或伤员病情危重时,则需要做气管内插管,患者能够吸入经过湿化的氧气,利于分泌物的吸引,且随时可以做人工呼吸。

6. 气管切开。对老年重症、严重呼吸机能障碍、肺水肿、肺不张、呼吸困难、高度缺氧者,应行气管切开,这样便于吸引和使用呼吸机。气管切开后应经常湿化,在吸引前经气管导管壁注入少量无菌盐水,既可刺激患者咳嗽,又能稀释痰液,如配合使用超声雾化效果更好。

（黄俊蕾　赵　娜　李丽沙　薛素莉）

第二节　气　胸

胸膜腔内积气称之为气胸。气胸的形成多由于肺组织、气管、支气管、食管破裂,空气逸入胸膜腔,或因胸壁伤口穿破壁层胸膜,外界空气进入胸膜腔所致。

一、病因与病理

(一)自发性气胸

因肺部疾病使肺组织及脏层胸膜突然自发破裂,或因靠近肺表面的肺大疱、细小气泡自发破裂,肺及支气管内气体进入胸膜腔所致的气胸,称为自发性气胸。

(二)损伤性气胸

因利器或肋骨断端刺破胸膜、肺及支气管后,空气进入胸膜腔所致。

1. 闭合性气胸:气体进入胸膜腔后,伤口立即闭合,胸膜腔与外界不相通,腔内压力趋于稳定。

2. 开放性气胸:患侧胸膜腔与大气直接相通,空气自由进入胸膜腔;纵隔在吸气时移向健侧,呼气时又移回患侧,其位置随呼吸而左右摆动,称为纵隔摆动。

3. 张力性气胸:伤口与胸膜腔相通,且形成活瓣,患侧胸膜腔内压力进行性增高,使伤侧肺严重萎缩,纵隔显著向健侧移位,健侧肺受压,腔静脉回流障碍。

二、临床表现

1. 闭合性气胸:肺萎陷 30% 以下,无明显症状。超过 30% 可有胸闷、胸痛、呼吸困难表现。患侧胸廓饱满,呼吸音减弱,叩诊呈鼓音,气管向健侧移位。

2. 开放性气胸:明显呼吸困难、鼻翼扇动、口唇发绀、颈静脉怒张。呼吸时有空气进出的"嘶嘶"声。气管向健侧移位,呼吸音消失,严重者伴有休克。

3. 张力性气胸:极度呼吸困难、大汗淋漓、发绀、烦躁,甚至休克。气管向健侧偏移,颈静脉怒张,可有皮下气肿,患侧胸部饱满,叩诊呈高度鼓音,听诊呼吸音消失。

三、辅助检查

1. X线检查:是诊断气胸的重要方法,可以显示肺脏萎陷程度,肺内病变情况以及有无胸膜粘连、纵隔移位等。气胸的典型X线表现为肺向肺门萎陷呈圆球形阴影,气体带聚集于胸腔外侧或肺尖,局部透亮度增加,无肺纹理。

2. 肺功能检查:急性气胸肺萎陷大于20%时,肺容量和肺活量减低,通气/血流比例失调,产生缺氧。

四、治疗原则

以抢救生命为主要原则,处理:将张力性气胸改开放性气胸,再封闭胸壁伤口,通过胸腔闭式引流排除胸腔内积气和防止感染。积极治疗原发病及并发症。

五、护理措施

(一)一般护理

如果胸腔内气体量少,一般无明显呼吸困难,可不用吸氧,应限制活动,以卧床休息为主。如有明显的呼吸困难,应给予半坐卧位,并给予吸氧,必要时排气治疗。饮食方面应给予蔬菜和水果及含粗纤维的食物,以保持大便通畅,减少大便用力引起胸膜腔内压力升高,延误胸膜裂口愈合。对于剧烈咳嗽者应给予镇咳剂。

(二)排气治疗

根据症状、体征及X线所见,判断气胸类型,是否需要进行排气治疗。

1. 闭合性气胸:闭合性气胸气量少于该侧胸腔容积20%时,气体可在2~3周自行吸收,可不抽气,但宜定期行胸部X线检查,直到气胸消失。气量较多时,可行胸腔闭式引流排气。

2. 开放性气胸:紧急处理的原则是将开放性气胸转变为闭合性气胸。可使用无菌敷料,如凡士林纱布加棉垫盖住伤口,以绷带加压包扎固定;在紧急时也可利用手边任何物品,如手帕、围巾等将胸壁伤口紧密盖住,直到拿来凡士林纱布为止。然后行胸腔穿刺抽气减压。当凡士林纱布密闭伤口后,应严密观察患者有无张力性气胸的现象,如果出现严重呼吸困难,应及时通知医师,取痰液标本及胸腔引流液进行细菌培养,遵医嘱给予有效抗生素抗感染治疗。对于原发疾病则应根据年龄、病情采取相应的治疗和护理。同时应注意血压、脉搏及呼吸的变化,如出现血压下降、呼吸困难、脉搏细弱等休克症状,应立即通知医师进行抢救。

(纪国华　张培培　张瑞环　姜吉波)

第十八章 腹部疾病

第一节 急腹症

急腹症是指腹腔内、盆腔和腹膜后组织和脏器发生了急剧的病理变化,从而产生以腹痛为主要症状和体征,同时伴有全身反应的临床综合征。常见的急腹症包括:急性阑尾炎、溃疡病急性穿孔、急性肠梗阻、急性胆道感染及胆石症、急性胰腺炎、腹部外伤、泌尿系结石及异位妊娠子宫破裂等。

一、病因

1. 外科急腹症。

(1)感染与炎症。急性阑尾炎、急性胆囊炎、急性胆管炎、急性胰腺炎、急性肠憩室炎等。

(2)空腔器官穿孔。胃、十二指肠溃疡穿孔,胃癌穿孔、伤寒肠穿孔、坏疽性胆囊炎穿孔、腹部外伤致肠破裂等。

(3)腹部出血。创伤所致肝、脾破裂或肠系膜血管破裂,自发性肝癌破裂、腹或腰部创伤致腹膜后血肿等。

(4)梗阻。胃肠道、胆道、泌尿道梗阻等。

(5)绞窄。胃肠道梗阻或卵巢肿瘤扭转致血循环障碍,甚至缺血坏死,常导致腹膜炎、休克等。

(6)血管病变。血管栓塞,如心房纤颤、亚急性细菌性心内膜炎、心脏附壁血栓脱落致肠系膜动脉栓塞、肾栓塞等。血栓形成,如急性门静脉炎伴肠系膜静脉血栓形成。动脉瘤破裂,如腹主动脉、肝、肾、脾动脉瘤破裂出血等。

2. 内科疾病。

(1)急性胃肠炎、急性肠系膜淋巴结炎、急性病毒性肝炎、原发性腹膜炎、腹型紫癜、镰状细胞贫血危象、铅中毒、糖尿病、尿毒症。

(2)由于神经牵涉致放射性腹痛,常见有急性肺炎、急性胸膜炎,心绞痛,心肌梗死、肺动脉栓塞。

(3)脊椎增生性骨关节炎,脊柱结核、肿瘤、损伤致脊神经受压迫或刺激等。

3. 妇产科疾病。急性附件炎、急性盆腔炎、卵巢黄体破裂、卵巢肿瘤扭转、异位妊娠破裂。

二、临床表现

1. 腹痛的部位。最先发生的部位可能是病变的原发部位。如胃、十二指肠溃疡穿孔开始在上腹部痛,当穿孔后消化液流向下腹,此时腹痛扩展至右下腹乃至全腹,易与阑尾炎穿孔相混。急性阑尾炎为转移性腹痛,开始在脐周或上腹部,为炎症刺激性内脏痛,当炎症波及浆膜或阑尾周围壁层腹膜时,则表现为右下腹痛。腹痛最明显的部位,常是病变最严重的部位,如有腹膜刺激征,则常提示该部位有腹膜炎。

2. 腹痛的性质。持续性剧烈钝痛,患者为了减轻腹痛采用侧卧屈膝体位,咳嗽、深呼吸和大声说话均加重疼痛,定位准确,提示该部位壁层腹膜炎症刺激——急性腹膜炎。持续性胀痛常为脏层腹膜受扩张牵拉所致,按压腹部疼痛加重,如麻痹性肠梗阻、肝脏肿瘤等。阵发性绞痛,为空腔脏器平滑肌阵发性痉挛所致,常提示消化道、胆道或输尿管存在梗阻因素,如机械性肠梗性,胆道结石、蛔虫、肿瘤,输尿管结石等。持续性疼痛阵发性加剧,表现梗阻与炎症并存,常见于绞窄性肠梗阻早期,胆道结石合并胆管炎,胆囊结石合并胆囊炎等。

3. 腹痛的程度。分轻度(隐痛),中度和重度(剧痛),表示病变的轻、中、重,但也因个人耐受程度有所差异。

三、诊断

1. 实验室检查。包括血、尿、大便常规,血生化,电解质,肝、肾功能、血、尿淀粉酶和血气分析等。白细胞计数和分类有助于诊断炎症及其严重程度;血红蛋白下降可能有腹腔内出血;血小板进行性下降,应考虑有无合并 DIC,提示需进一步检查;尿中有大量红细胞提示泌尿系结石或肾损伤;血尿淀粉酶增高提示急性胰腺炎;严重水、电解质和酸碱紊乱提示病情严重;血直接胆红素升高,伴转氨酶升高,提示胆道阻塞性黄疸;尿素氮、肌酐增高可能是原发病合并急性肾功能障碍或尿毒症性腹膜炎。

2. 诊断性腹腔穿刺。当叩诊有移动性浊音而诊断不明确时,可行诊断性腹腔穿刺。一般选择脐与髂前上棘连线中外 1/3 交点,穿刺液混浊或为脓液提示腹膜炎或腹腔脓肿,如有胃肠内容物(食物残渣、胆汁、粪汁等),提示消化道穿孔;不凝血液多为实质脏器破裂,如外伤性肝、脾破裂,或肝癌自发性破裂,也可能穿刺到腹膜后血肿;淡红色血液,可能是绞窄性肠梗阻,如血、尿、腹水淀粉酶高多为出血坏死性胰腺炎。如穿刺抽出很快凝固之血液则可能穿刺到腹壁或内脏之血管。

对严重腹胀,腹腔穿刺阴性,而又不能排除腹腔病变者,可行腹腔灌洗。如灌洗液红细胞 $>100\times10^9/L$ 或白细$>0.5\times10^9/L$,或淀粉酶>100 Somogyi U,肉眼见到血液、胆汁、胃肠内容物,或查到细菌则为阳性,提示腹腔有炎症、出血或空腔脏器穿孔。

3. 影像学检查。包括腹部 X 线检查,B 超、CT、MRI 等。腹部 X 线照片或透视发现膈下有游离气体,对诊断胃、十二指肠溃疡穿孔,小肠或肠憩室穿孔很有帮助。腹脂线及腰大肌影模糊或消失提示有腹膜炎。急性机械性肠梗阻表现为梗阻以上的肠管扩张、积气及多个气液面;麻痹性肠梗阻为全肠道(包括结肠)扩张、积气,是全腹膜炎的特征之一;发现孤立性肠管扩张伴液气面,应考虑闭襻性肠梗阻。怀疑肠套叠、肠扭转、结肠肿瘤,在无肠绞窄、腹膜炎的情况下可行钡灌肠 X 线照片。腹部平片发现高密度钙化灶有助于肾、输尿管结石,胰管结石,胰腺炎及小部分胆囊结石的诊断。

BUS 对肝、胆道、肾、输尿管、子宫、附件疾病以及腹腔有无腹腔积液、脓肿有较大诊断价值。超声多普勒检查还有助于对腹主动脉瘤、动静脉瘘、动静脉血栓形成或栓塞,以及血管畸形等的诊断。CT、MRI 对肝、胆、胰、脾、肾、腹部占位病变及血管疾病的诊断更有价值。

三、治疗

1. 体液疗法。应根据病史、体检、化验室检查及出入量记录,对液体及电解质失衡情况作出初步评估,及时补充日需要量及额外丢失量,并继续调整病期失衡量。

2. 胃肠减压。进行胃肠减压是治疗重症急腹症的措施之一。

3. 抗生素的应用。炎症进展快,病情重,需尽快采取有效措施阻止病情恶化者,可抗生素与中药并用;对于准备进行手术治疗的患者,可早期开始使用抗生素,手术后一般应常规使用。

4. 激素及其他药物的应用。在急腹症的治疗中,肾上腺皮质激素主要用于:①并发感染性休克的炎性急腹症的抢救;②在阑尾脓肿或阑尾炎腹膜炎后期,对于形成的条索及硬结,给予小剂量激素;③对于某些与自身免疫疾病有关的急腹症,如硬化性胆管炎及 Crohn 病等,在急性症状控制后,使用激素以期控制其病情的发展。

四、护理

1. 严密观察病情。

(1)定时观察生命体征:定时观察体温、血压、脉搏、呼吸,注意有无脱水等体液紊乱或休克表现。

(2)定时观察腹部症状和体征:如有腹痛应注意腹痛的部位、范围、性质和程度,有无牵涉性痛。如腹部检查见腹膜刺激征出现或加重,多提示病情恶化。

(3)注意观察有无伴随症状:如呕吐、腹胀、发热、大小便改变、黄疸等,以及呼吸、心血管、妇科等其他系统相关表现。

(4)动态观察实验室检查结果:如三大常规、血电解质、二氧化碳结合力、肝肾功能等检查;同时注意 X 线、B 超、腹腔穿刺、直肠指检等特殊检查结果。

(5)注意详细记录液体出入量。

(6)观察有无腹腔脓肿形成。

2. 体位。一般情况良好者或病情允许时,宜取半卧位;有大出血休克体征者给予平卧位。

3. 饮食。根据病情及医嘱,做好相应的饮食护理。一般患者入院后都暂禁饮食;对诊断不明或病情较重者必须严格禁饮食。

4. 胃肠减压。根据病情或医嘱决定是否施行胃肠减压。但急性肠梗阻、胃肠道穿孔或破裂者,必须作胃肠减压,并保持有效引流和通畅,避免消化液进一步漏入腹腔。

5. 四禁。外科急腹症患者在没有明确诊断前,应严格执行四禁,即:

(1)禁用吗啡类止痛剂:以免掩盖病情。

(2)禁饮食:以免增加消化道负担,或加重病情。

(3)禁服泻药:以免引起感染扩散,或加重病情。

(4)禁止灌肠:以免导致炎症扩散或加重病情等。

6. 输液或输血。立即建立静脉输液通道,必要时输血或血浆等,以防治休克,纠正水、电解质、酸碱平衡紊乱,纠正营养失调。

7. 抗感染。遵医嘱给予抗生素及甲硝唑。注意给药浓度、时间、途径及配伍禁忌等。

8. 疼痛护理。一般可给予针刺止痛。但在病情观察期间应慎用止痛剂;对诊断明确的单纯性胆绞痛、肾绞痛等可给予解痉剂和镇痛剂;凡诊断不明或治疗方案未确定的急腹症患者应禁用吗啡、哌替啶类麻醉性镇痛药,以免掩盖病情;对已决定手术的患者,可以适当使用镇痛药,以减轻其痛苦。

9. 心理护理。应安慰、关心患者。适当地向家属、患者说明病情变化、有关治疗方法以及护理措施的意义,以便于配合医护工作。

10. 其他护理工作。应做好物理降温、口腔护理、生活护理、皮肤护理等。

11. 必要的术前准备。及时做好药物过敏试验、配血、备皮、有关常规实验室检查或器官功能检查等,以备应急手术。在病情观察或非手术治疗期间,如发现以下情况,应及时与医师联系,考虑中转手术处理:①全身情况不良或发生休克;②腹膜刺激征明显;③有明显内出血的表现;④经非手术治疗短期内(6～8 h)病情未见改善或更趋恶化者。

(戚永花　刘　芹　陈嵩淞　马　燕)

第二节　腹部损伤

腹部损伤(abdominaltrouma)常见于生产、交通和生活事故中。患者的预后决定于有无内脏损伤,常伴有其他部位伤,如脑外伤、胸外伤和骨折等,掩盖了病史和体征,而使其诊断不易明确;又因某些表现轻微的损伤,也可能有腹内脏器损伤。因此,对腹部闭合性损伤,必须密切观察,反复检查,妥善处理,以免延误诊断和治疗。

一、病因

1. 撞击伤、压砸伤、锐器刺伤、火器伤、跌打伤、吞食异物伤(金属类)等各种伤害。

2. 高处坠落拍击伤。

3. 剧烈爆炸引起的气浪或水浪的冲击伤。

4. 化学性损伤,如腐蚀性的强酸、强碱或毒物等的损伤。

二、临床表现

1. 单纯腹壁损伤的症状和体征一般较轻,常见为局限性腹壁肿、痛和压痛,有时可见皮下淤斑。它们的程度和范围并不随时间的推移而加重或扩大。单纯腹壁损伤通常不会出现恶心、呕吐或休克等表现。如果伤及内脏,则随着出血量的增加,脉搏又逐渐加快、变弱,血压也随之下降,最后出现休克。胃肠道破裂对脉搏、血压的影响与损伤部位有关。胃、十二指肠破裂,腹膜受化学性胃肠液的强烈刺激,早期出现脉率加快、血压下降等休克表现,但经过短时间后多可好转,随后在细菌性腹膜炎明显时又再度恶化。回肠、结肠破裂,由于肠内容物刺激性较小,早期可无血压、脉搏改变。

2. 腹痛:腹内脏器伤除少数因严重脑外伤,休克者外,都具有腹痛症状,发生率为95%~100%。受伤后伤员有持续难以忍受的剧痛,即说明腹腔内有严重损伤。早期伤员诉说疼痛最重的部位,常是脏器损伤的部位,对诊断很有帮助。

3. 恶心呕吐、空腔脏器破裂、内出血均可刺激腹膜,引起反射性恶心、呕吐,细菌性腹膜炎发生后,呕吐是肠麻痹的表现,多为持续性。

4. 腹胀:早期无明显腹胀,晚期由于腹膜炎产生肠麻痹后,腹胀常明显。腹膜后血肿压迫腹膜后内脏神经丛引起肠麻痹、腹胀和腰痛等症状。

5. 压痛、反跳痛和肌紧张等腹膜刺激征:除单纯脾破裂对腹膜刺激轻外,其他腹内脏器伤有较明显的腹膜刺激征。压痛最明显处,往往是损伤脏器所在部位。

6. 浊音界消失:肝浊音界消失对闭合伤有诊断意义,多表示空腔脏器破裂,气体进入腹腔形成膈下积气。

7. 出现移动性浊音是腹内出血或尿外渗的依据、破裂出血的脏器部位可出现固定性浊音,这是因为脏器附近积存凝血块所致。

8. 肠鸣音减弱或消失:早期由于反射性肠蠕动受抑制,晚期由于腹膜炎肠麻痹致肠鸣音减弱或消失。

三、诊断

1. 诊断性腹腔穿刺及灌洗:诊断性腹腔穿刺阳性率可达90%以上,故对诊断腹腔有无损伤和那一类脏器的损伤有很大帮助。只要怀疑有腹腔内脏损伤,一般检查方法尚难明确诊断的情况下均可进行此项检查。但在严重腹胀或有肠麻痹,或既往有腹腔严重感染及做过大手术,疑有广泛腹腔粘连的情况应慎重。

2. X线检查:腹部创伤的伤员如条件允许均应行胸腹部的X线平片摄影。常用的有胸片、平卧位及左侧卧位腹部平片。立位腹部平片虽然更有意义,但不适用于重伤员。根据需要拍骨盆正、侧位片。胸部平片可观察到下位肋骨骨折。腹部平片可观察到膈下积气,某些脏器的大小、形态和位置的改变。这些对于腹内脏器损伤的诊断有一定帮助。如脾破裂时可见左膈升高,胃受压右移,胃结肠间距增宽,左侧下位的肋骨骨折等。有条件的地方还可行选择性动脉造影,对内脏出血的部位有一定的诊断价值;尿道膀胱造影可帮助诊断尿道膀胱损伤。

3. CT 检查：由于腹部伤的伤员多较严重，有些处于休克状态，实际上，这些检查常受到很大限制。

4. 超声检查：B 超检查具有经济方便、可在床边检查、可重复进行动态观察、无创无痛以及诊断准确率高等优点，因此其在腹部损伤的诊断中倍受重视，应用越来越广泛。对肝、脾、肾等实质性脏器损伤，B 超检查的确诊率达 90% 左右。可发现直径 1～2 cm 的实质内血肿，并可发现脏器包膜连续性中断和实质破裂等情况。超声检查对腹腔积液的发现率很高，并可根据 B 超检查估计出腹腔积液的量，即每 1 cm 液平段，腹腔积液约有 500 mL。由于气体对超声的反射强烈，其在声像图上表现为亮区。因此，B 超检查也可发现腹腔内的积气，有助于空腔脏器破裂或穿孔的诊断。

5. 放射核素扫描。

6. 腹腔镜。

7. 实验室检查：脏器破裂而出血时血红蛋白比容等数值明显下降，白细胞计数可略有增高。空腔脏器破裂时，白细胞计数明显上升。胰腺损伤、胃或十二指肠损伤时，血、尿蛋白值多有升高。尿常规检查发现血尿，提示有泌尿器官的损伤。

四、急救

1. 腹部创伤伤员的急救与其他脏器伤的急救一样，应先注意检查有无立即威胁生命的情况存在，并应迅速予以处理，首先要注意检查有无呼吸道阻塞和呼吸道机能障碍，清除呼吸道分泌物和异物，维持呼吸道通畅，如有开放性气胸，明显的外出血等立即威胁生命的情况时，应迅速予以处理。四肢如有骨折，在搬动前应初步固定。休克发生前应积极预防休克，如冬保暖、夏防暑、保持伤员安静、止痛（未明确诊断前，禁用吗啡等止痛剂）和补充液体；当休克发生后，必须快速输血、输液，以尽快恢复血容量，使血压回升，输入的静脉最好先用上肢，因为在腹部伤中，可能有下腔静脉系统的血管损伤，用下肢输血有增加内出血的可能。

2. 当发现腹部有伤口时，应立即予以包扎。对有内脏脱出者，一般不可随便回纳以免污染腹腔。可用急救包或大块敷料严加遮盖，然后用军用碗（或用宽皮带作为保护圈）盖住脱出之内脏，防止受压，外面再加以包扎。如果脱出的肠管有绞窄可能，可将伤口扩大，将内脏送回腹腔，因此时的主要矛盾是肠坏死而不是感染。

3. 脱出的内脏如有破裂，为防止内容物流出，可在肠破口处用钳子暂时钳闭，将钳子一并包扎在敷料内。如果腹壁大块缺损，脱出脏器较多，在急救时应将内脏送回腹腔，以免因暴露而加重休克。

4. 急救处理同时，开放性损伤应用抗菌素及破伤风抗毒素等。疑有内脏伤者，一律禁食，必要时可放置胃肠减压管抽吸胃内容物。有尿潴留的伤员应导尿作检查，并留置导尿管，观察每小时尿量。

5. 急救处理后，在严密观察下，尽快转送医院，转送途中，要用衣物垫于膝后，使髋膝呈半屈状以减轻腹壁张力，减轻伤员痛苦。

五、治疗

(一)早期处理

1. 损伤分类和术前处理应同时进行,检伤分类的目的是判断有无内脏伤,使有适应证的伤员尽早手术。内出血和内脏内容物刺激都可出现休克,这类伤员应紧急剖腹手术,但手术必然会加重休克,因此必须先输血或血浆代用品,将血压提升到 12 kPa (90 mmHg)以上,方行手术,如经过抢救,血压仍升高不到 12 kPa (90 mmHg),表示有持续内出血,而且出血速度很快,应在加强抗休克的同时进行剖腹止血处理内脏伤,只有止住了血,才能控制休克。

2. 手术前准备:手术前准备主要是抗休克,其措施为:①呼吸道通畅、吸氧;②用粗针头作静脉穿刺或静脉切开,建立一条通畅的输液通路,并抽血行血型鉴定,交叉配血;③静脉快速滴注平衡盐溶液或右旋糖酐 500~1 000 mL,随即输血,在多数患者血压能够回升;④留置导尿,记录每小时尿量;⑤放置胃管,接吸引器进行胃肠减压;⑥术前使用有效的抗菌素,开放性腹部外伤者,应注射破伤风抗毒素。

(二)非手术治疗

1. 通过上述各项检查,一时不能确定有无内脏损伤者。对于这些病例,在进行非手术治疗的同时,应进行严密的病情观察。观察期间要反复检查伤情的变化,并根据这些变化,不断综合分析,以便尽早作出结论性诊断,及时抓住手术治疗的时机。

2. 诊断已明确,为轻度的单纯实质性脏器损伤,生命体征稳定或仅轻度变化。观察内容包括:

(1)每 15~30 min 测定一次呼吸、脉率和血压。

(2)腹部体征检查,每半小时进行一次,注意有无腹膜炎的体征及其程度和范围的改变。

(3)每 30~60 min 检查一次血常规,了解红细胞数、血红蛋白、血细胞比容和白细胞计数的变化。

(4)每 30~60 min 作一次 B 超扫查。

(5)必要时可重复进行诊断性腹腔穿刺术或灌洗术,或进行 CT、血管造影等检查。

观察期间需要特别注意的是:①不要随便搬动伤者,以免加重伤情。②不注射止痛剂(诊断明确者例外),以免掩盖伤情。

3. 治疗措施。

(1)补血补液,防治休克。

(2)应用广谱抗生素,预防或治疗可能存在的腹内感染。

(3)禁食,疑有空腔脏器破裂或有明显腹胀时应行胃肠减压。

(4)营养支持。

(三)手术治疗

1. 已确定腹腔内脏器破裂者,应及时进行手术治疗。对于非手术治疗者,经观察仍不能排除腹内脏器损伤,或在观察期间出现以下情况时,应终止观察,进行剖腹手术。

2.腹痛和腹膜刺激征有进行性加重或范围扩大者。

3.肠蠕动音逐渐减少、消失或出现明显腹胀者。

4.全身情况有恶化趋势,出现口渴、烦躁、脉率增快或体温及白细胞计数上升者。

5.膈下有游离气体表现者。

6.红细胞计数进行性下降者。

7.血压由稳定转为不稳定甚至休克者;或积极救治休克过程中,情况不见好转反而继续恶化者。

8.腹膜穿刺吸出气体、不凝血液、胆汁或胃肠内容物者。

9.胃肠出血不易控制者。尽管可能会有少数伤者的探查结果为阴性,但腹内脏器损伤被漏诊,有导致死亡的可能。所以,只要严格掌握指征,剖腹探查术所付出的代价是值得的。一旦决定手术,就应尽快完成手术前准备:建立通畅的输液通道、交叉配血、放置鼻胃管及尿管。如有休克,应快速输入平衡液补充血容量。在循环血容量严重不足的危重病例,可在15 min输入液体1 000~2 000 mL。监测中心静脉压,对输液量和速度有重要的指导价值。合理补充有效血容量,会使大多数患者情况好转,此时进行手术,可增加手术安全性。麻醉选择,由于腹部创伤患者往往处于休克状态,因此一般不选择椎管内麻醉。应选择气管内麻醉,既能保证麻醉效果,又能根据需要供氧,对于合并胸部穿透伤者,更为理想。穿进性损伤若伴腹内脏器或组织自腹壁伤口突出,可用消毒碗覆盖保护。麻醉后,将其回纳。切勿在非麻醉状态下强行回纳,这样不仅达不到回纳的目的,反可加重腹腔污染。根据受伤脏器的位置就近选用切口进腹。如不能确定受伤的器官时,应选用右侧经腹直肌切口。其优点是进腹迅速,出血少,可根据需要向上下延长,或向侧方附加切口甚至进入胸腔,缝合容易。腹部有开放伤时,不可通过扩大伤口去探查腹腔,以免发生伤口愈合不良、裂开和内脏脱出。切开腹膜时,首先应注意有无气体溢出,有则提示有胃肠道破裂。然后根据腹内积液的性质,初步估计是哪一类脏器的损伤。有出血者尽快根据血块集中处寻找受损脏器,并迅速控制活动性出血。如有空腔脏器穿破迹象,则可借助于大网膜移行方位和纤维蛋白原较集中的部位找到穿破所在,暂时夹住破口以阻止其内容物继续污染腹腔。在以上初步处理后或未找到明确损伤时,应吸去腹内积液,开始有步骤地全面探查。探查次序原则上应先探肝、脾等实质性器官,同时探查膈肌有无破损。接着从胃开始,逐段探查十二指肠第一部、空肠、回肠、大肠以及它们的系膜。然后探查盆腔器官。再后则切开胃结肠韧带显露网膜囊,检查胃后壁和胰腺。如有必要,最后还应切开后腹膜探查十二指肠二、三、四段。在探查过程中发现的出血性损伤或脏器破裂,应随时进行止血或夹住破口。待探查结束,对探查所得伤情作一全面估计,然后按轻重缓急逐一予以处理。原则上是先处理出血性损伤,后处理穿破性损伤;对于穿破性损伤,应先处理污染重(如下消化道)的损伤,后处理污染轻的损伤。腹腔内损伤处理完后,彻底清除腹内残留的异物(如遗留的纱布等)、组织碎块、食物残渣或粪便等。用大量生理盐水冲洗腹腔,污染严重的部位应反复冲洗,然后将冲洗液吸净。是否用抗生素溶液冲洗,目前意见尚未统一。根据需要放置引流管或双腔引流管。腹壁切口污染不重,可予分层缝合;污染较重者,皮下应留置引流物。

10. 一般腹壁损伤的治疗,可按其他部位软组织损伤处理原则进行治疗。腹腔内脏损伤常需要进行手术治疗—剖腹探查术。剖腹探查的适应证如下:①有明显的腹腔内脏损伤的征象者;②休克经治疗,血压仍不升,或上升后又下降,未能查出腹部外出血征象者;③观察中的伤员出现上述情况者;④战时,前一级医疗单位虽已行剖腹探查,但伤员又出现上述征象者。

11. 腹腔穿刺术的操作方法。让患者向穿刺侧侧卧 5 min,然后在局部麻醉下,选用能穿过细塑料管而针尖角度较钝的穿刺套针。穿刺点的选择:脐与耻骨联合连线中点上方 1 cm,偏左或偏右 1.5 cm 处,或左下腹脐与髂前上棘连线中、外 1/3 交点,或脐水平线与腋前线、腋中线的延长线相交处缓缓刺向腹腔;在针尖刺穿腹膜时,推选针头的手可有落空感。拔出针芯,把有多个侧孔的细塑料管经针管送入腹腔探处,进行抽吸。如抽不到液体,可变换针头方向、塑料管深度或改变体位再抽吸。抽到液体后,应观察其性状(血液、胃肠内容物、混浊、腹水、胆汁或尿液)。借此,可帮助判断是什么性质的脏器受损。肉眼观察不能确定穿刺抽出液体的性质时,应对样本进行实验室检验。胰腺或胃十二指肠损伤时,穿刺液中淀粉酶含量增高。如果抽的血液不凝固,提示为实质性器官破裂出血,因腹膜的脱纤维作用而使血液不凝。如抽出的血液迅速凝固,多系穿刺针误刺血管或血肿所致。穿刺阴性时,不能排除内脏损伤的可能性。这种情况可能是因为穿刺针管被大网膜堵塞或腹内液体并未流至穿刺区的缘故。近年来,采用在 B 超指导下进行腹腔穿刺,已使穿刺阳性率得到提高。对于腹腔穿刺阴性的伤员,应继续严密观察,必要时可重复穿刺,或改行腹腔灌洗术。

12. 腹腔灌洗术的方法。在腹中线上取穿刺点,方法与诊断性腹腔穿刺相同。塑料管尾端连接一盛有 500~1 000 mL 无菌生理盐水的输液瓶。倒挂输液瓶,使生理盐水缓缓流入腹腔。当液体流完或伤者感觉腹胀时,把瓶放正,转至床面下,使腹内灌洗液借虹吸作用流回输液瓶中。灌洗后取瓶中液体进行肉眼或显微镜下检查,必要时涂片、培养或检测淀粉酶含量。符合如下标准任何一项者,为阳性检查结果。

(1)肉眼所见,灌洗液为血性、含胆汁、胃肠内容物或证明是尿液。

(2)显微镜下,红细胞计数超过 0.01×10^{12}/L 或白细胞计数超过 0.5×10^9/L。

(3)淀粉酶超过 100 Somagyi 单位。

(4)涂片发现细菌者。此法对腹内出血量较少者比一般诊断性穿刺术更为可靠,有利于早期诊断并提高确诊率。但由于其操作不够简单,临床上应用较少。

(5)腹腔镜:经 X 线、B 超、CT、腹腔穿刺腹腔灌洗等检查仍不能确定,但仍疑有内脏损伤时,在伤员的血液动力学状况稳定;能耐受全身麻醉及人工气腹、且无腹腔内广泛粘连可能的情况下,必要时可考虑行腹腔镜检查,以提高诊断准确率,避免不必要的剖腹探查。一般来说,腹腔积血 50 mL 左右时,即可经腹腔镜检查发现。如发现腹腔内积血较多,不必为寻找出血部位而延长检查时间,以免加重伤情,应立即中转剖腹手术。如发现腹腔内有胃肠液、胆汁、粪便等,提示为空腔脏器破裂,有时能看到器官损伤的破口。在排除多发性损伤之前,不要贸然经腹腔镜修补。腹膜后血肿表现为后腹膜隆起、呈橙黄色或暗红色。

（四）术后处理

1. 腹部手术后，必须行持续胃肠减压，直到肠蠕动功能恢复为止。如果有胃肠造瘘，也应同时用吸引器负压吸引，吸引时间与前者相同，当造瘘目的完成后，造瘘管一般最早可在二周后拔除。

2. 术后伤员禁食，但要静脉输入适量的液体和电解质溶液，维持营养和水电解质平衡。有贫血和低蛋白血症者要适当地输入血浆、全血或水解蛋白，待胃肠功能恢复后，才能逐步口服流质、半流质食物。

3. 广谱抗菌素的全身应用或联合使用，一般延续到炎症消退为止。

4. 腹腔引流物应在术后 4～5 d 取出。为止血用的填塞物，可在术后 4～5 d 每天抽出一小段，10～12 d 完全取出。

5. 腹部手术后伤员，在病情稳定后，宜早期下床活动，以防术后肠粘连。

六、护理

1. 病情观察：包括每 15～30 min 测量脉搏、呼吸、血压一次；每 30 min 观察注意腹膜刺激征的程度和范围变化，有无移动性浊音，肝浊音界有无缩小或消失等；疑有腹腔内出血者，每 30～60 min 测一次血常规，动态了解红细胞计数、白细胞计数、血红蛋白和血细胞比容的变化；必要时重复诊断性腹腔穿刺术或灌洗术、B 超或血管造影等检查。

2. 体位：绝对卧床休息，床上大、小便；若病情稳定，可取半卧位。

3. 补液和饮食：禁食期间需补充足量的液体，防治水、电解质及酸碱平衡失调，并应用广谱抗生素防治腹腔感染。待肠功能恢复后，可开始进流质饮食。

4. 心理护理：关心患者，加强交流，讲解相关的知识，使患者解除焦虑和恐惧，稳定情绪，积极配合医护工作。

5. 术前准备：一旦决定手术，除常规准备外，还应包括备皮、交叉配血；留置胃管、尿管；补充血容量等。

6. 术后护理：按急性腹膜炎术后护理原则实施。

（张 娟 刘凤麟 李 雯 袁 青）

第三节 腹外疝

典型的腹外疝由疝环、疝囊、疝内容物和疝外被盖组成。疝内容物是进入疝囊的腹内脏器或组织，以小肠最为多见，大网膜次之。

一、病因及分类

（一）病因

腹壁强度降低和腹内压力增高是腹外疝发病的两个主要原因。

1. 腹壁强度降低：发生腹外疝的局部腹壁均为强度减弱的区域。

2. 腹内压力增高：腹内压力增高既可引起腹壁解剖结构的病理性变化，利于疝的形成，又可直接或促进腹腔内脏器官经腹壁薄弱区或缺损处突出形成疝。

（二）分类

根据疝的可复程度和血供情况等，腹外疝可分以下 4 种类型。

1. 易复性疝：凡疝内容物很容易回纳入腹腔的，称为易复性疝。

2. 难复性疝：疝内容物不能或不能完全回纳入腹腔内，称难复性疝。

3. 嵌顿性疝：疝环较小而腹内压突然增高时，疝内容物可强行扩张疝囊颈而进入疝囊，随后因疝囊颈的弹性收缩，将内容物卡住，使其不能回纳，称为嵌顿性疝。

4. 绞窄性疝：嵌顿若未能及时解除，肠管及其系膜受压程度不断加重，可使动脉血流减少，最后导致全阻断，即为绞窄性疝。嵌顿性疝和绞窄性疝实际只是一个病理过程的两个阶段，临床很难截然区分。

二、临床表现

（一）腹股沟斜疝

1. 易复性斜疝：除腹股沟区有肿块和偶有胀痛外，并无其他症状。常在站立、行走、咳嗽或用力时出现肿块，肿块多呈带蒂柄的梨形，可降至阴囊或大阴唇。如患者平卧休息用手将肿块推送向腹腔回纳而消失。

2. 难复性斜疝：除胀痛稍重外，主要特点是疝块不能完全回纳。滑动性斜疝多见于右侧腹股沟区，除了疝块不能完全回纳外，尚有"消化不良"和便秘等症状。

3. 嵌顿性疝：多发生于斜疝，其主要原因是强体力劳动或用力排便等腹内压骤增。表现为疝块突然增大，伴有明显疼痛，平卧或用手推送不能使之回纳。肿块紧张发硬，且有明显触痛，还可伴有腹部绞痛、恶心、呕吐、腹胀、停止排便排气等机械性肠梗阻的临床表现。若为大网膜，局部疼痛常较轻微。疝一旦嵌顿，自行回纳的机会较少。多数患者的症状逐步加重，若不及时处理，终将发展成绞窄性疝。

4. 绞窄性疝：临床症状多较严重，因疝内容物发生感染，侵及周围组织，会引起疝块局部软组织的急性炎症和腹膜炎的表现，严重者可发生脓毒症。但在肠祥坏死穿孔时，可因疝内压力骤降而使疼痛暂时有所缓解，因此疼痛减轻但肿块仍存在者，不可当作是病情好转。

（二）腹股沟直疝

患者站立时，在腹股沟内侧端、耻骨结节外上方出现一半球形肿块，不伴有疼痛或其他症状；因疝囊颈宽大，平卧后肿块多能自行消失；直疝不进入阴囊，故极少发生嵌顿。常见于年老体弱者。

（三）脐疝

婴儿脐疝多属于易复性疝，极少发生嵌顿和绞窄。原则上不需要手术治疗，可用棉线束带或绷带压住腹股沟管深环，防止疝块突出。

（四）股疝

多见于 40 岁以上妇女，最易嵌顿。妊娠导致的腹内压增高是引起股疝的主要原因。一旦嵌顿迅速发展为绞窄性疝，伴有急性肠梗阻的症状。

四、治疗原则

（一）非手术治疗

因为婴幼儿腹肌可随生长逐渐强壮，疝有自行消失的可能，故半岁以下婴幼儿可暂不手术。可采用棉线束带或绷带压住腹股沟管深环，防止疝块突出，并给发育中的腹肌以加强腹壁的机会。

年老体弱或伴有其他严重疾病而不能手术者，白天可在回纳疝块后，将医用疝带一端的软压垫对着疝环顶住，阻止疝块突出。长期使用疝带可使疝囊颈受到反复摩擦而增厚，易致疝囊与疝内容物粘连，增加疝嵌顿的发病率。

（二）手术治疗

腹股沟疝一般应及早施行手术治疗。手术方法可归纳为单纯疝囊高位结扎术和疝修补术。

五、护理措施

（一）术前护理

1. 消除导致腹内压升高的因素，有咳嗽、便秘、排尿困难等腹内压升高因素者，给予对症处理，术前 2 周戒烟，预防感冒，保持大便通畅。

2. 疝块较大者，减少活动，或活动时用疝带压住疝环口，防止发生嵌顿。

3. 术前备皮、备血，前 1 d 晚灌肠，进入手术室前排空小便或留置尿管。嵌顿疝和绞窄疝应予禁食、胃肠减压，但未发生嵌顿和绞窄者，不必插胃管、胃肠减压。

（二）术后护理

1. 体位：术后平卧 3 d，髋关节微屈，腘窝下垫枕，以减轻腹股沟切口的张力和腹内压力，同时利于切口愈合和减轻伤口疼痛。

2. 饮食：术后无恶心、呕吐 6～12 h 可进流食，次日可进软食或普食；肠切除患者术后禁食，胃肠道功能恢复后进流食。

3. 活动：年老体弱，复发性疝，绞窄性疝，巨大性疝的患者不宜早期下床活动，可适当延长下床活动时间。行无张力疝修补术的患者可早期离床活动。

4. 防止腹内压升高：术后注意保暖，防止受凉造成咳嗽，咳嗽时指导患者用手掌按压保护切口。保持排便通畅，防止便秘。

5. 预防阴囊水肿：斜疝修补术后，预防阴囊肿胀最主要的措施是沙袋压迫伤口 12～24 h，用丁字带将阴囊托起。

6. 预防切口感染：切口感染是疝复发的主要原因，术前应做好阴囊及会阴部的皮肤准备，术后应用抗生素预防感染，注意观察切口情况。

六、健康教育

1. 活动。出院后逐渐增加活动量,3 个月内应避免重体力劳动或提举重物。

2. 避免腹内压升高的因素。需注意保暖,防止受凉而引起咳嗽;指导患者在咳嗽时用手掌按压切口部位,以免缝线撕脱。保持排便通畅,给予便秘者通便药物,嘱患者避免用力排便。

3. 复诊和随诊。定期门诊复查。若疝复发,应及早诊治。

第十九章 骨科疾病

第一节 锁骨骨折

锁骨呈"S"型,是人体上肢与躯干的唯一骨性连接。锁骨不仅是重要的上肢骨,也是美丽性感的象征。然而锁骨很容易受伤,形成骨折。多数情况下的锁骨骨折为间接暴力导致,常见的情形为跌倒后上肢撑地,暴力上传冲击锁骨形成骨折。另外,新生儿产伤导致的锁骨骨折也很常见。

一、病因

间接与直接暴力均可引起锁骨骨折,但间接暴力较多。摔伤是锁骨骨折的主要原因,以儿童最为多见,大约50%的锁骨骨折发生于7岁以下的儿童。直接外力,如从前方打击、撞击锁骨,或摔倒时肩部直接着地,均可造成锁骨骨折。摔倒时手掌着地,外力通过前臂、上臂传导至肩,再传至锁骨,遭受间接外力和剪切应力也可造成骨折,因着力点不同而异,多为粉碎或横行,幼儿多为青枝骨折,锁骨骨折的典型移位多表现为:近端受胸锁乳突肌牵拉向上后移位,远端因肢体重量及胸大肌牵拉向前、下、内侧移位,形成断端短缩重叠移位。

二、临床症状

受伤后,如果锁骨部出现下列症状,就要考虑是否有锁骨骨折了。
1. 疼痛。
2. 肿胀、淤青。
3. 锁骨外观畸形、异常。
4. 患侧上肢活动障碍;婴幼儿哭闹等。

三、诊断

1. 患者有上肢外展跌倒或局部被暴力直接打击等外伤史,伤后肩部出现疼痛,上肢不敢活动,X线片可确诊,并显示骨折移位及粉碎情况。
2. X线:绝大多数的锁骨骨折通过X线都能检查出来,明确诊断并指导治疗。
3. 其他:其他检查如CT,MRI等可以检查锁骨及周边软组织情况,明确有无韧带损伤等。如合并神经血管损伤,则需要做肌电图等进一步检查。

四、分类

Allman 将锁骨骨折分成三类。①第 1 类为最常见的中段骨折。此段无韧带附着,常紧靠喙锁韧带内缘断裂,内碎段因胸锁乳突肌的牵拉而上抬,骨折向上成角。皮下可见有明显的隆起,老人常为粉碎性骨折。②第 2 类为喙锁韧带以外骨折,占 10%,大多因直接暴力所致。内外断端均有韧带固定在喙突或肩峰上,常发生骨不连。Neer 又将此类骨折分成两型,Ⅰ型指喙锁韧带未断,骨折很少移位;Ⅱ型指喙锁韧带断裂且与断骨脱离,有明显移位趋势:斜方肌可将内碎段拉向后方,上肢的重力将外碎段拉向下,躯干肌将外碎段拉向胸廓,肩胛韧带又可在上肢活动时使锁骨旋转 40°角。③第 3 类为锁骨胸骨端骨折,多为间接暴力所致,肋锁韧带完整时很少移位。

五、治疗

锁骨骨折确诊后就需要采取治疗措施。常见的处理方式可分为保守治疗和手术治疗。

1. 保守治疗:如果锁骨骨折移位不明显,不影响上肢关节的活动,则可行保守治疗。最常见的治疗方式为"8"字绷带固定法。应注意绷带的松紧,过松失去固定作用,骨折移位;过紧则易导致腋窝处压迫,严重时可造成神经、血管损伤。故出现上肢麻木、肿胀、冰凉时,应马上就诊或复查。

2. 手术治疗:锁骨骨折明显移位、锁骨远端 1/3 骨折、合并血管神经损伤则需要手术治疗。手术方式通常是将移位的锁骨重新复位,用内固定材料如钢板、螺钉等将锁骨固定,以便手术后患者可以早期进行功能锻炼。多数情况下骨折愈合后还需要再次手术取出内固定材料。

六、护理

(一)非手术治疗及术前护理

1. 心理护理:青少年及儿童锁骨骨折后,因担心肩、胸部畸形,影响发育和美观,常会发生焦虑、烦躁心理。应告知其锁骨骨折只要不伴有锁骨下神经、血管损伤,即使是在叠位愈合,也不会影响患侧上肢的功能,局部畸形会随着时间的推移而减轻甚至消失,治疗效果较好,以消除患者心理障碍。

2. 饮食:给予高蛋白、高维生素、高钙及粗纤维饮食。

3. 体位:局部固定后,宜睡硬板床,取半卧位或平卧位,避免侧卧位,以防外固定松动。平卧时不用枕头,可在两肩胛间垫上一个窄枕,使两肩后伸外展;在患侧胸壁侧方垫枕,以免悬吊的患肢肘部及上臂下坠。患者初期对去枕不习惯,有时甚至自行改变卧位,应向其讲清治疗卧位的意义,使其接受并积极配合。告诉患者日间活动不要过多,尽量卧床休息,离床活动时用三角巾或前臂吊带将患肢悬吊于胸前,双手叉腰,保持挺胸、提肩姿势,可缓解对锁下神经、血管的压迫。

4. 病情观察:观察上肢皮肤颜色是否发白或青紫,温度是否降低,感觉是否麻木,如有上述现象，可能系"8"字绷带包扎过紧所致。应指导患者双手叉腰，尽量使双肩外展后伸，如症状仍不缓解，应报告医生适当调整绷带，直至症状消失。"8"字绷带包扎时禁做肩关节前屈、内收动作，以免腋部血管神经受压。

5. 功能锻炼。

(1)早、中期：骨折急性损伤经处理后 2～3 d，损伤反应开始消退，肿胀和疼痛减轻，在无其他不宜活动的前提下，即可开始功能锻炼。准备：仰卧于床上，两肩之间垫高，保持肩外展后伸位。第 1 周做伤肢近端与远端未被固定的关节所有轴位上的运动，如握拳、伸指、分指，腕屈伸、绕环、肘屈伸、前臂旋前、旋后等主动练习，幅度尽量大，逐渐增大力度。第 2 周增强肌肉的收缩练习，如捏小球、抗阻腕屈伸运动。第 3 周增强抗阻的肘屈伸与前臂旋前、旋后运动。

(2)晚期：骨折基本愈合，外固定物去除后进入此期。此期锻炼的目的是恢复肩关节活动度，常用的方法有主动运动、被动运动、助力运动和关节主动牵伸运动。第 1～2 d 患肢用三角巾或前臂吊带悬挂胸前站立位，身体向患侧侧屈，做肩前后摆动；身体向患侧侧屈并略向前倾，做肩内外摆动。应努力增大外展与后伸的运动幅度。第 3～7 d 开始做肩关节各方向和各轴位的主动运动、助力运动和肩带肌的抗阻练习，如双手握体操棒或小哑铃，左右上肢互相做肩的前上举、侧后举和体后上举。每个动作 5～20 次。第 2 周增强肩外展和后伸主动牵伸：双手持棒上举，将棒棍放颈后，使肩外展、外旋，避免做大幅度和用大力的肩内收与前屈练习。第 3 周增强肩前屈主动牵伸，肩内外旋牵伸：双手持棒体后下垂将棍棒向上提，使肩内旋。以上练习的幅度和运动量以不引起疼痛为宜。

(二)术后护理

1. 体位：患侧上肢用前臂吊带或三角巾悬吊于胸前，卧位时去枕，在肩胛区垫枕使两肩后伸，同时在患侧胸壁侧方垫枕，防止患侧上肢下坠，保持上臂及肘部与胸部处于平行位。

2. 症状护理。

(1)疼痛：疼痛影响睡眠时，适当给予止痛、镇静剂。

(2)伤口：观察伤口有无渗血、渗液情况。

3. 一般护理：协助患者洗漱、进食及排泄等，指导并鼓励患者做些力所能及的自理活动。

4. 功能锻炼：在术后固定期间，应主动进行手指握拳、腕关节屈伸、肘关节屈伸及肩关节外展、外旋和后伸活动，不宜做肩前屈、内收的动作。

(三)出院指导

1. 休息：早期卧床休息为主，可间断下床活动。

2. 饮食：多食高蛋白、高维生素、含钙丰富、刺激性小的食物。

3. 固定：保持患侧肩部及上肢于有效固定位，并维持 3 周。

4. 功能锻炼：外固定的患者需保持正确的体位，以维持有效固定，进行早、中期的锻炼，避免肩前屈、内收动作。解除外固定后则加强锻炼，着重练习肩的前屈、旋转活动，如两臂做划船动作。值得注意的是应防止两种倾向：①放任自流，不进行锻炼。②过于急躁,活动幅度过大,力量过猛,造成软组织损伤。

5.复查时间:术后1个月、3个月、6个月需进行 X 线摄片复查,了解骨折愈合情况。有内固定者,于骨折完全愈合后取出。对于手法复位外固定患者,若出现下列情况须随时复查:骨折处疼痛加剧,患肢麻木,手指颜色改变、温度低于或高于正常等。

(黄俊蕾　赵　娜　李丽沙　薛素莉)

第二节　桡骨下端骨折

桡骨下端骨折多见于成年及老年人。其骨折发生在桡骨远侧端 3 cm 范围内。桡骨下端膨大,由松质骨构成,松质骨与密质骨交界处为应力上的弱点,此处容易发生骨折。桡骨远端构成桡腕关节,其关节面向掌侧倾斜 $10°\sim15°$ 角,向尺侧倾斜 $20°\sim25°$ 角,当骨折发生移位时,其关节面角度发生改变,因此可形成常见的伸直型骨折(Colles)和屈曲型(Smith)骨折,后者较少见。

一、病因

1.桡骨下端骨折多见于成年及老年伤员,骨折发生在桡骨下端 3 cm 范围内。

2.多由间接暴力发生骨折。跌倒时,前臂旋前,腕关节背伸,手掌着地,可引起伸直型桡骨下端骨折(Colles 骨折)。远折段向背侧及桡侧移位。老年人桡骨下端骨折常为粉碎型,关节面可被破坏。幼年患者遭受同样暴力,可发生桡骨下端骨骺分离,移位情况与成人相似。屈曲型桡骨下端骨折较少见,手背着地,腕关节急剧掌屈所致。远折段向掌侧及桡侧移位。

二、临床症状

1.受伤后腕关节上方明显肿胀、疼痛、局部压痛,有纵轴叩痛。

2.移位骨折有典型畸形,伸直型骨折远端向背侧移位可出现"餐叉样"畸形,向桡侧移位可出现"枪刺刀"畸形。屈曲型骨折则出现相反的畸形。

三、诊断

1.跌伤时有手掌或手背着地的创伤史。

2.具有上述症状和体征。

3.X 线摄片可确诊。

四、分类

(一)伸直型畸形表现

1."银叉(餐叉)"型畸形:外伤后,因远折端移向背侧,侧面可见典型的"餐叉"型畸形。

2."枪刺刀"状畸形：因远折端向桡侧移位，且有缩短移位时桡骨茎突上移至尺骨茎突同一平面，甚至高于尺骨茎突的平面，呈"枪刺刀"畸形。

（二）屈曲型畸形表现

与伸直型相反，故称反 Colles 骨折，可见骨折远端向掌侧移位，而近端向背侧移位。

五、治疗

1. 无移位的骨折。用石膏、四头带或小夹板固定腕关节于功能位 3～4 周。

2. 有移位的伸直型骨折或屈曲型骨折。多可手法复位成功。伸直型骨折，非粉碎性未累及关节面者，常采用牵引复位法；老年患者、粉碎骨折、累及关节面者，常采用提按复位法。复位后，保持腕关节掌屈及尺偏位，石膏或外固定架固定 4 周。屈曲型骨折纵向牵引后复位方向相反，复位后，腕关节背屈和旋前位固定 4 周。固定后即拍 X 线片检查对位情况外，1 周左右消肿后需拍片复查，如发生再移位应及时处理。

3. 粉碎性骨折。复位困难或复位后不易维持者（如巴尔通骨折），常需手术复位，克氏针、螺丝钉或 T 型钢板内固定。术后石膏固定 6 周。

4. 合并症的处理。骨折畸形连接，凡导致功能障碍者，应手术纠正畸形及内固定。下尺桡关节脱位影响前臂旋转者，可切除尺骨小头。合并正中神经损伤，观察 3 个月不恢复者，应探查松解神经，并修平突出的骨端。迟发性伸拇肌腱断裂者，应去除骨赘、修复肌腱。骨质疏松者应给于相应治疗，以防止其他严重骨折（如股骨颈骨折）合并症的发生。

六、护理

（一）术前护理

1. 心理护理。因骨折固定而限制了手的活动，给生活带来不便，易产生焦虑和烦躁心理。应主动、关心、体贴他们，帮助其完成部分自理活动。

2. 饮食。宜高蛋白、高热量、含钙丰富、易消化饮食，多饮水，多食蔬菜和水果，防止便秘。

3. 维持有效的固定。夹板和石膏固定松紧应适宜，特别是肿胀高峰期和消退后，应随时加以调整。过紧，将影响患肢的血液循环；过松，达不到固定的作用。维持远端骨折段掌屈尺偏位，患肢抬高，减轻肿胀。

4. 预防急性骨萎缩。骨萎缩的典型症状是疼痛和血管舒缩紊乱所致的皮肤改变，晚期可致手指肿胀，关节僵硬。一旦发生，治疗十分困难，应以预防主。骨折后，早期应抬高患肢，加强功能锻炼。当出现疼痛、皮温升高或降低、多汗或脱毛症状时，可进行对症处理，同时加强皮肤护理，防止溃疡形成。还可做理疗，必要时进行交感神经封闭。

5. 功能锻炼。复位固定早期即应进行手指屈伸和握拳活动及肩、肘关节活动。由于远端骨折段常向背侧和桡侧移位，因此，2 周内禁忌做腕背伸和桡侧偏斜活动，以防复位的骨折端再移位。2～3 周行功能位固定后，进行腕关节背伸和桡侧偏斜及前臂旋转活动。4～6 周全部固定解除后，可做腕关节屈、伸、旋转及尺、桡侧偏斜活动。

（二）术后护理

1. 体位与固定。患肢前臂石膏托固定，平卧时以枕垫起；离床活动时用三角巾或前臂吊带悬挂于胸前。

2. 观察伤口及患肢的血运情况。

3. 加强功能锻炼。

（1）早、中期：手术当日或手术后次日，做肩部悬吊位摆动练习。术后 2～3 d 做肩、肘关节主动运动，手指屈伸、对指、对掌主动练习，逐日增加动作幅度及强度。术后第 2～3 周，做手握拳屈腕肌静力收缩练习。术后第 3 周增加屈指、对指、对掌的抗阻练习，捏橡皮泥或拉橡皮筋。

（2）晚期：开始腕部的屈、伸主动练习，腕屈曲抗阻练习。3～4 d 增加前臂旋前、旋后练习，两手相对进行腕关节屈伸练习，手掌平放于桌面向下用力，做腕关节背伸抗阻练习。1 周后增加前臂旋转抗阻练习和腕背伸牵引；10 d 后增加前臂旋前牵引；2 周后增加前臂旋后牵引。

（纪国华　张培培　张瑞环　姜吉波）

第三节　骨盆骨折

骨盆骨折是一种严重外伤，占骨折总数的 1%～3%，多由高能外伤所致，半数以上伴有并发症或多发伤，致残率高达 50%～60%。最严重的是创伤性失血性休克及盆腔脏器合并伤，救治不当有很高的死亡率，可达 10.2%。据统计，骨盆骨折中 50%～60% 由汽车车祸造成，10%～20% 是由于行人被撞，10%～20% 为摩托车外伤，8%～10% 为高处坠落伤，3%～6% 为严重挤压伤。

一、病因

多为直接暴力、挤压暴力及高处坠落冲撞所致。

二、分类

1. 分离型（APC）：由前后挤压伤所致，常见耻骨联合分离，严重时造成骶髂前后韧带损伤占骨盆骨折的 21%；根据骨折严重程度不同又分为Ⅰ、Ⅱ、Ⅲ三个亚型。

2. 压缩型（LC）：由侧方挤压伤所致，常造成骶骨骨折（侧后方挤压）及半侧骨盆内旋（侧前方挤压），占骨盆骨折的 49%；也根据骨折严重程度不同又分为Ⅰ、Ⅱ、Ⅲ三个亚型。

3. 垂直型（VS）：剪切外力损伤，由垂直或斜行外力所致，常导致垂直或旋转方向不稳定，占骨盆骨折的 6%。

4. 混合外力（CM）：侧方挤压伤及剪切外力损伤，导致骨盆前环及前后韧带的损伤占骨盆骨折的 14%。

三、临床表现

1. 患者有严重外伤史，尤其是骨盆受挤压的外伤史。

2. 疼痛广泛，活动下肢或坐位时加重。局部压痛、淤血，下肢旋转、短缩畸形，可见尿道口出血，会阴部肿胀。

3. 脐棘距可见增大（分离型骨折）或减小（压缩型骨折）；髂后上棘可有增高（压缩型骨折）、降低（分离型骨折）、上移（垂直型骨折）。

4. 骨盆分离挤压试验、4字征、扭转试验为阳性，但禁用于检查严重骨折患者。

四、并发症

1. 出血性休克。骨折断端的出血及后方结构损伤造成骶前静脉丛破裂，为休克的主要原因，大血管破裂较少，仅占 10%～15%，其他原因为开放伤口、血气胸、腹腔内出血、长骨骨折等。

2. 腹膜后血肿。骨盆各骨主要为松质骨，盆壁肌肉多，邻近又有许多动脉丛和静脉丛，血液供应丰富，盆腔与后腹膜的间隙又系疏松结缔组织构成，有巨大空隙可容纳出血，因此骨折后可引起广泛出血。巨大腹膜后血肿可蔓延到肾区、膈下或肠系膜。患者常有休克，并可有腹痛、腹胀、肠鸣音减弱及腹肌紧张等腹膜刺激的症状。

3. 尿道或膀胱损伤。对骨盆骨折的患者应经常考虑下尿路损伤的可能性，尿道损伤远较膀胱损伤为多见。患者可出现排尿困难、尿道口溢血现象。双侧耻骨支骨折及耻骨联合分离时，尿道膜部损伤的发生率较高。

4. 直肠损伤。除非骨盆骨折伴有阴部开放性损伤时，直肠损伤并不是常见的并发症，直肠破裂如发生在腹膜反折以上，可引起弥漫性腹膜炎；若发生在反折以下，则可发生直肠周围感染，常为厌氧菌感染。

5. 神经损伤。多在骶骨骨折时发生，组成腰骶神经干的 S1 及 S2 最易受损伤，可出现臀肌、腘绳肌和小腿腓肠肌群的肌力减弱，小腿后方及足外侧部分感觉丧失。骶神经损伤严重时可出现跟腱反射消失，但很少出现括约肌功能障碍，预后与神经损伤程度有关，轻度损伤预后好，一般一年内可望恢复。

五、诊断

(一)X 线检查

1. 骨盆正位片。常规、必须的基本检查，90% 的骨盆骨折可经正位片检查发现。

2. 骨盆入口位片。拍摄时球管向头端倾斜 40°角，可以更好地观察骶骨翼骨折、骶髂关节脱位、骨盆前后及旋转移位、耻骨支骨折、耻骨联合分离等。

3. 骨盆出口位片。拍摄时球管向尾端倾斜 40°角，可以观察骶骨、骶孔是否有骨折，骨盆是否有垂直移位。

(二)CT

CT 是对于骨盆骨折最准确的检查方法。一旦患者的病情平稳，应尽早行 CT 检查。

对于骨盆后方的损伤尤其是骶骨骨折及骶髂关节损伤,CT 检查更为准确,伴有髋臼骨折时也应行 CT 检查,CT 三维重建可以更真实地显示骨盆的解剖结构与骨折之间的位置关系,形成清晰逼真的三维立体图像,对于判断骨盆骨折的类型和决定治疗方案均有较高价值。CT 还可以同时显示腹膜后及腹腔内出血的情况。

（三）血管造影

用于诊断和治疗大血管出血,可以通过造影发现破裂的大血管并通过栓塞血管来控制出血。

六、治疗

1. 休克的防治。患者因腹膜后大量出血,常合并休克。应严密观察,进行输血、输液,骨盆骨折的输血可多达数千毫升,若经积极抢救大量输血后,血压仍继续下降,未能纠正休克,可考虑结扎一侧或两侧髂内动脉,或经导管行髂内动脉栓塞术。

2. 膀胱破裂可进行修补,同时作耻骨上膀胱造瘘术。对尿道断裂,宜先放置导尿管,防止尿外渗及感染,并留置导尿管直至尿道愈合。若导尿管插入有困难时,可进行耻骨上膀胱造瘘及尿道会师术。

3. 直肠损伤,应进行剖腹探查,做结肠造口术,使粪便暂时改道,缝合直肠裂口,直肠内放置肛管排气。

4. 骨盆骨折的处理。

（1）骨盆边缘性骨折,只需卧床休息。髂前上棘骨折,患者置于屈髋位;坐骨结节骨折置于伸髋位。卧床休息 3～4 周即可。

（2）骨盆单环骨折有分离时,可用骨盆兜带悬吊牵引固定。骨盆兜带用厚帆布制成,其宽度上抵髂骨翼,下达股骨大转子,悬吊重量以将臀部抬离床面为宜。5～6 周后换用石膏短裤固定。

（3）骨盆双环骨折有纵向错位时,可在麻醉下行手法复位。复位方法是患者仰卧时,两下肢分别由助手把持作牵引,用宽布带衬厚棉垫绕过会阴部向头侧作对抗牵引,术者先将患侧髂骨向外轻轻推开,以松解嵌插,然后助手在牵引下将患侧下肢外展,术者用双手将髂骨嵴向远侧推压,矫正向上移位,此时可听到骨折复位的"喀嚓"声,患者改变健侧卧位,术者用手掌挤压髂骨翼,使骨折面互相嵌插。最后患者骶部和髂嵴部垫薄棉垫,用宽 15～20 厘米胶布条环绕骨盆予以固定。同时患肢作持续骨牵引。3 周后去骨牵引,6～8 周后去固定的胶布。固定期间行股四头肌收缩和关节活动的锻炼。3 个月后可负重行走。

（4）对有移位的骶骨或尾骨骨折脱位可在局麻下,用手指经肛门内将骨折向后推挤复位。陈旧性尾骨骨折疼痛严重者,可在局部作强地松龙封闭。

（5）髋关节中心性脱位,除患肢作骨牵引外,于大粗隆处宜再作一侧方牵引,予以复位。

（6）对累及髋臼的错位性骨折,手法不能整复时,应予以开放复位内固定,恢复髋臼的解剖关节面。

七、护理

1. 骨盆骨折一般出血较多，且多伴有休克征象。急诊入院时，病情急，变化快。接诊人员首先应迅速、敏捷、沉着、冷静地配合抢救，及时测量血压、脉搏以判断病情，同时输氧、建立静脉通道，并备好手套、导尿包、穿刺针等，以便待病情稳定后配合医生检查腹部、尿道、会阴及肛门。

若有膀胱、尿道、直肠、血管损伤需要紧急手术处理者，护士应迅速做好术前准备：备皮（范围：平脐到大腿内侧）、留置尿管、配血、抗休克、补充血容量、做各种药物过敏试验。操作时动作要轻柔，以免加重损伤，同时要给患者以心理安慰，解除其紧张恐惧情绪。对病情较轻者，除密切观察生命体征的变化外，还要注意排尿、排便等情况，警惕隐匿性内脏损伤发生。

2. 牵引治疗其间，要观察患者的体位、牵引重量、肢体外展角度，保证牵引效果，要将患者躯干、骨盆、患肢的体位联系起来观察。要求躯干要放直，骨盆要摆正，脊柱与骨盆要垂直。同时要注意倾听患者的主诉，如牵引针处疼痛、牵引肢体麻木、足部背伸无力等，警惕因循环障碍而导致的缺血性痉挛，或因腓总神经受压而致的足下垂发生。

3. 预防并发症。长期卧床患者要加强基础护理，预防褥疮及呼吸、泌尿系统并发症发生。尤其是年老体弱者，长期卧床，呼吸变浅，分泌物不易排出，容易引起坠积性肺炎及排尿不全，尿渣沉淀。要鼓励患者加强深呼吸，促进血液循环。病情允许者利用牵引架向上牵拉起上身，有助于排净膀胱中尿液。

（戚永花　刘　芹　陈蒿凇　马　燕）

第四节　股骨干骨折

股骨干骨折以局部肿胀、疼痛、压痛，功能丧失，出现缩短、成角和旋转畸形，可扪及骨擦音、异常活动为主要表现的股骨转子下至股骨髁上部位骨折。股骨干骨折是临床上最常见骨折之一，约占全身骨折的 6%，股骨是人体最长、最大的骨骼，且是下肢主要负重骨之一，如果治疗不当，将引起下肢畸形及功能障碍。

一、病因

多数骨折由强大的直接暴力所致，如撞击、挤压等；一部分骨折由间接暴力所致，如杠杆作用，扭转作用，由高处跌落等。儿童的股骨干骨折可能为不全骨折或青枝骨折；成人股骨干骨折后，引起的出血可达 500~1 000 mL，出血多者，在骨折数小时后可能出现休克现象。由挤压伤所致股骨干骨折，有引起挤压综合征的可能性。

二、临床表现

1. 伤后患肢疼痛，活动受限，少数可有休克的症状。

2. 患肢肿胀、畸形、压痛、或有异常活动或听到骨擦音。

三、诊断

对于意识清醒的患者，股骨干骨折的诊断常常是比较明显的。但是，对于因钝器或锐器致伤的所有患者应有条理地检查肢体，以确保对这些患者的诊断是及时而又准确的。影像学检查(如 X 线平片、CT)有助于诊断的明确和骨折的分类。

四、治疗

1. 非手术治疗。骨牵引法：由于需长期卧床，住院时间长，并发症多，目前已逐渐少用。骨牵引现在更多的是作为常规的术前准备或其他治疗前使用。

2. 手术治疗。近几年来，由于内固定器械的改进，手术技术的提高以及人们对骨折治疗观念的改变，股骨干骨折多趋向于手术治疗。内固定的选择应考虑到患者的全身情况、软组织情况及骨折损伤类型。内固定材料包括钢板螺钉固定和髓内钉固定。

五、护理

1. 严密观察生命体征的变化，及时测量体温、脉搏、呼吸、血压，如有异常及时报告医生。

2. 观察牵引轴线，牵引滑轮，牵引重量是否正确。如发现滑轮偏移，轴线不对应随时调整。牵引重量不可随意加减。股骨干骨折初期牵引重量一般为 6～8 kg，骨折重叠纠正手法整复后，牵引重量可用 3～4 kg 维持。

3. 股骨上 1/3 骨折钢钳撬压者，应注意撬压钢针是否滑脱、松动，如有滑脱松动者应及时调整，避免骨折错位。

4. 股骨干骨折手法整复失败或畸形愈合行内固定手术者，术后应注意伤口有无渗血及患肢末梢血液循环情况。

（张　娟　刘凤麟　李　雯　袁　青）

第五节　股骨颈骨折

股骨颈骨折以髋部疼痛，腹股沟中点附近有压痛和纵轴叩击痛为主要表现的股骨头下至股骨颈基底部骨折。股骨颈骨折是指由于骨质疏松、老年人髋周肌肉群退变、反应迟钝或遭受严重外伤所致的股骨颈断裂。股骨颈骨折多发生于老年人，女性发生率高于男性。

一、病因

造成老年人发生骨折有 2 个基本因素，内因骨强度下降，多由于骨质疏松；双量子密度仪证实股骨颈部张力骨小梁变细,数量减少甚至消失,最后压力骨小梁数目也减少,加之股骨颈上区滋养血管孔密布(据 200 根成人股骨颈上区观察测量平均 14.6±0.22 个标准差为 3.1),均可使股骨颈生物力学结构削弱,使股骨颈脆弱。另外,因老年人髋周肌群退变,反应迟钝,不能有效地抵消髋部有害应力,加之髋部受到应力较大(体重 2～6 倍),局部应力复杂多变,因此不需要多大的暴力,就能导致骨折。而青壮年股骨颈骨折,往往由于严重损伤所致。另外,股骨头的血运情况也是造成骨折不愈合和股骨头坏死的原因之一。

二、临床表现

1. 畸形:患肢多有轻度屈髋屈膝及外旋畸形。
2. 疼痛:移动患肢时髋部疼痛明显。在患肢足跟部或大粗隆部叩击时,髋部感疼痛。
3. 肿胀:骨折后,出血不多,又有关节囊和丰厚肌群的包围,外观上不易看到肿胀。
4. 功能障碍:移位骨折患者在伤后不能坐起或站立,但也有一些无移位的线状骨折或嵌插骨折,一些患者在伤后仍能走路或骑自行车。对这些患者要特别注意。不要因遗漏诊断使无移位稳定骨折变成移位的不稳定骨折。
5. 患肢短缩:在移位骨折远端受肌群牵引而向上移位,因而患肢变短。

三、诊断

1. 老年人外伤后诉说髋部疼痛,不敢站立和行走,应首先考虑到有股骨颈骨折的可能。
2. 拍摄患髋正侧位 X 线片一般能确诊股骨颈骨折。观察 X 线片应注意股骨头的旋转及其程度;外后方有无蝶形骨片,其大小、位置,髋关节有无病变,有无骨质疏松及其程度;X 线侧位片上应注意有无骨折端错位、张开、碎片及骨皮质有无皱褶等情况。但有些无移位的骨折伤后立即拍 X 线片并不能显示骨折线,2～3 周后骨折端部分骨质吸收,骨折线才清楚地显示出来。因此,凡临床上怀疑股骨颈骨折,虽然患髋 X 线片上暂时未见骨折线者,仍应按骨折处理,卧床 2～3 周后拍片复查。主张初次拍片时加拍骨盆平片,以与健侧进行对比,可疑骨折最好行 CT、MRI,一般不易漏诊。另一种容易漏诊的情况见于多发损伤,常发生于青壮年患者,由于股骨干骨折等一些明显损伤掩盖了股骨颈骨折的症状,因此对此类患者一定要注意髋部检查,我们主张常规行骨盆平片检查。

四、治疗

1. 一般治疗方法:外固定。适用于外展型和中间型骨折,一般多采用患肢牵引或抗足外旋鞋 8～12 周,防止患肢外旋和内收,需 3～4 个月愈合。
2. 内固定方法:目前有条件的医院在电视 X 光机的配合下,采用闭合复位内固定,如无 X 光机设备,亦可采用开放复位内固定。
3. 内固定同时植骨。对于愈合较困难或陈旧性骨折,为了促进其愈合,于内固定同时植骨。植骨方法有两种:①游离植骨:如取腓骨或胫骨条由大转子下插入股骨头,或用松质骨填充骨缺损等。②带蒂植骨:较常用的是缝匠肌蒂骨瓣植骨术。随着显微外科技术的进展,已开展带血管蒂植骨术。如旋髂深动脉骨瓣的骨移植术。

4. 截骨术:对于愈合较为困难或一些陈旧骨折可有选择施行截骨术,如转子间截骨术或转子下截骨术。截骨术具有手术操作易,患肢缩短少,有利于骨折愈合和功能恢复等优点。

5. 人工关节置换术。

五、护理

1. 股骨颈骨折多见于老年人,感觉及反应都比较迟钝,生活能力低下,并且有不少老年人合并有其他疾病,如心脏病、高血压、糖尿病、脑血栓、偏瘫、失语、大小便失禁、气管炎、哮喘病等。因此,护理人员首先应细致地观察,了解病情,给予及时适当的治疗和护理,同时要加强基础护理,预防肺炎、泌尿系感染、褥疮等并发症的发生。

2. 螺纹钉内固定术后,应严密观察患者体位摆放是否正确。正确的体位应保持患肢外展中立位,严禁侧卧、患肢内收、外旋、盘腿坐,以防螺纹钉移位。

3. 陈旧性股骨颈骨折行"带血管骨瓣移植术后",4 周内禁止患者坐起,以防骨瓣、血管蒂落。伤口置负压引流管的患者,注意观察引流液的量、颜色、性质,以及时发现出血的速度及量。为治疗提供依据。

(王丽云　张　萍　于春华　王星月)

第六节　髌骨骨折

髌骨骨折是以髌骨局部肿胀、疼痛、膝关节不能自主伸直,常有皮下瘀斑以及膝部皮肤擦伤为主要表现的骨折。

一、病因

骨折为直接暴力和间接暴力所致。直接暴力多因外力直接打击在髌骨上造成髌骨骨折,如撞伤、踢伤等,骨折多为粉碎性。间接暴力,多由于股四头肌猛烈收缩、牵拉所致,如突然滑倒时,膝关节半屈曲位,股四头肌骤然收缩,牵髌骨向上,髌韧带固定髌骨下部,而造成髌骨骨折,多为横行骨折。

二、临床表现

髌骨骨折后常发生膝关节肿胀积血,髌前可见皮肤擦伤及皮下血肿,压痛明显,有移位的骨折可触及骨折间隙,被动活动时膝关节剧痛,有时可感觉到骨擦感。

三、诊断

影像学表现:髌骨内可见横断或星形的 X 线透亮的骨折线,由于股四头肌腱和髌腱的牵扯,骨折块分离多较明显,骨折上段向上移位,而下段无移位。如股四头肌腱没有完全断裂,骨折移位较少见。髌骨正侧位 X 线可确诊。对可疑髌骨纵行或边缘骨折,须拍轴位片证实。

四、治疗

(一)无移位或移位在 0.5 cm 以内的髌骨骨折

可采用保守治疗。早期冷敷,加压包扎,减少局部出血。保持膝关节伸直位,用石膏托或下肢支架固定 4～6 周,即可开始股四头肌等长收缩。6 周后开始作膝关节主动屈伸活动训练。固定过程中,若关节内血肿张力大,可在严格无菌条件下抽出积血,加压包扎。

(二)移位大于 0.5 cm 的髌骨骨折

建议手术治疗。髌骨骨折的内固定方法多种,可分为两类:一类行内固定后仍需一定时间的外固定;另一类内固定比较坚强,不需外固定。

1. 张力带钢丝内固定术。①适应证:髌骨横行骨折;能复位的髌骨粉碎性骨折;②手术方法:髌前纵行或横弧行切口,显露骨折线,自远折端骨折面,逆行穿出用两根直径 1.5 mm 的克氏针固定骨折端,手伸入关节腔内,触髌骨关节面平整后,用钢丝或钢缆作"8"字或环形缠绕克氏针固定。③术后处理:不用外固定,术后第二天练习股四头肌收缩,多数骨折患者在术后 2 周能屈膝 90°并下地行走。

2. 髌骨上极或下极切除,股四头肌腱重新附丽术:①切除较小骨块或骨折粉碎部分,将髌韧带附丽于髌骨上段,或将股四头肌附丽于髌骨下段骨折;②术后处理:用多量敷料包扎,长腿石膏伸直位固定 3 周,去石膏后不负重练习关节活动。6 周后扶拐逐渐负重行走,并加强关节活动度及股四头肌肌力锻炼。此法可保全髌骨作用,愈合快,股四头功能得以恢复,无骨折愈合及关节面不平滑问题

3. 髌骨全切除:适用于不能复位,不能部分切除的严重粉碎性骨折。切除粉碎骨折块时,应尽量保护其骨膜及股四头肌腱膜。切除后缝合撕裂的扩张部及关节囊,使其恢复到正常松紧度。然后,将股四头肌腱下拉与髌腱缝合。不能直接缝合者,可用股四头肌腱翻转修补缝合。在股四头肌腱上做"V"形切口,把切下的腱瓣下翻,修补切除髌骨后新形成的缺损。也可用股外侧肌及股四头肌腱的外侧部的肌腱瓣向下翻转修补切除髌骨处的缺损。术后石膏托固定 4 周,练习膝关节伸屈活动。

五、护理

(一)术前护理

1. 做好心理护理。

2. 皮肤护理:给予备皮、麻醉药及抗菌药的皮试,皮试前要询问有无过敏史,备皮前应仔细检查皮肤情况,备皮时注意动作轻柔,备皮后协助患者将患肢清洗干净,急诊手术前要禁食禁水 6 h 以上。

3. 患肢护理:应尽量减少患肢的活动,需要移动时可用棉花腿包扎或直夹板固定后

再予以移动。术前教会患者练习股四头肌力量的方法和在床上使用便器的方法,并告之患者术后有可能出现的一些不适以及出现不适的一些对策。

(二)术后护理

1. 一般护理:回病房后给患者以安慰,合理安排将患者抬至床上,抬时要特别注意为患者保暖,保护各种管道,防止脱落;检查麻醉穿刺处有无渗出;按麻醉术后护理常规护理,去枕平卧及禁食水 6 h;向患者交待注意事项;给予生活护理,将日常用品等放于易取处。

2. 肢体护理:给予患肢抬高,高度要高于患者的心脏水平,利于血液循环,防止患肢肿胀;密切观察生命体征的变化;密切观察患肢血运,皮肤温度、神经感觉、踝及足趾活动、末梢循环的充盈度、伤口渗血、患肢足背动脉波动情况;嘱患者麻醉过后即开始进行踝泵练习,防止深静脉血栓的发生。

3. 饮食护理:指导患者进食高蛋白、高维生素、高热量、高纤维素的易消化饮食,加强营养,防止便秘的发生。

4. 术后肿痛的护理:髌骨骨折术后多数有膝关节的肿胀、疼痛,帮助患者摆放舒适体位,教会患者放松情绪。

5. 术后心理护理:对患者安慰鼓励,鼓励患者要面对现实,保持积极向上的心态,以促进早日康复。

(三)功能锻炼及护理

1. 心理护理。

2. 术后 2~3 d 开始耐心地教会患者做股四头肌舒缩锻炼,开始 30~50 次,3~5 次/日,逐步增加锻炼次数;对采用张力带钢丝内固定者,术后 2~4 d 扶拐下床不负重行走,术后 5~7 d 开始膝关节屈伸功能锻炼,12~14 d 伤口拆线后逐步加强锻炼。对未能采取坚强内固定,辅以石膏外固定者,术后 3~4 周祛除石膏外固定后下地活动,练习膝关节屈伸功能锻炼,并逐步加强,逐步练习下蹲。

(黄俊蕾　赵　娜　李丽沙　薛素莉)

第七节　胫腓骨骨折

胫腓骨骨折常指小腿部胫腓骨骨干骨折。由于整个胫骨位于皮下,骨折端容易穿破皮肤,成为开放性骨折。由于骨折后骨髓腔出血、血管或肌肉损伤出血,均可引起骨筋膜室压力增高,故胫腓骨骨折应警惕骨筋膜室综合征,必要时尽早切开减压。

一、病因

1. 直接暴力:胫腓骨干骨折以重物打击、踢伤、撞击伤或车轮碾轧伤等多见,暴力多来自小腿的外前侧。骨折线多呈横断型或短斜行。巨大暴力或交通事故伤多为粉碎性骨折。因胫骨前面位于皮下,所以骨折端穿破皮肤的可能极大,肌肉被挫伤的机会较多。

2. 间接暴力:为由高处坠下、旋转暴力扭伤或滑倒等所致的骨折,特点是骨折线多呈斜行或螺旋形;腓骨骨折线较胫骨骨折线高。儿童胫腓骨骨折遭受外力一般较小,加上儿童骨皮质韧性较大,可为青枝骨折。

二、临床症状

腓骨骨折患者会出现局部肿胀、疼痛、功能障碍,患肢短缩或成角畸形,有异常活动、骨擦音、纵轴叩击痛,易触及骨折端,如伴有血管神经损伤则可出现患肢远端供血不足、感觉运动障碍、足趾不能背屈、足下垂等。如合并小腿骨筋膜室综合征,则出现患肢缺血性疼痛,呈进行性加重,皮肤肿胀明显,常起水泡,肌腹处明显压痛,肌肉被动牵拉痛,足背动脉、胫后动脉搏动减弱或触摸不清,肢体末端感觉减退甚至丧失,肌力减弱,如治疗不及时,则出现肢体挛缩畸形及神经干损伤之体征。

三、诊断

1. 胫骨骨折后小腿肿胀、疼痛,可有畸形和异常动度;X线片检查有助于骨折和骨折类型的诊断;此骨折应注意检查组织损伤的范围和程度,以及有无神经、血管损伤,胫骨上段骨折和腓骨颈骨折,应注意腘动脉和腓总神经损伤的可能。

2. 本病的诊断并不困难,但还是需要一些辅助检查的方法来帮助更好地诊断,辅助检查方法主要是进行X线检查,X线片检查有助于骨折和骨折类型的诊断。另外还需注意,在临床上发现有胫骨螺旋形或斜形骨折。

四、并发症

(一)早期并发症

早期并发症主要是失血性休克以及神经血管损伤。

(二)远期并发症

1. 骨折延迟愈合和骨不连。胫腓骨折尤其是中下段骨折,由于在骨折时破坏了骨的滋养血管,骨髓腔以及骨的内外膜均遭到严重的破坏和缺损。因为手术采用骨膜下剥离,大量破坏骨的滋养血管,同时还增加了感染的机会,影响了骨折愈合。所以严格选择手术适应证和最小程度的剥离骨膜是预防的主要措施。

2. 关节僵直。多发生在骨折延迟愈合的骨不连的患者,由于外固定时间的延长,使关节囊及周围软组织发生粘连,对于骨延迟愈合患者,有学者认为在骨折具有坚强内固定的情况下,逐步进行关节功能锻炼,但负重锻炼必须严格掌握。无内固定或内固定不可靠者,去除外固定后要谨慎进行关节功能锻炼。

3. 慢性骨髓炎。主要是由于创伤时软组织严重受损,坏死组织及异物的残留、皮肤坏死、骨外露、就诊时间过迟及手术时间过长等因素引起。清创时要彻底清除创面内的坏死组织及异物,对可疑坏死组织要坚决清除,同时尽量不使用止血带,尽量采用简单的固定方法以缩短手术时间,有感染征象时应及早充分的引流。内固定强调尽量少增加原创伤的有效固定,而无须追求坚强内固定。伤口闭合应根据具体情况争取一期闭合。但必须在无张力情况下缝合伤口,若张力较大,可在胫后作一切口,然后减张缝合胫前切口。

4. 深静脉血栓形成。下肢静脉回流主要靠肌肉收缩时产生的压力向上回流,下肢骨折长期卧床,静脉回流缓慢,血小板凝结,导致深静脉血栓形成。骨折后早期进行肌肉收缩锻炼可最大程度地减少深静脉血栓形成的发生率。

五、治疗

1. 石膏固定。无移位或整复后骨折面接触稳定、无侧向移位的横断骨折、短斜行骨折等,在麻醉下行手法复位及长腿石膏外固定。石膏固定时,膝关节应保持15°左右轻度屈曲位。

2. 骨牵引。斜行、螺旋形或轻度粉碎性的不稳定骨折,单纯外固定不可能维持良好的对位。可在局麻下行跟骨穿针牵引,用螺旋牵引架牵引固定。

3. 开放复位内固定。胫腓骨骨折一般骨性愈合期较长,长时间的石膏外固定,对膝、踝关节的功能必然造成影响,目前采用开放复位内固定者日渐增多。

4. 螺丝钉内固定。斜行或螺旋形骨折,可采用螺丝钉内固定,于开放复位后,用1～2枚螺丝钉在骨折部固定,用以维持骨折对位。

5. 钢板螺丝固定。斜行、横断或粉碎性骨折均可适用。由于胫骨前内侧皮肤及皮下组织较薄,因此钢板最好放在胫骨外侧、胫前肌的深面。加压钢板固定确实,骨折愈合相对增快,膝、踝关节不受影响。

6. 内锁髓内钉固定。胫骨干的的解剖特点是骨髓腔较宽,上下两端均为关节面。内锁髓钉打入不受到限制,可控制旋转外力。可以有效地控制侧向、旋转和成角移位,术后不需外固定。膝、踝关节功能不受影响,骨折愈合期明显缩短。对多段骨折以髓内钉固定,可防止成角畸形,亦取得较好效果。

7. 外固定架。有皮肤严重损伤的胫腓骨骨折,外固定架可使骨折得到确实固定,并便于观察和处理软组织损伤,另一优点是膝、踝关节运动不受影响,甚至可带支架起床行走,因此近年来应用较多。

六、护理

1. 严密观察患者生命体征的变化,尤其是开放性骨折、骨折合并小腿皮肤撕脱伤和其他合并伤患者。发现患者面色苍白、口唇紫绀、血压下降等休克征象时,应立即投入抢救,输血、输液、输氧等。

2. 密切观察患肢远端血液循环、感觉、运动、足背动脉及胫后动脉搏动情况,观察患肢皮肤颜色、温度、肿胀情况,警惕骨折合并腘动脉损伤、腓总神经损伤及小腿骨筋膜间区综合征,发现肢体远端动脉搏动触及不清、肢端发凉、感觉迟钝、肿胀严重、皮肤颜色改变,应立即通知医生,做出紧急处理。

3. 患肢抬离,保持中立位,严禁外旋,为防止足跟压伤,可在踝部垫小软枕,以使足跟悬空。

4. 患肢功能锻炼应尽早开始,防止膝、踝关节强直和肌肉萎缩。同时,在外固定坚强牢固的情况下,早期下床,适当给骨折端以应力刺激,促进骨折愈合。

七、健康宣教

1. 定期复查,发现患肢血液循环、感觉、运动异常,请及时就医。

2. 继续按时服用接骨续筋药物,直至骨折愈合牢固。

3. 扶拐下床活动患侧肢体全脚着地,防止摔倒,加强患肢膝踝关节伸屈锻炼,如有踝关节功能障碍可做踝部旋转、斜坡练步等功能锻炼,踝关节强硬者,可做踝关节的下蹲背伸和站立屈膝背伸等。

4. 保持心情愉快,劳逸适度。

5. 加强营养,多食动物内脏,如心、肝、肾、排骨汤以及新鲜瓜果蔬菜,以促进骨折愈合。

(纪国华　张培培　张瑞环　姜吉波)

第八节　急性化脓性骨髓炎、关节炎

一、化脓性骨髓炎

化脓性骨髓炎指骨膜、骨密质、骨松质及骨髓由化脓菌感染引起的炎症,是一种常见病。临床上多见于儿童,以急性血源性骨髓炎多见。

(一)急性血源性骨髓炎

致病菌以金黄色葡萄球菌多见。常见于骨骼生长较快的儿童,股骨、肱骨等长骨的干骺端。经血液循环播散是最主要的感染途径。

1. 起病急,出现寒战、高热达 39℃ 以上,全身中毒症状明显,患儿可烦躁、惊厥,严重时发生休克或昏迷。患处持续性剧痛及深压痛,患肢活动受限。

2. 骨质破坏、死骨形成,为急性血源性骨髓炎早期特点,当大量脓栓、菌栓到达骨干骺端,阻塞小血管时,可引起骨坏死并化脓,形成局限性脓肿,导致新骨形成和骨性死腔。当骨膜下脓肿形成或破入软组织中时,患者局部红、肿、热、痛或波动感。

3. 实验室检查,血白细胞及中性粒细胞明显增高、血沉加快。早期 X 线检查无改变,最少 2 周后才有所表现。

(二)慢性骨髓炎

1. 多数由急性骨髓炎迁延而来;少数患者由低毒病菌引起,开始表现即是慢性过程。病理特点是死骨、骨性包壳、无效腔、坏死肉芽、窦道及瘢痕,经久不愈,反复急性发作。

2. 患者一般表现为贫血、消瘦、营养不良。在静止期多无明显改变,急性发作期,患肢红肿疼痛、压痛明显,已经暂时闭合的窦道破溃,流出臭味脓液或小死骨片。同时伴有全身感染中毒表现。

3. 慢性骨髓炎 X 线检查平片显示骨骼增粗、变形、骨质硬化、骨髓腔不规则,可见密度增高的死骨。

(三)治疗及护理要点

1. 支持疗法,高热患者降温,保持水、电解质和酸碱平衡,给予营养丰富、易消化饮食,输新鲜血。局部制动,持续皮牵引或石膏固定,可减轻疼痛、防止肢体挛缩畸形和病理性骨折、脱位发生。

2. 急性骨髓炎早期经全身抗生素治疗 48～72 h 无效时要立即手术,目的是引流脓液控制病变发展。引流方法一是钻孔,二是开窗。骨髓腔内置管,应用抗生素液持续冲洗引流。滴入瓶高于床面 60～70 cm,引流瓶低于床面 50 cm,引流速度术后第 1 d 快速滴入,以后维持 50～60 滴/分,详细记录引流液性质及引流液量。慢性骨髓炎以手术治疗为主。

3. 使用辅助器材,减轻患肢负担,避免患肢功能障碍。经 X 线检查证实病变已恢复正常时才能开始负重,以免诱发病理性骨折。

二、化脓性关节炎

1. 病因病理。主要致病菌是金黄色葡萄球菌。远处病灶经血行播散,邻近病灶直接蔓延或关节开放性损伤,化脓菌直接侵入。多见于儿童,好发于髋关节和膝关节。

2. 临床表现。起病急骤,全身炎症反应,寒战、高热,体温可在 39℃ 以上,严重感染可出现谵妄、惊厥、昏迷等神经精神症状。局部表现病变关节剧痛、红肿、功能障碍。关节呈半屈位,拒绝活动和检查。如膝关节化脓性炎症检查可出现浮髌试验阳性。

3. 辅助检查。实验室检查血白细胞增高,红细胞沉降率加快。关节腔穿刺抽脓,细菌培养可获得阳性结果。X 线检查呈现虫蚀样改变,严重者可有骨性强直。

4. 治疗要点。关节穿刺或灌洗的护理:关节腔穿刺减压术适用于浆液性渗出期,关节腔灌洗适用于浅表大关节,如膝关节感染者。关节穿刺每日 1 次,抽出积液后,注入抗生素。关节腔灌洗每日经滴注管滴入含抗生素溶液 2 000～3 000 mL,直至引流液清澈,细菌培养阴性为止。

(黄俊蕾　王丽云　张　萍　于春华)

第二十章 脊柱疾病

第一节 颈椎病

颈椎病是指因颈椎退行性变引起颈椎管或椎间孔变形、狭窄,刺激、压迫颈部脊髓、神经根,并引起相应临床症状的疾病,此病多见于 40 岁以上患者。

一、病因

在颈椎病的发生发展中,慢性劳损是首要罪魁祸首,长期的局部肌肉、韧带、关节囊的损伤,可以引起局部出血水肿,发生炎症改变,在病变的部位逐渐出现炎症机化,并形成骨质增生,影响局部的神经及血管。

外伤是颈椎病发生的直接因素。往往在外伤前人们已经有了不同程度的病变,使颈椎处于高度危险状态,外伤直接诱发症状发生。

不良的姿势是颈椎损伤的另外一大原因。长时间低头工作,躺在床上看电视、看书,喜欢高枕,长时间操作电脑,剧烈地旋转颈部或头部,在行驶的车上睡觉,这些不良的姿势均会使颈部肌肉处于长期的疲劳状态,容易发生损伤。颈椎的发育不良或缺陷也是颈椎病发生不可忽视的原因之一。

另外,颅底凹陷、先天性融椎、根管狭窄、小椎管等均是先天发育异常,也是本病发生的重要原因。

二、症状

颈椎病的症状非常丰富,多样而复杂,多数患者开始症状较轻,以后逐渐加重,也有部分症状较重者。常以一个类型为主,合并有其他几个类型一起,称为混合型颈椎病。

主要症状如下。

1. 颈肩酸痛可放射至头枕部和上肢。

2. 一侧肩背部沉重感,上肢无力,手指发麻,肢体皮肤感觉减退,手握物无力,有时不自觉地握物落地。

3. 其严重的典型表现是:下肢无力,行走不稳,双脚麻木,行走时如踏棉花的感觉。

4. 最严重者甚至出现大、小便失控,性功能障碍,甚至四肢瘫痪。

5. 常伴有头颈肩背手臂酸痛,颈部僵硬,活动受限。

6. 有的伴有头晕,感觉房屋旋转,重者伴有恶心呕吐,卧床不起,少数可有眩晕、猝倒。

7. 当颈椎病累及交感神经时可出现头晕、头痛、视力模糊、双眼发胀、发干、双眼张不开、耳鸣、耳堵、平衡失调、心动过速、心慌、胸部紧束感,有的甚至出现胃肠胀气等症状。也有吞咽困难,发音困难等症状。

多数起病时轻且不被人们所重视,多数能自行恢复,时轻时重,只有当症状继续加重而不能逆转,影响工作和生活时才引起重视。如果疾病久治不愈,会引起心理伤害,产生失眠、烦躁、发怒、焦虑、忧郁等症状。

三、临床表现

(一)眩晕

眩晕是椎动脉型颈椎病患者的常见症状。患者因为颈部的伸展或旋转而改变体位诱发眩晕症状。前庭神经核缺血性病变引起的眩晕,一般持续时间较短,数秒至数分钟即消失,发病时患者可有轻度失神及运动失调,表现为行走不稳或斜向一方,迷路缺血性病变引起的眩晕不伴意识障碍。前庭神经病变引起的眩晕属中枢性眩晕症,迷路缺血性病变属周围性眩晕症。部分患者有恶心感,急性发病时患者不能抬头,少数患者有复视、眼颤、耳鸣及耳聋等症状。在体征方面,发病时患者颈部活动受限,作颈部旋转或活动可引起眩晕、恶心或心慌等症状,部分患者在患侧锁骨上听诊检查能听到椎动脉因为扭曲、血流受阻引起的杂音。后颈部拇指触诊能摸及患侧向一侧呈旋转移位,同时棘突及移位的关节突关节部有明显压痛。

(二)头痛

椎动脉型颈椎病的患者在发病时,头痛和眩晕症状一般同时存在。其中枕大神经病变是引起头痛的主要原因。因为椎动脉分支枕动脉供给枕大神经,临床上椎动脉痉挛引起枕大神经缺血而出现枕大神经支配区头痛症状,为间歇性跳痛,从一侧后颈部向枕部及半侧头部放射,并有灼热感,少数患者有痛觉过敏,摸及头部即感疼痛明显。另外,副神经周围支配的斜方肌,其根性的病变或该肌外伤后可引起斜方肌痉挛,而从斜方肌穿出的枕大神经支受到挤压诱发临床症状。寰椎或枢椎发生移位时也可刺激从中穿出的枕大神经而诱发头痛。

(三)视觉障碍

由于颈椎病引起椎—基底动脉系痉挛,继发大脑枕叶视觉中枢缺血性病变,少数患者可出现视力减退或视野缺损,严重者甚至可以引起失明现象。

(四)突然摔倒

当患者颈部旋转时突然感到下肢发软而摔倒。临床特征是:发病时患者意识清楚,短时间内能自己起来,甚至行走。这有别于其他脑血管疾病。

(五)根性症状

由于局部解剖的关系,椎动脉型的患者也常常伴有神经根性症状。

1. 颈部症状:颈部不适感及活动受限,主要颈部不适感有颈部疼痛、颈部酸胀、颈部发僵,活动或者按摩后好转;晨起、劳累、姿势不正及寒冷刺激后突然加剧;活动颈部有"嘎嘎"响声;颈部肌肉发板、僵硬;用手按压颈部有疼痛点;按摩颈部有韧带"弹响",转动颈部不够灵活等。

2. 肩部症状:双肩发沉;肩部酸痛胀痛;颈部肌肉痉挛,按压颈部有疼痛,有时疼痛剧烈;劳累、久坐和姿势不当加重。

3. 背部症状:背部肌肉发紧、发僵,活动后或者按摩后好转;背部有疼痛点,按压明显;劳累和受寒背部不适症状加重。

（六）上肢麻木或单肢麻木

一般的颈椎病都会引起头疼眼花、四肢麻木、疼痛,只要采取积极有效的方法还是可以缓解的。西医治疗这样的病症效果不是很理想,除了口服药物以外,只有手术治疗,而且一般颈椎部手术是不提倡做的,因为颈部神经密集,有很大的风险,按摩牵引不能解除病痛,可以采用穴位治疗效果会比较好。

四、分类

根据受损组织和结构的不同,颈椎病分为如下五类。如果两种以上类型同时存在,称为"混合型"。

（一）颈肌型

病变:颈肩肌群软组织损伤、气血郁滞;高发年龄段:30～40岁。主要症状:颈部强直、疼痛,或有整个肩背疼痛发僵;点头、仰头及转头活动受限;也可出现头晕的症状。

（二）神经根型

病变:椎间孔变窄致颈脊神经受压,多见于4～7颈椎;高发年龄段:30～50岁。主要症状:早期症状为颈痛和颈部发僵;上肢放射性疼痛或麻木,此疼痛和麻木沿着受压神经根的走向和支配区放射,有时症状的出现与缓解和患者颈部的位置和姿势有明显关系;患侧上肢感觉沉重、握力减退,有时出现持物坠落。

（三）椎动脉型

病变:由于骨刺、血管变异或病变导致供血不足;高发年龄段:30～40岁。主要症状:发作性眩晕、复视伴有眼震。有时伴随恶心、呕吐、耳鸣或听力下降。这些症状与颈部位置改变有关;下肢突然无力猝倒,但是患者意识清醒,多在头颈处于某一位置时发生。偶有肢体麻木、感觉异常。

（四）交感神经型

病变:各种颈部病变激惹了神经根、关节囊或项韧带上的交感神经末梢;高发年龄段:30～45岁。主要症状:头晕、头痛、睡眠差、记忆力减退、注意力不易集中;眼胀、视物不清;耳鸣、耳堵、听力下降;鼻塞、"过敏性鼻炎",咽部异物感、口干、声带疲劳等;恶心甚至呕吐、腹胀、腹泻、消化不良、嗳气等;心悸、胸闷、心率变化、心律失常、血压变化等;面部或某一肢体多汗、无汗、畏寒或发热。

（五）脊髓型

病变：颈部病变导致脊髓受压、炎症、水肿等；高发年龄段：40～60岁。主要症状：下肢麻木、沉重，行走困难，双脚有踩棉感；上肢麻木、疼痛，双手无力、不灵活，写字、系扣、持筷等精细动作难以完成，持物易落；躯干部出现感觉异常，患者常感觉在胸部、腹部或双下肢有如皮带样的捆绑感。

五、诊断

（一）辅助检查

1. 颈椎 X 线片：颈椎病 X 片常表现为颈椎正常生理曲度消失或反弯曲，椎间隙狭窄，椎管狭窄，椎体后缘骨赘形成，在颈椎的过伸过屈位片上还可以观察到颈椎节段性不稳定。

2. 颈椎 CT：可更清晰地观察到颈椎的增生钙化情况，对于椎管狭窄、椎体后缘骨赘形成具有明确的诊断价值。

3. 颈椎 MRI：可以清晰地观察到椎间盘突出压迫脊髓，常规作为术前影像学检查的证据用以明确手术的节段及切除范围。

4. 椎—基底动脉多普勒：用于检测椎动脉血流的情况，也可以观察椎动脉的走行，对于以眩晕为主要症状的患者来说鉴别价值较高。

5. 肌电图：适用于以肌肉无力为主要表现的患者，主要用途为明确病变神经的定位，与侧索硬化、神经变性等神经内科疾病相鉴别，但对检查条件要求较苛刻，常常会出现假阳性结果。

（二）鉴别诊断

临床出现颈椎病的症状，但也要与非颈椎病引起的症状相鉴别。如同样有眩晕症状，应先排除耳源性眩晕，前庭功能紊乱，听神经瘤等。还有脑源性眩晕，眼源性眩晕。此外，同样是颈肩上肢痛，也要与诸如落枕，肩周炎，胸廓出口综合征，网球肘，腕管综合征，风湿性肌、关节炎，脊柱炎，肿瘤等相鉴别。

但在临床实际工作中，我们对椎动脉型颈椎病和交感神经型颈椎病往往难以鉴别，做这一诊断应慎重，以避免误诊，耽搁其他疾病的治疗。

六、治疗

（一）保守治疗

1. 口服药物治疗：主要用于缓解疼痛、局部消炎、放松肌肉治疗，对于颈椎不稳等继发的局部软组织劳损等疗效较明确，但不能从根本上治疗颈椎病。对于伴有四肢无力或麻木的患者来说，还可以使用神经营养药物辅助康复，促进受压神经的恢复。

2. 牵引法：通过牵引力和反牵引力之间的相互平衡，使头颈部相对固定于生理曲线状态，从而使颈椎曲线不正的现象逐渐改变，但其疗效有限，仅适于轻症神经根型颈椎病患者；且在急性期禁止做牵引，防止局部炎症、水肿加重。

3. 理疗：理疗法是物理疗法的简称。就是应用自然界和人工的各种物理因子，如声、光、电、热、磁等作用于人体，以达到治疗和预防疾病的目的。但其作用也较微弱，不能从根本上治疗；并且经常理疗易对皮肤产生烫伤。

4. 中医疗法博大精深，但疗效与医生的个人经验有很大关系，需慎重选择。

（二）手术治疗

对颈椎病诊断明确，神经根压迫症状严重，保守治疗后症状无明显好转者应采取手术治疗，而对于脊髓型颈椎病患者，即主要表现为双下肢走路无力、行走不稳等症状的患者，则应尽早实行手术治疗，以获得良好的恢复效果，因这类患者的治疗效果与神经压迫时间长短有密切关系。而对于椎动脉和交感神经兴奋型的患者，手术效果相对来说就不太确切。

主要手术方法有以下几种。

1. 颈前路手术：顾名思义，即在脖子前面进行的手术，目前大部分颈前路手术都是微创技术，手术切口小，术后恢复快。手术主要切除突出变形的椎间盘，对于伴有骨赘增生者还要去除增生的骨赘，以及两侧钩椎关节，以免残留可能的致压物。正常结构切除后的重建物多种多样，大多使用钢板和融合器来重建颈椎的高度和稳定性。不论何种内植物，主要作用是恢复颈椎正常的曲度，并将手术操作的几节颈椎融合在一起。近几年还出现人工椎间盘置换，可以保留了颈椎节段间的运动功能，对合适的患者临床疗效也很好。

2. 颈后路手术：即从脖子后方进行的手术，适用于多节段颈椎病、伴椎管狭窄或后纵韧带骨化者。后路手术主要通过切除全部或部分后方的椎板来达到间接减压的目的，手术风险比前路要小，暴露简单，对于颈椎本身生理曲度存在的患者来说疗效较好。尽管后路手术对于颈椎正常生理结构的影响相对较小，但是也需要内植物来重建颈椎的稳定性。后路单开门椎管成形术等手术可以保留颈椎间的活动度，术后后凸畸形及邻近节段退变等发生率较小，已被人们广泛采用，在国际和国内率先报道。

七、护理

（一）术前护理

1. 上、下肢麻木，疼痛，感觉运动障碍的原因：颈椎长期姿势不良、劳损导致颈椎间距退变、颈椎间盘突出、椎间隙变窄、椎体边缘增生、后纵韧带骨化、颈椎管狭窄等导致神经根或脊髓受压。

2. 体位：卧位休息或带颈围领可减轻颈椎间盘及其周围组织的压力及症状，教会患者配合翻身法，可减轻切口牵拉，避免疼痛。

3. 经前路手术行气管训练的目的：防止术中气管牵拉导致喉头水肿、呼吸困难而影响手术。方法：患者术前在手术切口一侧，用2～4指在皮肤外插入内鞘与血管神经鞘间隙处，持续非手术侧牵拉。

4. 经后路手术的患者，训练俯卧位的目的：防止气道阻塞致呼吸困难。时间每次

30～40 min,以后可逐渐增至 3～4 h。

5. 颅骨牵引以松解颈部周围组织,利于复位和手术操作。

6. 训练床上大小便以适应术后卧床排便。

7. 后路手术剃头、备皮范围大的达到清洁皮肤,预防切口感染的目的。

8. 术前插尿管排空膀胱:便于术中、术后监护和减少术中因尿液刺激引起躁动不安。

(二)术后护理

1. 手术后返回病室要保持脊柱水平位搬动患者,颈部制动两侧用沙袋固定。

2. 患者术后由于全麻插管和牵拉关系,可出现咽部不适,吞咽和呼吸困难,症状轻的患者一般都能自愈。常规雾化吸入以解决痰液黏稠和咽部刺激。

3. 颈前路患者观察伤口渗血情况及呼吸频率、节律,发现异常,及时通知。

4. 保持引流管的通畅,不要打折和受压。观察引流液的颜色、性质、量。

5. 术后每 2 h 给予患者更换体位一次,预防压疮。

6. 术后尽早进行功能锻炼,术后半天即可坐起,鼓励咳痰。术后一至两天即可下床走动。每日数次进行上肢、下肢和手的小关节活动。保持各关节良好的功能位。下床时可以戴颈托。

7. 出院后加强上肢、下肢的功能锻炼,睡眠时注意枕头的高度,不可过高,术后定期复查。

八、健康宣教

1. 颈椎病患者需定时改变头颈部体位,注意休息,劳逸结合。抬起头并向四周各方向适当地轻轻活动颈部,不要始终让颈椎处于弯曲状态。伏案工作不宜一次持续很长时间,超过 2 个小时以上的持续低头工作,则难以使颈椎椎间隙内的高压在短时间内得到有效的恢复缓解,这样会加重加快颈椎的退变。

2. 已经有颈椎病症状的患者,应当减少工作量,适当休息。症状较重、发作频繁者,应当停止工作,绝对休息,而且,最好能够卧床休息。这样在颈椎病的治疗期间,有助于提高治疗的效果,促使病情早日缓解,机体早日康复。

3. 颈椎病患者在工作中应该避免长时间吹空调、电风扇。由于颈椎病的发病是多种因素共同作用的结果,寒冷和潮湿容易加重颈椎病的症状。应当尽量减少在气温过低或者寒冷潮湿的条件下长期低头伏案工作的时间,以防止颈椎病症状的出现,或者颈椎病诱发颈肩背部酸痛的症状。

4. 颈椎病患者应当避免参加重体力劳动,提取重物等,平常应当注意保护颈部,防止其受伤。上肢应该避免提取重物,当上肢提重物时,力量可以经过悬吊上肢的肌肉传递到颈椎,从而使颈椎受到牵拉,增加了颈椎之间的相互压力。

颈椎病患者在参加重体力劳动后症状有可能会加重。

(戚永花　刘　芹　陈嵩淞　马　燕)

第二节　腰椎间盘突出症

腰椎间盘突出症是较为常见的疾患之一,主要是因为腰椎间盘各部分(髓核、纤维环及软骨板),尤其是髓核,有不同程度的退行性改变后,在外力因素的作用下,椎间盘的纤维环破裂,髓核组织从破裂之处突出(或脱出)于后方或椎管内,导致相邻脊神经根遭受刺激或压迫,从而产生腰部疼痛,一侧下肢或双下肢麻木、疼痛等一系列临床症状。腰椎间盘突出症以腰4～5、腰5至骶1发病率最高,约占95%。

一、病因

1. 腰椎间盘的退行性改变是基本因素。髓核的退变主要表现为含水量的降低,并可因失水引起椎节失稳、松动等小范围的病理改变;纤维环的退变主要表现为坚韧程度的降低。

2. 损伤。长期反复的外力造成轻微损害,加重了退变的程度。

3. 椎间盘自身解剖因素的弱点。椎间盘在成年之后逐渐缺乏血液循环,修复能力差。在上述因素作用的基础上,某种可导致椎间盘所承受压力突然升高的诱发因素,即可能使弹性较差的髓核穿过已变得不太坚韧的纤维环,造成髓核突出。

4. 遗传因素。腰椎间盘突出症有家族性发病的报道,有色人种本症发病率低。

5. 腰骶先天异常。包括腰椎骶化、骶椎腰化、半椎体畸形、小关节畸形和关节突不对称等。上述因素可使下腰椎承受的应力发生改变,从而构成椎间盘内压升高和易发生退变和损伤。

二、症状

(一)一般体征

1. 腰椎侧凸。腰椎侧凸是一种为减轻疼痛的姿势性代偿畸形。视髓核突出的部位与神经根之间的关系不同而表现为脊柱弯向健侧或弯向患侧。如髓核突出的部位位于脊神经根内侧,因脊柱向患侧弯曲可使脊神经根的张力减低,所以腰椎弯向患侧;反之,如突出物位于脊神经根外侧,则腰椎多向健侧弯曲。

2. 腰部活动受限。大部分患者都有不同程度的腰部活动受限,急性期尤为明显,其中以前屈受限最明显,因为前屈位时可进一步促使髓核向后移位,并增加对受压神经根的牵拉

3. 压痛、叩痛及骶棘肌痉挛。压痛及叩痛的部位基本上与病变的椎间隙相一致,80%～90%的病例呈阳性。叩痛以棘突处为明显,系叩击振动病变部所致。压痛点主要位于椎旁1 cm处,可出现沿坐骨神经放射痛。约1/3患者有腰部骶棘肌痉挛。

(二)特殊体征

1. 直腿抬高试验及加强试验。患者仰卧,伸膝,被动抬高患肢。腰椎间盘突出症患

者神经根受压或粘连使滑动度减少或消失,在阳性患者中,缓慢降低患肢高度,待放射痛消失,这时再被动屈曲患侧踝关节,再次诱发放射痛称为加强试验阳性。有时因髓核较大,抬高健侧下肢也可牵拉硬脊膜诱发患侧坐骨神经产生放射痛。

2. 股神经牵拉试验。患者取俯卧位,患肢膝关节完全伸直。检查者将伸直的下肢高抬,使髋关节处于过伸位,当过伸到一定程度出现大腿前方股神经分布区域疼痛时,则为阳性。此项试验主要用于检查腰 2～3 和腰 3～4 椎间盘突出的患者。

3. 神经系统表现。

(1)感觉障碍。视受累脊神经根的部位不同而出现该神经支配区感觉异常。阳性率达80％以上。早期多表现为皮肤感觉过敏,渐而出现麻木、刺痛及感觉减退。因受累神经根以单节单侧为多,故感觉障碍范围较小;但如果马尾神经受累(中央型及中央旁型者),则感觉障碍范围较广泛。

(2)肌力下降。70％～75％患者出现肌力下降,腰 5 神经根受累时,踝及趾背伸力下降,骶 1 神经根受累时,趾及足跖屈力下降。

(3)反射改变。亦为本病易发生的典型体征之一。腰 4 神经根受累时,可出现膝跳反射障碍,早期表现为活跃,之后迅速变为反射减退,腰 5 神经根受损时对反射多无影响。骶 1 神经根受累时则跟腱反射障碍。反射改变对受累神经的定位意义较大。

三、临床表现

1. 腰痛:是大多数患者最先出现的症状,发生率约为 91％。由于纤维环外层及后纵韧带受到髓核刺激,经窦椎神经而产生下腰部感应痛,有时可伴有臀部疼痛。

2. 下肢放射痛:虽然高位腰椎间盘突出(腰 2～腰 3、腰 3～腰 4)可以引起股神经痛,但临床少见,不足 5％。绝大多数患者是腰 4～腰 5、腰 5～骶 1 间隙突出,表现为坐骨神经痛。典型坐骨神经痛是从下腰部向臀部、大腿后方、小腿外侧直到足部的放射痛,在喷嚏和咳嗽等腹压增高的情况下疼痛会加剧。放射痛的肢体多为一侧,仅极少数中央型或中央旁型髓核突出者表现为双下肢症状。坐骨神经痛的原因有三个:①破裂的椎间盘产生化学物质的刺激及自身免疫反应使神经根发生化学性炎症;②突出的髓核压迫或牵张已有炎症的神经根,使其静脉回流受阻,进一步加重水肿,使得对疼痛的敏感性增高;③受压的神经根缺血。上述三种因素相互关连,互为加重因素。

3. 马尾神经症状:向正后方突出的髓核或脱垂、游离椎间盘组织压迫马尾神经,其主要表现为大、小便障碍,会阴和肛周感觉异常。严重者可出现大小便失控及双下肢不完全性瘫痪等症状,临床上少见。

四、分类

1. 膨隆型。纤维环部分破裂,而表层尚完整,此时髓核因压力而向椎管内局限性隆起,但表面光滑。这一类型经保守治疗大多可缓解或治愈。

2. 突出型。纤维环完全破裂,髓核突向椎管,仅有后纵韧带或一层纤维膜覆盖,表面高低不平或呈菜花状,常需手术治疗。

3. 脱垂游离型。破裂突出的椎间盘组织或碎块脱入椎管内或完全游离。此型不单可引起神经根症状，还容易导致马尾神经症状，非手术治疗往往无效。

五、诊断

1. 腰椎 X 线平片。单纯 X 线平片不能直接反应是否存在椎间盘突出，但 X 线片上有时可见椎间隙变窄、椎体边缘增生等退行性改变，是一种间接的提示，部分患者可以有脊柱偏斜、脊柱侧凸。此外，X 线平片可以发现有无结核、肿瘤等骨病，有重要的鉴别诊断意义。

2. CT 检查。可较清楚地显示椎间盘突出的部位、大小、形态和神经根、硬脊膜囊受压移位的情况，同时可显示椎板及黄韧带肥厚、小关节增生肥大、椎管及侧隐窝狭窄等情况，对本病有较大的诊断价值，目前已普遍采用。

3. 磁共振（MRI）检查。MRI 无放射性损害，对腰椎间盘突出症的诊断具有重要意义。MRI 可以全面地观察腰椎间盘是否病变，并通过不同层面的矢状面影像及所累及椎间盘的横切位影像，清晰地显示椎间盘突出的形态及其与硬膜囊、神经根等周围组织的关系，另外可鉴别是否存在椎管内其他占位性病变。但对于突出的椎间盘是否钙化的显示不如 CT 检查。

4. 其他。电生理检查（肌电图、神经传导速度与诱发电位）可协助确定神经损害的范围及程度，观察治疗效果。实验室检查主要用于排除一些疾病，起到鉴别诊断作用。

对典型病例的诊断，结合病史、查体和影像学检查，一般多无困难，尤其是在 CT 与磁共振技术广泛应用的今天。如仅有 CT，MRI 表现而无临床症状，不应诊断本病。

六、治疗

（一）非手术疗法

腰椎间盘突出症大多数患者可以经非手术治疗缓解或治愈。其治疗原理并非将退变突出的椎间盘组织回复原位，而是改变椎间盘组织与受压神经根的相对位置或部分回纳，减轻对神经根的压迫，松解神经根的粘连，消除神经根的炎症，从而缓解症状。非手术治疗主要适用于：①年轻、初次发作或病程较短者；②症状较轻，休息后症状可自行缓解者；③影像学检查无明显椎管狭窄。

1. 绝对卧床休息：初次发作时，应严格卧床休息，强调大、小便均不应下床或坐起，这样才能有比较好的效果。卧床休息 3 周后可以佩戴腰围保护下起床活动，3 个月内不做弯腰持物动作。此方法简单有效，但较难坚持。缓解后，应加强腰背肌锻炼，以减少复发的几率。

2. 牵引：治疗采用骨盆牵引，可以增加椎间隙宽度，减少椎间盘内压，椎间盘突出部分回纳，减轻对神经根的刺激和压迫，需要专业医生指导下进行。

3. 理疗和推拿、按摩：可缓解肌肉痉挛，减轻椎间盘内压力，但注意暴力推拿按摩可以导致病情加重，应慎重。

4. 皮质激素：硬膜外注射皮质激素是一种长效抗炎剂，可以减轻神经根周围炎症和粘连。一般采用长效皮质类固醇制剂＋2％利多卡因行硬膜外注射,每周一次,3次为一个疗程,2～4周后可再用一个疗程。

5.髓核化学溶解法:利用胶原蛋白酶或木瓜蛋白酶,注入椎间盘内或硬脊膜与突出的髓核之间,选择性溶解髓核和纤维环,而不损害神经根,以降低椎间盘内压力或使突出的髓核变小从而缓解症状。但该方法有产生过敏反应的风险。

(二)经皮髓核切吸术/髓核激光气化术

通过特殊器械在X线监视下进入椎间隙,将部分髓核绞碎吸出或激光气化,从而减轻椎间盘内压力达到缓解症状目的,适合于膨出或轻度突出的患者,不适合于合并侧隐窝狭窄或者已有明显突出的患者及髓核已脱入椎管内者。

(三)手术治疗

1.手术适应证:①病史超过3个月,严格保守治疗无效或保守治疗有效,但经常复发且疼痛较重者;②首次发作,但疼痛剧烈,尤以下肢症状明显,患者难以行动和入眠,处于强迫体位者;③合并马尾神经受压表现;④出现单根神经根麻痹,伴有肌肉萎缩、肌力下降;⑤合并椎管狭窄者。

2.手术方法:经后路腰背部切口,部分椎板和关节突切除,或经椎板间隙行椎间盘切除。中央型椎间盘突出,行椎板切除后,经硬脊膜外或硬脊膜内椎间盘切除。合并腰椎不稳、腰椎管狭窄者,需要同时行脊柱融合术。

近年来,显微椎间盘摘除、显微内镜下椎间盘摘除、经皮椎间孔镜下椎间盘摘除等微创外科技术使手术损伤减小,取得了良好的效果。

七、护理

(一)非手术护理

1.心理护理。

(1)建立良好的护患关系,用语言和心理技巧去指导、影响患者改变不良情绪,全面了解患者的病情、家庭、经济、心理状况,做好分析和解释工作,以最佳心理状态配合各项治疗。

(2)向患者说明医师采取的主要治疗方法、治疗中配合及术后注意事项。

(3)请治疗过的患者向新入院的患者介绍体会,现身说法,消除紧张和怀疑,积极配合治疗。

(4)对于症状重、生活不能自理的患者,生活上多给予关心照顾,精神上多鼓励安慰,增强其治愈疾病的信心。

2.疼痛护理。

(1)绝对卧硬板床休息4周或至疼痛症状缓解。

(2)分散注意力,通过向患者提供愉快的刺激可使患者的注意力转向其他事物,从而减轻对疼痛的意识,甚至增加对疼痛的耐受。

(3)运用音乐疗法,根据患者喜好进行选择,如古典音乐或流行音乐,最少听15 min。

（4）促进舒适，帮助患者取合适的体位，提供整洁舒适的病床单位，保证良好的采光和通风，调节适宜的室内温湿度。

（5）对于疼痛剧烈且不能耐受的患者，遵医嘱给予口服舒尔芬等镇痛药，必要时肌肉注射止痛剂，并防止药物依赖。

3. 缓解期治疗护理：缓解期应加强功能锻炼，以尽快恢复正常的生活、工作和减少复发为目标。

4. 正确指导腰背肌功能锻炼。具体方法是：1周内应教会患者有计划的行仰卧背伸肌活动，如直腿抬高及伸腿蹬高等。疼痛缓解后，可做以下活动：①五点式锻炼法：患者的头部、双肩及双足为支点，抬起胸腰背部及臀部（均需离开床面为宜）。②飞燕式锻炼法：以腹部为支撑点，头及四肢尽量向上翘起。在锻炼过程中要发挥患者的主观能动性，以患者不感到疲劳为度。2周后可下床室内活动，但动作不宜过猛，限制弯腰活动和腰部的扭转活动，避免椎间盘内压突然升高，髓核再次脱出而复发。

5. 建立良好的生活方式。避免久坐，避免腰部活动范围过大，避免过度劳累，禁止弯腰提重物、拖地等，防止腰部扭伤。注意腰部保暖，防寒防潮。

6. 预防便秘。①养成每日定时排便的习惯。②多食富含纤维素的新鲜蔬菜和水果，多饮水，多食蜂蜜，有助于大便的软化。

（二）手术护理

1. 术前护理。

（1）从入院起，练习床上大小便，深呼吸和咳嗽，吸烟者戒烟。

（2）配合做好术前常规检查。

（3）行俯卧位练习，以配合手术。

（4）术前一日根据医嘱做药敏试验，配血，洗澡，更衣。术前晚10时禁食水。

（5）贵重物品妥善保管，勿带进手术室，活动性假牙须取下。

（6）用物准备：心电监护仪，氧气湿化瓶，翻身巾，垫子。

2. 术后护理。

（1）去枕平卧4 h，以利伤口压迫止血，禁食水。

（2）密切观察生命体征及双下肢感觉运动情况，防止水肿压迫，有异常及时通知医生。

（3）保持伤口引流管通畅，防止受压及脱落。

（4）三天内不吃甜食及豆类食品，预防腹胀，多食水果、蔬菜。

（5）翻身时嘱患者深呼吸，肩臀部成一字型。

（6）保持留置尿管通畅，防止扭曲，嘱患者多饮水，定时夹闭尿管。

（7）拔除伤口引流管后，协助患者做直腿抬高锻炼，防止神经根粘连，增加下肢肌力，促进血液循环。

（8）下地前嘱患者进食，防止低血糖，正确佩戴支具或腰围，在床上戴好后趴着下床，以腿带腰，保持腰部不弯曲。

（张　娟　刘凤麟　李　雯　袁　青）

第三节　创伤性截瘫

创伤性截瘫(traumatic high paraplegia)：创伤性截瘫指创伤引起的截瘫，绝大多数均由脊柱骨折、脱位所致。高位截瘫一般都会出现四肢瘫痪，预后多不良，其他方面跟下肢截瘫相同，脊柱椎骨或附件骨折，移位的椎体或突入椎管的骨片，可能压迫脊髓或马尾，使之发生不同程度的损伤，受伤脊髓横断平面以下，肢体的感觉运动、反射完全消失，膀胱、肛门括约肌功能完全丧失的，称完全性截瘫。颈段脊髓损伤后，双上肢有神经功能障碍者，为四肢瘫。而创伤性高位截瘫指创伤引起的截瘫，绝大多数由脊柱骨折、脱位所致。

一、病因

1. 脊髓本身其损伤程度可有很大差别，轻度损伤，如脊髓突然一挫，脊髓本身无明显器质性的改变，往往表现脊髓休克，以后逐渐恢复，预后较好。重度损伤，可发生硬脊膜外血肿，随着血肿的被吸收，大部分功能可以恢复，仅留有少部分后遗症。极严重的损伤，可发生脊髓完全横断，神经细胞被破坏，神经纤维断裂，造成不可恢复的终身瘫痪。

2. 髓质内出血可造成邻近的神经细胞及神经纤维的破坏，脊髓灰质较白质更易出血，这种出血有时很广泛，可累及上、下数个脊髓节段。骨折、脱位或异物压迫，移位的椎体、碎骨片，突出的椎间盘组织，断裂的弓间韧带或其他异物均可压迫脊髓或马尾神经。脊髓蛛网膜粘连，由于脊髓挫伤，蛛网膜下腔出血，损伤组织机化，瘢痕组织形成，均可产生蛛网膜粘连或形成假性囊肿，压迫脊髓及马尾神经根。

3. 脑肿瘤、颅内出血，颅内的肿瘤，如听神经瘤、颅内动脉瘤，颅内的血管意外，压迫或侵及面神经中枢，导致截瘫的原因均可引起面神经不同程度的损伤。

4. 脊髓受压属继发性伤害，可由下列诸因素引起，形成对脊髓的机械性压榨。如脊髓伤害后，部分组织充血、水肿，因血运阻碍，水肿减轻，使脊髓受压更为严重，个别连续1周。椎管内出血，硬膜外血管破裂出血，因为蛛网膜间隙大，故晚期不易引起脊髓受压。

二、临床表现

1. 膀胱功能。在不同时期的脊髓损伤中可出现不同类型的神经元性膀胱。在脊髓休克期中表现为无张力性膀胱，休克逐渐恢复时，表现为反射性膀胱和间歇性尿失禁。当脊髓恢复到出现反射时，刺激下肢皮肤即可产生不自主的反射性排尿。晚期则表现为挛缩性膀胱。

2. 运动功能。横贯性损伤时在脊髓休克期消失后，损伤节段以下的运动功能完全消失，但肌张力逐渐增高，反射亢进。部分损伤者在脊髓休克期恢复后可逐步出现肌肉的自主活动，但相当于损害节段所管辖的肌群可表现为张力松弛、萎缩、腱反射消失等。

3. 植物神经系统功能紊乱。如高热、无汗、肠蠕动减慢、大便秘结等。

4. 反射。休克期消失以后瘫痪肢体的反射逐渐变得亢进，肌张力由弛缓转为痉挛。

5. 脊髓休克。为脊髓受伤以后所表现的在损伤节段以下继发的完全性弛缓性瘫痪,伴有各种反射、感觉、括约功能丧失的临床现象。轻伤病例这一表现可于数小时或数日内恢复,不留后遗症。若损伤程度较重,这一表现可能持续时间较长,常需 3～6 周后才逐渐出现损伤节段以下的脊髓自主活动。

6. 感觉障碍。在损伤平面以下各种感觉均丧失。需待脊髓休克恢复后,感觉才能逐渐出现。有时在脊髓休克期中肛门及会阴部可有部分感觉保留,表示脊髓损伤是不完全性的。

三、诊断

1. 有严重的外伤史。

2. 椎管的棘突后凹、压痛、叩击痛,其两侧筋肉有明显压痛,紧张或变硬,脊柱可有侧弯或后凸畸形,受损平面以下深、浅感觉迟钝或消失。下肢肌肉松软或紧张,肌力减弱,反射亢进、减弱或消失。

3. X 线检查可提示压缩椎体的形态改变和移位情况,并可观察椎管腔的情况,借以判断脊髓损伤的程度。

4. 截瘫的检查,依据其病史、症状、体征及 X 线表现,即可确诊。外伤性截瘫应与脊椎结核和肿瘤引起的截瘫相鉴别,通过 X 线片等检查即可鉴别。

四、治疗

1. 病因治疗。从造成截瘫的病因入手,在医学上称为病因治疗。造成截瘫的常见因素主要有外伤和内伤。外伤是指受到意外伤害,造成对脊神经的损伤;内伤主要包括脊髓炎症、脊髓结核、脊髓肿瘤、严重的椎间盘脱出等。治疗原则和方法主要是解除压迫,解除造成对脊髓损伤的原因,比如必须及时纠正脊椎的骨折、压缩、错位等。

2. 全面治疗。世界公认截瘫治疗必须是全面治疗,包括全方位治疗和综合治疗,要尽力采取可能的一切治疗方法。首先是使用促神经细胞生长的药物,可以使用介入方法。还可以配合中医治疗,有许多有一定疗效的中药方剂可供选择,特别还有针灸、推拿、理疗等方法。另外,由于截瘫治疗时间长,半年为一个疗程,而且需要多个疗程方可见效,患者一定要坚持治疗,不可自觉效果不明显而放弃。

3. 心理治疗。针对心理不同阶段(如否认、愤怒、抑郁等各个阶段)的改变制定出心理治疗计划,可以进行个别和集体、家庭、行为等多种方法。

五、护理

1. 预防肺部感染:呼吸衰竭与呼吸道感染是颈髓损伤的严重并发症。颈髓损伤后肋间肌瘫痪,伤后能否生存,取决于腹式呼吸是否幸存。对尚存腹式呼吸者,应经常更换体位,指导深呼吸和咳嗽,给雾化吸入和吸痰;对上颈髓损伤出现呼吸衰竭、呼吸道感染或已有窒息者,应及早气管切开。

2. 预防泌尿系感染:早期常规留置导尿管持续导尿,伤后 2～3 周,改为 4～6 h 放尿一次,使膀胱有规律的膨胀和收缩;鼓励多饮水,每日 3 000 mL,膀胱冲洗,1～2 次/天,以冲出膀胱内的沉渣;数周后拔除导尿管,训练排尿功能,可用手掌轻轻按压下腹部,协助排尿。

3.预防褥疮:每2～3 h翻身一次,骨突处垫气垫或海绵圈,每次翻身对骨突处进行按摩,一旦出现皮肤暗红、弹性降低或水疱,应按褥疮处理。

4.处理高热:应以环境降温和物理降温为主,如降低室温、冰水擦浴、冰敷、酒精擦浴等。

5.其他:如心理护理、生活护理等都是不容忽视的内容。

(黄俊蕾　王丽云　张　萍　于春华)

第二十一章　妇科疾病

第一节　功能失调性子宫出血

功能性子宫出血,简称功血,是一种常见的妇科疾病,是指异常的子宫出血,经诊查后未发现有全身及生殖器官器质性病变,而是由于神经内分泌系统功能失调所致。表现为月经周期不规律、经量过多、经期延长或不规则出血。根据排卵与否,通常将功血分为无排卵型及排卵型两大类,前者最为多见,占80%~90%,主要发生在青春期及更年期,后者多见于生育期妇女。正常月经周期有赖于中枢神经系统控制,下丘脑—垂体—卵巢性腺(HPO)轴系统的相互调节及制约。任何内外因素干扰了性腺轴的正常调节,均可导致功血。

一、病因

1. 心理因素,不良精神创伤导致。

2. HPO轴功能失调:包括生殖激素释放节律紊乱、反馈功能失调、排卵和黄体功能障碍。

3. 内分泌和代谢紊乱:如缺铁性贫血、再障性贫血、血液病和出血病、糖尿病、甲状腺和肾上腺疾病。

4. 子宫和子宫内膜因素:包括螺旋小动脉、微循环血管床结构和功能异常,内膜甾体受体和溶酶体功能障碍,局部凝血机制异常,和前列腺素TXA2、PGI2分泌失调。

5. 医源性因素:包括甾体类避孕药、宫内节育器干扰正常HPOU轴功能。某些治疗全身疾病的药物(尤以精神、神经系)可经神经内分泌机转影响正常月经功能。

6. 营养不良也是其中一个因素。

二、临床表现

(一)无排卵型功血

依年龄分为两组。

1. 青春期功血:见于初潮后少女,由于HPOU轴不成熟,不能建立规律排卵所致。临床表现初潮后月经稀发,短时停经后发生不规则性月经过多,经期延长,淋漓不止,而致严重贫血。

2. 更年期(围绝经期)功血:即≥40岁妇女至绝经前后之妇女功血,其间无排卵功血发生率逐年增加。临床表现为：月经频发，周期不规则，经量过多，经期延长。10%～15%患者呈严重不规则月经过多、崩漏和严重贫血。内膜活检多呈现不同程度的内膜增生过长。

（二）排卵型功血

最多见于育龄妇女，部分见于青春期少女和更年期妇女。临床分为以下两种类型。

1. 排卵型月经稀发：见于青春期少女。初潮后卵泡期延长，黄体期正常，周期≥40 d，月经稀发并月经过少，常为多囊卵巢之先兆；少见于更年期近绝经期妇女，常进展为自然绝经。

2. 排卵型月经频发：青春期少女卵巢对促性腺激素敏感性增强而使卵泡发育加速，卵泡期缩短，月经频发，但排卵和黄体期仍为正常。如患者为更年期妇女则呈现卵泡期和黄体期均缩短和早绝经。

（三）黄体功能障碍

1. 黄体不健：即黄体过早退化，黄体期缩短≤10 d。临床表现为月经频发，周期缩短，经前出血和月经过多，合并不孕和早期流产。内膜病理为不规则成熟（irregular ripening）或分泌化不完全（imcomplete secretion）。

2. 黄体萎缩不全：亦称黄体功能延长，即黄体不能在3～5 d内完全退化，或退化时间延长，或在月经期仍持续分泌一定数量之孕酮而致子宫内膜不规则性脱卸（irregular shedding）。经期延长，淋漓不止，合并黄体过早退化时，则表现月经频发、月经过多。多见于人工流产、引产后，合并子宫肌瘤、内膜息肉和子宫腺肌病者。

（四）月经中期出血（亦称排卵期出血）

常伴排卵痛（intermenstrual pain or mittelschmerz）系排卵刺激和雌素波动引起少量出血（1～3 d）和腹痛。个别出血较多并持续到月经期而形成假性月经频发（pseadopolymenorrhea）。

三、诊断

（一）病史

1. 详细询问发病年龄、月经周期、经期变化、出血持续时间、失血量、出血性质、病程长短及伴随症状，并与发病前月经周期比较。

2. 了解孕产史、避孕情况，有无不良精神刺激。出血前有无停经，有无早孕反应。

3. 了解有无慢性病，如肝病、高血压、血友病等。就诊前是否接受过内分泌治疗。出血时间过长或出血量过多，应询问有无贫血症状。

（二）体格检查

病程长者或有贫血貌，须全面体检，除外周身器质性疾病。妇科检查一般无特殊发现，有时子宫略有增大，或可触及胀大的卵巢。

（三）辅助检查

1. 诊断性刮宫用于已婚妇女，可了解宫腔大小、形态，宫壁是否平滑，软硬度是否一致,刮出物性质及量。刮取组织送病理检查可明确诊断。

2. 基础体温测定。无排卵型呈单相型曲线;排卵型呈双相型曲线。

3. 宫颈黏液结晶检查。经前出现羊齿状结晶提示无排卵。

4. 阴道脱落细胞涂片。无排卵型功血反映有雌激素作用。黄体功能不全时反映孕激素作用不足,缺乏典型的细胞堆集和皱褶。

5. 激素测定。若需确定排卵功能和黄体是否健全,可测孕二醇。

6. 子宫输卵管造影。可了解宫腔病变,除外器质性病变。

7. 查血常规、出凝血时间、血小板计数,可了解贫血程度及除外血液病。

四、治疗

(一)无排卵型功血的治疗

1. 一般治疗。

(1)改善全身情况,贫血重者输血。

(2)保证充分的休息。

(3)流血时间长者,用抗生素预防感染。

(4)应用一般止血药物。

2. 药物治疗。止血:方法包括激素和药物疗法。

(1)联合用药:①出血量不太多,仅轻度贫血者:月经第一天即口服复方低剂量避孕药,共21 d,停药7 d。28 d 为一周期。连续3~6 个周期。②急性大出血者:复方单相口服避孕药物,每6~8 h 一片,血止后每3 d 递减1/3 量直至维持量(每日一片),共21 d停药。

(2)三合激素:雌孕激素联合的基础上加用雄激素,以加速止血,如三合激素(黄体酮12.5 mg,苯甲酸雌二醇1.25 mg,睾酮25 mg)肌注,每8~12 h 一次,血止后逐渐递减至维持量(每3 d 一次),共21 d 停药。

3. 调节周期。系在止血治疗的基础上,模拟生殖激素节律,以雌—孕激素人工周期疗法,促使子宫内膜周期发育和脱落,改善 HPO 轴反馈功能,停药后可出现反跳性排卵和重建规律月经。

4. 促排卵治疗。

(1)适用于青春期无排卵型功血,及育龄妇女功血希冀生育者,青春期及更年期患者一般不提倡使用。促排卵治疗可从根本上防止功血复发。

(2)促排卵治疗以生殖激素测定为指导,适当选择促排卵药物和配伍:①CC-hCG;②hMG-hCG;③GnRHa 脉冲疗法;④溴隐亭疗法等。

5. 遏制子宫内膜增生过长:防止癌变,诱导绝经,适合于更年期无排卵功血伴内膜增生过长(腺囊型/腺瘤型),或合并子宫肌瘤、子宫内膜异位症者。

6. 手术治疗:适合于激素或药物治疗无效或复发者。

(1)刮宫:除未婚妇女,无论有排卵抑或无排卵型功血出血时,刮宫均可迅速而有效地止血兼有诊治双重意义。刮宫应彻底,刮出物全部送病理检查,并依内膜病理于术后第五天开始调经治疗。

(2)子宫内膜去除术:仅用于顽固性功血,尤其施行子宫切除术有禁忌者。

(3)子宫切除术:因功血行子宫切除术约占子宫切除术的 20%,严重贫血者可施行子宫切除术。

(二)排卵型功血的治疗

原则是抑制月经过多,辅佐黄体功能,调整周期,防止复发。

1. 抑制月经过多。

2. 子宫内膜不规则脱落:自排卵后第 1~2 d 或下次月经前 10~14 d 开始,每日口服甲羟孕酮 10 mg,连续 10 d,有生育要求可肌注黄体酮。

3. 辅佐黄体功能。

(1)促进卵泡发育:黄体功能不足。

(2)氯米芬 50 mg,月经周期第 5 d,共 5 d。黄体功能刺激疗法:于基础体温上升后开始,隔日用 hCG 1 000~2 000 U,共 5 次,延长黄体期。黄体功能替代疗法:排卵后,黄体酮 10 mg,每天 1 次,肌注,共 10~14 d,补充孕酮分泌不足。

(3)后半周期雌—孕激素合并疗法。

(4)溴隐亭疗法。适用于合并高泌乳素血症者,从月经周期第五天开始口服溴隐亭 2.5 mg/d。

(5)地塞米松疗法。适用于合并高雄激素血症者,0.5 mg/d。

五、护理

1. 心理方面。注意情绪调节,避免过度紧张与精神刺激。特别是青春期少女,父母们不仅要关注女孩的学习与膳食状况,还要重视女孩的情绪变化,与其多沟通,了解其内心世界变化,帮助其释放不良情绪,以使其保持相对稳定的精神心理状态,避免情绪上的大起大落。

2. 卫生方面。除了要预防全身疾病的发生外,预防功血还必须注意经期卫生。每日要清洗会阴部 1~2 次,并勤换月经垫及内裤。

3. 告知接受药物治疗的功血患者,了解用药的目的、剂量、用法以及递减药量的方法。使患者具备自我监护的能力。

(黄俊蕾 赵 娜 李丽沙 薛素莉)

第二节 葡萄胎

一、病因、病理

葡萄胎属于良性绒毛病变,病变局限于子宫内,不侵入肌层,不发生远处转移。镜下表现为滋养细胞不同程度增生,绒毛间质水肿及间质内血管稀少或消失。病因可能与营养不良、病毒感染、种族因素、卵巢功能失调、细胞遗传功能及免疫功能因素有关。

二、临床表现

1. 停经 12 周左右不规则阴道出血最常见。

2. 子宫异常增大,质地变软并伴血清 hCG 水平异常升高,妊娠 5 个月时仍摸不到胎体,无胎心胎动。

3. 妊娠呕吐及妊娠高血压综合征出现早、症状重。

4. 由于大量 hCG 刺激卵巢卵泡内膜细胞发生黄素化而形成的囊肿,称黄素化囊肿,如发生扭转或破裂时可出现急性腹痛。

三、辅助检查

包括 hCG 测定和 B 超。B 型超声检查可见子宫明显大于相应孕周,无胎心搏动或妊娠囊,呈落雪状改变。

四、治疗要点

葡萄胎一旦确诊,及时清除宫腔内容物。刮宫前配血备用,建立静脉通路,并准备好缩宫素及抢救药品和物品。应用大号吸管,一次未刮净时可于 1 周后行第 2 次刮宫。治愈 2 年后可正常生育。卵巢黄素化囊肿发生坏死应做患侧附件切除术。年龄大于 40 岁,无生育要求、有高危因素者可行全子宫切除术,保留两侧卵巢。出现可疑转移灶或无条件随访者可给予预防性化疗,适应证为:①年龄＞40 岁;②葡萄胎排出前血 hCG 值异常升高;③葡萄胎清除后,hCG 下降至一定水平后即持续不降或始终处于较高值;④子宫明显大于停经月份;⑤黄素化囊肿直径＞6 cm;⑥第 2 次清宫仍有滋养细胞高度增生;⑦无条件随访者,预防性化疗一般选用单药化疗。

五、护理措施

1. 进高蛋白、高维生素、易消化饮食,适当活动,保持睡眠充足。

2. 预防感染。葡萄胎清宫术后禁止性生活 1 个月。保持外阴清洁,每日清洗外阴。

3. 随访期间严格避孕 2 年。首选安全套避孕。

4. 定期随访。第一次刮宫后每周随访一次血、尿 hCG,阴性后仍需每周复查 1 次;3 个月内如一直阴性改为每半月检查 1 次,共 3 个月,如连续阴性,改为每月检查 1 次持续半年;第二年起每半年 1 次,共随访 2 年。在随访血、尿 hCG 的同时,应注意有无阴道异常流血、咳嗽、咯血及其他转移灶症状。定时作妇科检查、盆腔 B 超及胸片或胸部 CT 检查。

(纪国华　张培培　张瑞环　姜吉波)

第三节　侵蚀性葡萄胎及绒毛膜癌

一、病理

葡萄胎组织侵入子宫肌层引起组织破坏或并发子宫外转移称侵蚀性葡萄胎。绒毛膜癌是一种继发于正常或异常妊娠后滋养细胞肿瘤,恶性程度极高,大多数原发于子宫,镜下滋养细胞无绒毛结构,可广泛侵及子宫肌层和血管,造成出血坏死。

二、临床表现

侵蚀性葡萄胎多发生于葡萄胎排空后 6 个月内。绒毛膜癌多继发于葡萄胎后或流产、足月分娩及异位妊娠后。出现阴道不规则出血、子宫复旧不全、卵巢黄素化囊肿持续存在、假孕症状及转移灶表现,血中 hCG 异常增高。最常见的转移部位是肺,肺转移后的咳嗽、咯血、胸痛多见;其次是阴道,阴道转移局部可见紫蓝色结节;脑、肝转移较少见,脑转移可有头痛、呕吐、抽搐等症状。最主要的死亡原因是脑转移。各转移部位的共同特点是局部出血。

三、辅助检查

血 hCG 测定、B 型超声检查、X 线胸片、CT、磁共振检查等。

四、治疗要点

以化疗为主,手术和放疗为辅。对年龄较大、化疗效果不佳者考虑手术切除子宫,可保留一侧卵巢。

五、护理措施

1. 阴道转移者发生破溃大出血,立即通知医生配合抢救,阴道填塞纱布必须于 24～48 h 取出。

2. 肺转移患者大量咯血时有窒息、休克、死亡的危险,应立即使患者取头低患侧卧位,保持呼吸道通畅,轻击背部排出积血,同时通知医生配合抢救。

3. 发生脑转移患者,要严格控制补液量和补液速度,以防颅内压增高。

4. 随访 5 年,第 1 年每月 1 次,1 年后每 3 个月 1 次直至 3 年,以后每年 1 次。随访内容:①hCG 定量测定;②询问月经是否规则,有无转移灶症状。随访期间严格避孕。

(戚永花　刘　芹　陈嵩淞　马　燕)

第四节 子宫肌瘤

一、病理生理

子宫肌瘤是由子宫平滑肌组织增生而形成的女性生殖系统中最常见的良性肿瘤,多见于 30～50 岁的女性,发病可能与体内雌、孕激素水平过高或长期刺激有关。肌瘤变性常见的有玻璃样变、囊性变、红色变、肉瘤变和钙化。

按肌瘤所在的部位可分为宫体肌瘤和宫颈肌瘤,以宫体肌瘤多见。按肌瘤与子宫肌层的关系分为肌壁间肌瘤(肌瘤生长在浆膜与黏膜之间的子宫肌壁内)、浆膜下肌瘤(肌瘤突出于子宫外面,表面由浆膜层覆盖)和黏膜下肌瘤(肌瘤向子宫腔内生长,表面由黏膜层覆盖)。

二、临床表现

1. 月经及白带改变:与子宫肌瘤生长部位密切相关,尤其以黏膜下肌瘤及稍大的肌壁间肌瘤明显,可出现月经周期短、月经量增多、经期延长;长期月经过多还可出现继发性贫血。白带增多多见于黏膜下肌瘤。

2. 腹部包块:浆膜下肌瘤最常见的症状,尤其是清晨膀胱充盈将子宫推向上方,肿物更为明显易扪及。

3. 腰酸、腰痛及下腹坠胀:当浆膜下肌瘤发生蒂扭转时出现急性腹痛。肌瘤红色变性时,腹痛剧烈且伴发热。

4. 压迫症状:肌瘤较大时可压迫邻近器官出现相应症状。如尿频、排便困难,压迫输卵管或使管腔变性时,妨碍受精卵着床而发生不孕。

三、治疗及护理要点

根据患者的年龄、生育要求、症状和肌瘤大小等全面考虑,分为非手术治疗及手术治疗。

1. 非手术治疗:对肌瘤较小、无症状或已近绝经期患者,可采用药物治疗及随访观察。保守治疗的患者出院后应加强营养,适当活动,劳逸结合,月经期间多休息,避免疲劳。

2. 手术治疗:肌瘤较大、症状明显或经保守治疗无效时,应施行全子宫切除或肌瘤切除术。全子宫切除的患者术后可有少量暗红色阴道出血,血量逐渐减少,若术后 7～8 d 出现阴道出血,多为阴道残端肠线吸收所致,出血量不多者暂观察,出血较多者可以明胶海绵压迫止血或缝合残端。

(张 娟 刘凤麟 李 雯 袁 青)

第五节　子宫颈癌

一、病因病理

宫颈癌是最常见的妇科恶性肿瘤,发病率仅次于乳腺癌。病变多发生在宫颈外口的原始鳞—柱交接部与生理性鳞—柱交接部之间所形成的移行带区。大多为鳞状上皮癌,其次为腺癌。

其发病病因未明,一般认为与早(过早性生活、早育),多(多婚、多产),毒(人乳头瘤病毒、单纯疱疹病毒Ⅱ型、人巨细胞病毒)有关;吸烟、长期口服避孕药、激素、患有性传播疾病是其高危因素;可能与种族、经济状况低下和地理环境等因素有关。

二、临床表现

1. 血:早期无症状或仅有接触性出血,即性交后出血或妇科检查后出血,老年患者常主诉绝经后阴道不规则出血。

2. 带:多发生在阴道出血后,早期阴道分泌物为白色或血色,量少,稀薄如水或米汤样,有腥臭味。晚期分泌大量脓性、米汤样恶臭白带及恶病质等。

3. 痛:晚期症状。可出现严重的持续性腰骶部疼痛或坐骨神经痛。

4. 体征:早期无明显体征,随宫颈癌发展,宫颈局部可出现外生型、内生型、溃疡型、颈管型四种类型体征。

三、辅助检查

1. 宫颈刮片细胞学检查:宫颈癌筛查。

2. 宫颈和宫颈管活性组织检查:确诊宫颈癌最可靠的方法。

四、治疗与护理

(一)术前护理

进行备皮、备血、肠道准备,术日晨留置尿管等。对于有大量米汤样或恶臭脓样阴道排液患者,应用1∶5 000高锰酸钾溶液擦洗阴道,注意动作轻柔,防止损伤出血。

(二)术后护理

1. 术后注意根据情况采取合适体位。

2. 严密的病情观察:生命体征、阴道出血量、伤口渗血。

3. 术后保留尿管1～2周,注意观察尿的量、颜色、形状等。留置尿管期间注意每天擦洗尿道口2次,防止感染,并注意做好尿管的相关护理。

4. 术后6～8 h可在床上翻身活动,术后第一天可取半卧位,如无异常,可在第二天下床活动。

（三）子宫动脉栓塞化疗的护理

术前注意备皮、术日晨注意禁饮食。术后注意在穿刺点处加压包扎 24 h,并注意患肢制动,加强观察。术后保留尿管 24 h。

（四）健康教育

1. 普及防癌知识,积极防治宫颈慢性病变,减少或消除致癌因素,做到早发现、早治疗。提倡晚婚、少育。

2. 定期开展防癌普查工作,已婚妇女每1~2年进行宫颈刮片细胞学防癌检查1次。有接触性出血和绝经后出血应及时就医。

（赵　娜　王丽云　张　萍　于春华）

第六节　子宫内膜异位症

子宫内膜异位症是指当具有生长功能的子宫内膜组织出现在子宫腔被覆黏膜以外的其他部位。近年发病率呈上升趋势,人群中约15%的妇女患有子宫内膜异位症。

一、病因

1. 子宫内膜种植学说。
2. 淋巴及静脉播散学说。
3. 遗传学说。
4. 免疫调节学说。

二、临床表现

（一）症状

1. 疼痛:为本病的主要症状。

（1）痛经:患者多为继发性痛经且呈进行性加重,疼痛部位多在腰骶及下腹部,可放射到会阴、肛门及阴道等部位。常于月经来潮开始一直持续到月经结束。

（2）非月经期下腹痛及深部性交痛。

（3）急腹症和盆腔外疼痛。

2. 不孕:发病率为40%,与盆腔广泛粘连有关。

3. 月经异常:表现为月经淋漓不尽、经量增加、经期延长。

（二）体征

妇科检查可触及较大异位囊肿及与子宫粘连的肿块,肿块破裂时可出现腹膜刺激征,双合诊检查可发现子宫后倾固定,直肠子宫陷凹、宫颈骶韧带扪及触痛性结节。单侧或双侧附件与子宫相连,活动差有轻压痛。阴道后穹隆部可看到紫蓝色结节。

三、辅助检查

1. 血清癌抗原 125(CA125)值测定:主要用于监测疗效和复发。
2. 腹腔镜检查:是诊断子宫内膜异位症最佳方法。

四、治疗原则

1. 期待治疗:患者每 3～6 个月随访一次。适用于症状较轻、有生育要求的患者。
2. 药物治疗。
(1)采用性激素抑制治疗使患者假孕或假绝经。
(2)抑制疼痛的对症治疗。
3. 手术治疗:腹腔镜为首选手术方法。适用于药物治疗不佳、病变加重,希望生育者。
4. 手术和药物联合治疗:术前 3～6 个月给予药物治疗,使病灶缩小、软化,有利手术。

(李丽沙　薛素莉　纪国华　张培培)

第七节　异位妊娠

孕卵在子宫体腔以外着床并生长发育则称为异位妊娠(ectopic pregnancy,EP),俗称宫外孕(extrauterine pregnancy),但两者之间含义稍有不同,宫外孕指所有发生在子宫以外的妊娠,而异位妊娠是指孕卵位于正常着床部位以外的妊娠,还包括输卵管妊娠、宫颈妊娠、子宫肌壁间妊娠、宫角妊娠等。

一、病因

其发病与输卵管炎症、输卵管手术、宫内节育器放置、输卵管发育不良或功能异常、受精卵游走及输卵管周围肿瘤压迫等有关。

二、症状

1. 大体检查:腹腔内出血多时呈贫血貌。大量腹腔内出血致失血性休克时,患者面色苍白,四肢湿冷,脉快、细、弱,血压下降。体温一般正常或略低,腹腔内血液吸收时体温可略升高。
2. 腹部检查:下腹有明显压痛、反跳痛,尤以患侧为著,但腹肌紧张较轻,内出血多时可出现移动性浊音。少数患者下腹部可触及包块。
3. 盆腔检查:阴道内可有少量暗红色血液,后穹隆可饱满、触痛,宫颈可有举痛或摆痛,子宫相当于停经月份或略大而软,宫旁可触及有轻压痛的包块。内出血多时,子宫有漂浮感。

三、临床表现

1. 停经：除输卵管间质部妊娠有较长的停经史外，大多停经 6～8 周，有 20％～30％ 患者无明显停经史。

2. 腹痛：是输卵管妊娠患者就诊的主要原因。

3. 阴道出血：常有不规则阴道出血，色暗红、量少、淋漓不尽，一般不超过月经量，随阴道出血可排出蜕膜管型或碎片。

4. 晕厥与休克：由于腹腔内急性出血及剧烈腹痛，轻者晕厥，重者发生失血性休克。其严重程度与腹腔内出血速度及出血量成正比，与阴道出血量不成正比。

四、诊断

1. 尿妊娠试验：简单、快捷，阳性者可协助诊断，阴性者需待血 β-hCG 定量予以排除。

2. 血 β-hCG 定量：是早期诊断异位妊娠的重要方法，除可协助诊断外，还可帮助判断胚胎的活性以指导治疗。异位妊娠时，血 β-hCG 值通常低于正常宫内妊娠。在保守性药物治疗或手术后，监测血 β-hCG 水平以早期发现持续性异位妊娠。

3. 血孕酮测定：异位妊娠患者孕酮水平偏低，也可以作为诊断早期异位妊娠的指标。

4. 超声检查：阴道超声优于腹部超声，诊断异位妊娠准确率为 70％～94％，在输卵管部位见到妊娠囊（"输卵管环"）或胎心搏动可确诊。

5. 腹腔镜检查术：是诊断输卵管妊娠的"金标准"。

6. 子宫内膜病理检查：阴道出血较多、超声提示子宫内膜不均质增厚或伴囊区者，可行诊断性刮宫，刮出物有绒毛，可确诊为宫内孕流产，否则送病理检查，如病理仅见蜕膜未见绒毛有助于诊断输卵管妊娠。

五、治疗

（一）手术治疗

1. 严重内出血并发休克者，应在积极纠正休克、补充血容量的同时，进行手术抢救。迅速打开腹腔，提出有病变的输卵管，用卵圆钳钳夹输卵管系膜以迅速控制出血，加快输液，血压上升后继续手术。

2. 术式：常规行患侧输卵管切除术。术中认真观察、术后注意监测生命体征及腹部情况，术后 24 h、第 3 d 及第 7 d 复查血 β-hCG，如下降不满意，则辅以氨甲喋呤或中药治疗，以防持续性异位妊娠的发生，之后每周复查血 β-hCG 直至正常。有绝育要求者可同时结扎对侧输卵管。

3. 自体血回输是抢救异位妊娠的有效措施之一，尤其是在缺乏血源的情况下。

（二）非手术治疗

包括期待疗法、化学药物治疗、中药治疗和介入性治疗等，应根据病情慎重选择。

1. 期待疗法：无临床症状或临床症状轻微；异位妊娠包块直径＜3 cm，无胎心搏动，无腹腔内出血或估计内出血少于 100 mL；血 β-hCG ＜1 000 mIU/mL 并持续下降。可嘱患者在家休息，每周来院复查血 β-hCG，期间腹痛加重随时就诊。

2. 化学药物治疗：患者有生育要求，特别是对侧输卵管已切除或有明显病变者。适用于无明显腹痛、包块最大直径 3.5～5.0 cm、β-hCG＜2 000～3 000 mIU/mL、生命体征平稳、无活跃腹腔内出血征象且肝功能、血象正常者。常用药物为氨甲喋呤 50 mg/m²，肌肉注射，给药后 4～7 d 血 β-hCG 下降小于 15％，可重复给药。血 β-hCG 降至正常平均 35 d，注意监测血常规及 B 超。近年来，有学者将米非司酮用于异位妊娠的保守治疗，目前尚无定论。

3. 中药治疗：是我国目前治疗输卵管妊娠方法之一，免除了手术创伤，保留患侧输卵管并恢复其功能。主方为丹参、赤芍、桃仁，随证加减。

4. 介入疗法：血管造影后，于子宫动脉内缓注氨甲喋呤 50～100 mg，孕囊大者加 5-Fu 500 mg，灌注完毕以吸收性明胶海绵颗粒栓塞子宫动脉。栓塞术后密切观察患者生命体征，每周复查血 β-hCG 及超声。因介入疗法造价较高，现临床仅用于一些特殊类型异位妊娠的治疗。

六、护理

（一）术前护理

1. 术前抢救护理：有休克者，应采用平卧位，立即给予氧气吸入，保暖，严密监测生命体征的变化，迅速建立静脉通路，必要时保持 2 条输液通道，根据病情输注代血浆或低分子右旋糖酐，严重休克则给升压药或输血抢救。

2. 做好术前准备：输卵管破裂易致腹腔内大出血，手术治疗最有效，故应在抢救休克的同时，迅速作好术前准备，同时做好心理护理，安慰患者，讲明手术的重要性以解除患者的恐惧心理。

（二）术后护理

1. 体位：术后 6 h 内采用去枕平卧位，头侧向一边，防止呕吐物吸入气管。连接导尿管及引流管并固定好，调节滴速。了解术中的出血情况及用药情况。保持输液畅通。给予吸氧。

2. 生命体征观察：术后 24 h 严密监测，每 30 min 测量血压、脉搏一次，平稳后可 1～2 h 测一次，如出现血压下降，脉搏加快，加快输液速度纠正血容量不足。

3. 尿管护理：注意观察并记录尿量、尿液性质及尿管通畅情况。术后 24 h 可拔除尿管。每日用 0.02％～0.05％的碘伏棉球会阴擦洗 2 次，保持会阴清洁，预防泌尿道感染。

4. 饮食护理：术后 6 h 内禁食水，6 h 后鼓励患者多饮水，可进少量流食，禁食奶类豆类等产气食物。待肠功能恢复后，改半流质至普食。应多吃富含粗纤维的蔬菜、水果，保证大便通畅。

5. 手术当日及时观察切口有无渗血，保持切口清洁、干燥，污染时及时更换，防止感染。

6. 疼痛护理：观察并评估患者手术后疼痛的情况，给予恰当的镇痛措施，如取舒适卧位、分散注意力等,亦可根据医嘱给予镇痛泵或镇痛药物。

7. 术后活动:术后 6~8 h,病情稳定,可以嘱患者多翻身,鼓励早期下床活动。

(李丽沙　薛素莉　纪国华　张培培)

第八节　阴道炎

单纯性阴道炎属于非特异性阴道炎,常因各种理化因素刺激引起,如宫颈炎、阴道炎或宫颈癌引起阴道分泌物过多。正常情况下,阴道分泌物呈酸性(宫颈管内黏液则呈碱性),因而能抑制致病菌的活动、繁殖和上行,炎症一般不易出现。当阴道分泌物酸碱度发生改变,或有特殊病原体侵入时,刺激外阴;经血、糖尿病患者的糖尿、尿瘘患者的尿液、粪瘘患者的粪便浸渍外阴;使用月经垫,穿化纤内裤,以及平时不注意外阴清洁等,都有可能造成细菌感染,引起阴道炎。致病菌常为葡萄球菌、大肠杆菌,链球菌等混合感染。

一、病因

阴道菌群非常复杂,除原虫、真菌外,尚包括很多需氧菌及厌氧菌,这些微生物可分为共栖的及病理性的,都生长在一个共同的环境内,各微生物之间可能有拮抗作用。另一个影响其生长的是氢离子浓度,在 pH 为 3.8~4.2 时,有利于共栖菌的繁殖,尤其是乳酸杆菌,这是健康阴道中的主要菌种,阴道液中的密度可达 $10^5 \sim 10^8$/mL,当阴道被微生物感染后,假使乳酸杆菌占优势,仍能维持 pH 为 3.8~4.2,则不会致病,而且乳酸杆菌还能产生 $H2O2$,对其他微生物有毒性作用而抑制其繁殖。其他如乳链球菌、肠杆菌、变形杆菌、加夫基球菌、韦永球菌等在阴道下端常见,平时不产生症状。阴道菌群之间彼此制约,使病理细菌不能有所作用,假使这种平衡被破坏,互相制约作用消失,所以氢离子浓度下降,乳酸杆菌失去优势,病理菌得以繁殖,就产生症状。

1. 引起单纯性阴道炎的病原体常为葡萄球菌、大肠杆菌、链球菌等混合感染。有两大来源,即来自原本寄生于阴道内的菌群,或来自外界入侵的病原体。正常情况下,阴部内以阴道杆菌占优势,还有少量厌氧菌、支原体及念珠菌,这些菌群形成一种正常的生态平衡。但是,当人体免疫力低下、内分泌激素发生变化,或外来因素如组织损伤、性交,破坏了阴部的生态平衡时,这些常住的菌群会变成致病菌,冲破阴道屏障而引起感染。来自于外界的感染主要是接触被感染的共场所的坐便器、浴盆、浴池坐椅、毛巾,使用小洁卫生纸,都可以造成感染。因此,保证性健康是预防该病的前提。使用避孕套可减少对阴道的刺激及精液对阴道 pH 值的影响,对预防有一定作用。

2. 引起单纯性阴道炎的刺激因素。①阴道分泌物刺激:由于阴道分泌物增多或经血、月经垫刺激,特别是宫颈炎及各种阴道炎时,分泌物增多,流至外阴,均可产生不同程度的外阴炎。②混合性感染:由于多方面的刺激,常引起混合性感染,致病菌常为葡萄球菌、链球菌、大肠杆菌。

3. 其他刺激因素：尿瘘患者长期受尿液浸渍；糖尿病患者的含糖尿液直接刺激；粪瘘患者当腹泻、便稀时受粪便刺激。

二、临床表现

发病初期，阴道有灼热、干燥、瘙痒、疼痛等感觉，继而分泌物增加，并转为脓性。阴道黏膜易充血、肿胀，有颗粒状脓疱和小出血点，甚至发生上皮剥脱，形成溃疡。

三、诊断

1. 详细询问病史，分泌物多少、性状，有无特殊因素。对老年患者要注意有无糖尿病病史；对年轻者注意有无蛲虫。注意了解患者的卫生习惯。
2. 检查分泌物有无特殊感染，如霉菌、滴虫、阿米巴等。
3. 特别是久治不愈的患者，必要时查空腹及餐后血糖、尿糖，查大便虫卵。
4. 有阴道分泌物，要进行分泌物培养，明确致病细菌，以便针对性用药。

四、治疗

1. 病因治疗：首先应针对原因进行治疗，除去病因，如治疗糖尿病、肠道蛲虫、进行瘘管修补、治疗宫颈炎及各种原因的阴道炎。急性期应少活动，较重者应卧床休息。注意营养，增强抵抗力，必要时，针对致病菌口服或肌注抗生素。

对单纯性阴道炎的治疗首先要保持外阴清洁干燥，不搔抓外阴，不穿化纤内裤；同时，积极治疗可能引起阴道炎的疾病如宫颈炎、糖尿病等。药物治疗可选用含聚六甲基双胍(PHMB)杀菌成分洁阴洗液，坐浴，或用清热解毒、杀虫止痒的中草药如白鲜皮、苦参、黄柏、蛇床子等煎水熏洗，每次 20 min，每日 1～2 次，水不宜过热。泡洗后局部涂抹消毒软膏。

2. 局部治疗：pH4 弱酸性女性护理液坐浴，涂布紫草油或抗生素软膏，如四环素或金霉素软膏等。

五、检查方法

1. 妇科检查：通过常规妇科检查，初步筛选可能性疾病，并取分泌物标本做必要的检查。
2. 阴道分泌物检查：检查阴道清洁度，是否有霉菌、滴虫、细菌(线索细胞、脓细胞)感染。
3. 阴道分泌物培养：检查是由哪种病原菌感染，为医生提供准确的诊断依据。
4. 药物敏感试验：检测病原菌对哪种药物敏感，可以针对性用药，提高治疗效果。
5. 真彩电子阴道镜检查：可放大 50 倍准确、清晰地观察阴道、宫颈等部位的有关病变，并准确选择可疑部位做活体检查，对子宫颈癌和癌前病变的早期发现、早期诊断有相当高的价值。

六、预防

由于单纯性阴道炎的发病主要与个人卫生以及相互感染等因素有关,故平时要注意清洁,防止致病菌的侵袭,杜绝传染源,并增强体质,预防复发。

(一)生活调理

1. 注意个人卫生、日常使用 pH4 弱酸性女性护理液保持外阴清洁干燥;勤洗换内裤,不与他人共用浴巾、浴盆,不穿尼龙或类似织品的内裤,患病期间用过的浴巾、内裤等均应煮沸消毒。

2. 加强卫生宣传,对工厂、机关、居民特别是集体宿舍的女工、女学生等,应定期普查、普治,以消灭传染源。

3. 治疗期间禁止性生活,防止交叉感染。月经期间宜避免阴道用药及坐浴。必要时反复多次检查,炎症如为阳性应一并治疗。

(二)饮食调理

饮食宜清淡,忌辛辣刺激,以免酿生湿热或耗伤阴血。注意饮食营养,增强体质,以驱邪外出。日常生活中以中药代茶为饮品可预防和改善阴道炎。像紫草、棱芯草、药仙茅、仙灵脾等有消炎灭菌、清利湿热、除异味、止痒、补气养血的作用。

(三)精神调理

阴道炎患者应稳定情绪,颐养性情,并根据患者的性格和发病诱因进行心理治疗,加强锻炼,增强体质,提高自身免疫功能。积极消除诱发因素,及时治疗生殖器官各种炎症。

(四)预防阴道炎六注意

1. 穿棉质内裤,并且勤换,清洗外阴的毛巾和盆要单独分开。洗后的内裤要放在太阳下爆晒,不要晾置于卫生间内。

2. 穿着衣物须透气,不要连续穿着连裤袜或紧身牛仔裤。

3. 大便后擦拭的方向应由前至后,避免将肛门处的念珠菌带至阴道。

4. 如果以前喜欢穿着泳衣坐在泳池边聊天,那以后可得改变,在公共泳场、浴室这样的地方都不要随便坐,公共马桶也不例外。

5. 请尽量保持开朗心情,因为心理原因也会降低身体免疫力,使念珠菌乘虚而入。

6. 不要用消毒剂或各种清洁剂频繁冲洗外阴和阴道。清洗阴部最好用 pH4 弱酸性女性护理液。

(李丽沙　薛素莉　纪国华　张培培)

第二十二章　产科疾病

第一节　妊娠高血压

妊娠高血压(简称妊高征),是妊娠期妇女所特有而又常见的疾病,以高血压、水肿、蛋白尿、抽搐、昏迷、心肾功能衰竭,甚至发生母子死亡为临床特点。其发生率为 9.4%。妊娠高血压综合征按严重程度分为轻度、中度和重度,重度妊娠高血压综合征又称先兆子痫和子痫。

一、病因

(一)滋养细胞侵袭异常

患者滋养细胞侵入螺旋小动脉不全,子宫肌层螺旋小动脉未发生重铸,异常狭窄的螺旋动脉使得胎盘灌注减少和缺氧,最终导致子痫前期的发生。

(二)免疫调节功能异常

母体对于父亲来源的胎盘和胎儿抗原的免疫耐受缺失或者失调,是子痫前期病因的重要组成部分。

(三)血管内皮损伤

氧化应激抗血管生成和代谢性因素及其他炎症介质可致血管内皮损伤引发子痫前期。

(四)遗传因素

子痫前期是一种多因素多基因疾病,有家族遗传倾向。

(五)营养因素

缺乏维生素 C 可增加子痫前期—子痫发病的危险性。

二、症状

妊娠 20 周以后出现头晕、头痛及水肿,测量血压比妊娠前血压高。下肢水肿逐渐向上蔓延甚至超过大腿的水平。尿液检查蛋白质含量增多。血液黏度大,血液中尿素氮和尿酸的含量升高。

三、临床表现

1. 血压升高。收缩压≥17.3 kPa(130 mmHg),或舒张压≥12.0 kPa(90 mmHg)或较孕前增加 4/2 kPa(30/15 mmHg)即可诊断。

2. 水肿。临床上表现为体重增加过多,每周增加>0.5 kg,下肢和腹壁水肿,重者出现腹水,经休息水肿不消退。

3. 蛋白尿。应选用清洁中段尿作标本,尿蛋白在(+)或(+)以上,或 24 h 尿蛋白多于 2 g。

4. 患者自觉头痛头晕,恶心呕吐,视力模糊,上腹部疼痛等。

5. 抽搐昏迷。这是病情最严重的表现,可发生在产前、产时或产后。抽搐时患者表现面肌紧张,牙关紧闭,眼球固定而直视前方,继而全面肌肉强直,剧烈抽动,呼吸停止,意识丧失,大小便失禁,发作频繁或持续昏迷者,常可死亡。

四、诊断

1. 高血压。血压升高达≥140/90 mmHg,或血压较孕前或孕早期血压升高≥25/15 mmHg,至少二次,间隔 6 h。

2. 蛋白尿。单次尿蛋白检查≥30 mg,至少二次或 24 h 尿蛋白定量≥0.3 克。

3. 水肿。体重增加>0.5 kg/周为隐性水肿。按水肿的严重程度可分为:局限踝部及小腿(+);水肿延及大腿(++);水肿延及会阴部及腹部(+++)。

4. 妊娠高血压。仅有高血压,伴或不伴有水肿,不伴有蛋白尿。

5. 眼底检查。眼底微小血管的变化是妊高症严重程度的标志。

五、治疗

(一)预防性治疗

1. 实行产前检查,做好孕期保健工作。妊娠 36 周以后,应每周观察血压及体重的变化、有无蛋白尿及头晕等自觉症状。

2. 加强孕期营养及休息。加强妊娠中、晚期营养,尤其是蛋白质、多种维生素、叶酸、铁剂的补充。

3. 重视诱发因素,治疗原发病。

(二)一般性治疗

1. 休息。除特殊允许外,患者应卧床休息(以左侧卧位为好)。提供清洁与安静的环境,室内光线宜暗淡,以保证患者休息和足够的睡眠。

2. 饮食。提供高蛋白、多维生素、低脂肪、低盐食物。病情一旦好转,可逐渐恢复正常食盐。

3. 密切观察病情变化。记出、入量,定时听胎心、测血压,重视患者的自觉症状。如果突然出现头痛、胸闷、视力模糊等,立即与医师联系配合抢救措施。

（三）药物治疗

1. 解痉药物的应用。硫酸镁具有解痉、降压、利尿的作用,故静脉滴注或肌注硫酸镁有预防和控制子痫发作的作用,适用于中、重度妊娠高血压综合征患者的治疗。硫酸镁又是一种中枢抑制剂,过量会引起呼吸和心率抑制甚至死亡。治疗剂量的硫酸镁,对宫缩和胎儿都无明显影响。正常孕妇血清中镁离子浓度为 $0.75\sim1$ mmol/L;治疗浓度为 $2\sim3$ mmol/L;超过 $3\sim3.5$ mmol/L 将出现中毒现象,首先为膝反射消失,随着浓度增加进一步相继出现全身肌张力减退及呼吸抑制,超过 7.5 mmol/L 时出现心跳停搏。为此,使用硫酸镁治疗时强调以下方面。

（1）每次用药前及持续静脉滴注期间检查膝反射必须存在;呼吸每分钟不少于 16 次;尿量每小时不少于 25 mL。

（2）床边应备有解毒作用的钙剂,如 10％葡萄糖酸钙 10 mL 针剂,发现镁中毒时,立即静脉推注。

（3）硫酸镁肌肉注射对局部有刺激性,故加用 2％普鲁卡因 2 mL,采用 8.33 cm 的长肌肉针头行深部臀肌注射,局部出现红、肿、痛时用热水袋热敷。

（4）静脉给药期间,监测胎心、胎动变化,加强巡视避免药液漏血管外。严格掌握进药的速度(每小时输入 1 g 为宜),维持血镁浓度,以保证治疗效果。

（5）硫酸镁的具体用法:首次负荷剂量用 25％硫酸镁 10 mL 溶于 25％葡萄糖液 10 mL 中,缓慢(不少于 5 min)静脉注入;继以 25％硫酸镁 60 mL 溶于 5％葡萄糖液 1 000 mL 中作静脉滴注(速度为每小时 1 g,最快不超过 2 g)。晚间睡前停用静脉滴注,换用 25％硫酸镁 10 mL 加 2％普鲁卡因作深部臀肌注射。次日起不用负荷剂量,仅用静脉滴注及晚间肌注,连用数日。也可仅用肌注方法,即 25％硫酸镁 20 mL 加 2％普鲁卡因 2 mL,每 6 h 1 次。肌肉注射的缺点有局部疼痛,不易被患者接受。临床依病情选择用药途径,并随病情变化调节用药剂量。

2. 抗胆碱药的应用。抗胆碱药具有抑制乙酰胆碱的释放,并且可兴奋呼吸循环中枢,对于频频抽搐,呼吸功能衰竭者,效果好。可用东莨菪碱 0.3 mg 每日 3 次加 5％葡萄糖 100 mL 静脉滴注,10 min 滴完,必要时 6 h 可重复一次。

3. 镇静药物。

（1）安定:$5\sim10$ mg,口服,一日三次。重症 $10\sim20$ mg,肌注或静推。

（2）苯巴比妥:鲁米那钠 $100\sim200$ mg 肌注或阿米妥钠 0.25 g 肌注。

（3）冬眠合剂:氯丙嗪 50 mg,异丙嗪 50 mg,杜冷丁 100 mg 加于 10％葡萄糖液中静滴。

4. 降压药物。降压药物虽可使血压下降,但同时减少重要脏器血流量,特别是子宫胎盘的血流量,对胎儿有一定危害,故轻度高血压较少采用。

（1）肼苯哒嗪:首选降压药,具有扩张周围小血管,降低外周阻力,从而降低血压,同时有增加心排出量、肾血流及子宫胎盘血流量的作用。用法:$20\sim40$ mg 加于 5％葡萄糖 $250\sim500$ mL 中静滴,注意调节速度,舒张压不能低 12 kPa(90 mmHg)。

（2）酚妥拉明:为 α-受体阻滞剂,具有扩张末梢血管、扩张肾血管、降低外周阻力,尤其适用于伴有心衰、肺水肿患者。用法:$10\sim20$ mg 加于 5％葡萄糖液 250 mL 中静滴。

（3）利血平：0.25 mg，口服，3 次/日或每天 1～2 mg，肌注。有使胎心减慢，新生儿鼻塞等副作用，胎儿分娩前 4～6 h 内忌用。

（四）扩容治疗

原则是解痉基础上扩容，扩容基础上利尿。对血容量减少，血液浓缩，黏稠度高，或有慢性 DIC 改变者，扩容治疗可以改善微循环灌注，防治 DIC，降低围产儿死亡。扩容剂一般用低分子右旋糖酐 500 mL。扩容量应严密观察，防止心脏负荷过重而发生心衰、肺水肿。

（五）子痫的治疗

1. 昏迷患者应取头低侧卧位，垫高一侧肩部；及时吸除口腔分泌物，保持呼吸道通畅。

2. 暂禁食；供氧气吸入；上下齿间放置卷有纱布的压舌板，床沿置床栏防坠地受伤。

3. 室内置深色帘幔遮光，保持安静、空气流通。一切操作集中，避免过多扰动及一切外来刺激以防诱发抽搐。

4. 选用硫酸镁及其他药物控制抽搐。

5. 严密观察病情，监测产兆，每 1 h 测血压、脉搏、呼吸及体温。记出入量，及时送血、尿化验，复查眼底及床边心电图等。及早发现并处理并发症。

6. 适时终止妊娠，子痫发作时往往自然临产，如无产兆，应在控制抽搐 24～48 h 内根据胎龄、骨盆、宫颈条件及胎儿成熟度选择分娩方式。因为妊娠终止后病情可自行好转，故适时终止妊娠也是一种有效的治疗方法。

六、护理

1. 卧床休息，谢绝探视，避光，保持病室安静。

2. 备好急救物品及药品，护床档，防止子痫抽搐时坠床摔伤，必要时专人守护。

3. 严密观察胎心、胎动以及血压、尿量，观察头晕眼花等症状。

4. 加强心理护理，多与患者沟通，消除紧张恐惧心理，配合治疗和护理。

5. 使用硫酸镁时，注意观察中毒症状，定时检查膝反射，呼吸每分钟不少于 16 次，尿量每 24 h 不少于 600 mL，每小时不少于 25 mL。备好钙剂，一旦出现中毒时，立即静脉注射 10% 葡萄糖酸钙 10 mL，以防中毒反应进一步加重。

（六）子痫的护理

1. 产前的护理。①立即面罩吸氧。②上下齿间放置卷有纱布的压舌板，防止舌后坠堵塞呼吸道，置床栏防坠地受伤。③严密观察生命体征，遵医嘱给于解痉镇静药，并观察用药后的反应。④留置导尿管，并记出入量，抽血测肝肾功能。⑤严密监护胎儿及产妇情况。⑥经治疗及护理抽搐停止 6～12 h 终止妊娠。

2. 产时的护理。①如剖宫产做好术前准备及抢救新生儿准备。②如阴道分娩，第一产程观察孕妇的病情，注意休息、营养、监护好胎心、产程进展情况，并防止产时子痫。第二产程避免产妇用力，缩短第二产程，行阴道助产。第三产程应严防产后出血，当胎儿前肩娩出后立即给缩宫素 10～20 U 肌注或静脉滴注，按摩子宫促进收缩。

3.产后护理。①产后在产房观察 2 h,严密观察血压和阴道出血情况。②腹部置沙袋 24 h,为预防感染应用抗生素。③给予会阴护理,防止细菌上行感染,观察恶露的色、量、颜色、气味。④保持环境安静,使产妇情绪稳定。⑤产后及术后血压正常,自觉症状消失,体力恢复,方可下地和哺乳。

(黄俊蕾　赵　娜　李丽沙　薛素莉)

第二节　前置胎盘

一、定义

孕 28 周后若胎盘附着于子宫下段,甚至下缘达到或覆盖宫颈内口,其位置低于胎先露部,称前置胎盘。

二、病因

与子宫内膜病变、胎盘面积过大、受精卵发育迟缓等因素有关。

三、分类

完全性前置胎盘(胎盘组织完全覆盖宫颈内口);部分性前置胎盘(胎盘组织部分覆盖宫颈内口);边缘性前置胎盘(胎盘附着于子宫下段,边缘到达宫颈内口,未覆盖宫颈内口)。

四、临床表现

妊娠晚期或临产时,发生无诱因、无痛性反复阴道流血。

辅助检查:B 超是安全、有效的检查方法,可清晰地看到子宫壁、胎头、宫颈及胎盘的位置。产后检查胎盘的前置部分可见陈旧血块附着,呈黑紫色或者暗红色。

五、治疗要点

制止出血,纠正贫血,防止感染。

1.期待疗法:妊娠 37 周以前,或者估计胎儿体重<2300 g。

2.终止妊娠:反复多量出血或一次大量出血造成出血性休克者。

六、护理措施

绝对卧床休息,左侧卧位,间断吸氧。避免各种刺激,禁做阴道检查及肛查,避免诱发出血。

(纪国华　张培培　张瑞环　姜吉波)

第三节　胎盘早剥

一、定义

胎盘早剥:妊娠 20 周后或分娩期,正常位置的胎盘在胎儿娩出前,部分或全部从子宫壁剥离。

二、病因病理

底蜕膜层出血,形成血肿,使胎盘自附着处剥离。

三、临床表现

突发持续性腹部疼痛,伴或不伴有阴道出血。

1. 轻型:常见于分娩期,以外出血为主。表现为阴道流暗红色血,量较多,腹痛不明显。贫血程度与出血量成正比。

2. 重型:隐性出血为主,见于重度妊高征患者,主要表现为突发持续性腹痛、腰酸、腰痛,贫血程度与外出血量不符。子宫硬如板状,压痛明显,子宫比妊娠月份大。胎位触摸不清,胎儿多已死亡,胎心音消失。

四、辅助检查

B 超可了解胎盘后血肿和胎儿情况。

五、治疗要点

纠正休克,及时终止妊娠。

(黄俊蕾　戚永花　刘　芹　陈嵩淞)

第四节　胎膜早破

一、胎膜早破

指在临产前胎膜自然破裂。早产、脐带脱垂、胎儿宫内窘迫和产褥感染是胎膜破裂后常见的分娩期并发症。

二、临床表现

孕妇突感有较多液体自阴道流出,继而有少量液体间断性排出。肛诊将胎先露部上推,见阴道流液量增加。

三、治疗

孕期达 35 周以上分娩发动,可自然分娩;有剖宫产指证者,可行剖宫产,未足月者给予糖皮质激素(地塞米松肌内注射),促进胎肺成熟。

四、护理措施

1. 监测胎心变化,绝对卧床休息,左侧卧位,抬高臀部,以防脐带脱垂,避免不必要的肛查与阴道检查。如有脐带先露或脐带脱垂,应在数分钟内结束分娩。

2. 合理用药:胎膜破裂 12 h 以上即给予抗生素;可给予地塞米松促进肺成熟。

3. 宫颈内口松弛者,应卧床休息,并于妊娠 14～16 周行宫颈环扎术,环扎部位应尽量靠近宫颈内口水平。

(赵　娜　李丽沙　薛素莉　纪　国)

第五节　产后出血

胎儿娩出后 24 h 内出血量超过 500 mL 者称为产后出血,80％发生在产后 2 h 内。晚期产后出血是指分娩 24 h 以后,在产褥期内发生的子宫大量出血,多见于产后 1～2 周。产后出血是分娩期严重的并发症,是导致孕产妇死亡的四大原因之一。

一、病因

(一)宫缩乏力

是产后出血最常见的原因,占 70％。常见的因素有:①全身因素:产妇因对分娩过度恐惧而极度紧张,尤其对阴道分娩缺乏足够信心则可以引起宫缩不协调或宫缩乏力。此种情况在临产后可能需要使用镇静剂及麻醉剂等将增加产后宫缩乏力而引起产后出血。②产科因素:产程过长造成产妇极度疲劳及全身衰竭,或产程过快,均可引起子宫收缩乏力;羊水过多、巨大儿及多胎妊娠使子宫肌纤维过度伸展,产后肌纤维缩复能力差,多次分娩而致子宫肌纤维受损,均可引起子宫收缩乏力。子痫前期(重度)、严重贫血、宫腔感染等产科并发症及合并症使子宫肌纤维水肿而引起子宫收缩乏力。③子宫因素:子宫肌纤维发育不良,如子宫畸形或子宫肌瘤等。

(二)胎盘因素

胎盘小叶或副胎盘残留、胎盘剥离不全、剥离后滞留、胎盘嵌顿等原因。

(三)软产道裂伤

软产道裂伤包括会阴、阴道及宫颈及子宫下段裂伤。常见因素:①外阴组织弹性差,外阴、阴道炎症改变。②急产、产力过强，巨大儿。③阴道手术助产。④软产道检查不仔细，遗漏出血点。缝合、止血不彻底等。

（四）凝血功能障碍

常见原因有胎盘早剥、羊水栓塞、死胎及妊娠期急性脂肪肝等引起的凝血功能障碍，少数由原发性血液疾病如血小板减少症、白血病、再生障碍性贫血或重症病毒性肝炎等引起。

（五）子宫内翻

少见，多因第三产程处理不当造成，如用力压迫宫底或猛力牵引脐带等。

二、诊断

（一）子宫收缩乏力

胎盘娩出后，子宫体肌纤维收缩无力，表现为阴道阵发暗红色血液流出，检查发现宫体软，轮廓不清，有的因宫腔积血而增大，宫底升高，按摩和挤压宫底时，可有大量血液和血块流出。子宫下段收缩力差导致产后出血，常见于前置胎盘或胎盘低置状态的患者。即使胎盘完整剥离并顺利娩出，由于胎盘附着部位（子宫下段）肌纤维含量少，压迫止血效果差。表现为胎盘娩出后大量鲜血自阴道流出，查体时子宫体收缩好，软产道无裂伤，除外胎盘和凝血因素，检查胎盘胎膜时发现胎膜破口距胎盘边缘很近。

（二）胎盘因素出血

胎盘在胎儿娩出后 10～15 min 内未娩出，并有大量阴道流血，应考虑胎盘因素。胎盘娩出前有较多的出血，徒手取出胎盘后，出血停止者为胎盘滞留出血。如检查取出的胎盘胎膜有缺损或有副胎盘存在的可能，且阴道仍流血者为胎盘残留出血。如胎盘需徒手剥离或刮宫后才能取出者为胎盘粘连。如徒手无法剥离取出者应考虑为植入性胎盘。

（三）软产道损伤性出血

宫腔排空后，宫缩良好，阴道仍有鲜红血液持续流出，检查产道可发现损伤。

（四）凝血功能障碍性出血

宫缩良好，产道无损伤或修补，但流血持续不断，且血液经久不凝，无血块。

三、治疗

（一）子宫收缩乏力引起的产后出血

子宫收缩乏力性出血 加强宫缩是最迅速有效的止血方法。去除引起宫缩乏力的原因；改善全身状况，导尿缓解膀胱过度充盈。

1. 按摩子宫：腹部按摩子宫是最简单有效的促使子宫收缩以减少出血的方法。出血停止后，还须间歇性均匀节律的按摩，以防子宫再度松弛出血。

2. 宫缩剂：缩宫素：为预防和治疗产后出血的一线药物。治疗产后出血方法为：缩宫素 10 U 肌内注射、子宫肌层或宫颈注射，随后 10～20 U 加入 500 mL 晶体液静脉滴注，给药速度应根据患者子宫收缩和出血情况调整。静脉滴注能立即起效,但半衰期短,故需持续静脉滴注。

3. 宫腔填塞:以上治疗无效时,为保留子宫或为减少术前失血,可行宫腔填塞纱布压迫止血。注意自宫底及两侧角向宫腔填塞,要塞紧填满,不留空隙,以达到压迫止血的目的。如出血停止,纱条可于24~48 h后取出。填塞后需用抗生素预防感染,取出前应注射宫缩剂。

4. 结扎双侧子宫动脉上、下行支及髂内动脉:妊娠时90%的子宫血流经过子宫动脉,结扎双侧上、下行支及髂内动脉,出血多被控制。

5. 子宫切除:是控制产科出血最有效的手段。各种止血措施无明显效果,出血未能控制,为挽救生命在输血、抗休克的同时,即行子宫次全或全子宫切除术。

(二)软产道损伤所致出血

在充分暴露软产道的情况下,查明裂伤部位,注意有无多处裂伤。缝合时尽量恢复原解剖关系,并应超过撕裂顶端0.5 cm缝合。裂伤超过1 cm,即使无活动出血,也应当进行缝合。血肿应切开,清除积血,缝扎止血或碘纺纱条填塞血肿压迫止血,24~48 h后取出。小血肿可密切观察,采用冷敷、压迫等保守治疗。

(三)胎盘因素所致出血

胎盘剥离不全、滞留及粘连者,均可徒手剥离取出或用大号刮匙刮取残留物。植入胎盘应行子宫次全切术。

(四)凝血功能障碍所致出血

应在积极救治原发病基础上确诊并迅速补充相应的凝血因子。

四、护理

(一)子宫收缩乏力

立即以一手在耻骨联合上压制子宫下段,另一手按摩子宫底,压出宫腔内的积血和凝血块,给予缩宫素,肌内或静脉注射、宫底注射。经腹壁按摩子宫底,可刺激子宫,从而使子宫壁血窦闭合。在按摩子宫的同时,立即给予肌内注射缩宫素10 U或缩宫素20 U加入25%葡萄糖40 mL内静脉推注。也可经腹壁直接注入子宫体部肌层(宫底注射)或经阴道注入子宫颈,以加强宫缩。必要时加用麦角新碱肌内注射。

(二)胎盘滞留

1. 胎盘嵌顿,立即导尿排空膀胱,给予麻醉镇静剂,帮助胎盘娩出,做好阴道手术准备。方法:一手按摩子宫使其收缩,同时轻压子宫底,另一手轻轻牵拉脐带,协助胎盘娩出。

2. 胎盘部分粘连,在无菌操作下,徒手剥离胎盘,取出胎盘和残留的胎盘组织。做好术前准备。

3. 植入性胎盘不能分离,应立即做好腹部手术的准备,进行子宫次全切除术。

(三)软产道撕裂

软产道撕裂持续出血时必须注意是否有出血的血管,立即钳合血管结扎后,缝合裂伤处,防血肿产生。不钳合血管单缝合伤口,必致继续出血产生血肿。缝合时应按解剖关系对整齐,逐层缝合,尽量做到恢复会阴、阴道原来的形态。

（四）凝血功能障碍

若发现出血不凝,伤口出血不止等,立即通知医生,同时抽血作凝血酶原、纤维蛋白原、3P试验等,配新鲜血备用。并确保输液途径通畅。

（五）防止失血性休克

患者取平卧位,保持安静,吸氧保暖,静脉开放补充血容量,纠正酸中毒等一系列休克的抢救措施。严密观察并详细记录患者的意识状态,皮肤颜色,血压、脉搏、呼吸及尿量。大量失血后产妇抵抗力低,体质虚弱,易感染,需严密观察子宫收缩以及恶露的量、颜色,做好会阴的护理,并按医嘱给予抗生素预防感染,加强营养及时纠正贫血。

（六）提供产妇与家属的心理支持

医护人员应保持镇静的态度,工作要紧张有序,并给予同情和安慰,以增加安全感,适当地向患者及家属解释有关病情和实施处理的目的,针对产妇的具体情况,指导加强营养,增加活力,逐渐地促进康复,调整产后指导计划。

（张培培　张瑞环　姜吉波　戚永花）

第六节　羊水栓塞

是指在分娩过程中羊水突然进入母体血液循环引起急性肺栓塞,过敏性休克,弥散性血管内凝血,肾功能衰竭或猝死的严重的分娩期并发症。发病率为4/10万～6/10万,是造成产妇死亡的主要原因。

一、病因

1. 子宫收缩过强或强直性子宫收缩。
2. 胎膜破裂（其中2/3为胎膜早破,1/3为胎膜自破）。
3. 宫颈或宫体损伤处有开放的静脉或血窦。
4. 多有胎膜早破或人工破膜史。

二、临床表现

羊水栓塞临床表现病程可分为3阶段。

（一）呼吸循环衰竭

根据病情分为暴发型和缓慢型两种。暴发型为前驱症状之后,很快出现呼吸困难、发绀。急性肺水肿时有咳嗽、吐粉红色泡沫痰、心率快、血压下降甚至消失。少数病例仅尖叫一声后心跳呼吸骤停而死亡。缓慢型的呼吸循环系统症状较轻,甚至无明显症状,待至产后出现流血不止、血液不凝时才被诊断。

(二)全身出血倾向

部分羊水栓塞患者经抢救渡过了呼吸循环衰竭时期,继而出现 DIC,表现为大量阴道流血为主的全身出血倾向,如黏膜、皮肤、针眼出血及血尿等,且血液不凝。但是部分羊水栓塞病例在临床上缺少呼吸循环系统的症状,起病即以产后不易控制的阴道流血为主要表现,容易被误认为子宫收缩乏力引起产后出血。

(三)多系统脏器损伤

本病全身脏器均受损害,除心脏外肾脏是最常受损害的器官。由于肾脏缺氧,出现尿少、尿闭、血尿、氮质血症,可因肾功能衰竭而死亡;脑缺氧时患者可发生烦躁、抽搐、昏迷。

三、诊断

1. 床边心、肺摄片,见肺部有弥漫性点、片状浸润影,沿肺门周围分布,伴右心扩大及轻度肺不张。

2. 出血期血液检查符合 DIC 表现。

3. 死后心脏穿刺抽取血液或尸体解剖在肺动脉中找到羊水成分中的有形物质,如胎儿脱落的鳞状上皮细胞、胎脂、黏液等。

四、治疗

(一)抗过敏

应用大剂量皮质激素,常选用地塞米松 20～40 mg 静脉滴注。

(二)纠正缺氧

应争取行正压持续给氧,至少用面罩给氧或使用人工呼吸机,供氧可减轻肺水肿,改善脑缺氧及其他组织缺氧。

(三)解除肺动脉高压

1. 氨茶碱:具有解除肺血管痉挛,扩张冠状动脉及利尿作用,还有解除支气管平滑肌痉挛作用。剂量为 0.25～0.5 g 加入 10%～25% 葡萄糖液 20 mL,静脉注射。

2. 罂粟碱:对冠状血管和肺、脑血管均有扩张作用,是解除肺动脉高压的理想药物。剂量为 30～60 mg 加入 25% 葡萄糖液 20 mL,静脉注射。

3. 阿托品:解除肺血管痉挛,还能抑制支气管的分泌功能,改善微循环。剂量为 0.5～1 mg,静脉注射,每 10～15 min 1 次,至症状好转。

4. 酚妥拉明:解除肺血管痉挛,剂量为 20 mg 加入 10% 葡萄糖液 250 mL,静脉滴注。

(四)抗休克

1. 扩充血容量:休克时都存在有效血容量不足,应尽早、尽快扩充血容量。扩容液的选择,开始多用右旋糖酐-40 500～1 000 mL,静脉滴注,伴失血者应补充新鲜血及平衡液。

2. 纠正酸中毒:首次可给 5% 碳酸氢钠 100～200 mL。最好做动脉血血气及酸碱测定,按失衡情况给药。

3. 调整血管紧张度:休克症状急骤而严重或血容量虽已补足但血压仍不稳定者,可选用血管活性药物,常用多巴胺 20~40 mg 加入葡萄糖液 500 mL 内,静脉滴注,可保证重要脏器血供。

4. 羊水栓塞诊断一旦确立,就应开始抗凝治疗,尽早使用肝素,以抑制血管内凝血,保护肾脏功能。首次应用肝素量 1 mg/kg(约 50 mg),加入生理盐水 100 mL 内,静脉滴注,1 h 滴完。

(五)预防心力衰竭

可用快速洋地黄制剂,去乙酰毛花苷(西地兰)0.2~0.4 mg 稀释于 25% 葡萄糖液 20 mL,静脉注射,必要时 4~6 h 重复 1 次,总量每日<1.2 mg。另辅以呋塞米 40~80 mg,静脉注射,防治心力衰竭,对提高抢救成功率具有重要意义。

(六)产科处理

如子宫颈口未开或未开全者,应行剖宫产术,以解除病因,防止病情恶化;子宫颈口开全,胎先露位于坐骨棘以下者,可行产钳助产。术时及产后密切注意子宫出血等情况。如无出血,继续保守治疗;如有难以控制的产后大出血且血液不凝者,应当机立断行子宫切除术,以控制胎盘剥离面血窦出血,并阻断羊水沉渣继续进入血循环,使病情加重。对宫缩剂的使用意见尚不一致,不同意使用者认为加强宫缩,可促使贮留在子宫壁内的羊水进入母血循环,导致病情恶化。

五、护理

(一)严密观察,加强护理

专人护理,保持呼吸道通畅,留置导尿管,保持导尿管通畅,观察尿的排出量和性质,防止肾功能衰竭。定时测量血压、脉搏、呼吸,准确地测定出血量,并观察血凝情况,特别护理应详细记录情况和 24 h 的出入量。防感染,在各项操作中严格执行无菌操作,正确使用大剂量抗生素,防止肺部和生殖道感染。做好血小板、凝血酶原时间、纤维蛋白原定量、鱼精蛋白副凝试验、凝血时间测定血样标本。

(二)产科护理

1. 羊水栓塞在胎儿娩出前或刚临产而发生时,在改善母体呼吸循环功能,并纠正凝血功能障碍后,尽快结束分娩。

2. 胎儿不能及时娩出,应立即做好剖宫产手术的准备,行剖宫产结束分娩。

3. 宫口已开全或接近开全时发病,应及时做好阴道分娩及手术助产,准备娩出胎儿。

4. 产后对无法控制的阴道流血患者,予以子宫切除术,做好腹部全子宫切除手术的前后准备和护理。切除子宫可减少胎盘剥离面大血窦的出血,控制病情不再继续恶化。

(黄俊蕾　赵　娜　刘　芹　陈嵩淞)

第七节　子宫破裂

子宫破裂是指子宫体部或子宫下段于分娩期或妊娠期发生裂伤,为产科严重并发症,威胁母儿生命。主要死于出血、感染休克。随着产科质量的提高,城乡妇幼卫生保健网的建立和逐步健全发生率显著下降。城市医院已很少见到,而农村偏远地区时有发生。子宫破裂绝大多数发生于妊娠28周之后,分娩期最多见,目前发生率控制在1‰以下,产妇病死率为5%,婴儿病死率高达50%～75%甚至更高。

一、病因

1. 梗阻性难产:明显的骨盆狭窄头盆不称、软产道畸形、盆腔肿瘤和异常胎位等因素阻碍胎先露下降,子宫为克服阻力加强收缩,子宫下段被迫拉长变薄,最终发生子宫破裂。此种子宫破裂为子宫破裂中最常见类型,破裂处多发生于子宫下段。

2. 子宫瘢痕破裂:曾行子宫手术者,如剖宫产、子宫肌瘤剔除术后妊娠。

3. 滥用宫缩剂:原因主要包括药物剂量过大或给药速度过快,子宫颈不成熟,胎位不正梗阻性难产,用药期间对产程观察不仔细等。

4. 阴道助产手术损伤:宫口未开全,强行产钳术或臀牵引术导致子宫颈严重裂伤并上延到子宫下段。忽略性横位内倒转术,毁胎术,部分人工剥离胎盘术等,由于操作不当,均可以造成子宫破裂。

5. 子宫畸形和子宫壁发育不良:最常见的是双角子宫或单角子宫。

6. 子宫本身病变:多产妇多次刮宫史、感染性流产史、宫腔感染史、人工剥离胎盘史、葡萄胎史等。由于上述因素导致子宫内膜乃至肌壁受损,妊娠后胎盘植入或穿透,最终导致子宫破裂。

二、临床表现

子宫破裂可发生在妊娠晚期尚未临产时,但大多数发生在临产过程中分娩遇有困难时,表现为产程延长,胎头或先露部不能入盆或受阻于坐骨棘平面或以上。子宫破裂多数可分为先兆子宫破裂和子宫破裂两个阶段。

(一)先兆子宫破裂

在临产过程中,当胎儿先露部下降受阻时,强有力的阵缩使子宫下段逐渐变薄而宫体更加增厚变短,两者间形成明显的环状凹陷,此凹陷会逐渐上升达脐平或脐部以上,称为病理缩复环(pathologic retraction ring)。此时,下段膨隆,压痛明显,子宫圆韧带极度紧张,可明显触及并有压痛。产妇自诉下腹十分疼痛难忍、烦躁不安、脉搏呼吸加快。由于胎先露部位紧压膀胱使之充血,出现排尿困难,血尿形成。由于子宫过频收缩,胎儿供血受阻,胎心改变或听不清。这种情况若不立即解除,子宫将很快在病理缩复环处及其下方发生破裂。

（二）子宫破裂

根据破裂程度，可分为完全性子宫破裂与不完全性子宫破裂两种。

1. 完全性子宫破裂：指宫壁全层破裂，使宫腔与腹腔相通。子宫完全破裂一瞬间，产妇常感撕裂状剧烈腹痛，随之子宫阵缩消失，疼痛缓解，但随着血液、羊水及胎儿进入腹腔，很快又感到全腹疼痛，脉搏加快、微弱，呼吸急促，血压下降。胎心消失，阴道可能有鲜血流出，量可多可少。拨露或下降中的胎先露部消失（胎儿进入腹腔内），曾扩张的宫口可回缩。子宫前壁破裂时裂口可向前延伸致膀胱破裂。

2. 不完全性子宫破裂：指子宫肌层全部或部分破裂，浆膜层尚未穿破，宫腔与腹腔未相通，胎儿及其附属物仍在宫腔内。腹部检查，在子宫不完全破裂处有压痛，若破裂发生在子宫侧壁阔韧带两叶之间，可形成阔韧带内血肿，此时在宫体一侧可触及逐渐增大且有压痛的包块。胎心音多不规则。

三、诊断

（一）先兆子宫破裂

1. 病史和分娩经过。产程中有异常胎位、骨盆狭窄等头盆不称因素，有产程进展过缓或停滞等情况，即阻塞性难产的表现，或缩宫素应用不当致宫缩过强。

2. 产妇烦躁，宫缩阵痛难以忍受，呼叫不已。

3. 子宫下段膨隆、拉长，压痛明显（宫缩间歇亦压痛）。

4. 病理性子宫缩复环出现。

5. 血尿。

6. 圆韧带紧张、触痛。

其中前4条必须具备。

（二）子宫破裂

1. 病史及分娩经过。多见于阻塞性难产，也可发生在使用缩宫素时。临产后常有产程停滞或延长，或孕妇为瘢痕子宫者或产钳助产后。

2. 临床表现。产程时间长，宫缩好，但进展慢；产妇烦躁、腹痛剧，小便血性。剧烈腹痛后突然疼痛暂时缓解，但很快出现全腹压痛，继而进入失血性休克状态。

3. 腹部检查。腹壁下清楚地扪及胎体，胎心音常消失或很弱。

4. 阴道检查。已下降的先露部又回升，宫口回缩。

5. B超检查。显示胎儿与子宫的关系及确定有无血肿形成。

四、治疗

（一）治疗原则

1. 先兆子宫破裂：应用镇静剂抑制宫缩后尽快剖宫产。

2. 子宫破裂：在纠正休克、防止感染的同时行剖腹探查。手术原则力求简单、迅速，能达到止血目的。根据子宫破裂的程度与部位，手术距离发生破裂的时间长短，以及有无严重感染而定不同的手术方式。

（二）常规治疗

1. 一般治疗：输液、输血、氧气吸入等抢救休克。并给予大剂量抗生素预防感染。

2. 手术治疗。

（1）先兆子宫破裂：发现先兆子宫破裂时立即给以抑制子宫收缩的药物，如给吸入或静脉全身麻醉，肌内注射或静脉注射镇静剂如哌替啶 100 mg 等，并尽快行剖宫产术，如胎心存在则尽快剖宫产，可望获得活婴。

（2）子宫破裂的手术治疗。

①子宫破裂时间在 12 h 以内，裂口边缘整齐，无明显感染，需保留生育功能者，可考虑修补缝合破口。

②破裂口较大或撕裂不整齐且有感染可能者，考虑行子宫次全切除术。

③子宫裂口不仅在下段，且自下段延及宫颈口考虑行子宫全切术。

④前次剖宫产瘢痕裂开，包括子宫体或子宫下段的，如产妇已有活婴应行裂口缝合术，同时行双侧输卵管结扎术。

⑤在阔韧带内有巨大血肿存在时为避免损伤周围脏器，必须打开阔韧带，游离子宫动脉的上行支及其伴随静脉，将输尿管与膀胱从将要钳扎的组织推开，以避免损伤输尿管或膀胱。如术时仍有活跃出血，可先行同侧髂内动脉结扎术以控制出血。

⑥开腹探查时除注意子宫破裂的部位外，应仔细检查膀胱、输尿管、宫颈和阴道，如发现有损伤，应同时行这些脏器的修补术。

⑦个别被忽略的、产程长、感染严重的病例，为抢救产妇生命应尽量缩短手术时间。

五、护理

（一）减轻疼痛

防止子宫破裂　严密监测宫缩，胎心率及子宫先兆破裂的征象，发现有子宫破裂的先兆征象立即报告医生。若静脉滴注缩宫素应立即停止。给予吸氧，建立静脉通路，监测血压、脉搏、呼吸。按医嘱给予镇静剂和抑制宫缩的药物，并做好剖宫产的术前准备。

（二）抢救休克、维持生命体征

若已发生子宫破裂，则协助医生，执行医嘱，提供有效的护理。

1. 迅速建立静脉通路，补充血容量，纠正酸中毒。

2. 保暖，氧气吸入，取平卧位。

3. 尽快做好术前准备。

4. 术中、术后应用大剂量抗生素以防感染。

5. 严密观察生命体征，及时评估失血量，指导治疗护理方案。

（三）提供心理支持、做好心理护理

向产妇和家属解释子宫先兆破裂与子宫破裂的治疗计划以及对未来的影响。对产妇及家属所表现的悲伤、怨恨等情绪,应表示同情和理解。帮助他们尽快从悲伤中解脱出来,稳定情绪。

（黄俊蕾　李丽沙　薛素莉　纪国华）

第八节　产褥感染

产褥感染是指分娩时及产褥期生殖道受病原体感染,引起局部和全身的炎性变化。发病率为1‰~7.2‰,是产妇死亡的四大原因之一。产褥病率是指分娩24 h以后的10 d内用口表每日测量4次,体温有2次达到或超过38℃。可见产褥感染与产褥病率的含义不同。虽造成产褥病率的原因以产褥感染为主,但也包括产后生殖道以外的其他感染与发热,如泌尿系感染、乳腺炎、上呼吸道感染等。

一、病因

（一）感染来源

1. 自身感染。正常孕妇生殖道或其他部位寄生的病原体,当出现感染诱因时使机体抵抗力低下而致病。孕妇生殖道病原体不仅可以导致产褥感染,而且在孕期即可通过胎盘、胎膜、羊水间接感染胎儿,并导致流产、早产、死胎、宫内生长迟缓(IUGR)、胎膜早破等。有些病原体造成的感染,在孕期只表现出阴道炎、宫颈炎等局部症状,常常不被患者所重视,而在产后机体抵抗力低下时发病。

2. 外来感染。由被污染的衣物、用具、各种手术器械、敷料等物品接触后引起感染。常常与无菌操作不严格有关。产后住院期间探视者、陪伴者的不洁护理和接触,是引起产褥感染的极其重要的来源,也是极容易疏忽的感染因素,应引起产科医师、医院管理者和大众百姓的高度重视。

（二）感染诱因

1. 一般诱因。女性生殖器官具有一定的防御功能,任何削弱产妇生殖道和全身防御功能的因素均有利于病原体的入侵与繁殖,如贫血、营养不良,各种慢性疾病如肝功能不良、妊娠合并心脏病、糖尿病、临近预产期前性交、羊膜腔感染等都会造成产妇抵抗力下降和增加感染的机会,有利于细菌的侵入和繁殖。

2. 与分娩相关的诱因。

(1)胎膜早破:完整的胎膜对病原体的入侵起有效的屏障作用,胎膜破裂导致阴道内病原体上行性感染,是病原体进入宫腔并进一步入侵输卵管、盆腔、腹腔的主要原因。感染的程度及对母儿的危害程度与胎膜破裂时间的长短呈显著正相关,破膜时间达12~14 h引起羊膜、绒毛膜炎的发生率为6%,超过24 h以上者可达26%。如合并胎儿宫内窘迫者,胎儿排出粪便使羊水粪染,也是病原体的良好培养基之一。

(2)产程延长:如滞产、多次肛查和阴道检查增加了病原体入侵的机会。

(3)剖宫产:目前剖宫产率不断上升,操作中无菌措施不严格、切口缝合不当,导致子宫内膜炎的发生率为阴道分娩的 20 倍,且伴随严重的感染。

(4)宫内操作:如宫内胎儿心电监护、胎儿头皮血采集等,产程中宫内仪器使用不当或次数过多、时间过长,将阴道及宫颈的病原体直接带入宫腔而感染。宫内监护超过 8 h 者,产褥病率可达 71%。

(5)其他:各种产科手术操作(产钳助产、胎头吸引术、臀牵引等)、产道损伤、产前产后出血、宫腔填塞纱布、产道异物、胎盘残留等等,均为产褥感染的诱因。

二、感染病原体

引起产褥感染的病原体种类较多,较常见者有链球菌、大肠杆菌、厌氧菌等,其中内源性需氧菌和厌氧菌混合感染的发生有逐渐增高的趋势。

(一)需氧菌

常见链球菌、大肠杆菌、葡萄球菌、金黄色葡萄球菌和表皮葡萄球菌等。

(二)厌氧菌

常见脆弱类杆菌、消化球菌、消化链球菌、产色素类杆菌、非结核性分支杆菌等。其中厌氧性链球菌存在于正常阴道中,当产道损伤、机体抵抗力下降,可迅速大量繁殖,并与大肠杆菌混合感染,其分泌物异常恶臭。

(三)其他

常见淋病双球菌、支原体、衣原体等病原体引起的产褥感染也有逐年上升的趋势。另外,梭状芽孢杆菌也可导致产褥感染,但较少见。

三、分型及临床表现

发热、腹痛和异常恶露是最主要的临床表现。由于机体抵抗力不同、炎症反应的程度、范围和部位不同,临床表现有所不同。根据感染发生的部位将产褥感染分为以下几种类型。

(一)急性外阴、阴道、宫颈炎

常由于分娩时会阴损伤或手术产、孕前有外阴阴道炎者而诱发,表现为局部灼热、坠痛、肿胀,炎性分泌物刺激尿道可出现尿痛、尿频、尿急。会阴切口或裂伤处缝线嵌入肿胀组织内,针孔流脓。阴道与宫颈感染者其黏膜充血水肿、溃疡、化脓,日久可致阴道粘连甚至闭锁。如阴道前壁黏膜受压严重过久伴有感染,可使组织大片坏死脱落,形成膀胱阴道瘘或尿道阴道瘘。病变局限者,一般体温不超过 38℃,病情发展可向上或宫旁组织,导致盆腔结缔组织炎。

(二)剖宫产腹部切口、子宫切口感染

剖宫产术后腹部切口的感染多发生于术后 3～5 d,局部红肿、触痛、组织侵入有明显硬结,并有浑浊液体渗出,伴有脂肪液化者其渗出液可呈黄色浮油状,严重患者组织坏

死、切口部分或全层裂开,伴有体温明显升高,超过 38℃。

(三)急性子宫内膜炎、子宫肌炎

为产褥感染最常见的类型,由病原体经胎盘剥离面侵犯至蜕膜所致者为子宫内膜炎,侵及子宫肌层者为子宫肌炎,两者常互相伴随。临床表现为产后 3~4 d 开始出现低热、下腹疼痛及压痛、恶露增多且有异味,如早期不能控制,病情加重出现寒战、高热、头痛、心率加快、白细胞及中性粒细胞增高,有时因下腹部压痛不明显及恶露不一定多而容易误诊。Figueroa 报道急性子宫内膜炎的患者 100％有发热,61.6％其恶露有恶臭,60％患者子宫压痛明显,最常被培养分离出的病原体主要有溶血性葡萄球菌、大肠杆菌、陈链球菌等。当炎症波及子宫肌壁时,恶露反而减少,异味亦明显减轻,容易误认为病情好转。感染逐渐发展可于肌壁间形成多发性小脓肿,B 超显示子宫增大复旧不良、肌层回声不均并可见小液性暗区,边界不清。如继续发展,可导致败血症甚至死亡。

(四)急性盆腔结缔组织炎、急性输卵管炎

多继发于子宫内膜炎或宫颈深度裂伤,病原体通过淋巴道或血行侵及宫旁组织,并延及输卵管及其系膜。临床表现主要为一侧或双侧下腹持续性剧痛,妇检或肛查可触及宫旁组织增厚或有边界不清的实质性包块,压痛明显,常常伴有寒战和高热。炎症可在子宫直肠窝积聚形成盆腔脓肿,如脓肿破溃则向上播散至腹腔。如侵及整个盆腔,使整个盆腔增厚呈巨大包块状,不能辨别其内各器官,整个盆腔似乎被冻结,称为"冰冻骨盆"。

(五)急性腹膜炎

炎症扩散至子宫浆膜层,形成盆腔腹膜炎,继续发展为弥漫性腹膜炎,出现全身中毒症状:高热、寒战、恶心、呕吐、腹胀、下腹剧痛,体检时下腹明显压痛、反跳痛。产妇因产后腹壁松弛,腹肌紧张多不明显。腹膜炎性渗出及纤维素沉积可引起肠粘连,常在直肠子宫陷凹形成局限性脓肿,刺激肠管和膀胱导致腹泻、里急后重及排尿异常。如病情不能彻底控制可发展为慢性盆腔炎。

(六)血栓性静脉炎

一般分为两大类,即盆腔血栓性静脉炎和下肢血栓性静脉炎,多发生于产后 1~2 周,常出现在急性子宫内膜炎后,与产妇血液高凝状态和产妇卧床过久有关。

(七)脓毒血症及败血症

脓毒血症及败血症是产褥感染最严重的阶段,病情加剧,细菌进入血液循环引起脓毒血症、败血症,尤其是当感染血栓脱落时可致肺、脑、肾脓肿或栓塞死亡。

四、诊断

1. 认真进行全身及局部体检。注意有无引起感染的诱因,排除可致产褥病率的其他因素或切口感染等,查血尿常规、CRP、ESR 则有助于早期诊断。

2. 凡是产后出现持续性发热、局部红肿、压痛、恶露异常者,应考虑产褥感染的存在。一般诊断并无明显困难,但应与上呼吸道感染、急性肾盂肾炎、急性乳腺炎等感染相鉴别。

3. 急性期取分泌物做鉴定病原体种类对确诊和治疗极其重要,可在消毒阴道与宫颈后,用棉拭子通过宫颈管取宫腔分泌物,为保证标本的可靠性,需在拭子外面加一套管。另外还可经阴道后穹隆穿刺取直肠子宫陷凹分泌物或脓液。

4. 通过双合诊及三合诊全面体检,可触及增粗的输卵管或盆腔脓肿包块,必要时可进行 B 超、彩色多普勒、CT、MRI 等对其炎性包块、脓肿进行定性定位检测。

五、治疗

应积极处理,切勿耽搁时机,否则病情加剧,随时可致患者中毒性休克、多脏器功能衰竭而死亡。治疗原则是抗感染,辅以整体护理、局部病灶处理、手术或中药等治疗。

(一)一般治疗

半卧位以利于炎症局限于盆腔和恶露的排出。进食高蛋白、易消化的食物,多饮水,补充维生素、纠正贫血、水电解质紊乱。发热者以物理退热方法为主,高热者酌情给予 50～100 mg 双氯灭痛栓塞肛门退热,一般不使用安替比林退热,以免体温不升。重症患者应少量多次输新鲜血或血浆、白蛋白,以提高机体免疫力。

(二)药物治疗

1. 抗炎药物的治疗。首选广谱高效抗生素,如青霉素、氨苄青霉素、头孢类或喹喏酮类抗生素等,必要时进行细菌培养及药物敏感试验,应用相应的有效抗生素。同时应注意需氧菌与厌氧菌以及耐药菌株的问题,可采用甲硝唑、替硝唑抗厌氧菌治疗。对于青霉素过敏者,可采用克林霉素,每日 0.9～1.8 g,克林霉素对厌氧菌亦有较好的抗菌作用。病情危重者可短期加用肾上腺皮质激素,以提高机体的应激能力。

2. 血栓性静脉炎的治疗。除用抗生素外,应给予抗凝治疗(常用肝素),其剂量应根据凝血试验调整,抗凝治疗除可控制病情外,还可防止肺栓塞。对下肢静脉炎应抬高患肢休息,兼以活血祛瘀、疏通微循环等药物治疗,密切观察血栓的发展情况。

(三)手术治疗

1. 局部病灶的处理。有宫腔残留者应予以清宫,对外阴或腹壁切口感染者可采用物理治疗,如红外线或超短波局部照射,有脓肿者应切开引流,盆腔脓肿者行阴道后穹隆穿刺或切开引流,并取分泌物培养及药物敏感试验。

2. 严重的子宫感染,经积极的抗感染治疗无效,病情继续扩展恶化者,尤其是出现败血症、脓毒血症者,应果断及时地行子宫全切术或子宫次全切除术,以清除感染源,拯救患者的生命,切不可为保留子宫而贻误时机。

六、护理

1. 采取半卧位或抬高床头,促进恶露引流。使炎症局限,防止感染。

2. 做好病情观察与记录,包括生命体征、恶露颜色、形状与气味,子宫复旧情况。

3. 保证产妇充足休息与睡眠,进食高蛋白、易消化的食物,多饮水,补充维生素、纠正贫血、水电解质紊乱。

4. 做好会阴部护理,及时更换会阴垫,保持床单位及衣物整洁,促进舒适。

5. 正确执行医嘱,注意抗生素使用间隔时间,维持有效的血药浓度。

6. 给予高蛋白、高热量、高维生素、易消化饮食;保证足够的液体摄入(3 000 mL/d),防止高热、出汗引起的脱水;若因呕吐、腹泻造成水、电解质失衡,则按医嘱给予静脉补液,并监测血清电解质情况,详细记录出入量。

7. 做好心理护理和健康教育。鼓励产妇表达自己的情绪,解除产妇及其家属的疑问,提供母婴接触的机会,减轻产妇的焦虑。产妇出院后要注意补充营养,保证休息,适当活动,按医嘱正确使用药物;同时做好口腔、皮肤、乳房的保健,保持会阴的清洁;做好避孕。告知产妇产后随访、检查的时间;新生儿随访、预防接种的时间和机构;母乳喂养支持机构的联系方式。并提醒产妇任何时候出现不适及异常症状,需及时随诊。

(赵　娜　李丽沙　薛素莉　纪国华)

第二十三章　儿科疾病

第一节　新生儿窒息

新生儿窒息是指胎儿娩出后 1 min,仅有心跳而无呼吸或未建立规律呼吸的缺氧状态,为新生儿死亡及伤残的主要原因之一。

一、病因、病理

胎儿窘迫;胎儿吸入羊水、黏液致呼吸道阻塞,造成气体交换受阻;缺氧、滞产、产钳术使胎儿颅内出血及脑部长时间缺氧致呼吸中枢受到损害;产妇在分娩过程中接近胎儿娩出时使用麻醉剂、镇静剂,抑制了呼吸中枢;以及早产、肺发育不良、呼吸道畸形等都可引起新生儿窒息。

二、临床表现

1. 胎儿缺氧(宫内窒息):早期胎动增加,胎心率≥160 次/分;晚期胎动减少甚至消失,胎心率慢而不规则,<100 次/分,羊水污染呈黄绿或墨绿色。Apgar(阿普加)评分:生后 1 min 评分区分窒息程度,5 min 和 10 min 评分有助于判断复苏效果和预后。8~10 分为正常,4~7 分轻度窒息,0~3 分为重度窒息,如表 23-1 所示。

表 23-1　Apgar(阿普加)评分标准

体征	评分标准		
	0分	1分	2分
皮肤颜色	青紫或苍白	身体红,四肢青紫	全身红
心率(次/分)	无	<100	≥100
弹足底或插胃管反应	无反应	有些动作,如皱眉	哭、喷嚏
肌张力	松弛	四肢稍屈	四肢活动好
呼吸	无	慢、不规则	正常、哭声响

三、治疗护理措施

以预防为主,一旦发生及时抢救,动作迅速、准确、轻柔,避免发生损伤。估计胎儿娩出后有窒息的危险应做好复苏准备，如人员、药品、器械、氧气等。如果发生了窒息，要及时按 A（清理呼吸道）、B（建立呼吸，增加通气）、C（维持正常循环）、D（药物治疗）、E（评价）步骤进行复苏。

第二节　新生儿黄疸

新生儿黄疸是新生儿时期由于胆红素在体内积聚，而引起巩膜、皮肤、黏膜、体液和其他组织被染成黄色的现象，可分为生理性黄疸和病理性黄疸两种。引起黄疸的原因多而复杂，病情轻重不一，重者可导致胆红素脑病（核黄疸），常引起严重后遗症。

一、病因与发病机制

新生儿胆红素生成较多，运转胆红素的能力不足，肝功能发育不完善，肝细胞处理胆红素的能力差，肠道细菌少，不能将肠道内的胆红素还原成粪胆原和尿胆原，肠肝循环增加。上述特点使得新生儿极易产生黄疸。新生儿黄疸分为生理性和病理性黄疸两类，病理性黄疸的病因：

1. 感染因素：新生儿肝炎，新生儿败血症，尿路感染。

2. 非感染因素：新生儿溶血症（ABO 系统最常见和 Rh 系统：母亲 O 型，小儿 Rh^- 最严重）血型不合最为常见；胆道闭锁；胎粪延迟排除；母乳性黄疸；遗传性疾病，如红细胞-6-磷酸葡萄糖脱氢酶（G-6-PD）缺陷、遗传性球形红细胞增多症等；药物性黄疸，如维生素 K_3、维生素 K_4、樟脑丸等。其他：如缺氧、低血糖、酸中毒等均可导致病理性黄疸。

二、新生儿黄疸分类

1. 生理性黄疸：一般情况良好；足月儿生后 2～3 d 出现黄疸，4～5 d 达高峰，5～7 d 消退，最迟不超过 2 周；早产儿多于生后 3～5 d 出现黄疸，5～7 d 达高峰，7～9 d 消退，最长可延迟到 3～4 周，每日血清胆红素升高小于 85 $\mu mol/L$（5 mg/dL）。

2. 病理性黄疸：①生后 24 h 内出现黄疸；②血清胆红素足月儿<221 $\mu mol/L$（12.9 mg/dL），早产儿<257 $\mu mol/L$（15 mg/dL）或每日上升>85 $\mu mol/L$（5 mg/dL）；③黄疸持续时间足月儿大于 2 周，早产儿大于 4 周；④黄疸退而复现；⑤血清结合胆红素>34 $\mu mol/L$（2 mg/dL）；有以上任何一项者均可视为病理性黄疸。不同日龄的新生儿，确定为病理性黄疸的血清胆红素水平不同。

三、临床表现

1. 生理性黄疸：头面部、颈部、躯干及口腔黏膜黄疸较明显，体温、食欲及大小便均正常，可自愈。

2. 胆红素脑病：血清胆红素可穿透脑脊液屏障，使大脑神经核黄染、变性坏死，引起胆红素脑病（核黄疸）。患儿精神差，食欲不振，拒乳，肌张力减退，以后出现尖叫、凝视、角弓反张甚至抽搐等症状。

四、治疗要点

进行对因治疗,适当输入血浆和白蛋白,应用蓝光疗法,防止胆红素脑病发生。

五、护理措施

1. 尽早开始喂养,促进胎便排出,同时应保证患儿营养及热量摄入的需要。

2. 采用光照疗法:对病理性黄疸患儿,蓝光照射疗法可降低血清胆红素。对严重溶血患儿应采取换血疗法。

3. 母乳性黄疸的患儿,母乳喂养可暂停 1~4 d,或改为隔次母乳喂养,黄疸消退后再恢复母乳喂养。红细胞 G-6-PD 缺陷者,需忌食蚕豆及其制品。患儿衣物保管时勿放樟脑丸,并注意药物的选用,以免诱发溶血。

第三节　新生儿寒冷损伤综合征

一、病因

病因尚未完全清楚,与寒冷、早产、低体重、感染和缺氧等有关。

二、临床表现

一般以生后 1 周内新生儿和早产儿多见。以低体温和皮肤硬、肿、凉为主要临床表现。夏季发病者,大多是严重感染、重度窒息引起。表现为食欲不振或拒乳,反应差,哭声低,心音低钝,心率减慢,尿少,体温常低于 35℃,重者患儿低于 30℃。皮肤发凉、硬肿,颜色暗红,不易捏起,按之如硬橡皮,硬肿为对称性,最先出现硬肿的部位是小腿,依次至大腿外侧—臀部—面颊—上肢—全身,严重者可导致肺出血、循环和呼吸衰竭及急性肾衰竭等多脏器损害,合并弥漫性血管内凝血而危及生命。硬肿可分轻、中、重三度,常与硬肿发生的范围有关。轻度＜20％;中度 20％~50％;重度＞50％。

三、治疗护理措施

复温是治疗护理的关键措施,复温的原则是循序渐进,逐步复温。如肛温＞30℃,腋—肛温差为正值的轻、中度硬肿的患儿可放入 30℃暖箱中,根据体温恢复的情况逐渐调整到 30℃~34℃的范围内,6~12 h 恢复正常体温。无条件者用温暖的襁褓包裹、置于 25℃~26℃室温环境中,并用热水袋保暖(水温从 40℃逐渐升至 60℃);也可用热炕、母亲怀抱保暖。如肛温＜30℃,腋—肛温差为负值的重度患儿,先将患儿置于比肛温高 1℃~2℃的暖箱中,并逐步提高暖箱的温度,每小时升高 1℃,每小时监测肛温、腋温 1 次,于 12~24 h 恢复正常体温。体温恢复正常后,将患儿放置调至中性温度的暖箱中。

第四节 新生儿颅内出血

新生儿颅内出血是新生儿期最严重的脑损伤性疾病。主要是因缺氧、早产、外伤引起，以早产儿多见，病死率高，存活者常留有神经系统后遗症。

一、临床表现

症状、体征与出血部位及出血量有关，一般生后数小时至一周出现。中枢神经以兴奋症状为主时，出现易激惹、烦躁不安、双目凝视、呕吐、脑性尖叫等；可有全身强直性或阵发性痉挛、肌张力增高；中枢神经以抑制症状为主时，出现表情淡漠、嗜睡、昏迷、肌张力低下、拥抱反射消失、呼吸不规律、呼吸暂停并出现青紫等。查体可见前囟饱满、骨缝开裂、瞳孔不等大、对光反射消失等。由于出血部位不同，其特点为：脑室周围—脑室内出血，常见于早产儿，24~72 h出现症状；蛛网膜下腔出血，出血量小者无症状，出血量大者，24 h出现症状，以惊厥为主；硬脑膜下出血，多见于产伤引起的颅内出血，以足月巨大儿多见，生后24 h可出现惊厥、偏瘫和斜视等神经系统症状。

二、治疗原则

1. 支持疗法：保持安静，尽可能减少搬动、刺激性操作。维持正常 PaO_2、$PaCO_2$、pH 等。
2. 控制惊厥：首选苯巴比妥，还可选用地西泮、水合氯醛等。
3. 降低颅内压：呋塞米静脉推注，中枢性呼吸衰竭者可用小剂量20％甘露醇。
4. 使用恢复脑细胞功能药物。
5. 止血及对症处理。

三、护理措施

1. 绝对保持病室安静，减少噪音：头肩抬高15°~30°。保持病室温度18℃~22℃，相对湿度50％~60％，使患儿侧卧位或头偏向一侧，护理操作要轻、稳、准，尽量减少对患儿移动和刺激，以防止加重颅内出血。

2. 不能进食者，应给予鼻饲：少量多餐，保证患儿热量及营养物质的供给，准确记录24 h出入量。及时清除呼吸道分泌物，保持呼吸通畅。

第五节 维生素 D 缺乏性佝偻病

维生素 D 缺乏性佝偻病是由于体内维生素 D 缺乏，导致钙、磷代谢紊乱，造成以骨骼病变为特征的全身慢性营养性疾病。主要见于2岁以下的婴幼儿，为我国儿科重点防治的四病之一。

一、病因

1. 日光照射不足:体内维生素 D 的主要来源为皮肤内 7-脱氢胆固醇经紫外线照射生成。紫外线不能通过普通玻璃窗,在北方,因寒冷季节长、日照时间短,小儿户外活动少,紫外线量明显不足,可使内源性维生 D 生成不足。

2. 维生素 D 摄入不足:天然食物含维生素 D 少,不能满足婴幼儿需要。若日光照射不足或未添加鱼肝油等,则易患佝偻病。

3. 生长过快:早产儿或双胎体内储存维生素 D 不足,出生后生长速度较快,所需维生素 D 多,若未及时补充,极易发生佝偻病。

4. 疾病与药物的影响:胃肠道、肝胆或肾脏疾病影响维生素 D 及钙磷的吸收和利用,致钙磷代谢障碍;长期服用抗惊厥药物可使维生素 D 加速分解为无活性的代谢产物;服用糖皮质激素可对抗维生素 D 对钙转运的调节。

二、临床表现

分为初期、激期、恢复期和后遗症期。

(一)初期

出生后 3 个月左右起,主要表现为特异性神经精神症状,如易激惹、烦躁、睡眠不安、夜间啼哭、多汗和枕秃。无明显骨骼改变。

(二)激期

主要表现为骨骼改变和运动功能及智力发育迟缓。X 线检查长骨钙化带消失,干骺端呈毛刷样、杯口状改变。

1. 3~6 个月婴儿:颅骨软化,出现乒乓球样的感觉,称"乒乓头"。

2. 7~8 个月患儿:方颅或鞍形颅。

3. 6 个月以上小儿:四肢手镯征或脚镯征。

4. 1 岁左右小儿。①"佝偻病串珠":以胸部第 7~10 肋最明显。②"郝氏沟":因膈肌附着处的肋骨受膈肌牵拉而内陷形成。③"鸡胸或漏斗胸":可影响呼吸功能。④"O"形腿或"X"形腿:因小儿行走负重后造成下肢弯曲所致。⑤运动功能发育迟缓:患儿肌肉发育不良,肌张力低下,韧带松弛,表现为头颈软弱无力,坐、立、行等运动功能落后,腹肌张力下降,腹部膨隆如蛙腹。⑥神经、精神发育迟缓:重症患儿脑发育受累,条件反射形成缓慢,患儿表情淡漠,语言发育迟缓,免疫功能低下,常伴发感染。

(三)恢复期

经适当治疗后,患儿临床症状和体征减轻或接近消失,精神活泼,肌张力恢复。

(四)后遗症期

多见于 2 岁以后小儿,临床症状消失,仅遗留不同程度的骨骼畸形。

三、辅助检查

1. 初期常无明显骨骼改变,X 线检查可正常或钙化带稍模糊;血清 25-(OH)D$_3$ 下降,血钙正常或稍低,血磷降低,钙磷乘积稍低(30～40),碱性磷酸酶正常或增高。

2. 激期血钙稍降低,血磷明显降低,碱性磷酸酶增高。X 线检查长骨钙化带消失,干骺端呈毛刷样、杯口状改变,骨骺软骨带增宽,骨密度减低,可有骨干弯曲畸形或青枝骨折。

3. 恢复期血清钙、磷渐恢复正常。碱性磷酸酶开始下降,一般 1～2 月恢复正常。

4. 后遗症期血生化正常,X 线检查骨骺干骺端病变消失。

四、治疗原则

本病治疗目的在于控制病情活动,防止骨骼畸形。治疗应以口服维生素 D 为主,剂量为每日 50～100 μg(2 000～4 000 U),视临床和 X 线检查情况,4 周后改预防量,每日 400 U。注射法:对于有并发症的佝偻病以及无法口服者,一次肌肉注射维生素 D 20 万～30 万 U,2～3 个月后口服预防量。治疗 1 个月后复查效果。

除采用维生素 D 治疗外,应注意加强营养,及时添加辅食,坚持每日户外活动。膳食中钙摄入不足时,应适当补充钙剂。

严重骨骼畸形者需外科手术矫治。

五、护理措施

(一)户外活动

指导家长每日带患儿进行一定时间的户外活动,直接接受阳光照射。生后 2～3 周后即可带婴儿户外活动,冬季也要保证每日 1～2 h 户外活动时间。夏季气温太高,应避免太阳直射,可在阴凉处活动,尽量多暴露皮肤。冬季室内活动时开窗,让紫外线能够透过。

(二)补充维生素 D

1. 提倡母乳喂养,按时添加辅食,给予富含维生素 D、钙、磷和蛋白质的食物。

2. 遵医嘱给予维生素 D 制剂,注意维生素 D 中毒表现,如遇过量立即停服维生素 D。

3. 新生儿出生 2 周后每日给予维生素 D 400～800 U。

第六节　小儿腹泻

小儿腹泻或称腹泻病,是由多病原、多因素引起的以大便次数增多和大便性状改变为特点的一组临床综合征,严重者可伴有脱水、酸碱失衡及电解质紊乱,是婴幼儿时期的常见病,多发生在 2 岁以下小儿,一年四季均可发病,夏秋季发病率最高。

一、病因

(一)易感因素

1. 婴幼儿消化系统发育不完善:胃酸及消化酶分泌少,消化酶活性低,对食物量和质的变化耐受性差。

2. 生长发育快:对营养物质的需求相对较多,胃肠道负担重。

3. 机体防御功能较差:胃酸低、血液中免疫球蛋白和胃肠道 SIgA 均较低,对感染的防御能力差。

4. 肠道菌群失调:正常的肠道菌群对入侵的致病微生物具有拮抗作用,新生儿出生后尚未建立正常的肠道菌群,或因使用广谱抗生素等导致肠道菌群失调。

5. 人工喂养:不能从母乳中获得 SIgA 等成分,且食物和食具易被污染。

(二)感染因素

1. 肠道内感染:主要由病毒、细菌引起,秋冬季节的婴幼儿腹泻 80% 以上是由病毒感染所致,以轮状病毒感染最常见;细菌感染(不包括法定传染病)以致病性大肠杆菌为主。

2. 肠道外感染:如肺炎等疾病可因发热、病原体毒素作用使消化功能紊乱或肠道外感染的病原同时感染肠道而引起腹泻。

(三)非感染性因素

1. 饮食因素:主要是喂养不当。

2. 过敏因素:如对牛奶及某些食物成分过敏或不耐受而引起腹泻。

3. 气候因素:腹部受凉使肠蠕动增加或天气过热使消化液分泌减少等可诱发消化功能紊乱而引起腹泻。

二、临床表现

腹泻根据病因分为感染性腹泻和非感染性腹泻;根据病程分为急性腹泻(病程<2周)、迁延性腹泻(病程在 2 周~2 个月)和慢性腹泻(病程>2 个月);根据病情分为轻型腹泻及重型腹泻。

(一)轻型腹泻

多为饮食因素或肠道外感染所致,以胃肠道症状为主,表现为食欲缺乏、偶有呕吐,大便次数增多,但一般每日在 10 次以内,每次大便量不多,一般为黄色或黄绿色稀水样,常见白色或黄白色奶瓣和泡沫。患儿体温大多正常,无明显脱水征及全身中毒症状,经治疗多在数日内痊愈。

(二)重型腹泻

多由肠道内感染引起,除有较重的胃肠道症状以外,还有明显的脱水、电解质紊乱、酸碱失衡及全身中毒症状。

1. 胃肠道症状:食欲缺乏,常有呕吐,腹泻频繁,大便每日 10 余次至数十次,多为黄水样便或蛋花汤样便,量多,有少量黏液。

2. 全身中毒症状：发热、烦躁不安、精神萎靡、嗜睡甚至昏迷、休克。

3. 水、电解质和酸碱平衡紊乱表现：主要表现为脱水、代谢性酸中毒、低钾血症、低钙血症和低镁血症等。

(1)脱水。①由于吐、泻丢失体液和摄入量不足，使体液总量减少，导致不同程度的脱水。②由于水和电解质丢失的比例不同而导致不同性质的脱水，以等渗性、低渗性脱水多见。

(2)代谢性酸中毒。发生原因：①腹泻丢失大量碱性物质；②进食少，肠吸收不良，热能不足导致脂肪分解增加，产生大量酮体；③血容量减少，血液浓缩使血流缓慢，组织缺氧导致乳酸堆积；④肾血流量不足，酸性代谢产物滞留体内。

三、辅助检查

1. 粪便检查：轻型腹泻患儿粪便镜检可见大量脂肪球；中重度腹泻患儿粪便镜检可见大量白细胞，有些可有不同数量红细胞。粪便细菌培养可做病原学检查。

2. 血液生化检查：血钠测定可提示脱水性质，血钾测定可反映体内缺钾的程度，血气分析可了解酸碱失衡性质和程度。

四、治疗原则

(一)调整饮食

腹泻时进食和吸收减少，而营养需要量增加，强调继续饮食，满足生理需要，补充疾病消耗，以缩短腹泻后的康复时间。

(二)预防和纠正水、电解质和酸碱平衡紊乱

1. 口服补液。口服补液盐(ORS)溶液：是世界卫生组织(WHO)推荐用于急性腹泻合并脱水的一种溶液。其配方为：氯化钠 3.5 g，枸橼酸 2.5 g，氯化钾 1.5 g，葡萄糖 20 g，加水 1 000 mL 配制成张力 2/3 张的液体。2002 年推荐低渗透压配方：氯化钠 2.6 g，枸橼酸钠 2.9 g，氯化钾 1.5 g，葡萄糖 13.5 g，加水到 1 000 mL 配成总渗透压 245 mOsm/L（如不计葡萄糖渗透压为 1/2 张）。一般用于轻、中度脱水无明显呕吐者，新生儿和有明显呕吐、腹胀、心肾功能不全等患儿不宜采用。在用于补充继续损失量和生理需要量时需适当稀释。

2. 静脉补液。适用于中度以上脱水、呕吐或腹胀明显的患儿。

(1)常用液体种类、成分及配制。液体疗法时常用补液溶液包括非电解质溶液和电解质溶液。

①非电解质溶液：常用 5% 或 10% 葡萄糖溶液，主要供给水分和供应部分能量，5% 葡萄糖溶液为等渗液，10% 葡萄糖溶液为高渗液，因葡萄糖输入体内将被氧化分解成水，没有维持血浆渗透压的作用，故属无张力液。

②电解质溶液：主要用于补充损失的体液、电解质和纠正酸碱失衡。

a. 生理盐水(0.9%氯化钠溶液)：为等渗液，常与其他液体混合后使用，含 Na^+ 和 Cl^-

的量各为 154 mmol/L，Na^+ 接近于血浆浓度（142 mmol/L），Cl^- 高于血浆浓度（103 mmol/L），如输入过多可使血氯过高，尤其在酸中毒或肾功能不佳时有加重酸中毒的危险，故临床常以 2 份生理盐水和 1 份 1.4％碳酸氢钠混合使用，使其 Na^+ 与 Cl^- 之比为3：2，与血浆中钠氯之比相近。

b. 氯化钾溶液：用于补充缺钾、生理需要和继续丢失的钾。常用的有 10％和 15％氯化钾溶液，均不能直接应用，须稀释成 0.15％～0.3％浓度的溶液静脉滴注，含钾溶液不能静脉推注，注入速度过快可发生心肌抑制而死亡。

c. 碳酸氢钠溶液：可直接增加缓冲碱，纠正酸中毒作用迅速，是治疗代谢性酸中毒的首选药物，1.4％溶液为等渗液，市售 5％碳酸氢钠为高渗液，临床一般用 10％葡萄糖按 3.5 倍稀释为等渗液使用。

d. 混合溶液：为适应临床不同情况的需要，将几种溶液按一定比例配制成不同的混合液，以互补其不足，常用混合液的组成见表 23-2。

表 23-2　几种常用混合液组成

混合溶液	生理盐水	5％～10％葡萄糖	1.4％碳酸氢钠（1.87％乳酸钠）	张力	应用
1：1	1	1	—	1/2	轻、中度等渗性脱水
2：1	2	—	1	等张	低渗性或重度脱水
2：3：1	2	3	1	1/2	轻、中度等渗性脱水
4：3：2	4	3	2	2/3	中度、低渗性脱水
1：2	1	2	—	1/3	高渗性脱水
1：4	1	4	—	1/5	生理需要

(2)补液原则：液体疗法目的是维持或恢复正常的体液容量和成分，保持正常的生理功能。补液方案应根据病史、临床表现及必要的实验室检查结果，综合分析水、电解质紊乱的程度、性质而定。第一天的补液总量包括累计损失量、继续损失量和生理需要量三方面。

①补充累计损失量。

a. 定输液量(定量)：补液量根据脱水的程度而定。原则上婴幼儿轻度脱水<50 mL/kg，中度脱水 50～100 mL/kg，重度脱水 100～120 mL/kg，实际应用时先按上述量的 2/3 给予，学龄前儿童及学龄儿童应酌减 1/4～1/3。

b. 定输液种类(定性)：补液的种类根据脱水的性质而定。一般情况下是低渗脱水补 2/3 张至等张含钠液，等渗脱水补 1/2～2/3 张含钠液，高渗脱水补 1/4～1/3 张含钠液。如临床判断脱水性质有困难，可先按等渗脱水处理，同时应测血钠、钾、氯含量，以确定脱水性质，指导补液。

c. 定输液速度(定速)：补液的速度取决于脱水的程度，原则上先快后慢。累计损失量应在 8～12 h 内补足。滴速约为每小时 8～10 mL/kg。重度脱水或有周围循环衰竭者应首先静脉推注或快速滴入 2：1 等张含钠液 20 mL/kg,总量不超过 300 mL,于 30～60 min内静脉输入,以扩充血容量,改善血液循环和肾功能。

②补充继续损失量:继续损失量是补液开始后继续丢失的液体量。补充继续损失量一般用 1/3～1/2 张含钠液。

③供给生理需要量:供给基础代谢需要的水 60～80 mL/kg,实际用量应除去口服部分,用 1/4～1/5 张含钠液补充。

继续损失量和生理需要量在后 12～16 h 内输入。滴速约为 5 mL/(kg·h)。

在实际补液过程中,要对以上三部分需要进行综合分析,对补液量的计算为以上三部分合计,一般轻度脱水为 90～120 mL/kg,中度脱水为 120～150 mL/kg,重度脱水为 150～180 mL/kg,并根据治疗效果,随时进行调整。

3. 药物治疗。

(1)控制感染:合理使用抗生素。水样便,一般不用抗生素;黏液、脓血便应针对病原选用抗生素;大肠埃希菌、空肠弯曲菌等感染所致肠炎选用抗革兰阳性杆菌抗生素以及大环内酯类抗生素;金黄色葡萄球菌肠炎、真菌性肠炎应停用原用的抗生素,根据症状选用其他抗菌药物或抗真菌药物治疗。

(2)肠道微生态疗法:有助于恢复肠道正常菌群的生态平衡,抑制病原菌定植和侵袭,控制腹泻。常用双歧杆菌、嗜酸乳杆菌等制剂。肠黏膜保护剂的应用:具有吸附病原体和毒素、保护肠黏膜的作用,如蒙脱石散。

五、护理措施

(一)补液的护理

1. 口服补液。正确配制口服补液盐,超过 24 h 未饮用完应弃去。2 岁以下患儿每 1～2 min 喂 5 mL(约 1 小勺),稍大的患儿可用杯子少量多次饮用;如有呕吐,停 10 min 后再喂,每 2～3 min 喂 5 mL,于 8～12 h 内将累积损失量补足。应注意:①按使用说明,一次性冲到规定容量;均匀服用。或遵医嘱稀释至 1/2 张液体,以免张力过高。②若患儿出现眼睑水肿应停止服用,及时就医。

2. 静脉补液。

(1)输液前全面了解患儿的病情,熟悉所输液体的组成、张力、配制方法。

(2)输液中按先快后慢、先浓后淡、先盐后糖、见尿补钾的原则按医嘱分批输入液体。

(3)严格掌握输液速度,输液过快容易导致肺水肿、心力衰竭,过慢脱水不能及时纠正,最好使用输液泵控制速度。

(4)观察补液效果:准确记录第一次排尿时间,若补液合理,3～4 h 应排尿,表明血容量恢复;若 24 h 患儿皮肤弹性及前囟、眼窝凹陷恢复,说明脱水已纠正;若仅是尿量多而脱水未纠正,可能是输入的液体中葡萄糖比例过高;若补液后患儿出现眼睑水肿,可能是电解质溶液比例过高,应及时通知医生调整补液。

(5)准确记录 24 h 出入量,为医生调整液量及输液速度提供依据;婴幼儿大小便不易收集,可用称尿布法计算排出量。

(6)保证静脉输液通畅,观察局部有无红肿、渗液。

(二)药物治疗的护理

微生态制剂如果是活菌制剂,服用时应与口服抗生素间隔至少 1 h 以上。

(三)密切观察病情

注意监测生命体征并观察记录大便次数、性状及量,正确收集粪便送检;观察全身中毒症状:如发热、烦躁、精神萎靡或嗜睡等以及水、电解质紊乱和酸碱平衡紊乱症状。

(四)合理喂养,调整饮食

应根据个体情况合理调整,呕吐严重者可暂禁食 4~6 h(不禁水),好转后尽早恢复喂养;母乳喂养的患儿继续母乳喂养,缩短每次哺乳时间,少量多次喂哺,暂停辅食;人工喂养的患儿可喂稀释的牛奶或米汤、脱脂奶等,腹泻次数减少后给予半流质饮食如粥、面条;病毒性肠炎多继发双糖酶(主要是乳糖酶)缺乏,暂停乳类喂养,改为豆浆、去乳糖配方奶粉等,以减轻腹泻,缩短病程。饮食调整原则为由少到多,由稀到稠,逐渐过渡到正常饮食,调整速度与时间取决于患儿对饮食的耐受情况。

(五)做好消毒隔离,防止交叉感染

对感染性腹泻的患儿应进行消化道隔离。护理患儿前后要认真洗手,对患儿的食具、玩具、衣物、被服、尿布等要进行消毒处理。

(六)维持皮肤的完整性

1. 原则是要保持臀部及会阴部皮肤的清洁、干爽。腹泻患儿,因大便性质的改变,对皮肤的刺激性较强,因此患儿每次大便后,都要用温水清洗臀部。清洗臀部时,应用手蘸水进行清洗,避免用毛巾直接擦洗,然后用柔软的毛巾或干纸巾轻轻吸干。清洁后,可涂护臀膏等,以预防臀红发生。目前大多数已使用纸尿裤,如使用尿布,应选择柔软、吸水性好的棉织品,勤更换,避免使用不透气的塑料布或橡胶布。兜尿裤时,松紧要合适,包裹过紧影响患儿活动,包裹过松会使大小便外溢。

2. 臀红的护理。①在季节或室温条件允许情况下,使臀部暴露于空气中,保持皮肤干燥。②局部用红外线灯或鹅颈灯照射。原理:通过远红外线灯照射产生热作用,加速渗出物的吸收,并有抗感染和抑制细菌的功效。每次照射时间 15~20 min,每日 2~3次。照射时严格掌握灯与臀部的距离,一般为 35~45 cm,要严格交接班,防止烫伤。③臀部烤灯后,酌情涂以润肤油类或药膏。涂抹药膏应使用棉签在皮肤上轻轻滚动涂药,不可上下刷抹,避免涂擦造成患儿疼痛和皮肤损伤。

第七节　小儿肺炎

肺炎是由不同致病原或其他因素所引起的肺部炎症。临床以发热、咳嗽、气促、呼吸困难及肺部固定湿啰音为特征。肺炎是婴幼儿时期的常见病,是我国住院小儿死亡的第一位原因,被卫生部列为小儿四病防治之一。其中小儿最常见的是支气管肺炎。

急性支气管肺炎是累及支气管壁和肺泡的急性炎症，为小儿最常见的肺炎，2岁以内儿童多发。以发热、咳嗽、气促、呼吸困难以及肺部固定中、细湿啰音为其共同临床表现。

一、病因

主要为病毒和细菌。病毒以呼吸道合胞病毒最多见，其次是腺病毒、流感病毒、副流感病毒等；细菌以肺炎链球菌多见，其他的有链球菌、葡萄球菌、革兰阴性杆菌及厌氧菌等。

二、临床表现

(一)轻症肺炎

仅表现为呼吸系统症状和相应的肺部体征。

1. 症状：大多起病急，主要表现为发热、咳嗽、气促和全身症状。

(1)发热：热型不定，多为不规则热，新生儿和重度营养不良儿可不发热，甚至体温不升。

(2)咳嗽：较频，初为刺激性干咳，以后咳嗽有痰，新生儿则表现为口吐白沫。

(3)气促：多发生在发热、咳嗽之后。

(4)全身症状：精神不振、食欲减退、烦躁不安、轻度腹泻或呕吐。

2. 体征。

(1)呼吸增快：40～80次/分，可见鼻翼扇动和三凹征。

(2)发绀：口周、鼻唇沟和指趾端发绀。

(3)肺部啰音：早期不明显，以后可闻及固定的中、细湿啰音，以背部两侧下方及脊柱两旁较多，深吸气末更为明显。

(二)重症肺炎

除呼吸系统症状和全身中毒症状外，常有循环、神经和消化系统受累的表现。

1. 循环系统：常见心肌炎、心力衰竭。

肺炎合并心衰的表现包括：①呼吸加快(＞60次/分)。②心率增快(婴儿＞180次/分，幼儿＞160次/分)。③突然极度烦躁不安、面色苍白或发灰、发绀。④心音低钝、奔马律、颈静脉怒张。⑤肝脏迅速增大。⑥尿少或无尿。具备前五项即可诊断。

2. 神经系统：发生脑水肿时出现烦躁或嗜睡、意识障碍、惊厥、前囟隆起、瞳孔对光反射迟钝或消失、呼吸节律不齐甚至停止等。

3. 消化系统：表现为食欲减退、呕吐或腹泻。发生中毒性肠麻痹时出现明显的腹胀，呼吸困难加重，肠鸣音消失；发生消化道出血时出现呕吐咖啡样物，大便潜血试验阳性或柏油样便。

(三)并发症

如脓胸、脓气胸、肺大疱。

三、辅助检查

1. 血常规：病毒性肺炎白细胞总数大多正常或降低；细菌性肺炎白细胞总数及中性

粒细胞增高,并有核左移。

2. 病原学:可做病毒分离或细菌培养,以明确病原体。

3. 胸部 X 线:早期肺纹理增粗,以后出现大小不等的斑片阴影,可融合成片。

四、治疗原则

主要为控制感染,改善通气功能,对症治疗,防治并发症。

1. 控制感染:根据不同病原体选用敏感抗生素,使用原则为早期、联合、足量、足疗程,重症患儿宜静脉给药;用药时间应持续至体温正常后 5～7 d,临床症状消失后 3 d。抗病毒可选用利巴韦林等。

2. 对症治疗:止咳、平喘,纠正水、电解质与酸碱平衡紊乱,改善低氧血症。

3. 防止并发症。

五、护理措施

(一)环境调整与休息

病室定时开窗通风,避免直吹或对流风。室温维持在 18℃～22℃,湿度以 50%～60%为宜。嘱患儿卧床休息,减少活动。内衣宽松,被褥轻暖,保持皮肤清洁,各种处置应集中进行,尽量使患儿安静,以减少机体的耗氧量。

(二)氧疗

凡有缺氧症状,如呼吸困难、口唇发绀、烦躁、面色灰白等情况时应立即给氧。一般采用鼻导管给氧,氧流量为 0.5～1 L/min,缺氧明显者可用面罩给氧,氧流量 2～4 L/min,氧浓度不超过 40%,氧气应湿化,以免损伤呼吸道黏膜。若出现呼吸衰竭,则使用人工呼吸器。吸氧过程中应经常检查鼻导管是否通畅,定时评估给氧效果,发现异常及时通知医生。

(三)保持呼吸道通畅

1. 帮助患儿取舒适的体位并经常更换,指导和鼓励患儿进行有效的咳嗽,定时翻身拍背,帮助痰液排出,防止坠积性肺炎。方法是五指并拢,稍向内合掌,由下向上、由外向内的轻拍背部,边拍边鼓励患儿咳嗽,根据病情或病变部位可进行体位引流。

2. 及时清除口鼻分泌物,分泌物黏稠者应用超声雾化或蒸汽吸入;分泌物过多影响呼吸时,应用吸引器吸痰。

3. 遵医嘱给予祛痰剂、平喘剂。

4. 遵医嘱使用抗生素治疗肺部炎症、改善通气。

(四)饮食与喂养

补充营养和水分,给予易消化、营养丰富的流质、半流质饮食,多饮水,少量多餐,避免过饱影响呼吸。喂哺时应耐心,防止呛咳。重症不能进食时,给予静脉输液,输液时应严格控制输液量及滴注速度,最好使用输液泵,以免加重心脏负担,诱发心力衰竭。

（五）发热的护理

发热者密切监测体温变化，警惕高热惊厥的发生。遵医嘱给予物理或药物降温，卧床休息，衣服和被子不宜过多、过紧，以免影响散热，出汗后及时更换衣服。

（六）密切观察病情

1. 若患儿出现烦躁不安、面色苍白、呼吸加快（＞60 次/分）、心率增快（＞160～180次/分）、出现心音低钝或奔马律、肝脏短期内迅速增大时，考虑肺炎合并心力衰竭，应及时报告医生，立即给予吸氧并减慢输液速度。若患儿突然咳粉红色泡沫痰，应考虑肺水肿，立即嘱患儿坐位，双腿下垂，给患儿吸入经 20％～30％乙醇湿化的氧气，间歇吸入，每次吸入不宜超过 20 min。

2. 若患儿出现烦躁、嗜睡、惊厥、昏迷、呼吸不规则等，应考虑脑水肿、中毒性脑病的可能，应立即报告医生并配合抢救。

3. 若患儿病情突然加重，体温持续不降或退而复升，剧烈咳嗽、呼吸困难，面色青紫，烦躁不安，提示并发脓胸或脓气胸，及时报告医生并配合抢救。

4. 观察有无腹胀、肠鸣音减弱或消失、呕吐、便血情况，及时发现中毒性肠麻痹和胃肠道出血。

5. 注意观察药物的疗效及不良反应，并采取相应的护理措施。

第八节 麻 疹

一、定义

麻疹是由麻疹病毒引起的急性呼吸道传染病，以发热、上呼吸道炎、结膜炎、口腔麻疹黏膜斑（又称柯氏斑）及全身皮肤斑丘疹及疹退后遗留有色素沉着伴糠麸样脱屑为主要表现。

二、流行病学

麻疹患者是唯一的传染源。出疹前 5 d 至出疹后 5 d 均有传染性，有并发症者传染性强。病毒通过打喷嚏、咳嗽和说话等由飞沫传播。易感人群是凡未接种麻疹疫苗的人。全年均可发病，以冬、春两季为主。

三、临床表现

1. 潜伏期：6～18 d，平均 10 d，潜伏期末可有低热、全身不适。

2. 前驱期（发疹前期）：3～4 d，主要表现为发热、上呼吸道感染、麻疹黏膜斑：具早期诊断价值，开始见于第二磨牙相对的颊黏膜上，可见直径约 0.5～1 mm 灰白色小点，外有红色晕圈，常在 1～2 d 内迅速增多，可累及整个颊黏膜，出疹后 1～2 d 迅速消失。

3. 出疹期:发热后 3～4 d 出现皮疹,始见于耳后发际,渐延及面、颈、躯干、上肢、下肢及足底。

4. 恢复期:出疹后 3～4 d,皮疹开始按出疹顺序消退,疹退后皮肤留有糠麸样脱屑及棕色色素沉着,7～10 d 痊愈。

四、护理措施

1. 卧床休息至皮疹消退、体温正常。保持病室内空气新鲜,避免对流。出疹期不宜用药物或物理方法强行降温,尤其是酒精擦浴、冷敷等物理降温,以免影响出疹,高热超过 40℃时,可用小剂量解热药,防止高热惊厥。

2. 保持床铺清洁、干燥,剪短指甲,防止抓伤皮肤,继发感染。保持室内光线柔和,用生理盐水清洗双眼并涂眼膏。可服维生素 A 预防干眼病。

3. 发热期宜给清淡、易消化、流质饮食,少量多餐,多饮水及热汤,以增进食欲,有利于消化。恢复期应添加高蛋白、高维生素的食物。

4. 观察患儿的出疹情况,发热、咳嗽有无加重,患儿的精神状态,及早发现并发症,给予相应的护理。

5. 预防感染的传播:对患儿进行呼吸道隔离至出疹后 5 d,有并发症者延至出疹后 10 d。接触者隔离观察 21 d。病房通风换气,空气消毒,患儿衣物及玩具暴晒 2 h,减少探视,预防继发感染。医务人员接触患儿后,须在日光下或流动空气中停留 30 min 以上,才能再接触其他患儿或健康易感者。对 8 个月小儿接种麻疹疫苗。易感儿接触患者后 2 d 内接种有预防效果。

第九节　水　痘

一、定义

水痘是由水痘—带状疱疹病毒所引起的传染性较强的儿童常见急性传染病。临床以轻度发热、全身性分批出现的皮肤黏膜斑疹、丘疹、疱疹和结痂并存为特点,脱屑后不留瘢痕。

二、流行病学

水痘患者是唯一的传染源,病毒存在于患儿上呼吸道鼻咽分泌物及疱疹液中,主要通过空气飞沫经呼吸道传播,也可以通过接触患者疱疹浆液而感染。从出疹前 1～2 d 到病损结痂为止,均有很强的传染性。人群普遍易感,主要见于儿童,以 2～6 岁为高峰。

三、临床表现

典型水痘潜伏期一般为 1 周左右,前驱期为 1 d 左右,表现为低热、不适、厌食等,次日出现皮疹。水痘皮疹的特点：

1. 首发于头、面和躯干,继而扩展到四肢。皮疹躯干多、四肢少,呈向心性分布。

2. 最初的皮疹为红色斑疹或丘疹,迅速发展为清亮、椭圆形的水疱,周围伴有红晕。

3. 皮疹陆续分批出现,伴明显痒感。在疾病高峰期可见斑疹、丘疹、疱疹和结痂同时存在,这是水痘皮疹的重要特征。

4. 黏膜皮疹还可出现在口腔、睑结膜、生殖器等处,易破溃形成浅溃疡。轻型水痘多为自限性疾病,10 d 左右痊愈。

四、护理措施

1. 生活护理:卧床休息到热退、症状减轻。保持室内空气新鲜,衣被清洁,不宜过厚,以免患儿不适而增加皮肤瘙痒感。勤换内衣,保持皮肤清洁、干燥。

2. 减轻皮肤病损:剪短指甲,小婴儿可戴连指手套;为减轻皮疹瘙痒,可在疱疹未破溃处涂炉甘石洗剂或 5％碳酸氢钠溶液;疱疹已破溃者、有继发感染者,局部用抗生素软膏,或遵医嘱口服抗生素控制感染。

3. 降低体温:患儿中、低度发热时,不必用药物降温。如有高热,可用物理或适量的退热剂降温。

4. 预防感染传播:隔离患儿至皮疹全部结痂为止,易感儿接触后应隔离观察 3 周。

第十节　流行性腮腺炎

一、病原体

腮腺炎病毒属副黏液病毒类,为 RNA 病毒,仅一个血清型,对外界抵抗力弱。病毒对腺体和神经组织有亲和力,经呼吸道侵入人体后,引起局部炎症后入血,病毒经血液播散至多种腺体和中枢神经系统,引起非化脓性炎症。

二、流行病学

患者和隐性感染者是传染源,腮腺肿大前 1 d 至肿大后 3 d 均具传染性。经飞沫传播,儿童和青少年好发,冬、春季多见。

三、临床表现

1. 潜伏期:平均为 18 d,前驱症状较轻。

2. 症状明显期:一般一侧腮腺先肿大,2～4 d 后累及对侧,或两侧同时肿大。肿大以耳垂为中心,向前、后、下发展,边缘不清,局部皮肤紧张发亮但不发红。张口、咀嚼、特别是食酸性食物时胀痛加剧。腮腺管口早期可有红肿,但压之无分泌物。腮腺肿大 2～3 d 达高峰,持续 1 周左右逐渐消退。严重者颌下腺、舌下腺、颈淋巴结可同时受累。

四、并发症

脑膜脑炎(最常见);睾丸炎和卵巢炎;胰腺炎。

五、辅助检查

血尿淀粉酶增高,血清或脑脊液中特异性 IgM 抗体增高。

六、治疗要点

自限性疾病,无特殊治疗。并发脑膜炎时可使用肾上腺皮质激素及脱水剂。

七、护理措施

1. 减轻疼痛:应给予富有营养、易消化的半流食或软食。忌酸、辣、硬而干燥的食物,以免引起唾液分泌增多,肿痛加剧。

2. 降温:物理或药物降温。

3. 病情观察:及时发现并发症,可用丁字带托起阴囊消肿或局部冰袋冷敷止痛预防;呼吸道隔离至腮腺肿大完全消退后 3 d,患病期间停止上学,易感儿童接种腮腺炎减毒活疫苗。

第十一节　手足口病

手足口病是由肠道病毒引起的传染病,引发手足口病的肠道病毒有 20 多种(型),其中以柯萨奇病毒 A16 型(Cox A16)和肠道病毒 71 型(EV 71)最为常见。多发生于 5 岁以下儿童,表现口痛、厌食、低热、手、足、口腔等部位出现小疱疹或小溃疡,多数患儿一周左右自愈,少数患儿可引起心肌炎、肺水肿、无菌性脑膜脑炎等并发症。个别重症患儿病情发展快,导致死亡。目前缺乏有效治疗药物,主要对症治疗。

一、病因

有多种肠道病毒可引起手足口病。最常见的是柯萨奇病毒 A16 型及肠道病毒 71 型。其感染途径包括消化道、呼吸道及接触传播。

二、临床表现

手足口病主要发生在 5 岁以下的儿童,潜伏期:多为 2~10 d,一般为 3~5 d。

(一)普通病例表现

急性起病,发热、口痛、厌食、口腔黏膜出现散在疱疹或溃疡,位于舌、颊黏膜及硬腭等处为多,也可波及软腭、牙龈、扁桃体和咽部。手、足、臀部、臂部、腿部出现斑丘疹,后转为疱疹,疱疹周围可有炎性红晕,疱内液体较少。手足部较多,掌背面均有。皮疹数少则几个多则几十个。消退后不留痕迹,无色素沉着。部分病例仅表现为皮疹或疱疹性咽峡炎。多在一周内痊愈,预后良好。部分病例皮疹表现不典型,如单一部位或仅表现为斑丘疹。

（二）重症病例表现

少数病例（尤其是小于 3 岁者）病情进展迅速,在发病 1~5 d 出现脑膜炎、脑炎（以脑干脑炎最为凶险）、脑脊髓炎、肺水肿、循环障碍等,极少数病例病情危重,可致死亡,存活病例可留有后遗症。

1. 神经系统表现。并发中枢神经系统疾病时表现:精神差、嗜睡、易惊、头痛、呕吐、谵妄甚至昏迷;肢体抖动,肌阵挛、眼球震颤、共济失调、眼球运动障碍;无力或急性弛缓性麻痹;惊厥。查体可见脑膜刺激征,腱反射减弱或消失,巴彬斯基征阳性。合并有中枢神经系统症状以 2 岁以内患儿多见。

2. 呼吸系统表现。并发肺水肿表现:呼吸浅促、呼吸困难或节律改变,口唇发绀,咳嗽,咳白色、粉红色或血性泡沫样痰液;肺部可闻及湿啰音或痰鸣音。

3. 循环系统表现。并发心肌炎表现:面色苍灰、皮肤花纹、四肢发凉,指（趾）发绀;出冷汗;毛细血管再充盈时间延长。心率增快或减慢,脉搏浅速或减弱甚至消失;血压升高或下降。

三、诊断

（一）病史

根据临床症状及体征,在大规模流行时,尤其是口腔、手足部位的典型皮疹分布特点,诊断不困难。

（二）辅助检查

常规检查:末梢血白细胞数减低或正常;尿、便一般无异常。可将咽拭子或粪便标本送至实验室检测病毒,但病毒检测需要 2~4 周才能出结果。

四、治疗

1. 首先隔离患儿,接触者应注意消毒隔离,避免交叉感染。

2. 对症治疗,做好口腔护理。口腔内疱疹及溃疡严重者,用康复新液含漱或涂患处,也可将思密达调成糊状于饭后用棉签敷在溃疡面上。

3. 衣服、被褥要清洁,衣着要舒适、柔软,经常更换。

4. 剪短宝宝的指甲,必要时包裹宝宝双手,防止抓破皮疹。

5. 手足部皮疹初期可涂炉甘石洗剂,待有疱疹形成或疱疹破溃时可涂 0.5% 碘伏。

6. 臀部有皮疹的宝宝,应随时清理其大小便,保持臀部清洁干燥。

7. 可服用抗病毒药物及清热解毒中草药,补充维生素 B、C 等。

五、护理

(一)口腔的护理

定时让患儿用温水冲漱口腔,多喝水,对口腔有溃疡的患儿给蒙脱石散或西瓜霜喷剂外涂。口腔溃疡严重的患儿可用2%双氧水清洁口腔。

(二)饮食的护理

进食前用生理盐水冲漱口腔,给予清淡的流质或半流质饮食,如牛奶、鸡蛋汤、粥等。少吃零食,禁食冰冷、辛辣等刺激性食物,以免引起疼痛而拒食。对拒食的患儿要鼓励其多喝水,或喝平时爱喝的饮料,同时要补足液体量,防止脱水。

(三)皮肤的护理

患儿手、足、臀部均有不同程度的疱疹,疱疹易受压、破溃而导致细菌感染,这也是传播病毒的一种途径。因此要保持皮肤清洁,穿宽松、柔软的衣服,穿软底鞋,少走动,勤剪指甲,嘱患儿不要抓挠皮肤和水疱。臀部有皮疹的宝宝,应随时清理他的大小便,保持臀部清洁干燥。皮肤有水疱的患儿,可用炉甘石洗剂外涂止痒;疱疹破溃多的患儿,可用1/1 000的高锰酸钾液浸泡或湿敷,待干后涂炉甘石洗剂。待有疱疹形成或疱疹破溃时可涂0.5%碘伏。注意保持皮肤清洁,防止感染。

(四)监测生命体征

监测生命体征和神志的变化,警惕严重并发症的发生。出现下列情况应及时报告医生并配合抢救。

1. 患儿出现呼吸浅快,可能是肺水肿早期征象。

2. 心率增快,脉搏浅速,尤其心率与升高的体温不成比例时,患儿可能发生了心力衰竭或并发心肌炎。

3. HFMD危重病例80%有血压升高,这可能与交感神经异常兴奋有关。血压升高预示病情危重。

4. 出现精神萎靡或嗜睡等神经系统症状,提示可能并发了中毒性脑病。

(五)高热时的护理

对体温升高者,要给多喝水,洗温水浴,必要时服用退烧药。对有低热的患儿,晚上睡前洗温水浴可刺激皮肤使血管扩张,易于散热,防止夜间体温过高。对持续高热的患儿要补足液体量,给喝一些淡盐凉开水。体温在37.5℃~38.5℃之间的患儿,给予散热、多喝温水、洗温水浴等物理降温。

参考文献

[1] 张春舫,任景坤.护士岗位技能训练[M].北京:人民军医出版社,2008.

[2] 胡大一,丛书.冠心病与并存疾病[M].北京:北京大学医学出版社,2009.

[3] 中华医学会.临床诊疗指南·心血管外科分册[M].北京:人民卫生出版社,2009.

[4] 中华人民共和国卫生部.临床护理实践指南[M].北京:人民卫生出版社,2011.

[5] 王建荣.输液治疗护理实践指南与实施细则[M].北京:人民军医出版社,2009.

[6] 温韬雪.最新危重症临床护理指南[M].北京:人民卫生出版社,2003.

[7] 吴在德,吴肇汉.外科学[M].北京:人民卫生出版社,2008.

[8] 吴洪.艾滋病的护理策略[J].中华现代护理学杂志,2007(16).

[9] 王亦璁.骨与关节损伤[M].北京:人民卫生出版社,2006.

[10] 施桂英,栗占国.关节炎诊断与治疗[M].北京:人民卫生出版社,2009.

[11] 白耀.甲状腺病学[M].北京:科技文献出版社,2003.

[12] 张木勋.甲状腺疾病诊疗学[M].北京:中国医药科技出版社,2006.

[13] 苏玉兰.老年帕金森病的康复护理效果观察[J].中国临床康复,2002.

[14] 马容.帕金森病患者抑郁的临床护理探讨[J].上海护理,2001(2).

[15] 徐敏秀,宋瑞荣.帕金森病患者抑郁症状的调查与护理对策[J].临沂医学专科学校学报,2005.

[16] 朱海英,宿英英.脑血管病并发低钠血症的研究进展[J].中国脑血管病杂志,2006.

[17] 刘强晖,耿晓增.高血压高血容量及血液稀释治疗(3H 治疗)在蛛网膜下腔出血治疗中的应用[J].中国急救医学,2003.

[18] 王维治.神经病学[M].北京:人民卫生出版社,2006.

[19] 于佶,徐启武.脊髓压迫症的全科医疗[J].中国全科医学杂志,2007.

[20] 高明见.采用经皮热凝神经术辅助经皮热凝三叉神经节根治三叉神经痛[J].中华神经外科杂志,2006.

[21] 陆再英,钟南山.内科学[M].7 版.北京:人民卫生出版社,2008.

[22] 张之南,沈悌.血液病诊断及疗效标准[M].北京:科学技术出版社,2007.

[23] 孙雨梅,张彦明,何广胜,陆沭华,韩雪花,崔红霞.CD41CD251 调节性 T 细胞在特发性血小板减少性紫癜患者中的变化及意义[J].临床血液学杂志,2008(21).

[24] 赵永强.弥漫性血管内凝血——血液病诊断及疗效评价[M].北京:科学出版社,2007.

［25］顾勇,范虹.急进性肾小球肾炎的发病机制［J］.内科急危重症杂志,2002.

［26］李鸣,张源潮.急进性肾小球肾炎的病理与临床［J］.新医学,2002.

［27］吴雅芳,张兵.慢性肾衰竭患者营养知识及饮食现状调查［J］.临床医药实践,2009.

［28］廖玉梅,徐春华.家庭腹膜透析病人首次发生腹膜炎的原因及影响因素［J］.护理学报,2009.

［29］谢红浪,季大玺,徐斌,等.维持性血液透析 25 年回顾分析——解放军肾脏病研究所经验［J］.肾脏病与透析肾移植杂志,2000.

［30］刘景亮,金锋,张强.肠结核的诊断与治疗体会［J］.中华实用诊断与治疗杂志,2009.

［31］周秀华.急救护理学［M］.北京:科技技术出版社,2003.

［32］马家骥.内科学［M］.5 版.北京:人民卫生出版社,2004.

［33］叶任高.内科学［M］.6 版.北京:人民卫生出版社,2007.

［34］刘文励.内科学［M］.7 版.北京:人民卫生出版社,2008.

［35］张七一.内科学［M］.8 版.北京:人民卫生出版社,2009.

［36］陈灏珠.实用内科学［M］.北京:人民卫生出版社,2013.

［37］陈孝平.外科学［M］.北京:人民卫生出版社,2010.

［38］刘大为.重症医学［M］.北京:人民卫生出版社,2003.

［39］杨树源.神经外科学［M］.北京:人民卫生出版社,2005.

［40］王忠诚.神经外科学［M］.武汉:湖北科学技术出版社,2005.

［41］金伯泉.医学免疫学［M］.北京:人民卫生出版社,2008.

［42］曹泽毅.中华妇产科学［M］.北京:人民卫生出版社,2008.

［43］吕赢复.妊娠合并急性病毒性肝炎的全程护理［J］.中外健康文摘,2011(1).